Aroma & Herb Encyclopedia

アロマ&ハーブ大事典

監修 林 真一郎 グリーンフラスコ代表

新星出版社

はじめに

日本で本格的にアロマセラピーが紹介されたのは、80年代のことです。当時は香りのよいオイルを使った美容マッサージと捉えられ、精油の作用などが一般の人々に浸透することはほとんどありませんでした。一方、ハーブは西洋料理に使われる香草として、数種類が知られる程度。食にも侘び寂びを求める日本人には、強い香りは馴染まなかったようです。どちらも、趣味や嗜好の範囲を超えず、限られた人だけが知る存在でした。

時代が変わり、私たちの暮らしは欧米のそれに近いものになりました。アロマセラピーの認知度は格段に上がり、流通する精油の種類も多くなりましたし、今ではどこのスーパーでもフレッシュバジルやローズマリーが並んでいます。

加えて、世の中は空前の健康志向となり、アロマやハーブの機能性成分についての情報が少しずつ知られるようになりました。最先端の研究が行われ、興味深いエビデンス（科学的な根拠や成果）がどんどん蓄積されています。しかし、世の中には古い情報が蔓延し、混乱から抜け出せていないように見受けられます。

超高齢社会となり、これからは自分の健康はできるだけ自分で守る時代です。心も体も健全に過ごすために、生活習慣に留意するのはもちろんですが、アロマやハーブの力を借りることも病気の予防や進行の抑制につながります。

溢れる情報の中から正しいものを選択し、アロマやハーブをもっと身近に楽しめるよう、本書が少しでも役に立てば幸いです。

林　真一郎

1章 ハーブはどんな植物?

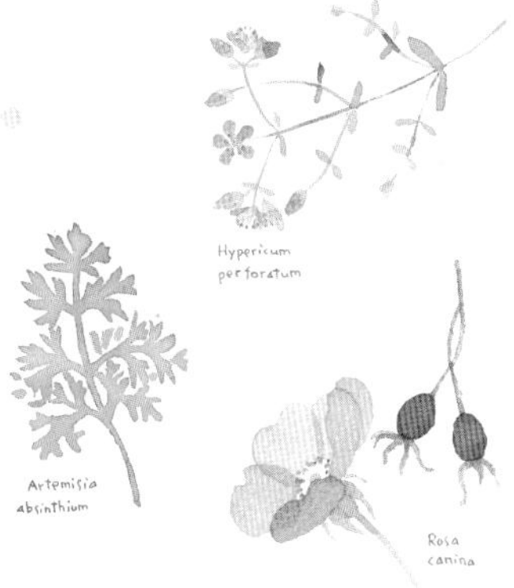

2章 アロマ&ハーブの実践

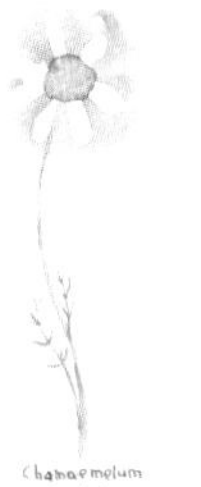

精油

ハーブ

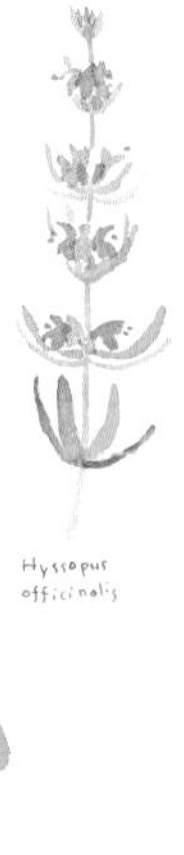

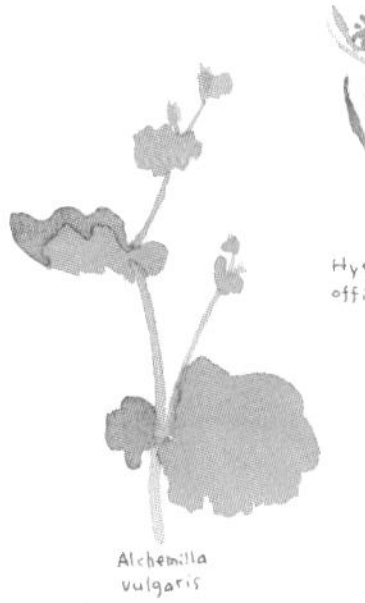

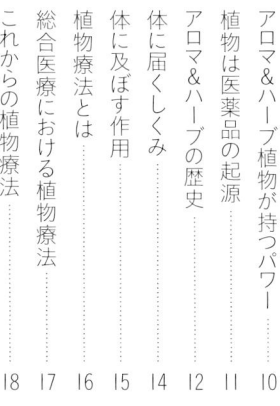

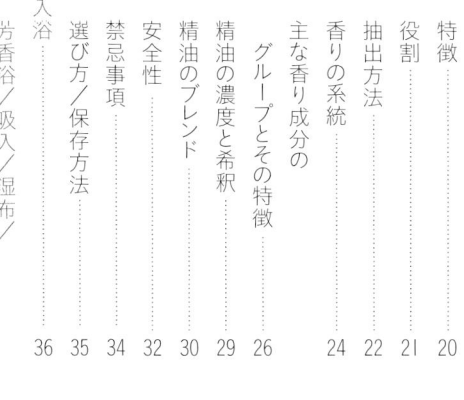

3章 アロマ・ハーブ図鑑

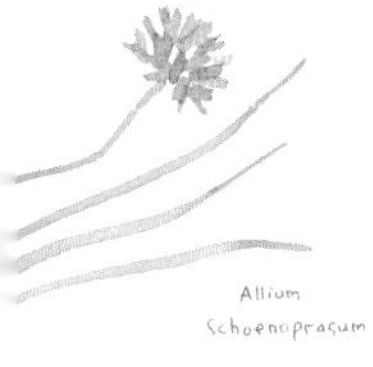
Allium
Schoenoprasum

日本のハーブ

毒草

Contents

4章 症状別 使い方

5章 栽培や取り扱いの基礎知識

参考資料

『ハーブと精油の基本事典』池田書店
『臨床で活かせる アロマ＆ハーブ療法』南山堂
『食材大全』NHK出版
『メディカルハーブの事典』東京堂出版
『日本のメディカルハーブ事典』東京堂出版
『ハーブ学名語源事典』東京堂出版
『メディカルハーブ事典』日経ナショナル ジオグラフィック社
『ハーブ&スパイス事典』日経ナショナル ジオグラフィック社
『ハーブの安全性ガイド』フレグランスジャーナル社
『精油の安全性ガイド』フレグランスジャーナル社
『エッセンシャルオイル総覧』フレグランスジャーナル社
『カラーグラフで読む精油の機能と効用』
フレグランスジャーナル社
『アロマテラピーの教科書』新星出版社
『ハーブ＆スパイス事典』誠文堂新光社
『ハーブ＆スパイス』誠文堂新光社
『原色牧野和漢薬草大図鑑』北隆館
『薬になる植物図鑑』柏書房
『くらしの薬草と漢方薬』新日本法規
『生薬単』エヌ・ティー・エス
『ハーブ便利帳』NHK出版
『毒草を食べてみた』文春新書
『毒草の誘惑』講談社
『南の島のハーブ』南山舎
『アーユルヴェーダのハーブ医学』出帆新社
『NATURAL STANDARDによる有効性評価
ハーブ＆サプリメント』ガイアブックス
『プロフェッショナル・アロマセラピー』ガイアブックス
『フィトセラピー植物療法事典』ガイアブックス
『マイ・キャリアオイル・バイブル』牧歌舎
『アロマセラピー完全ガイド』パーフェクトポーションジャパン
『あたらしいアロマテラピー事典』高橋書店
『ハーブのすべてがわかる事典』ナツメ社
『植物療法学』京都廣川書店
『薬学生のための天然化学テキスト』廣川書店
『アロマテラピー精油事典』成美堂出版
『アロマテラピー検定公式テキスト』日本アロマ環境協会
『THE COMPLETE BOOK OF HERBS』VIKING PENGUIN INC.
『Jekka's COMPLETE HERB BOOK』Kyle Books
『Hidden Natural Histories HERBS』The University of Chicago Press
『THE NEW AGE Herbalist』Collier Books
『Das große Buch der Heilpflanzen』NICOL VERLAG

参考ホームページ

『The Plant List』 http://www.theplantlist.org/
『植物和一学名インデックスYList』http://ylist.info/index.htm
『東邦大学薬学部｜薬用植物園トップ｜』https://www.lab2.toho-u.ac.jp/phar/yakusou/
『熊本大学薬学部薬草園植物データベース』http://www.pharm.kumamoto-u.ac.jp/yakusodb/
『武田薬品工業株式会社　京都薬用植物園』https://www.takeda.co.jp/kyoto/
『自然毒のリスクプロファイル』
https://www.mhlw.go.jp/stf/seisakunitsuite/bunya/kenkou_iryou/shokuhin/syokuchu/poison/index.html
『薬草園 - 額田医学生物学研究所・付属病院』https://nukada.jimdo.com/
『伝統医薬データベース』https://dentomed.toyama-wakan.net/ja/
『健康食品の安全性・有効性情報』https://hfnet.nibiohn.go.jp
『侵入生物データベース - 環境データベース｜環境展望台：国立環境研究所 環境情報メディア』
http://www.nies.go.jp/biodiversity/invasive/index.html
『知識があればこわくない！天然毒素：農林水産省』
https://www.maff.go.jp/j/syouan/seisaku/foodpoisoning/naturaltoxin.html#05

Staff

編集制作　regia　真木文絵　田口美帆　羽鳥明弓　　アートディレクション　石倉ヒロユキ
デザイン　若月恭子　　イラスト　藤川志朗　　写真　木村武司　石倉ヒロユキ　真木文絵　Fotolia　Wikimedia Commons
モデル　石井亜矢子　協力　GAKU

3章 アロマ・ハーブ図鑑の見方

スペースによって記載の量に違いはありますが、画像＋基本データ＋解説という構成です。なお、西洋ハーブと日本のハーブの仕分けは便宜上行っており、限定しているものではありません。

画像
その植物の特徴を表している部分がわかる画像をできるだけ掲載（一部イラストもあり）。

英語名
一般的に使われる英語名を表記。ただし、日本のハーブに関してはローマ字表記としました。

精油マーク
精油を利用するものにはボトルのアイコンを表示。

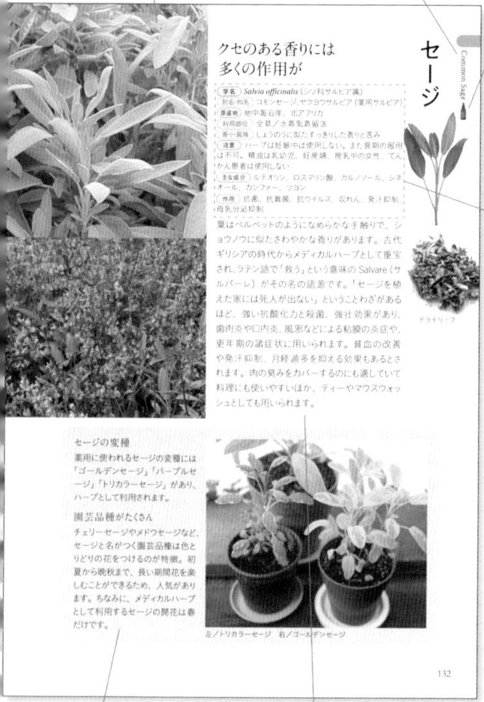

セージ

Common Sage

クセのある香りには多くの作用が

（学名）*Salvia officinalis*（シソ科サルビア属）
（別名・和名）コモンセージ、ヤクヨウサルビア（薬用サルビア）
（原産地）地中海沿岸、北アフリカ
（利用部位）全草／水蒸気蒸留法
（香り・風味）しょうのうに似たすっきりした香りと苦み
（注意）ハーブは妊娠中は使用しない。また長期の服用は不可。精油は乳幼児、妊産婦、授乳中の女性、てんかん患者は使用しない
（主な成分）ルテオリン、ロスマリン酸、カルノソール、シネオール、カンファー、ツヨン
（作用）抗菌、抗真菌、抗ウイルス、収れん、発汗抑制、母乳分泌抑制

葉はベルベットのようになめらかな手触りで、ショウノウに似たさわやかな香りがあります。古代ギリシアの時代からメディカルハーブとして重宝され、ラテン語で「救う」という意味のSalvare（サルバーレ）がその名の語源です。「セージを植えた家には死人が出ない」ということわざがあるほど、強い抗酸化力と殺菌、強壮効果があり、歯肉炎や口内炎、風邪などによる粘膜の炎症や、更年期の諸症状に用いられます。貧血の改善や発汗抑制、月経過多を抑える効果もあるとされます。肉の臭みをカバーするのにも適していて料理にも使いやすいほか、ティーやマウスウォッシュとしても用いられます。

ドライリーフ

セージの変種
薬用に使われるセージの変種には「ゴールデンセージ」「パープルセージ」「トリカラーセージ」があり、ハーブとして利用されます。

園芸品種がたくさん
チェリーセージやメドウセージなど、セージと名がつく園芸品種は色とりどりの花をつけるのが特徴。初夏から晩秋まで、長い期間花を楽しむことができるため、人気があります。ちなみに、メディカルハーブとして利用するセージの開花は春だけです。

左／トリカラーセージ　右／ゴールデンセージ

132

コラム
その植物に関するコラムを記載。関連画像を添付している場合もあります。

解説
アロマやハーブとしての特徴や利用方法に加え、歴史や由来などについての記載がある場合もあります。

（学名）The Plant Listに準じて属名＋種小名を表記。命名者の表記が続く場合は省略しています（一部に例外あり）。分類は現時点で最新のAPG体系を採用。

（別名・和名）流通している別名や和名があるものについて記載。ただし、日本のハーブは別名だけを表記。

（原産地）原産地には諸説あることがあります。原産地といわれる場所が複数ある場合は一部を省略していることもあります。
日本のハーブに関しては江戸時代後期以前に渡来し、それ以降自生しているものは「日本在来」と記載。原産地が明らかなものはカッコ書きで示してあります。

（利用部位）アロマやハーブとして利用される部位。部位によっては本文に利用法についての記載がない場合もあります。精油が利用されているものに関してはその抽出方法を記しています。

（香り・風味）アロマやハーブの香りや風味の感じ方については個人差があるのでこの表現の限りではありません。

（注意）使用上の注意を記載。アロマやハーブの利用についての基本的な注意事項はP.32～34、P.54を参照してください。利用後の反応については個人差があり、ここに書かれている限りではありません。

（主な成分）特徴となっている精油成分やハーブの成分を記載。成分の詳細はP.26～28、P.52～53を参照してください。場合によっては栄養成分が入っていることもあります。ただし、信頼できる情報が得られなかった箇所については、未記載としています。

（作用）主な作用を記載。作用の詳細についてはP.15を参照してください。ただし、信頼できる情報が得られなかった箇所については、未記載としています。

本書で紹介しているアロマやハーブの活用法や植物療法は、医療の代用になるものではありません。また、体質や体調、利用の方法などによっては健康を損ねる可能性もあり得ます。必要に応じて医療従事者に相談することをおすすめします。本書の監修者、執筆者ならびに出版社は、この本を使用して生じた一切の損傷や負傷、そのほかについての責任は負いかねます。

お願い
アロマやハーブについて、現段階で明らかになっている情報を集めましたが、未知な部分も多く残っているため、誤った表現をしている可能性もあります。お気づきになられた方はどうぞ編集部あてにご連絡ください。随時改定をし、内容の精度を高めていきたいと考えておりますので、ご協力いただければ幸いです。

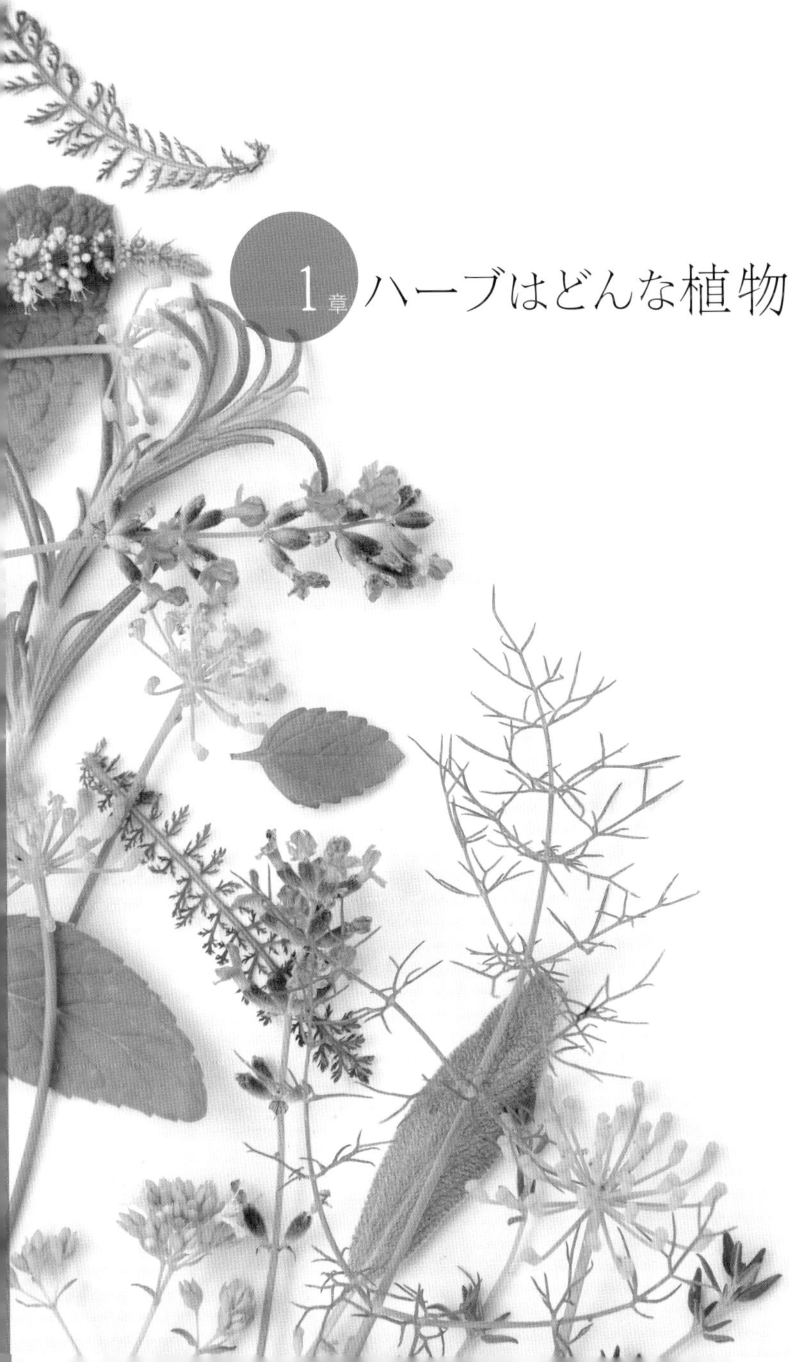

1章 ハーブはどんな植物？

アロマ&ハーブ植物が持つパワー

どうしてパワーがあるの？

植物を見るとホッとする人は少なくないでしょう。私たちはいろいろな形で植物の恩恵に預かっています。

植物はどんなものを作り出しているのか、そしてそれにはどんな力があるのかを見てみましょう。

植物は根から吸収した水と空気中の二酸化炭素を使い、太陽の光を利用して、体内の葉緑体でエネルギー源であるグルコース（糖）を作り出し、その過程で酸素を放出します。

土に根を張って生きている植物は、虫や動物、乾燥や強い紫外線など、危険が身に迫った時に逃げることができません。そのため、外敵から自身を守り、生命活動を維持するために、さまざまな機能性のある化学成分を身につけるようになりました。細菌や昆虫を寄せ付けないような香りや苦み、摂取すると痺れるような辛み、傷ついた部分が早く修復するような成分、などがわかりやすい例でしょう。

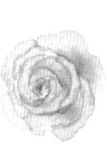

植物性機能性成分の特徴は？

植物の機能性成分がもたらす作用は多岐にわたっています。そのため、作用の現れ方も複雑です。一つの植物の中に含まれる成分同士が相乗効果をうむ場合もありますし、作用を抑え合う働きをすることもあります。いろいろな成分が体のあちこちに働きかけているのです。

・抗酸化作用

紫外線による酸化を抑える働きです。また、体内で発生する活性酸素によるダメージ（酸化）も抑制します。

・生体防御機能調節作用

自然治癒力を高め、免疫系、内分泌（ホルモン）系、自律神経系のバランスを整える働きです。

・薬理作用

鎮静や鎮痛をはじめ、消炎、創傷治癒など、薬のような働きです。

・心理作用

ハーブや精油に含まれる香りは脳にダイレクトに作用し、脳内の神経伝達物質の分泌にも関わります。幸福感を感じたり、リラックスできたりして、心理面の安定もはかれます。

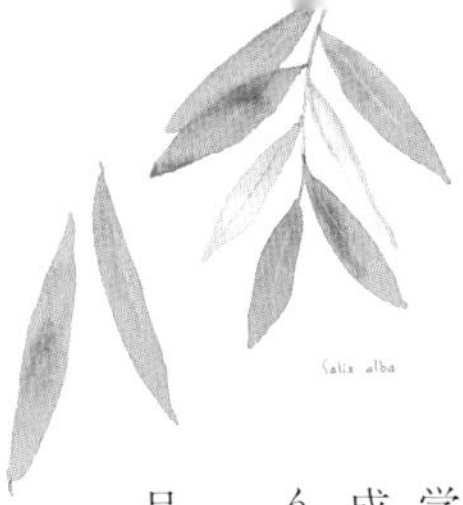

植物は医薬品の起源

初めての医薬品

１８０４年にドイツの薬剤師ゼルチュルナーが植物のケシからモルヒネという成分だけを取り出すことに成功し、それが初めて単離（特定の成分だけを抽出すること）したケースとなりました。この出来事は、それ以降の植物化学の発展に大きく寄与することとなったのです。

ヤナギの木に鎮痛成分があることはヒポクラテスの時代から広く知られていました。日本でもヤナギの枝を楊枝にし、歯の痛みや歯肉炎の改善を図っていました。１８３０年にセイヨウシロヤナギから鎮痛成分のサリシンを単離することに成功し、その後、サリシンを分解した成分サリチル酸は化学合成で作られるようになりました。自然薬と比べると合成薬は効き目が強く、製造コストもかからないことから、どんどん生産されるようになりました。

しかし、忘れてはいけないことは、現在使われている医薬品のおよそ$\frac{3}{4}$はハーブが生みの親だということです。

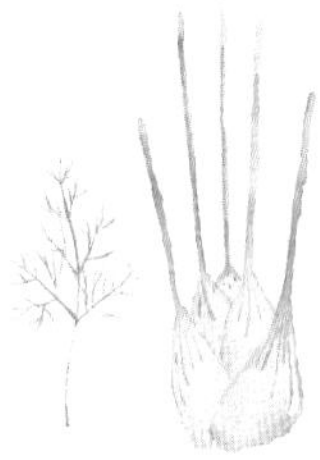

ハーブを摂って植物パワーをいただきましょう

ハーブの葉に湯を注いで3分待つだけで、複数の有効成分を丸ごと取ることができます。苦い薬を飲むわけではないので、気軽に続けられるメリットがありますし、飲みすぎて副作用が現れるということもほとんどありません。日常的に植物化学成分を積極的に摂ることは、慢性の炎症の改善に大変有効です。

ハーブには高い抗酸化作用があるため、ハーブティーやハーブ化粧品を利用することは酸化予防になります。私たちの体内で起こる酸化とは、すなわち老化のこと。動脈硬化も、筋力の衰えも、シミやシワも、物忘れも、全て酸化による老化の現象なのです。

精油を利用したアロマセラピーでは、香りが大脳に直接伝わります。そこで、自律神経系や内分泌（ホルモン）系、免疫系に作用し、自然治癒力を高めることがわかっています。同時に好みの香りによるリラックス効果もあり、ストレスの解放にもつながります。

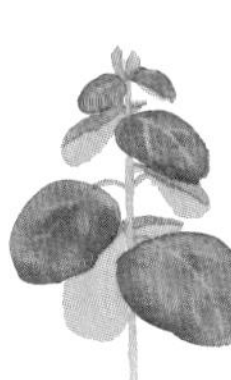

アロマ&ハーブの歴史

古来より、人々は植物を使って癒しや治癒を行なってきました。
神聖な儀式にも用いられ、
植物は生活の中で重要な意味を持っていました。

古代、紀元前から医療薬として知られていた

太古の時代、人々は身近な草を使って体の不調を癒し、薬草の扱いに長けた女性は魔女と呼ばれていました。

BC400年頃、医療を初めて体系立てたのは、古代ギリシャの医学者ヒポクラテスです。医学の父とも呼ばれ、治療薬として400種ものハーブを処方したことはよく知られています。1世紀になり、古代ローマの医師ディオスコリデスが著した『薬物誌』には、600種ものハーブの記載がありました。2世紀になるとローマの医師ガレノスは500種以上のハーブを用いて、さまざまな製剤を作りました。それらは今でも薬学基剤の基礎となっています。

一方、アジアではインドの伝統療法であるアーユルヴェーダや中国伝統医学が誕生。中国では、3世紀には365種の植物や動物、鉱物が記載された中国最古の薬物書『神農本草経』が作れています。

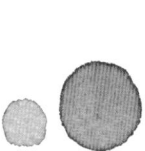

中世には、宗教とともに欧州の医学が広まっていった

中世に入り、医学は発達を続けます。10世紀にペルシャの医師イブン・シーナ（アヴィセンナ）は植物の蒸留法を確立し、治療に芳香蒸留水を使いました。現在のアロマセラピーの基礎ができあがったのです。

その後、ヨーロッパはキリスト教中心の社会になり、医療の知識は修道士に伝えられて修道院医学として発達します。なかでもドイツの修道女ヒルデガルトは自ら栽培したハーブを使いこなし、多くの人を救うとともに、その活用方法を書物に残しています。

大航海時代になると、ヨーロッパには新大陸や東洋から新しい植物が持ち込まれ、ハーバリストと呼ばれる植物の専門家が活躍するようになります。豊かな時代となり、貴族たちはこぞって香りを楽しむようになり、芳香水オー・デ・コロンも生まれました。

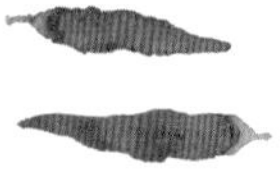

capsicum annuum

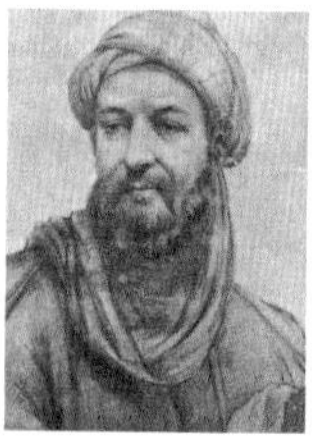

Ibn Sina

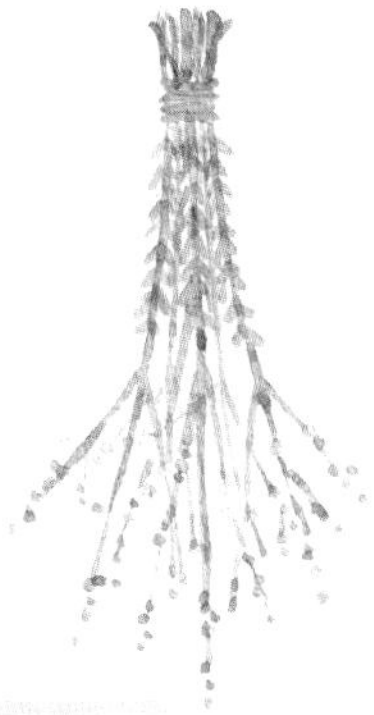

近代医学では、植物よりも単体の成分が研究されるように

19世紀になり、植物から薬効のある成分だけを取り出すことが可能になると、化学合成薬や合成香料が作られるようになりました。病理学や薬理学が発展するにつれ、植物を使った治療法はどんどん影が薄くなっていきました。

1928年のペニシリンの発見を境に、化学合成薬が主流の時代が到来したのです。

一方、ドイツのクナイプ神父がクナイプ療法を、ハーネマンがホメオパシーを創始するなど、植物療法も進化を続けます。20世紀になると、イギリスのエドワード・バッチがバッチフラワーレメディを、フランスのモーリス・ガットフォセがアロマセラピーを確立しました。

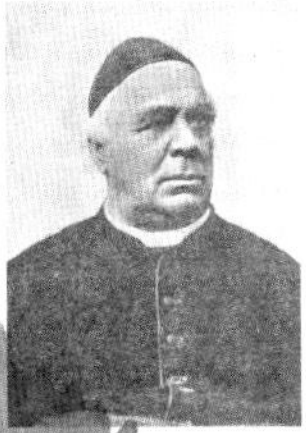

Sebastian Kneipp

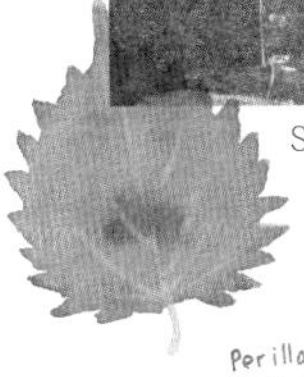

Perilla frutescens var. crispa

日本のアロマ&ハーブ

古くから暮らしの中に植物の効能を活かしていた

日本独特の文化や行事の中には、植物を使ったものがたくさんあります。

正月の松飾りは神様がやってくる目印として立てるものですし、3月3日の上巳の節句に使われる桃の花には、邪気を払い繁栄をもたらす意味があります。5月5日の端午の節句にちまきを食べるのも、七夕に竹を飾るのも、その植物が持つ力を体に取り入れ、無事に暮らせるようにとの願いが込められています。

植物の藍を使った藍染めや、漆を使った塗り、月桃の葉で包んだ餅など、それぞれの植物が持つ防虫や防腐、抗菌作用などを伝統的に利用している場面はたくさんあります。

また、江戸時代に庶民の間で流行が始まったのが「薬湯」。冬なら松の葉の湯で血行促進をはかり、春は蓬の湯で冷えの改善を、夏は桃の葉の湯であせもの対処、冬至には柚子湯で風邪予防に努めました。このように、今日まで残っている習慣には、アロマやハーブの実践というものが多く存在します。

西洋生まれのアロマセラピーやハーブティーの使い方を知れば知るほど、日本に昔から伝わる植物利用法についても興味が広がることでしょう。私たちの足元にある野の草も、日本のハーブなのです。

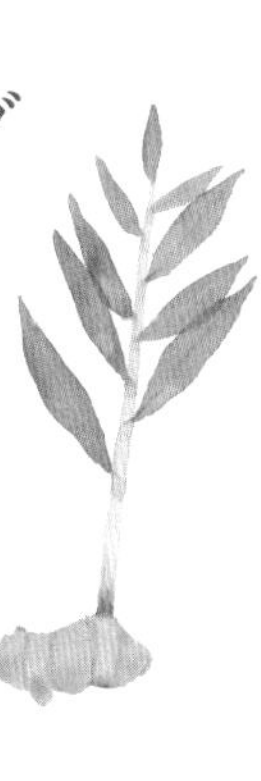

体に届くしくみ

植物の持つ有効成分は、
私たちの体内にどのように伝わるのでしょうか？

経鼻

鼻から脳に直接作用する

呼吸により、鼻から入った香り（精油）の分子は嗅細胞で電気信号に変わり、大脳辺縁系に直接伝わります。大脳辺縁系は快・不快といった情動に深く関わっている部位です。また、信号は脳の視床下部や下垂体へも送られます。下垂体は、人間の生命活動維持に関わる部位で、自律神経系、内分泌（ホルモン）系、免疫系を統括しています。

経口

口から腸管を通って全身へ

ハーブティーやチンキ剤などとして口から摂取された、フラボノイドやアルカロイドなどの成分は、食品と同じように腸管から吸収され、全身に循環します。また、カフェインなどのアルカロイドは血液を通して大脳の中枢神経系に作用します。

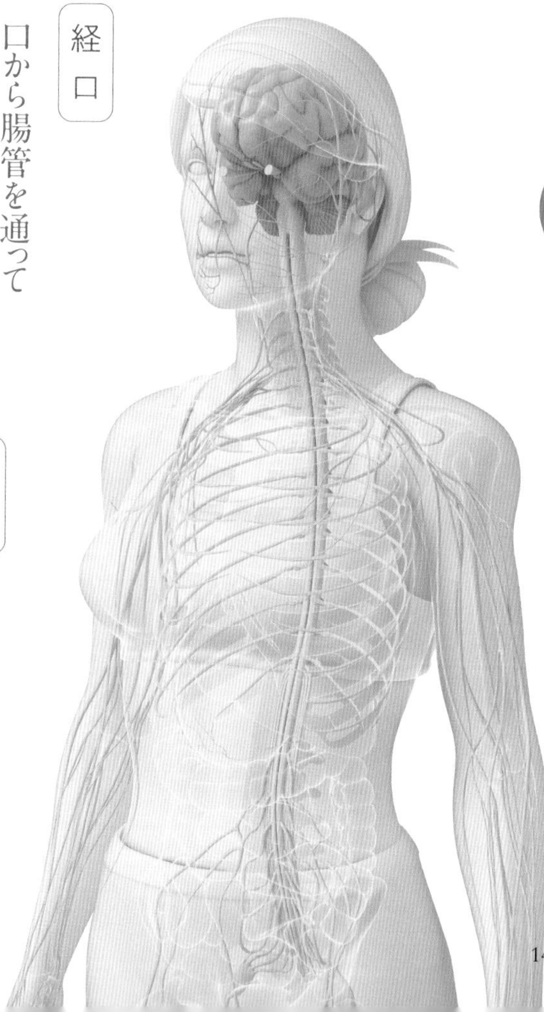

経皮

皮膚から血液やリンパ管を通って全身へ

アロマトリートメントとして精油を加えた植物油を皮膚に塗布すると、分子量が小さい香り（精油）成分は皮膚の内部に浸透し、血流やリンパ管に入ります。全身を巡った香り成分は、脳の中枢神経系にも作用します。

体に及ぼす作用

緩下	腸のぜん動運動を促し、便秘を解消する作用
緩和	自律神経や筋肉の緊張を緩めて、穏やかな状態にする作用
忌避	虫を寄せつけない作用
強肝	肝臓の機能を強化する作用
強壮	心身に働きかけ、それぞれの機能を活性化させたり、強くしたりする作用
矯味	味を調えて使いやすくする作用
去痰	粘液の過剰な分泌を抑え、痰を切り、痰を出しやすくする作用
駆風	胃や腸に溜まったガスを排出し、お腹の張りや痛みを和らげる作用
血小板凝集抑制	血小板が集まって固まることを防ぐ作用
健胃	胃の運動や胃粘液分泌を促して、消化促進や食欲増進をさせる作用
抗ウイルス	ウイルスの働きを抑えて増殖を抑制したり、ウイルスに対する抵抗力を高めて感染を防ぐ作用
抗うつ	気分の落ち込みやふさぎ込み、精神活動の低下を改善する作用
抗菌	大腸菌や黄色ブドウ球菌などの細菌の繁殖を抑える作用
抗真菌	白癬菌などのカビや真菌の繁殖を抑える作用
抗不安	精神的な不安や心身の緊張を和らげ落ち着きを取り戻す作用
興奮	感情を高めたり、細胞の活動を活発にする作用
催乳	母乳の分泌を促す作用
殺菌	主に人体にとって有害な病原菌や細菌を殺す作用
止瀉	下痢を抑制する作用
収れん	皮膚などの組織を引き締め、過剰に分泌した皮脂などを取り去る作用
消炎	痛みや腫れ、発熱などの炎症を抑え、健全な状態にする作用
制吐	嘔吐を促す中枢神経への刺激に対して、嘔吐を抑制する作用
造血	赤血球の生成を促す作用
創傷治癒	傷によってできた組織の損傷の修復を促す作用
鎮咳	咳中枢や気道の粘膜に働きかけて咳を鎮める作用
鎮痙	平滑筋の痙攣を抑える作用
鎮静	自律神経系の興奮を鎮め、落ち着きを取り戻してリラックスさせる作用
鎮痛	脳内や神経系に働きかけて痛みの感覚を鎮める作用
通経	月経を促進したり、周期の乱れを整える作用
粘膜保護	粘膜を覆って刺激から守るほか、局所の治癒を促す作用
賦活	機能を活発にする作用
保湿	潤いを保ち、乾燥を防ぐ作用
ホルモン分泌調節	ホルモン分泌の過不足を調整する作用
免疫賦活	免疫系の働きを活性化し、免疫力を高めて、感染症から守る作用
陽性変力	心筋の収縮力を強くする作用
利胆	肝臓に胆汁分泌を促し、胆のうから十二指腸への胆汁の排出を促す作用
利尿	尿の生成や排泄を促す作用

植物療法とは

定義と特徴

植物は多様性の集合体

植物療法とはフィトセラピー(phytotherapy)とも呼ばれ、植物が作り出す化学成分を含んだ抽出物を用いて、私たち人間が生まれながらに身につけている「自然治癒力」に働きかける療法のことです。

医薬品を使った薬物療法と大きく違うのは、医薬品が単一成分であるのに対して、アロマやハーブなどの植物抽出物は「多様な成分」を含んでいることにあります。それらは「多様な機能」を持ち、「多様なメカニズム」で働きかけるため、薬理的な相乗効果がもたらされます。

また、医薬品と比べて体内環境に穏やかに作用し、肝臓や腎臓などへの負担が少ないという特徴もあります。

2本の柱

植物療法の2本の大きな柱は精油を用いた「アロマセラピー」と、いわゆるハーブを用いた「ハーブセラピー」です。

広義に捉えると、森の中に身をおき心と体の健康を維持する「森林療法」や、植物を育てることで生命の交流を行う「園芸療法」、花の波動を水に転写しそのエネルギーを利用する「バッチフラワーレメディ療法」も植物療法といえるでしょう。

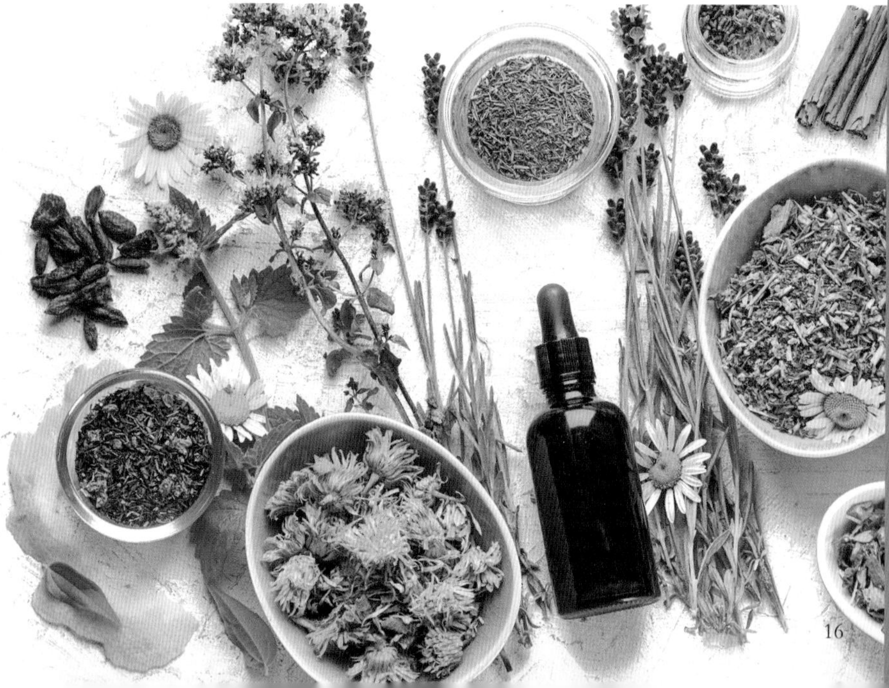

統合医療における植物療法

役割

患者中心の統合医療と植物が担う役割

厚生労働省によれば、統合医療とは、近代・西洋医学と相補・代替療法(CAM)の両方を視野に入れ、伝統医学なども組み合わせて行う療法のことで、患者中心の医療を行うものです。

西洋医学は、救命や治療を目的に、医薬品や手術、放射線といった手段で行われます。一方、相補・代替医療は、QOL（Quality of Life／生活の質）を向上させ、ADL（日常生活動作）を維持することを目的とし、植物療法、心理療法、食事療法、音楽療法などを含んでいます。

植物療法は、植物が医薬品の起源であることや、その作用が化学や薬学の分野におよんでいることから、代替療法の中にありながらも特異なポジションにあるといえます。

統合医療における植物療法の役割は次のように考えられています。

①恒常性の維持による病気の予防
②生体防御機能の活性化による副作用の軽減とQOLの向上
③五感の刺激による生命力の向上と生命感覚の活性化
④個体差や好みに応じたオーダーメイド医療の実現
⑤健康に対する自己管理意識と治療に対する参加意識の向上
⑥病気の予防や医療品とのコストパフォーマンスによる医療品の抑制

各国の状況

欧米諸国の植物療法に対する取り組み

米国では、60年代後半に西海岸で起こった健康・自然志向のムーブメントに始まり、医療へのアロマセラピーやハーブサプリメントの普及が進んでいます。植物療法に関する研究結果の発信も積極的に行われています。

イギリスでは、アロマセラピストやハーブセラピストの教育が大学などで体系的に行われています。

フランスでは、アロマセラピーは植物療法の一領域として認識されており、施術を行えるのは理学療法士に限られています。

ドイツでは、医師と自然療法士と呼ばれる専門職のみがアロマセラピーの施術を行うことができます。また、植物療法が現代医療に取り込まれていて、一部のハーブは医療品として扱われています。

これからの植物療法

予防医学における有力ツールとして

日本では、アロマセラピーはリラクゼーションの一つとして80年代以降に普及しましたが、研究が進み、その内容が発信されるようになると、次第に医療従事者や研究者の関心が高くなってきました。アロマセラピーよりも早く導入されたハーブセラピーもリラクゼーションの域を出ていませんでしたが、近年になって、予防医療の有力なツールとして認識され始めています。

予防医療には3つのステージがあります。一次予防は「早めの予防、早めの手当て」。二次予防は「早期発見、早期治療」。三次予防は「再発防止、合併症予防、リハビリ」。

植物療法が一次予防や二次予防に効果的なのはいうまでもありませんが、体質改善という点から考えると、三次予防にもその力を発揮できるでしょう。

また、植物療法を日常の食生活に応用することもできます。アロマやハーブだけでなく、植物性食品である野菜や果物にも香り（モノテルペンなど）をはじめ、ポリフェノールやカロテノイドなどの有効成分が含まれています。「野菜を食べて健康に」というのは、植物療法の一つなのです。

植物療法は薬物療法と比べると臨床試験によるエビデンスが乏しく、用法や用量もきちんと決まったものが少ないのが現状です。しかし、医薬品と違って副作用も少ないので、自分の意思で好みのものを選択し、意欲を持って取り組むことができるのはとても重要なことなのではないでしょうか。

超高齢社会となった今、「自分の健康は自分で守り、病気になった場合は自己責任で治療方法を選ぶ」という時代が、もうそこまでやってきているのです。

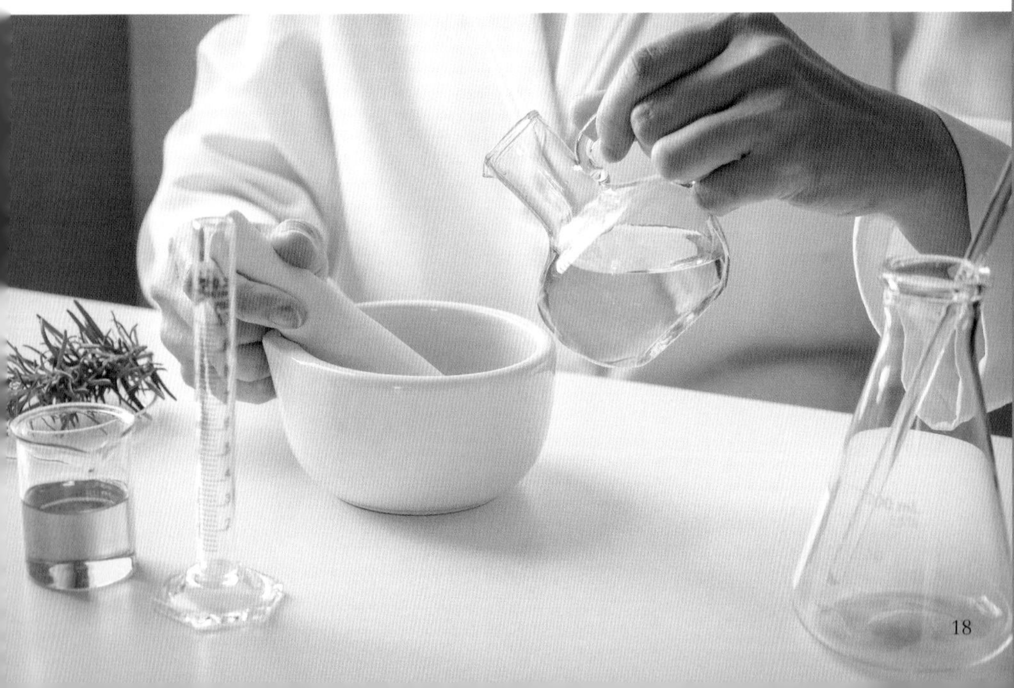

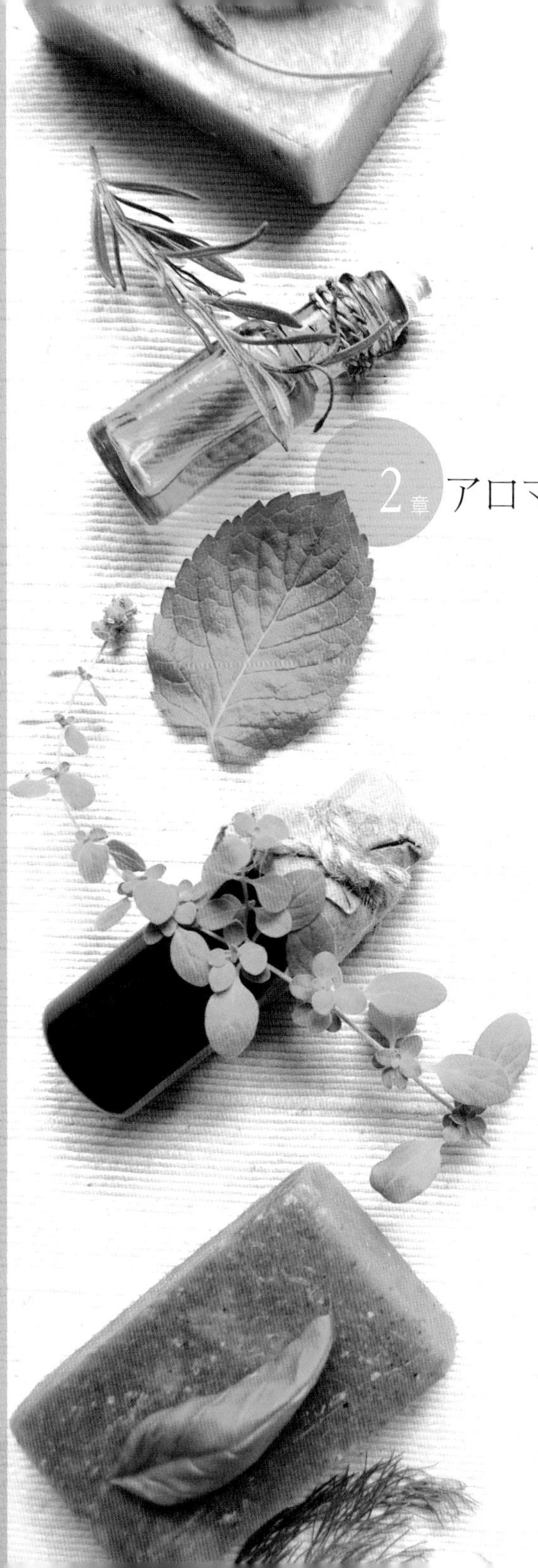

2章 アロマ&ハーブの実践

精油

Essential Oil

特徴

植物は生きて行くために必要なさまざまな物質を自ら作り出します。その中の、揮発性の成分を取り出したものが精油です。精油は数十から数百の成分が集まって構成されており、植物ごとに特徴ある香りや作用の違いを作り出しています。
まず、精油の特徴を見てみましょう。

香りがある（芳香性）

甘い花のような香り、果実のような香り、さわやかな草の香りなど、精油が発するさまざまな芳香を私たちは認識しています。

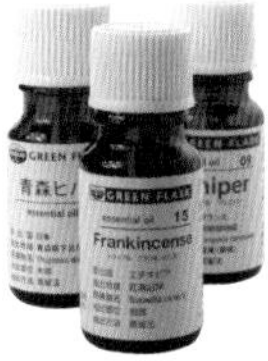

空気中に拡散する（揮発性）

精油には常温で気体になりやすい性質があります。精油ビンのふたをあけるだけで、精油成分は揮発し、香りは部屋中に広がります。

油になじむ（親油性・脂溶性）

精油は水よりも軽く、水には溶けませんが、油脂にはよく溶けます。そのため、キャリアオイル（40～43ページ）に溶かすなどして、利用します。また、アルコールにもよく溶けます。

分子量が小さい

精油成分の分子量は比較的小さい（100～300以下）のが特徴です。そのため、トリートメントで塗布すると、皮膚の表面から深部へ浸透し、血中やリンパ管に吸収されます。

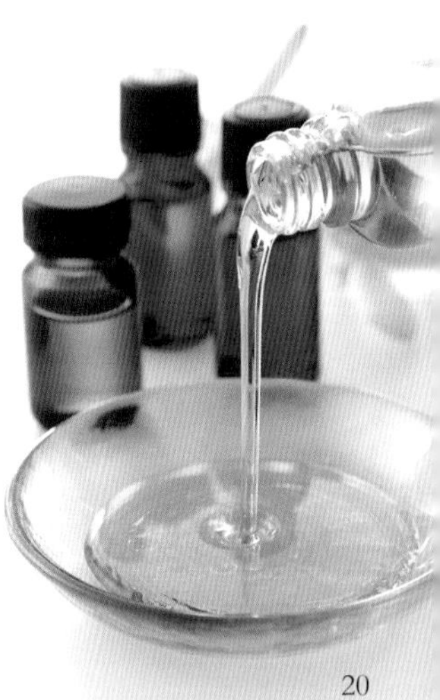

燃えやすい（引火性）

気化して空気と混ざり合ったものが火花などに触れると、燃焼します。キッチンなど火気のあるところでの使用には十分に注意しましょう。

油脂ではない

精油は植物から採れる油脂だと勘違いされることがありますが、油脂は脂肪酸とグリセリンが結合したもの。精油は炭化水素に、アルコール、アルデヒド、ケトン、フェノール、エステルなどの官能基がついた有機化合物です。

薬効がある（薬理性）

↓26～28ページを参照。

役割

精油は何のために作られるの？

植物は土にしっかりと根を下ろし、自ら動き回ることはできません。昆虫や小動物に食べられたり、強い紫外線にさらされるなど、周りには植物にとって危険なことがたくさんあります。そのため、自身を守るために策を練らなければなりませんでした。それは、子孫を残していくという本能を全うするために、自らが身につけた「生体防御機能」。そのために作り出した物質の一つが、芳香成分である精油なのです。よく知られている機能として、①誘引作用、②忌避作用、③抗菌・抗真菌作用、④創傷治癒作用、⑤抗酸化作用などがあります。

①子孫を残すために必要な受粉を助けてくれる、昆虫などを引き寄せる働き
②昆虫などに食べられないよう、遠ざけるための働き
③カビや細菌から身を守るための働き
④折れたり、傷ついたりした部分を修復する働き
⑤強い紫外線がもたらす酸化傷害から身を守る働き

精油はどこから採れるの？

精油は植物の花、葉、果皮、心材、根、種子、樹皮、樹脂などに含まれている、天然の成分です。精油は植物の細胞組織の中に油滴となって存在しています。

精油はわずかしか採れないため、大変高価なのです。

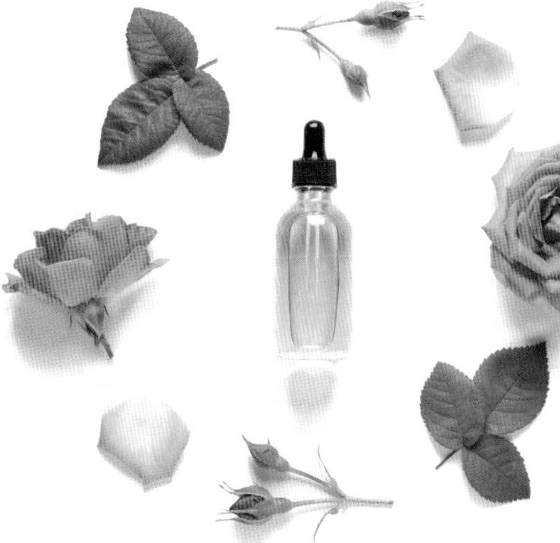

精油の力を借りるアロマセラピー

植物は危険を察知すると香り成分を揮発します。それは他の植物にとっては「危ないよ！」という警告であり、昆虫や動物にとっては「近寄るな！」という忌避や威嚇といった作用となっています。つまり、植物は香りという手段で他者とコミュニケーションをとっているというわけです。

私たち人間に対してはどうでしょう？香りを嗅いで心地よいとか好みでないとか感じるのは、香りが人間の情動（一時的に現れる感情の動き）や心理を担う大脳辺縁系に直接作用するからです。芳香が心に働きかけると、自律神経系や内分泌（ホルモン）系、免疫系といった治癒系のスイッチが入ります。その結果、ストレスの軽減やホルモンバランスの調整、免疫力アップなどがもたらされることになります。

このように、植物と人間の間でおこなわれる内的なコミュニケーションがアロマセラピーなのです。

抽出方法

精油を取り出す方法はいくつかあります。

水蒸気蒸留法

原料となる素材に蒸気を送り込む、あるいは、水と一緒に加熱して沸騰させ、気化した芳香成分を冷却して取り出す方法を、水蒸気蒸留法と呼びます。最も多く使われている抽出方法です。

比重の軽い精油は上層部に集まり、下層には芳香蒸留水またはフローラルウォーターと呼ばれる液体がたまります。

芳香蒸留水は微量の精油成分が溶け込んでいるため芳香があり、その機能性についても近年研究が進んでいます。ローズウォーター、ラベンダーウォーターなどがよく知られています。

家庭用の蒸留器も市販されており、蒸留を自宅で手軽に楽しむこともできるようになりました。

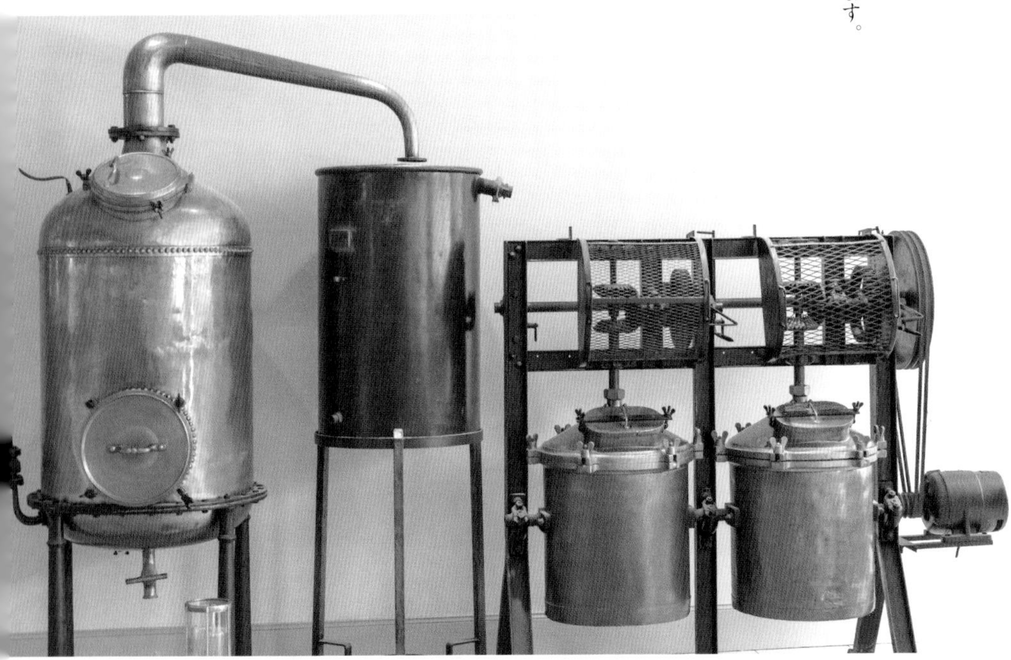

圧搾法

オレンジやユズなど、おもに柑橘類の果皮から精油を抽出する時に使う方法です。機械で圧搾し、遠心分離して精油を取り出します。圧搾法で取り出した精油はエッセンスとも呼ばれています。

熱を加えず圧搾するので、自然のままの色や香りが楽しめるという特徴がありますが、水蒸気蒸留法で取り出した精油と比べると、劣化がやや早いようです。低温圧搾法またはコールドプレスとも呼ばれます。

なお、柑橘類の果皮から水蒸気蒸留法で抽出される精油もあります。

揮発性有機溶剤抽出法

石油エーテルやヘキサンなどの揮発性有機溶剤を使って取り出す方法。繊細な花の香りをとるのに利用されることが多くあります。原料を有機溶剤に浸した後、溶剤を揮発させると、「コンクリート」と呼ばれるものが残ります。ここから芳香成分だけを取り出して精製した精油が「アブソリュート」と呼ばれています。ローズ・アブソリュートやジャスミン・アブソリュートがよく知られています。

樹脂系の精油は「レジノイド」、果実や種子からとった精油は「オレオレジン」と呼ばれることもあります。

油脂吸着法（アンフルラージュ法）

繊細な花の香り成分を取り出すときに使う方法で、伝統的なやり方です。アンフルラージュ法または冷浸法と呼ばれています。牛脂（ヘット）や豚脂（ラード）、オリーブ油などの上に原料植物を乗せて、その香りを移します。香りが移った油脂を「ポマード」と呼びます。その油脂にエタノールを加えて芳香成分を溶かし、その後、エタノールを除去すると、芳香成分のみが取り出せます。かつては多く行われていた方法ですが、現在、商業的にはほとんど行われていません。

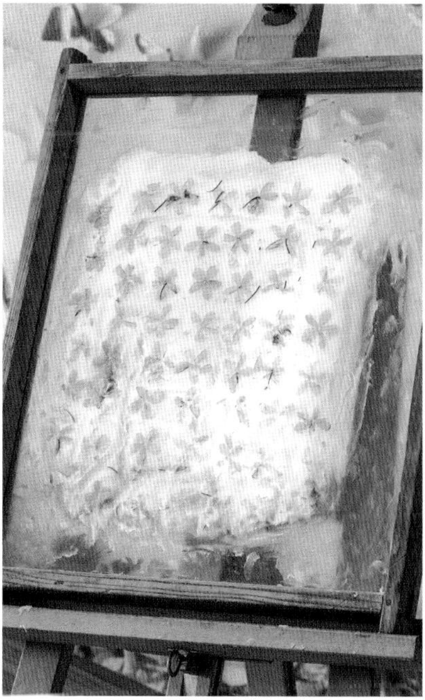

アンフルラージュ法

超臨界流体抽出法

二酸化炭素やブタンに圧力や温度を加えて超臨界状態にし、流体にしてからそこに植物を加えます。芳香成分が溶け出したところで圧力や温度をもとに戻すと、芳香成分が残り、それを取り出すという方法です。

この方法で抽出された精油は「エキストラクト」と呼ばれています。

最新の抽出法で、まだ、あまり一般的ではありません。

香りの系統

香りの特徴はいくつかの系統に分類することができます。

フローラル（花）系 *Floral*

甘く華やかな香りのグループです。ラベンダーやローズなど花から抽出した精油や、ゼラニウムやプチグレンなどのように葉から抽出した精油を含みます。鎮静作用が高く、ストレス時に有効なものが多いのが特徴。化粧品にも多く用いられています。スパイシー系やエキゾチック系と香りの相性がよいようです。

ラベンダー、リンデン、ローマンカモミール、ローズ、オレンジフラワー（ネロリ）、ゼラニウム、ジャスミン、プチグレンなど

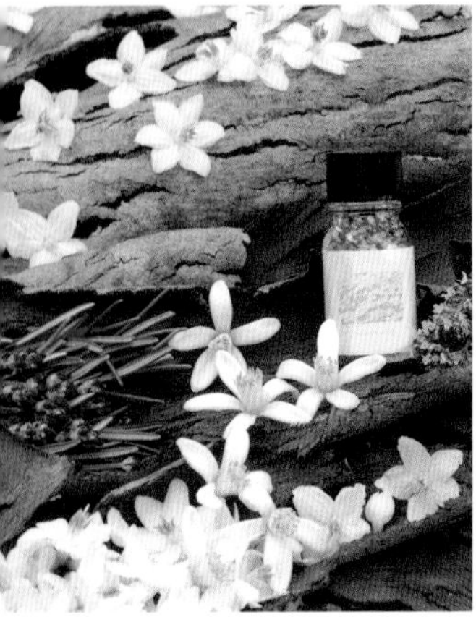

ハーバル（薬草）系 *Herbal*

草の香り、あるいは薬草の香りのグループです。ローズマリーやミントなどのシソ科植物と、パセリやフェンネルなどのセリ科植物が多く含まれます。葉だけでなく、花、種子や根から採れる精油もあります。多くの品種が含まれるため、作用も多岐にわたっています。ウッディ系やシトラス系との香りの相性がよいようです。

ペパーミント、スペアミント、ローズマリー、スイートマジョラム、クラリセージ、バジル、タイムなど（以上シソ科）、スイートフェンネル、アンジェリカ、キャロットシードなど（以上セリ科）、ヤロウなど

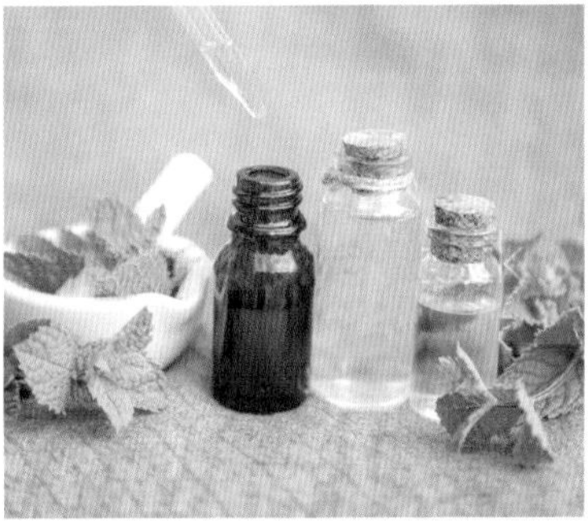

ウッディ（樹木）系 *Woody*

樹林の香りのグループです。樹木の葉、枝、木部、液果などから採取した精油が含まれます。モミやヒバの森で感じる香り成分フィトンチッドに代表されるよう、殺菌や抗菌作用の高い精油が多いのが特徴です。香り成分の揮発は比較的ゆっくりで、長く留まります。相性がよい香りはハーバル系やバルサム系です。

ジュニパー、サイプレス、シダーウッド・アトラス、シダーウッド・バージニア、ティーツリー、ローズウッド、マートル、ユーカリ、ニアウリ、カユプテ、ウインターグリーン、ヒバ、ヒノキなど

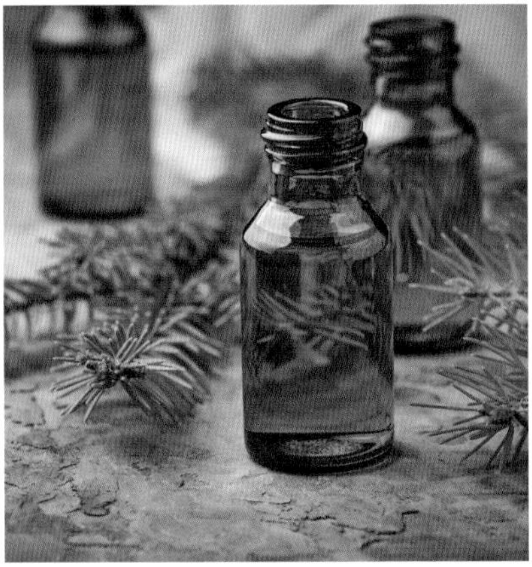

シトラス（柑橘）系 *Citrus*

柑橘類の香りのグループです。レモンやオレンジなどの果皮から採った精油だけでなく、レモングラスやメリッサのように柑橘のような香りを持つ植物から採った精油も含みます。気分を高め前向きにする香りは子どもにも人気ですが、フロクマリン（32ページ）を含むものもあるので、光毒性に注意して利用しましょう。香り成分の揮発が早く、ファーストインプレッションが強いのが特徴です。相性がよい香りはスパイシー系やハーバル系です。

レモン、レモングラス、レモンユーカリ、シトロネラ、メリッサ、レモンバーベナ、オレンジ、ベルガモット、マンダリン、グレープフルーツなど

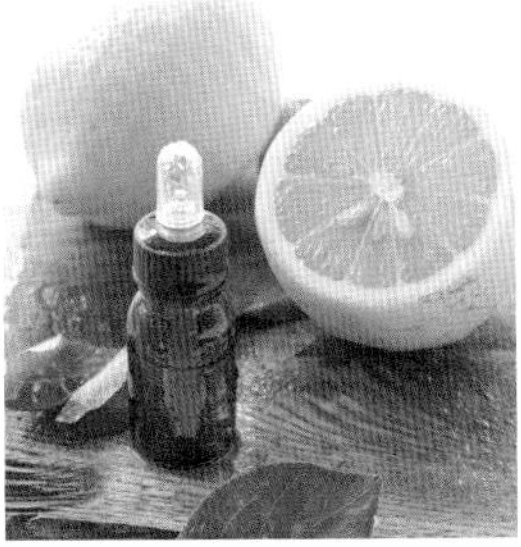

バルサム（樹脂）系 *Balsam*

レジン系とも呼ばれ、樹脂を溶剤抽出や超臨界流体抽出、または水蒸気蒸留などで取り出した精油群です。同じ植物でも生育地によって香りが大きく異なる場合があります。濃厚な香りがあり、古代から瞑想に使われてきました。香り成分はゆっくりと揮発し、長く残ります。ウッディ系やエキゾチック系と香りの相性がよいようです。

ベンゾイン、フランキンセンス、ミルラ、コパイバ、モミなど

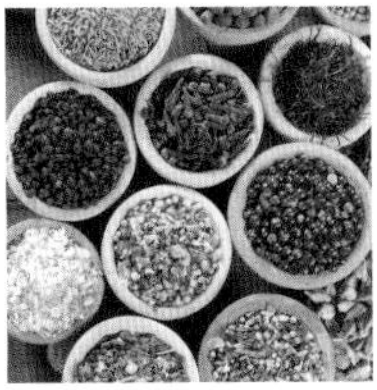

エキゾチック系 *Exotic*

東南アジアや中東生まれの香りのグループで、オリエンタル系とも呼ばれます。香りは濃厚でとても官能的。そして、どれも個性的です。不安を鎮め、心を落ち着かせる働きがあります。香りはゆっくりと揮発し、長く留まります。フローラル系やバルサム系の香りとの相性がよいようです。

イランイラン、パチュリ、サンダルウッド、ベチバーなど

スパイシー（香辛料）系 *Spicy*

香辛料としても利用されている香りのグループです。主に熱帯地方に生育する香辛植物の種子や果実、樹皮などから抽出した精油を集めています。殺菌力が強く、刺激性があるのが特徴で、心と体を活性化します。皮膚や粘膜への刺激が強い場合が多く、使い方に注意が必要なケースもあります。フローラル系やシトラス系と香りの相性がよいようです。

ブラックペパー、コリアンダー、シナモン、クローブ、カルダモン、ジンジャー、ゲットウなど

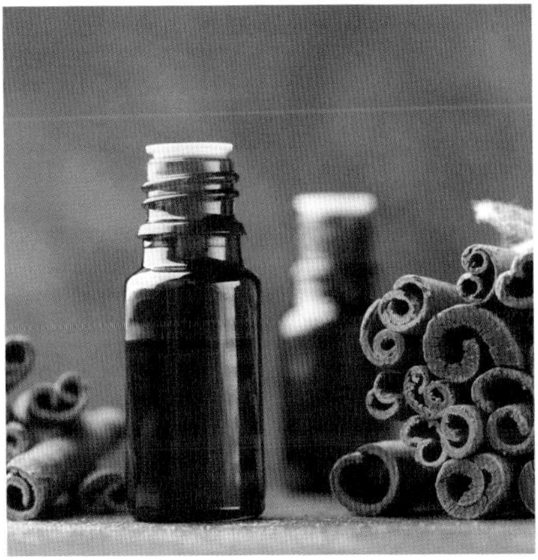

主な香り成分のグループとその特徴

芳香成分は、炭素（C）、水素（H）、酸素（O）が集まってできている有機化合物です。その化学構造を調べてみると、官※能基などの特定の構造の有無によって共通した香りの特徴を持つことが明らかになっています。それらをグループに分け、代表的な成分とその特徴をまとめてみました。

成分は精油の中に単体で存在しているのではなく、複数の成分が複合して含まれています。それぞれの成分は相互に影響しあい、作用をより高めたり（相乗作用）、弱めたり（相殺作用）しています。

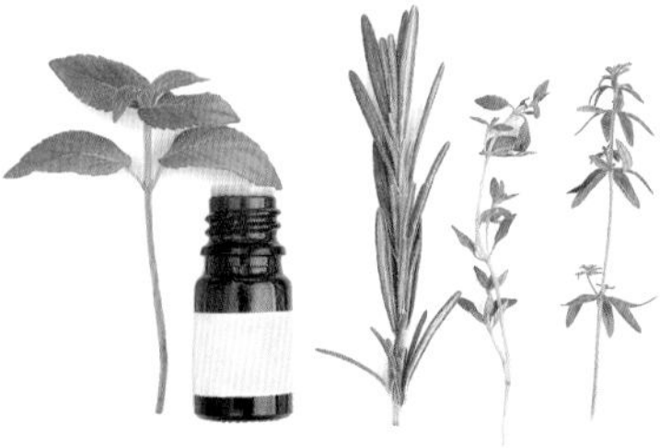

※官能基：有機化合物の端についている、特定の構造を持つ結合様式のこと。ヒドロキシ基またはアルコール基(-OH)、アルデヒド基（-CHO)、など

	特徴・効能／注意点	主な成分	その成分を含む精油
テルペン類（炭化水素）	・語尾に“～エン”がつくものが多い。 ・モノテルペン、セスキテルペン、（ジテルペン）がある。 ・モノテルペンには抗菌、抗ウイルス、抗炎症、鎮静、鬱滞除去、血流促進などの作用が、セスキテルペンには抗アレルギー、抗ヒスタミン、抗炎症、鎮静、鬱滞除去などの作用がある。	モノテルペン ミルセン、リモネン、ピネン、カンフェン、テルピネン、パラシメン、フェランドレンなど セスキテルペン カマズレン、β－カリオフィレン、クルクメン、ジンギベレン、ビサボレン、ファルネセンなど	モノテルペン ティーツリー、サイプレス、オレンジ、レモン、ジュニパー セスキテルペン ジャーマンカモミール、パチュリ、ブラックペパー
アルデヒド	・語尾に“～アール“がつくものが多い。 ・抗炎症、鎮静、緩和、血流改善、抗菌、抗真菌、血圧降下などの作用がある。 ・皮膚刺激を起こすものがあり、高濃度での使用に注意。	シトラール（ゲラニアール＋ネラール)、シトロネラール、オクタナール、デカナール、シンナミックアルデヒド、クミンアルデヒド	レモン、レモングラス
ケトン	・語尾に“～オン”がつくものが多い。 ・粘液溶解、去痰、免疫強化、鎮痛などの作用がある。 ・肝臓強化作用を持つものがあるが、肝毒性を起こす場合がある。 ・神経毒性を持つものがある。 ・高濃度や長期間の使用は禁止。 ・てんかんの持病がある人や妊産婦、乳幼児の使用も禁止。	ペルペノン、ツヨン、カンファー、カルボン、フェンコン、メントン、cis- ジャスモン、ヌートカトン、カンファー	ローズマリー、セージ、ワームウッド

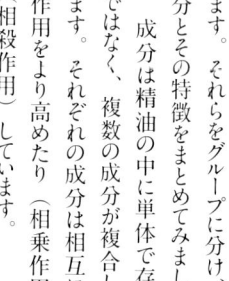

	特徴・効能／注意点	主な成分	その成分を含む精油
アルコール類	・語尾に“〜オール”がつくものが多い ・抗菌、抗真菌、抗ウイルス、抗炎症、抗アレルギー、利尿、免疫賦活、免疫調整、強壮などの作用を持つものが多い。	モノテルペンアルコール リナロール、ゲラニオール、メントール、シトロネロール、テルピネン-4-オール、ネロール セスキテルペンアルコール ネロリドール、セドロール、ファルネソール、ビサボロール、パチュリアルコール、ジンゲロール ジテルペンアルコール スクラレオール、フィトール、マノオール 芳香族アルコール フェニルエチルアルコール	ローズ、ゼラニウム、パルマローザ、ラベンダー、プチグレン、タイム クラリセージ、ジャスミン、ジャーマンカモミール、パチュリ、キャロットシード
エステル類	・語尾に“〜イル”がつくものが多い。 ・〜酸○○という名前が多い。 ・甘くフルーティーな香りが特徴。 ・鎮静、鎮痙、抗菌、抗真菌、抗痙攣、抗炎症、中枢神経系調整などの作用がある。 ・サリチル酸メチルは皮膚刺激が強い。	酢酸リナリル、アンゲリカ酸イソブチル、安息香酸ベンジル、酢酸ボルニル、サリチル酸メチル、酢酸ベンジル、酢酸ゲラニル	ラベンダー、クラリセージ、プチグレン、ゼラニウム
フェノール類	・語尾に“〜オール”がつくものが多い。 ・香りが強く、作用も強いので濃度に注意。 ・抗菌、抗真菌、抗ウイルス、抗喘息、鎮痙、免疫賦活、駆虫などの作用がある。 ・皮膚刺激が強いものや肝毒性を持つものがあり、長期間の使用は禁止。	チモール、オイゲノール、カルバクロール	タイム、クローブ、オレガノ、シナモン
フェノールエーテル類	・抗ウイルス、鎮痙、筋肉弛緩などの作用がある。 ・皮膚刺激があるものがある。 ・神経毒性や肝毒性があるので、要注意。	アネトール、サフロール、エストラゴール	フェンネル、アニス、サッサフラス、タラゴン、ナツメグ
オキサイド（酸化物）類	・語尾に”〜オール“や“オキサイド”がつくものが多い。 ・粘液溶解、去痰、抗カタル、抗菌、抗ウイルス、抗炎症、免疫賦活などの作用がある。 ・刺激が強いので、乳幼児への使用は禁止。	1,8-シネオール、ビサボレンオキサイド、ビサボロールオキサイド、リナロールオキサイド、ローズオキサイド	ユーカリ、ニアウリ、マートル、ジャーマンカモミール、ローズ
クマリン（ラクトン）	・“〜イン”や”〜オン“がついているものが多い。 ・クマリンはラクトンから生成される。 ・分子量が大きいため、水蒸気蒸留した精油にはあまり含まれない。 ・圧搾した柑橘系の精油に含まれる。 ・粘液溶解作用、抗痙攣、鎮静、抗凝血、発汗、解熱、血圧降下などの作用がある。 ・ラクトンには肝毒性が、クマリンには光毒性がある。	クマリン、ジャスミンラクトン、フロクマリン、ベルガプテン、キサントトキシン、ヘレナリン、ウンベリフェロン	ジャスミン、ベルガモット、アンジェリカ

主な成分と作用

1,8- シネオール	抗炎症、鎮痛、抗真菌、呼吸器系の改善、抗菌、鎮痙、通経、免疫強化、経皮吸収促進
cis- ジャスモン	睡眠改善、昆虫忌避、鎮静
l- メントール	殺菌、防腐、健胃、制吐、血管収縮、鎮痛、鎮咳、局所麻酔、強肝、冷却
p- シメン	鎮痛、抗菌
アネトール	エストロゲン様、鎮静、鎮痙、消化促進、去痰
安息香酸ベンジル	抗疥癬、免疫強化
オイゲノール	鎮痙、鎮痛、利胆、血小板凝集抑制、血圧降下、抗炎症、健胃、局所麻酔
カマズレン	抗アレルギー、抗炎症、鎮痒、皮膚組織再生
カルボン	抗炎症、抗不安、抗痙攣、経皮吸収促進、殺虫、害虫忌避、抗真菌
カンファー	抗炎症、鎮痛、鎮痒、血行促進、筋肉弛緩、昆虫忌避、呼吸器系の改善
ゲラニオール	鎮痛、興奮、収れん、抗不安、皮膚弾力回復、経皮吸収促進、抗炎症
酢酸ボルニル	不整脈調整、筋肉弛緩、鎮痙、鎮静、血圧降下
酢酸ベンジル	興奮、抗うつ、経皮吸収促進、害虫忌避
酢酸リナリル	抗不安、鎮痙、通経、鎮静、睡眠導入、抗炎症
サビネン	抗炎症、鬱滞除去
シトラール	抗菌、緩和、鎮痙、抗炎症、昆虫忌避（蚊）、抗ウイルス
シトロネラール	昆虫忌避（蚊）、抗炎症、抗ウイルス、鎮痛、鎮静、血圧降下
シトロネロール	昆虫忌避（蚊）、鎮静、筋肉弛緩、血圧降下、抗不安、経皮吸収促進、抗炎症
スクラレオール	エストロゲン様、鬱滞除去
セドレン	リンパ強壮、静脈強壮、鬱滞除去
チモール	殺菌、防腐、抗菌、抗真菌、血管収縮、鎮痛、強肝、冷却
ツヨン	神経毒性
テルピネン -4- オール	副交感神経強壮、鎮痛、鎮静、抗炎症、抗痙攣、経皮吸収促進、抗ウイルス、抗菌
ネロール	皮膚弾力回復
ネロリドール	ホルモン様、抗菌、抗潰瘍
ビサボロールオキサイド	抗炎症、鎮痙
フェニルエチルアルコール	抗不安、抗菌
ベルガプテン	光毒性
ボルネオール	胆汁分泌促進、神経保護、血管緊張緩和、中枢神経刺激、鎮静
ミルセン	抗酸化、経皮吸収促進、害虫忌避、肝臓刺激
メチルチャビコール	抗アレルギー、消化促進
リナロール	鎮静、血圧降下、抗不安、通経、鎮痛、抗酸化、抗痙攣、抗炎症
リモネン	強肝、腎臓機能強化、蠕動運動促進、経皮吸収促進、健胃、抗炎症、免疫増強
α - ピネン	強壮、抗酸化、経皮吸収促進、抗真菌
β - カリオフィレン	抗炎症、抗酸化、肝臓保護、通経、麻酔
γ - テルピネン	静脈強壮
α - テルピネオール	緊張緩和、鎮痛、抗ウイルス、胃粘膜保護、血圧降下、抗炎症
β - フェランドレン	鎮咳

精油の濃度と希釈

精油は非常に濃度が高いため、安全に利用するためには正しく希釈する必要があります。精油を植物油（キャリアオイル）などに溶かし、濃度を落として使います。精油の濃度とは、基剤全体に対して精油が何％占めているかを表しています。

適正濃度は使用する部位や目的、対象によって異なります。欧米では３％前後で使用することも多いようですが、日本人の体質を考えると、フェイス用は0.5％濃度、ボディ用は１％濃度に希釈したものが使いやすいようです。

精油ビンにはドロッパーがあり、その１滴は０．０５mlに換算されます。つまり、10mlの基剤に精油を１滴加えたら0.5％濃度、２滴加えたら１％濃度という計算です。

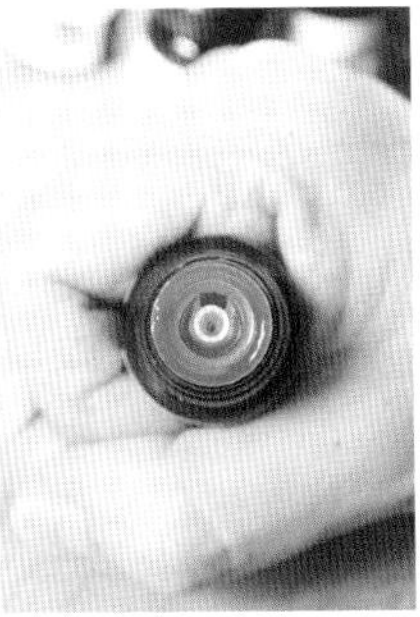

空気穴を上にして持ち、手でビンを覆って温めながら傾けると、1滴ずつ落ちやすくなります。

基剤の量		10 ml	20 ml	30 ml	40 ml	50 ml
精油の量	0.5%濃度	1 滴	2 滴	3 滴	4 滴	5 滴
	1%濃度	2 滴	4 滴	6 滴	8 滴	10 滴

手順

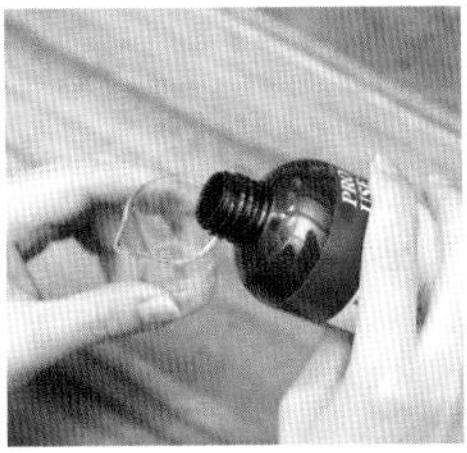

1
好みのキャリアオイル(10 ml) をビーカーに入れます。

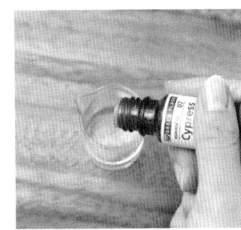

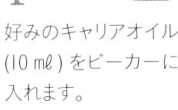

2
①に精油（2 滴）を加えます。（これで 1%濃度です）

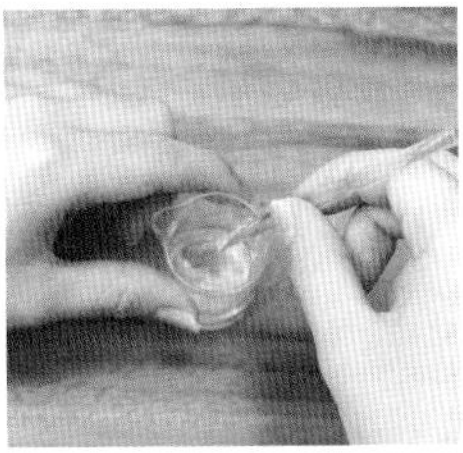

3
ガラス棒などでよく混ぜましょう。

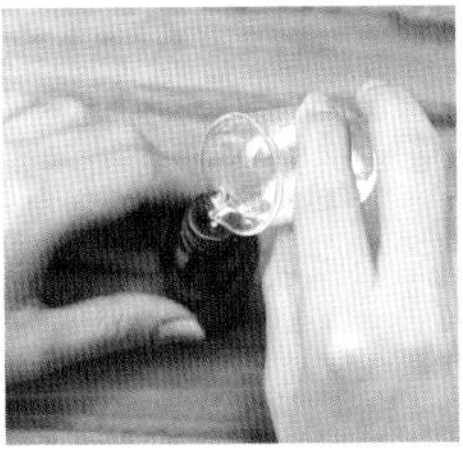

4
保存する場合は遮光ビンに入れて冷暗所で保存し、2 週間以内に使い切りましょう。

＊ボディ用のトリートメントオイルとして利用できます。10 mlほどあれば、全身をトリートメントすることができます。
＊フェイス用オイルは濃度を 0.5% 以下にします。（オイル 10 mlに対し精油 1 滴）
＊できるだけ、使う分をその都度作るようにしましょう。

濃度の目安

2 歳以下の子どもには、芳香浴以外の方法で精油を使うことはやめましょう。ただし、芳香蒸留水は利用可能です。3 歳をすぎたら、0.1%程度の低濃度から始めてみましょう。12 歳以下は 0.5%の範囲内で利用します。妊娠中や授乳中の女性、高齢者は 0.5%濃度で利用します。体調の変化がないか様子を見ながら、慎重に使いましょう。

精油のブレンド

好みの精油を1種類だけ使うことも多くありますが、複数の精油をブレンドして利用することで、各精油の持つ効能を相乗効果（シナジー効果）的に高めることが可能です。香りが合わさることで、思わぬ芳香の調和を感じることもあるでしょう。あまり得意でなかった香りが、ブレンドすることで他の香りをグッと引き立てる場合も多くあります。ブレンドには香りのバランスをとる働きもあります。

反対に、精油の作用を弱めるためにブレンドする場合もあります。例えば、刺激が強いシトラール系の精油には、リモネン系精油をブレンドすることで、刺激の緩和が見られます。このような抑制効果（クエンチング効果）もブレンドの目的となります。

精油をブレンドする場合、目的をはっきりさせることが必要です。そのためには、まず、精油の揮発性（＝ノート）を知ることから始めましょう。揮発性が高いもの（トップノート）はすぐに香り出し、体に対する働きかけも早いのが特徴です。揮発性が低いもの（ベースノート）はゆっくりと香り出しますが、その分、

	特徴	精油
トップノート	分子量が小さく、揮発性が高いグループ。香りの立ち上がりが速く、立ち消えも早いのが特徴です。心身に速やかに働きかけ、活性化します。フレッシュで爽やかな香りが多く、フルーツ系やメントール系の精油が多く含まれます。ブレンドすると香りの第一印象に。	オレンジ、グレープフルーツ、シトロネラ、ベルガモット、レモンバーベナ、ユズ、レモン、レモングラス、スペアミント、ペパーミント、バジル、タイム、スイートマジョラム、ローズマリー、カユプテ、ヒノキ、ティーツリー、ニアウリ、ユーカリ、プチグレンなど
ミドルノート	香りは数分後にゆっくりと漂い始めます。心身にゆっくりと働きかけ、身体機能に作用します。フローラル系精油が多く含まれます。ブレンドすると香りのコクに。	クラリセージ、フェンネル、メリッサ、ジュニパー、マートル、ローズウッド、ゼラニウム、オレンジフラワー（ネロリ）、ラベンダー、リンデン、ローズ（オットー）、ローマンカモミール、カルダモン、ゲットウ、コリアンダー、シナモン、モミ、ヒノキ、サイプレス、ジャーマンカモミール、ジャスミン、ブラックペパー、イランイランなど
ベースノート	揮発性が低いグループ。香りの立ち上がりが遅く、数時間後まで安定的に持続します。心身に緩やかに働きかけ、鎮静やリラックス作用をもたらします。バルサム系やスパイシー系が多く含まれます。ブレンドすると香りの保留剤としての役割も。	アンジェリカ、キャロットシード、ヤロウ、シダーウッド、ローズ（アブソリュート）、クローブ、ヒバ、コパイバ、フランキンセンス、ミルラ、サンダルウッド、パチュリ、ベチバーなど

＊精油は産地の違いなどにより含有成分の組成バランスが異なります。ノートの分類についてはこれが決定ではありません。

香りが長く続き、リラックスできるなどの特徴があります。ノートの表を参考に、トップ、ミドル、ベースの順に1種類ずつ加えていくのがブレンドの基本ルールです。

次に、使う相手の状況を考えましょう。体調や年齢、香りの好み、利用する時間帯などを理解し、必要とする作用を持つ精油を選びます。その際、リラックス、痛みの緩和、肩こりの解消、安眠など、精油ブレンドの目的を明確にしておきましょう。

選択する精油の候補が決まったら、ムエット※に精油を垂らして香りをテストし、ブレンドのイメージを確認しましょう。

ブレンド精油の楽しみ方はいろいろ。芳香浴、バーム、トリートメントと、目的に合った方法で試してください。

※ムエットとは細い短冊状の試香紙のこと。

リラックスしたいときに

好みの香りをメインにし、鎮静や緩和作用がある精油を加えましょう。

T（トップ）スイートマジョラム、ペパーミント
M（ミドル）ラベンダー、クラリセージ、ローマンカモミール、ネロリ、ジャスミン
B（ベース）パチュリ、サンダルウッド

シャキッとしたいときに

免疫強化や強壮作用がある精油を使いましょう。

T ティーツリー、ベルガモット、レモングラス
M クロモジ
B コパイバ、キャロットシード、ベチバー

風邪ぎみのときに

呼吸器系に有効な去痰や鎮咳、あるいは消炎作用がある精油を用います。

T ユーカリ、ティーツリー、ニアウリ、ユズ
M マートル
B ベンゾイン、フランキンセンス

冷えやむくみがあるとき

血行促進や鬱滞除去作用がある精油を使います。

T ユズ、ローズマリー
M サイプレス、ジュニパー、ゼラニウム、ブラックペパー
B ジンジャー

子どもに使いたいとき

刺激が少なく、甘い香りの精油が喜ばれます。

T スイートオレンジ、プチグレン
M ラベンダー、ローマンカモミール
B ベンゾイン

落ち込んだとき

緊張を緩め、気分を明るくする精油をブレンドしましょう。

T レモン、ベルガモット、スイートオレンジ、ユズ
M イランイラン、モミ、ゲットウ
B フランキンセンス、ローズ

香水とは

精油をアルコールで希釈したものが香水類で、それぞれ濃度が異なります。

【パフューム】精油濃度：15～30%
アルコール濃度：70～85%
【オードトワレ】精油濃度：4～8%
アルコール濃度：77～81%
精製水濃度：15%
【オーデコロン】精油濃度：3～5%
アルコール濃度：77～82%
精製水濃度：15～18%

安全性

精油を安全に使うために

私たちの心と体に穏やかに働きかけ、暮らしを豊かにしてくれる精油。しかし、使い方を誤ると、かえって体に負担をかけてしまうこともありえます。安全なアロマライフを送るために、注意すべきことを確認しましょう。

皮膚に対して

肌に塗る場合は、必ず、適切な濃度に希釈してから使いましょう。

本人または家族がアトピー性皮膚炎の場合や、皮膚接触アレルギー、あるいは香水アレルギーの既往症がある場合、または現在、皮膚に疾患がある場合は、皮膚に対して何らかの反応が出る可能性が高いと考えられます。使用は控えましょう。

イランイラン、ジャスミン、ティーツリー、ブラックペパー、ペパーミント、メリッサ、ユーカリ、ウインターグリーン、クローブ、サイプレス、タイム（チモール）、バーチといった精油は刺激が強いので、特に注意が必要です。初めて使う人や肌が弱い人は精油を使う前にあらかじめパッチテストを行い、皮膚との相性を確認しておきましょう。

パッチテスト

前腕部の内側に植物油で希釈した精油を適量塗り、24〜48時間置いてから、皮膚に変化がないかを観察します。体調がすぐれないときには、普段とは違う反応が現れることもあります。その場合はただちに使用をやめましょう。

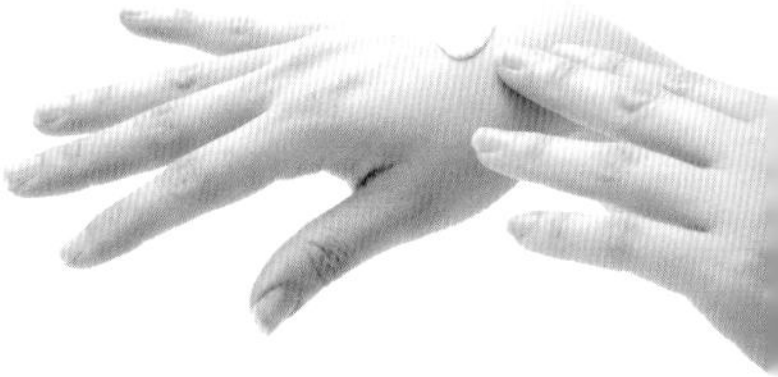

光毒性のこと

光毒性（あるいは光刺激性）とは、紫外線に反応して炎症や発疹などを引き起こす性質をいいます。その原因は柑橘類の果皮などに含まれるフロクマリン類。この成分が皮膚に残ったまま、屋外で日光に当たると症状が現れる場合があります。使用する場合は夜間限定にするか、あらかじめフロクマリンを除去してある「フロクマリンフリー（ＦＣＦ）」の精油を選びましょう。

グレープフルーツ、ベルガモット、レモン、ライム、オレンジビター、アンジェリカ（セリ科）などが対象の精油です。なお、水蒸気蒸留法で抽出した精油の場合は、フロクマリンは溶出しません。スイートオレンジ、マンダリン、ユズには光毒性はありません。

ケモタイプの精油

同じ学名を持ち、同じ種である植物から抽出された精油でも、育った場所の気候や土質、日照などが違えば全く違う香り成分を蓄えることがあります。これをケモタイプ（化学種）と呼びます。よく知られているのはローズマリー。産地によって「カンファー」タイプ、「ベルベノン」タイプ、「シネオール」タイプと分けられ、それぞれの作用も異なります。ほかに、タイムやニアウリなどにもケモタイプがあります。

妊娠中の使用について

妊娠中はできるだけ医薬品を使わず、自然由来の精油の力を借りようと思う方が多いようです。精油はメンタル面にも働きかけるので、心が不安定になりがちな妊娠期間を健やかに過ごす手助けともなるでしょう。

しかし、一方で、心身ともにデリケートな時期なので、精油も慎重に扱わなければいけません。特に妊娠初期は精油の使用を控え、芳香蒸留水や植物油を使いましょう。安定期に入ったら、好みの香りを中心に、鎮静系の精油などをうまく利用するとよいでしょう。

妊娠中は体調が変わりやすいので、精油を使用する際には十分注意を払いましょう。もちろん、子宮を刺激する通経作用のある精油の使用は厳禁です（15ページ参照）。

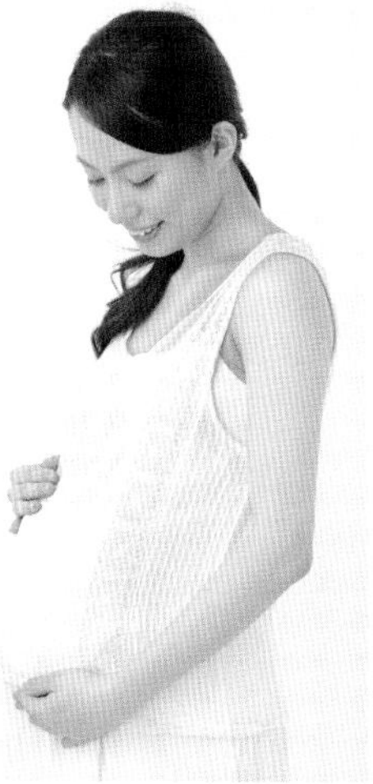

授乳中の使用について

授乳中は赤ちゃんとの接触が密になります。精油の使用は控えるか、低濃度で使うのが基本です。

乳幼児に対して

3歳未満の幼児には芳香浴以外は行わないようにします。しかし、芳香蒸留水の利用はおすすめです。3歳以上の場合も、精油の使用には十分に注意し、大人の1／10程度の濃度から始めましょう（29ページ参照）。

ペットに対して

動物の代謝は人間と異なるため、精油を体に対して使用することはおすすめできませんが、トイレ周りの消臭スプレーなどは有効です。特に猫の場合、精油成分をうまく代謝できないため、間違った利用は命の危険を招くこともあります。猫への使用は控えましょう。

高齢者に対して

高齢者は体調に強く影響が現れる場合が考えられます。使用する際には様子をよく観察しながら、0.5％以下の低濃度に抑えましょう（29ページ参照）。

持病のある人

血圧異常の人や持病がある人、薬を服用している人の中には、使用できない精油があります。それぞれの精油の取り扱い説明をチェックして、指示を守りましょう。

医師による治療を受けている方は、必ず主治医に相談の上、使用してください。

症状別注意が必要な精油

高血圧	ローズマリー（カンファータイプ）、ペパーミント、タイム、ヒソップなど
低血圧	ラベンダー、イランイラン、クラリセージなど
てんかん	ローズマリー（カンファータイプ）、カンファー（クスノキ）、ペパーミント、シダーウッドなど
腎臓疾患	ジュニパー

禁忌事項

①飲んではいけない

フランスやベルギーなどでは、医師や薬剤師が監督する場合に限り、精油の内服が行われることがありますが、その場合も用法や容量が厳しく指示されます。日本では、安全性や有効性の観点から、内服は行うべきではないと考えられています。

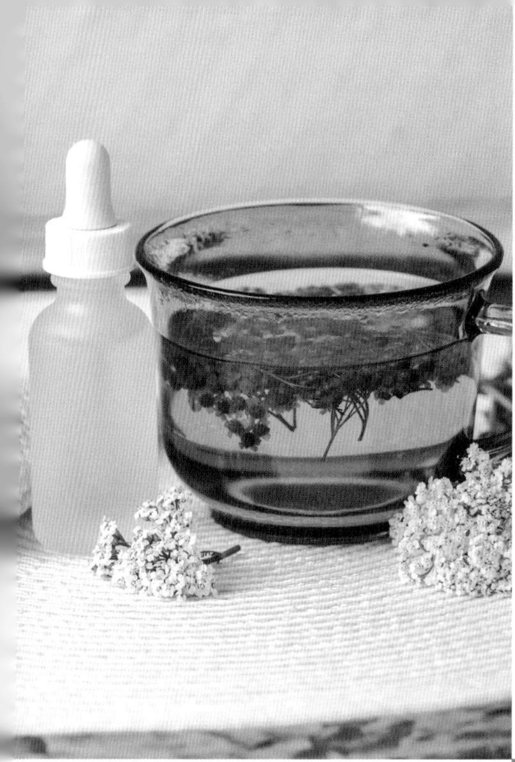

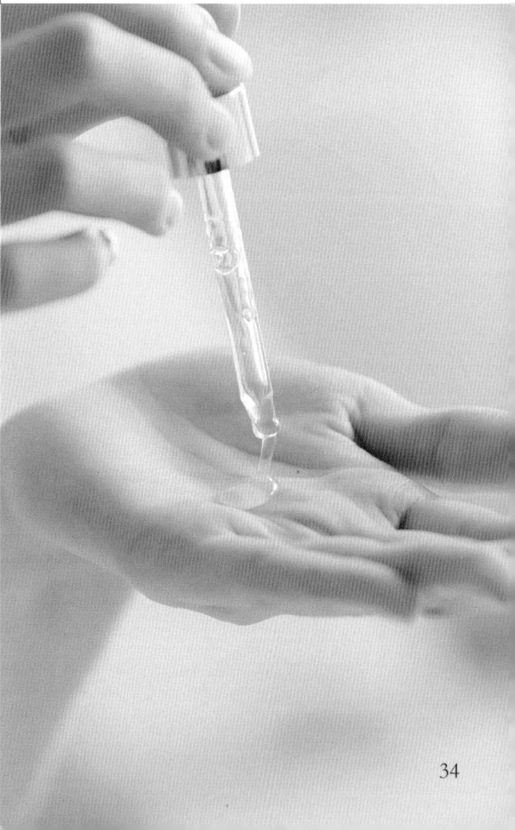

②直接塗ってはいけない

外用する場合は、必ず希釈して使います。原液のまま利用することはやめましょう。

利用の際は、精油の濃度には十分注意してください。フェイス用は0.1～0.5%以下の濃度で、ボディ用は0.5～1%以下の濃度とします。特にデリケートな目の周りは、使用を避けましょう。

*ラベンダーやティーツリーの精油の例外として、皮膚への刺激が少ないラベンダーやティーツリー精油の原液を抗真菌目的で、ラベンダー精油を火傷の消炎目的で、ごく少量を直接患部に塗布する場合があります。

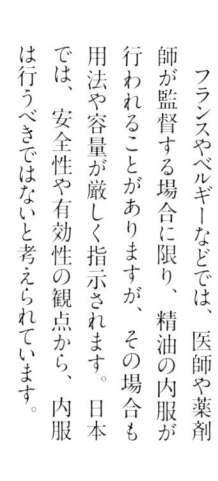

選び方

専門店で選びましょう

精油を購入する際は、アロマやハーブの専門店で求めましょう。たくさんの品揃えがあるところで実際に香りを試して、好みのものを見つけます。

購入の際はラベルをよく見て、精油の学名や産地などの重要事項を必ずチェックします。合成香料を加えてあったり、アルコールなどで希釈してあるものは避け、100%天然のものを選びましょう。遮光ビンに入っていることや、1滴ずつ落とせるドロッパーがついていることも必ず確認を。開封したら品質の劣化が始まるので、早めに使い切りましょう。

精油は商品化するのに大変な手間と時間がかかるため、一般的に高価です。安価な精油は品質に不安がある場合もありますので、よく見極めましょう。

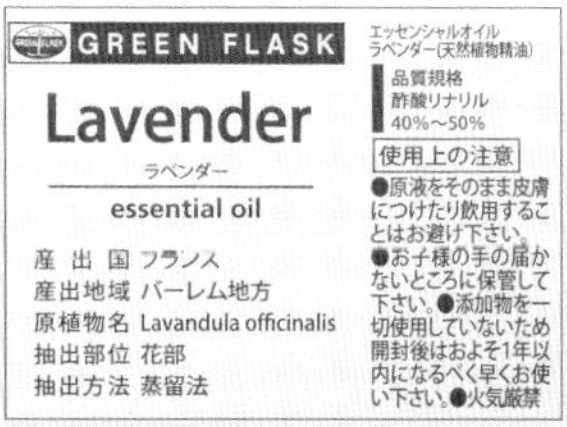
GREEN FLASK
Lavender
ラベンダー
essential oil
産出国 フランス
産出地域 バーレム地方
原植物名 Lavandula officinalis
抽出部位 花部
抽出方法 蒸留法
エッセンシャルオイル
ラベンダー(天然植物精油)
品質規格
酢酸リナリル
40%〜50%
使用上の注意
●原液をそのまま皮膚につけたり飲用することはお避け下さい。●お子様の手の届かないところに保管して下さい。●添加物を一切使用していないため開封後はおよそ1年以内になるべく早くお使い下さい。●火気厳禁

精油ラベルの表示例

産出国・産出地域：品質の良し悪しを左右するのは、その植物が育った場所である産出地です。精油の種類によってはよく知られた産地があるものも。
原植物名：学名で書かれています。
抽出部位：部位によって香りや作用が異なり、使用目的も変わります。
抽出方法：抽出方法によって含まれている精油の成分が異なるものもあります。

保存方法

開封後は徐々に酸化して成分変化が起こります。劣化した精油を使うと、皮膚などに炎症を起こす場合があるので、保存期間内に使い切ることが必要です。

保存期間は、開封後1年以内とされているのが通常ですが、柑橘系は半年以内と設定されていることが多いようです。

遮光ビンに入っていることからもわかるように、直射日光は劣化を早めます。急な温度変化のある場所や湿気の多いところは避け、冷暗所で保管します。

また、子どもやペット、高齢者の手が届かない安全なところに置きましょう。

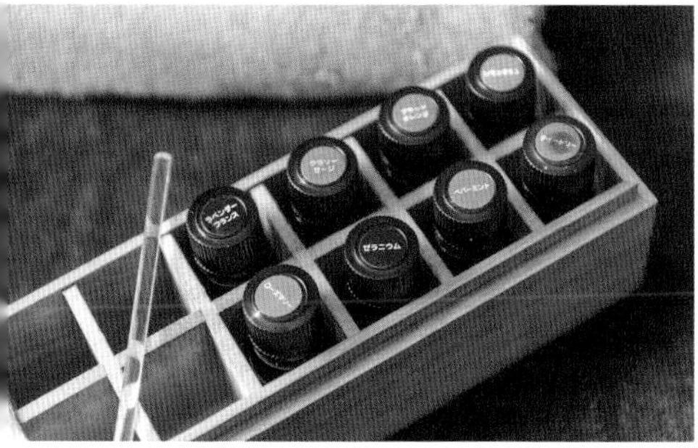

劣化するとどうなるの?

酸化が進んで品質の劣化が起こると、色や香りが変わったり、粘りが強くなったりします。使う前にムエットに1滴落とし、色や粘り、香りを確認しましょう。

入浴

芳香浴

ディフューザーなどを使って精油を揮発させたり、スプレーを作ってミスト状に噴霧させたりして、その芳香成分を空気中に拡散させることを芳香浴といいます。
精油の抗菌作用により、空気を浄化する効果がありますが、さらに、リラックスや安眠など、その時々の目的に合わせた精油を選んで使いましょう。
芳香浴を行う際は、部屋の換気を適宜行うことが大切です。
また、香りの感じ方には個人差があるので、大勢の人がいる場所で行う際は、精油の種類や量、置き場所など配慮が必要です。

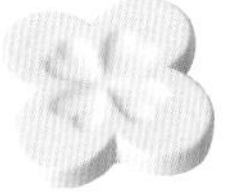

アロマストーン
素焼きの石に精油を垂らし、気化した香りを楽しみます。

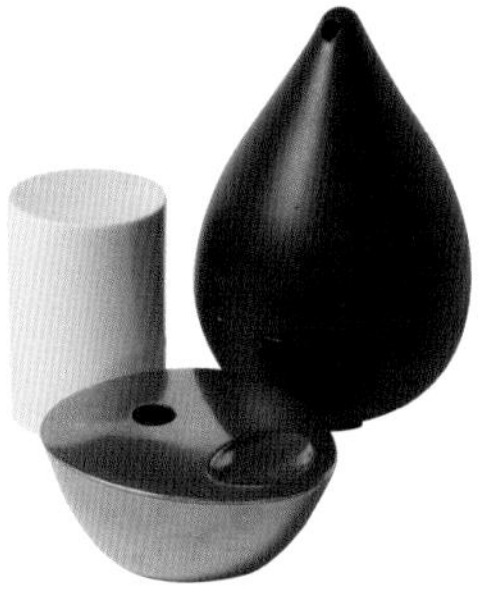

ディフューザー
芳香拡散器のこと。水を使う超音波式のものや、電気やキャンドルなどで加熱して香りを拡散させるタイプが人気です。

吸入

洗面器に熱湯を入れ、そこに精油を数滴落とすと、揮発性の芳香成分が蒸気と一緒になって立ち上ってきます。頭からバスタオルなどをかぶって洗面器の上に顔を持って行き、ゆっくりと深呼吸して、この蒸気を吸い込むのが蒸気吸入です。風邪のひき始めや、咳など気管支の不調時にはとても有効です。加湿効果もあります。
また、フェイシャルスチームとして蒸気を顔に当てると、成分が皮膚に直接作用するとともに、血液循環が促進されて新陳代謝が高まるので、美肌効果が期待できるでしょう。
ただし、揮発性の成分が目を刺激するので、必ず目を閉じて行ってください。

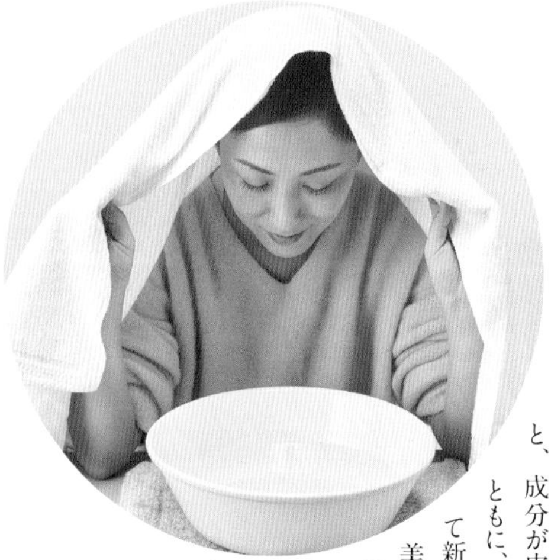

湿布

精油を加えたお湯にタオルやガーゼを浸して絞り、目的とする箇所に当てて湿布します。精油の血行促進作用や抗炎症作用を利用する方法です。肩こりのような慢性の痛みや炎症が落ち着いている場合は温湿布が適していますが、打撲のような急性の痛みや炎症がある場合は冷湿布を行います。

ストレス性の胃の痛みには、ユズやオレンジ、ベルガモットなどの精油を用いて腹部に温湿布を行うと、体が温まり痛みが和らぎます。小さなやけどや外傷、軽い打ち身には消炎や細胞修復作用があるラベンダーの冷湿布を患部に。

精油は水に溶けにくいので、肌に直接触れないように注意して行いましょう。

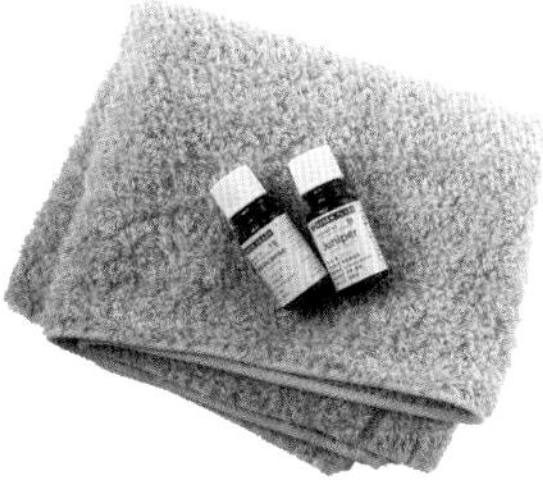

手順

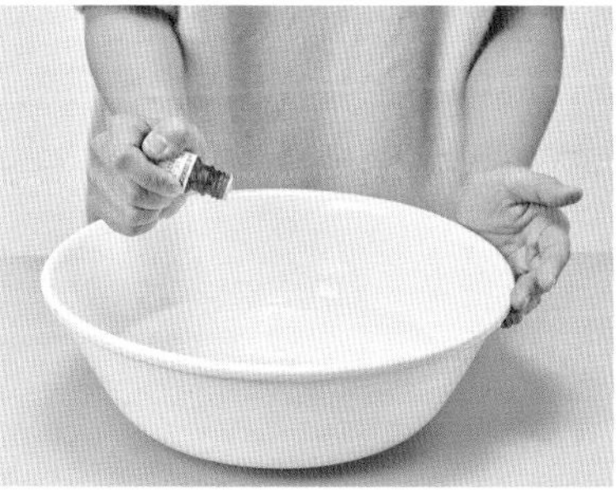

1 洗面器やボウルに少し熱めの湯（500㎖程度）を入れ、精油1～3滴を加えてよく混ぜます。

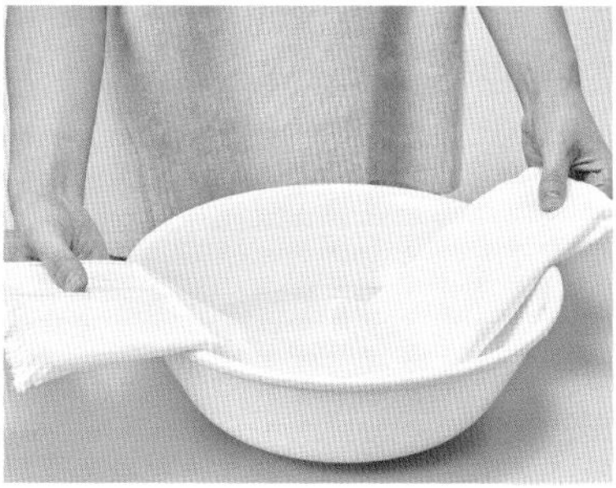

2 タオルを短冊状に折り、両端を残して①に浸します。

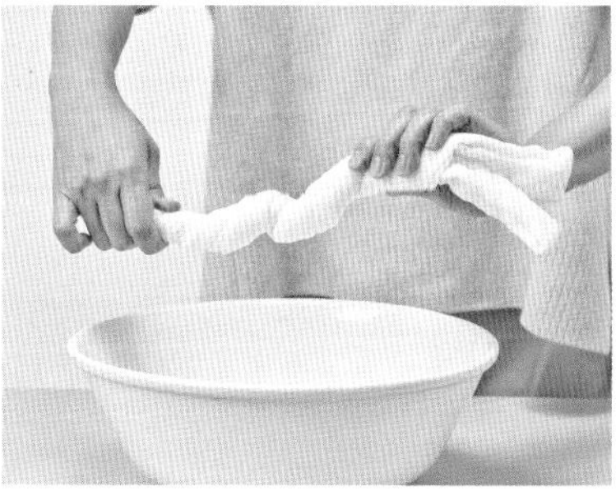

3 軽く絞ります。

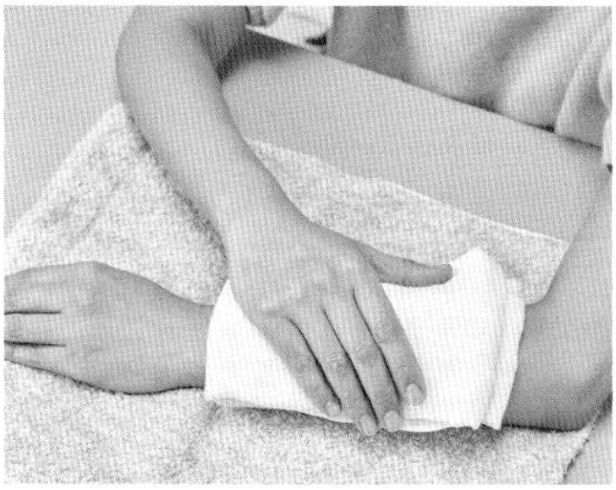

4 水に浮いた精油の油膜が直に肌につかないよう、精油を含む面を内側にしてタオルを折りたたんでから患部に当てます。これを何度か繰り返します。

＊冷湿布の場合は冷水を用います。　＊ハーブを使う湿布は63ページ。

入浴剤

入浴は温熱による血流促進で新陳代謝を高めたり、水圧で筋肉を緩めることによって疲労を回復させるなどの効果があります。さらに、精油を使ったバスオイルやバスソルトをお湯に加えると、入浴と精油の相乗作用が楽しめます。

鼻と肺の経路から入った香り成分は、入浴で循環が良くなった毛細血管に取り込まれて全身を巡ります。また、温められて膨張した皮膚からも成分が浸透しやすくなります。

お湯の温度は自律神経の働きに大きく関わっています。温度が40度を超えると交感神経の働きが高まり、38度以下だと副交感神経の働きが高まります。熱めのお風呂にはリフレッシュ効果が、ぬるめのお風呂にはリラックス効果があります。ストレスの軽減を目的とするなら、ぬるいお風呂に長めに浸かるのがよいでしょう。

基剤

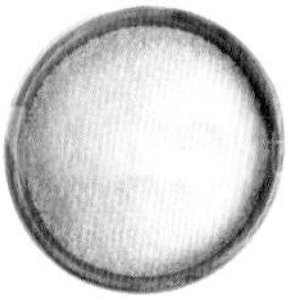

天然塩

岩塩や海水塩など、精製していない塩のこと。ミネラルが多く、肌へのあたりもやわらかです。発汗や殺菌などの作用があります。

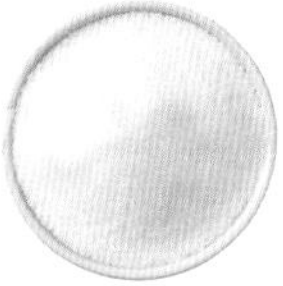

重曹

天然塩の代わりに重曹を用いると、肌あたりがやわらかい入浴剤になります。重曹は炭酸水素ナトリウムとも呼ばれ、弱アルカリ性の性質を持つ粉末。入浴剤のほか、脱臭剤、研磨剤、洗剤などにも使われています。

バスソルト

天然の塩に精油を加えたものです。天然塩にはミネラルが多く含まれ、抗菌や皮膚の活性、発汗作用があります。

【バスソルトの作り方】

材料　200ℓの浴槽1回分

精油1〜5滴

天然塩　40〜50g

無水エタノール　5mℓ程度

作り方

❶無水エタノールに精油を混ぜておきます。

❷容器に天然塩を入れ、①を加えてよく混ぜ合わせます。

❸湯を張った浴槽に②を入れ、よくかき混ぜてから入浴しましょう。

＊時間が経つとエタノールが揮発して精油だけが残る場合があるので、作ったらその日のうちに使い切りましょう。

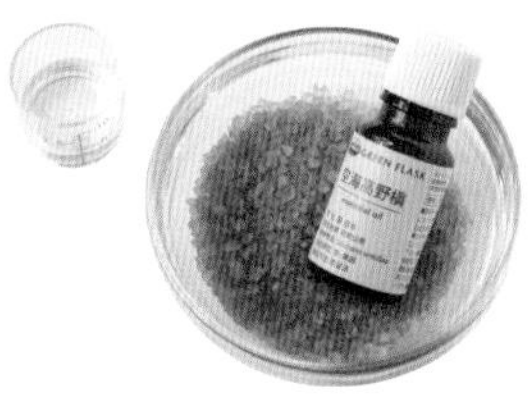

バスオイル

マカデミアナッツなどの植物油（40ページ〜参照）5mℓに精油2滴を垂らし、よく混ぜてから、お湯の中に入れてかき混ぜます。入浴しながらゆっくりと深呼吸をしましょう。

部分浴

体の一部のみを入浴させるのが部分浴です。手軽にできますが、効果は抜群。全身浴のように血行循環の促進に役立ちます。

半身浴

浴槽に座ったときにウエストの位置あたりまでくるよう、ぬるめのお湯を張ります。バスソルトやバスオイルを適量入れて溶かし、30～40分ほどゆっくりと浸かって、汗を十分に出しましょう。このとき、体が冷えないよう、上半身にはタオルなどをかけるようにします。冷え症改善などにかなり有効です。

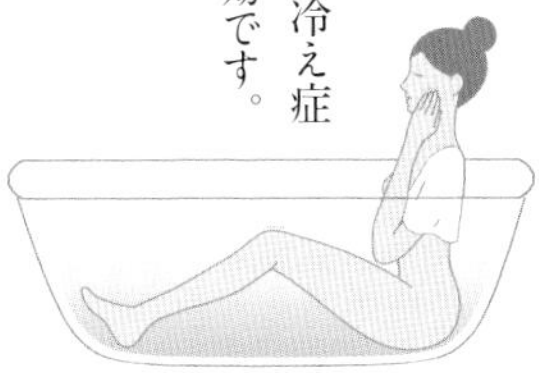

手浴

❶精油1～3滴を5mℓ程度の無水エタノールに混ぜておきます。
❷洗面器に熱湯を入れ、差し水をして程よい温度にします。
❸両手首までお湯に浸けましょう。お湯の温度が下がったら熱い湯を足して調節してください。10～15分浸かっていると、特に上半身の血行がよくなります。

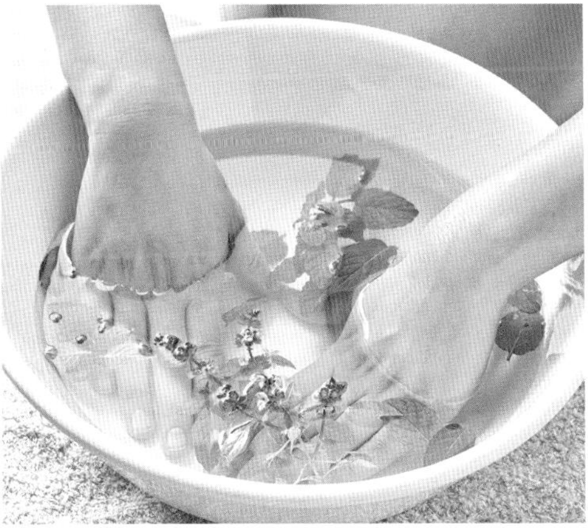

部分浴にフレッシュハーブを加えてもよいでしょう。

足浴

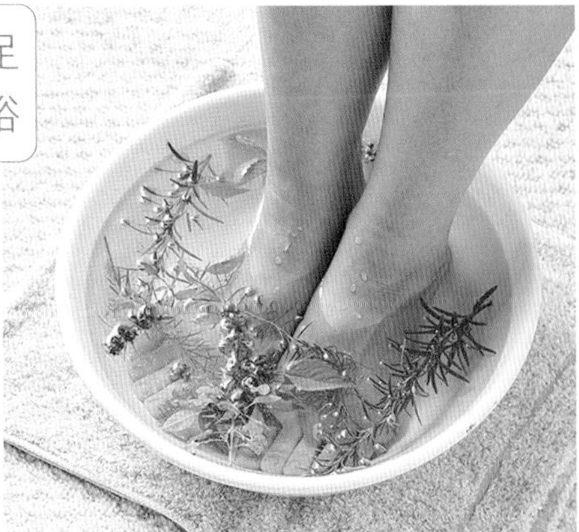

❶精油1～3滴を5mℓ程度の無水エタノールに混ぜておきます。
❷洗面器に熱湯を入れ、①を加えたら差し水をして程よい温度にします。
❸椅子に座りながら、両足首までお湯に浸けましょう。お湯の温度が下がったら熱い湯を足して調節してください。15分ほど浸かっていると、全身の血行がよくなります。特に足のむくみや冷えによる不眠などにおすすめです。

トリートメントの基本

キャリアオイル

キャリアオイルとは有効成分を「運ぶ」（=carrier）オイルのことで、ベースオイルとも呼ばれます。

キャリアオイルの役割は、脂溶性である精油を希釈することですが、塗布することによって精油成分を皮膚の深部にまで浸透させて、血液やリンパ液まで運ぶ働きもあります。またオイルそのものにも、α-リノレン酸やオレイン酸、リノール酸などの脂肪酸や、ビタミン類などが含まれており、その薬効もあります。

それぞれの特徴を知り、使用目的にあったオイルを使いましょう。

キャリアオイルの保存

酸化しやすいので、日光、温度、湿度に注意し、キャップをしっかり閉めて、冷暗所で保管すること。消費期限を確認し、開封後はなるべく早く使い切りましょう。

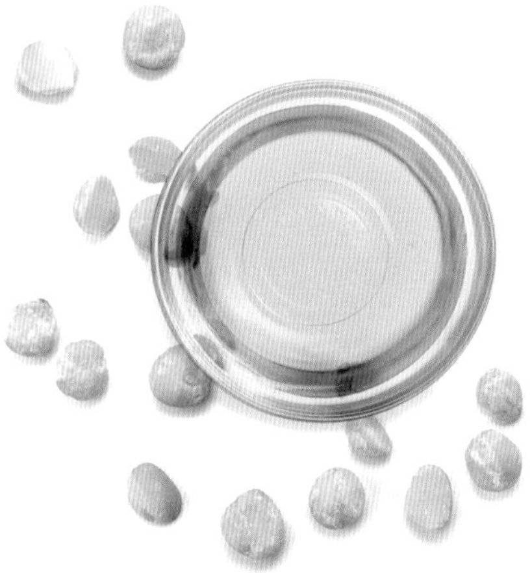

マカデミアナッツ油

学名：*Macadamia ternifolia*
ヤマモガシ科

マカデミアナッツの種子を圧搾または溶剤抽出して採るオイル。人間の皮膚に約19%含まれるパルミトレイン酸を、同程度含んでいるので、皮膚へのなじみが特によく、刺激が少ないのが特徴。オレイン酸やビタミンA、Eなども含み、皮膚をやわらかくしたり、アンチエイジングの効果もあります。酸化しにくいためトリートメントやスキンケアによく使われています。

ホホバ油

学名：*Simmondsia chinensis*
シモンジア科（ホホバ科）

ホホバの種子を圧搾または溶剤抽出したもので、正確にはオイルではなく、植物性の液体ロウ（ワックス）です。そのため、酸化しにくいのが特徴。浸透性や保湿性に富み、さらりとしていて使いやすいワックスです。5℃以下の低温になると固まりますが、常温におけば戻ります。化粧品やヘアケア商品にも使われています。

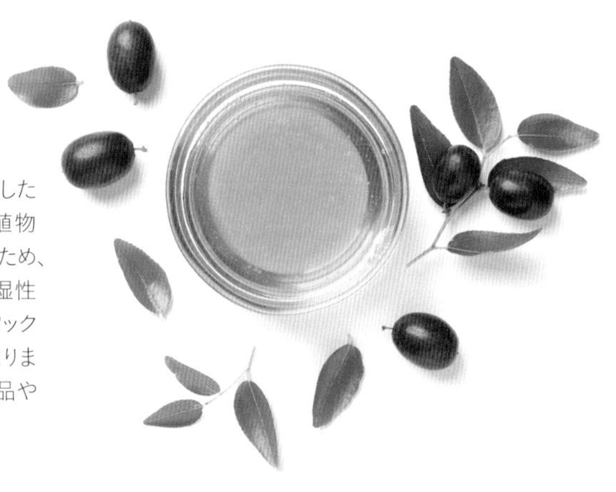

イブニングプリムローズ油

学名：*Oenothera biennis*　アカバナ科

イブニングプリムローズの種子を圧搾または溶剤抽出したオイル。消炎作用をもつγ－リノレン酸を約10%含んでいます。リノール酸との相乗作用で細胞の修復にも有効なため、アトピー性皮膚炎にも。更年期の諸症状や月経不順などの改善にも利用されています。香りにクセがあるので、他の植物油に10%ほど加えて使うと、その作用を付加することができます。酸化が早いのが特徴。

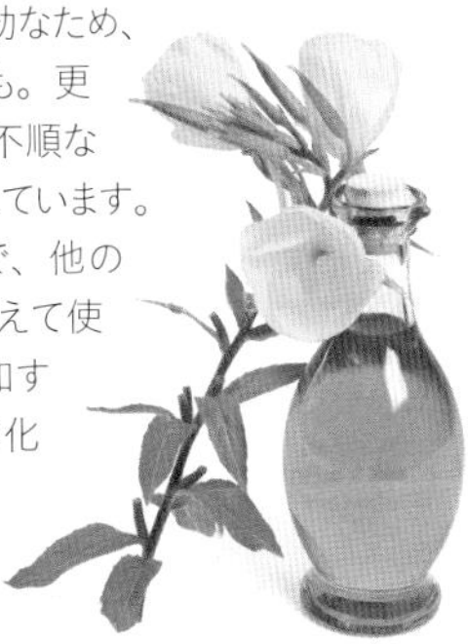

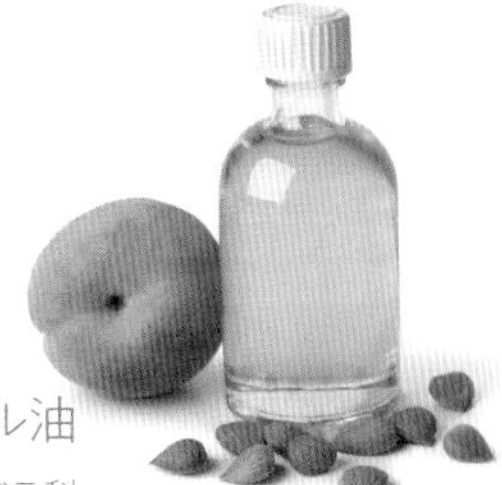

アプリコットカーネル油

学名：*Prunus armeniaca*　バラ科

アンズの種子を圧搾したオイルで、オレイン酸を豊富に含み、浸透性が高いのが特徴です。とても軽く、肌によくなじみます。肌をやわらかくし、乾燥や肌荒れの改善に。敏感肌や赤ちゃんの肌にも使えます。

ウィートジャーム油（小麦胚芽油）

学名：*Triticum aestivum*　イネ科

小麦の胚芽を圧搾または溶剤抽出して採ったオイルで、リノール酸のほか、抗酸化作用があるビタミンAやEを豊富に含みます。ビタミンAには皮膚や粘膜の保護作用が、ビタミンEには血行促進、皮膚再生、ホルモン分泌促進、自律神経調整といった作用があります。他の植物油に10%程度加えると大変有効です。ただし、小麦アレルギーのある人は使用禁止です。

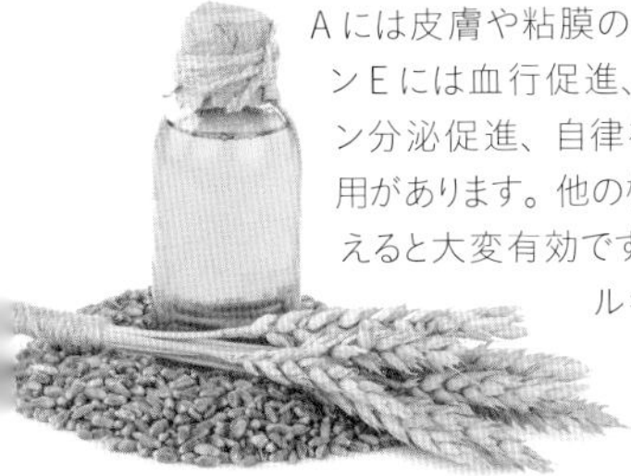

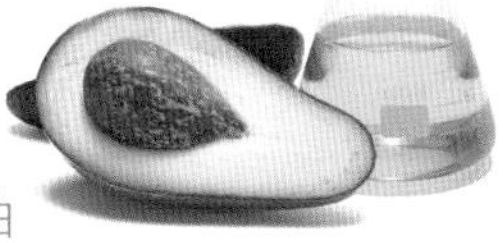

アボカド油

学名：*Persea americana*　クスノキ科

アボカドの果肉を圧搾または溶剤抽出して採ったオイル。淡い黄色～緑色をしていて、香りが強いのが特徴です。オレイン酸を多く含むほか、ビタミンA、B_1、B_2、D、ミネラル類など、有効成分をたっぷり含んでいます。特に保湿力に優れていますが、その分、少し油っぽいと感じることも。クセが強いので、他の植物油に10%ほど混ぜて使うとよいでしょう。

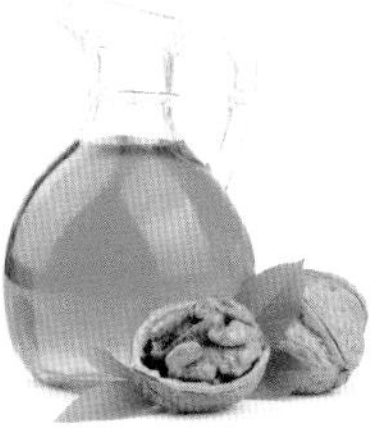

ウォールナッツ油

学名：*Juglans regia*　クルミ科

クルミの種子を圧搾して採ったオイル。α－リノレン酸を含み、抗酸化作用が高いのが特徴。ビタミンB群やE、ミネラル類を豊富に含むので、肌トラブルのほかアンチエイジングの目的で肌や髪に使うのもよいでしょう。酸化はやや早いようです。

アルガン油

学名：*Argania spinosa*　アカテツ科

アルガンノキの種子を圧搾または溶剤抽出したオイル。乾燥地で育つ植物なので、保湿性がとても高いのが特徴です。オレイン酸、リノール酸のほか、ビタミンEやビタミンAを含み、皮膚の再生やアンチエイジングにもすぐれているため、美容オイルとしても人気です。別名はモロッカンオイル。

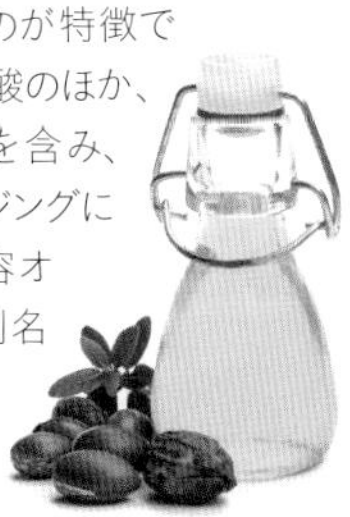

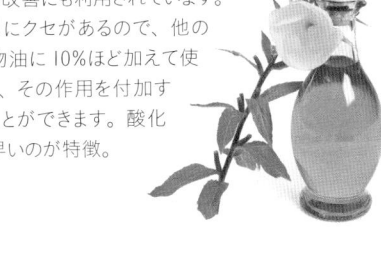

ゴマ油

学名：*Sesamum indicum*　ゴマ科

生の白ゴマを圧搾または溶剤抽出したオイル。香りはなく、やや粘性があります。オレイン酸、リノール酸、パルミチン酸などの脂肪酸のほか、抗酸化作用があるポリフェノールのゴマリグナン（セサミン、セサモリン、セサモールなど）、ビタミンEなど、多様な成分を含んでいます。ゴマリグナンには女性ホルモンに似た作用もあります。

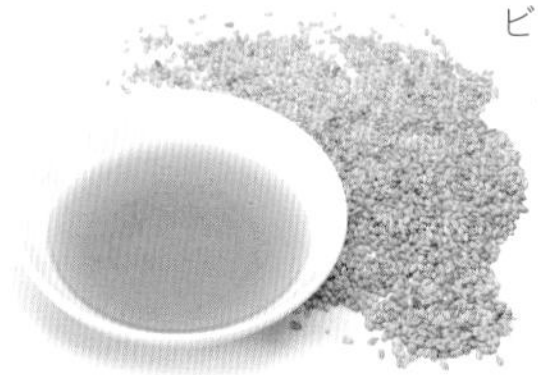

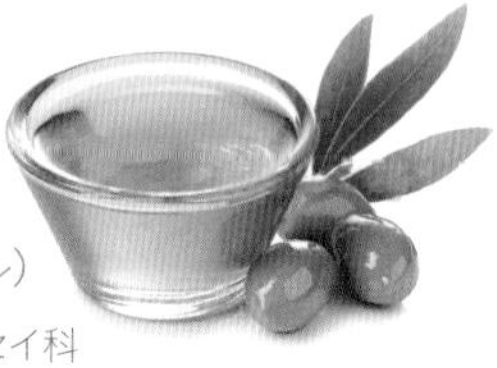

オリーブ油
（エクストラバージンオイル）

学名：*Olea europaea*　モクセイ科

オリーブの果実を圧搾または溶剤抽出したオイル。淡い緑～黄色で、香りが強く、ややねっとりとしているのが特徴です。オレイン酸やリノール酸、ビタミンAやEを含み、乾燥肌を保護してやわらかくする働きがあります。食用として出回っているものは品質にばらつきがあるので、キャイアオイルとして使う場合は、薬局で販売している局方オリーブ油や、化粧用のものを選ぶこと。

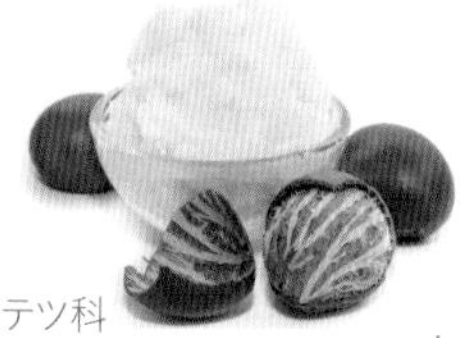

シアバター

学名：*Vitellaria paradoxa*　アカテツ科

シアバターノキの果実の仁から採れるオイル。常温では固形なのでバターと呼ばれますが、融点が 28 ～ 45℃と低く、体温で溶け、なめらかによく伸びます。ステアリン酸、オレイン酸、ビタミンEを含有。浸透性と保水性が高く、乾燥や紫外線から肌や髪を守る働きがあります。

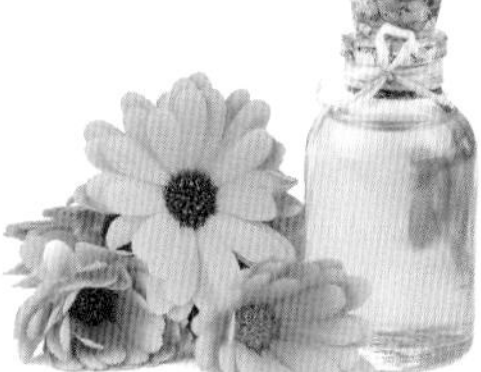

カレンデュラ油

学名：*Calendura officinalis*　キク科

植物油にカレンデュラ（P.107）の花を漬け込んで有効成分を溶出させた浸出油（P.64）。カロテノイドのルテインやリコピンが溶け出していて、淡橙色をしています。皮膚の修復や保湿、消炎、抗菌作用があり、赤ちゃんのオムツかぶれから、アレルギー性の皮膚炎まで、幅広く利用されています。カレンデュラ油でつくったバームは万能軟膏として知られています。

スイートアーモンド油

学名：*Prunus amygdalus*　バラ科

アーモンドの種子の仁を圧搾または溶剤抽出したもので、最もよく利用されるキャリアオイルの一つです。無香の薄黄色の油で、オレイン酸、リノール酸、パルチミン酸、ビタミンA、B群、Eをバランスよく含むのが特徴。皮膚を乾燥から守り、柔軟化したり、炎症を抑えたりする作用があり、化粧品原料にもなります。やや酸化しやすいオイルです。

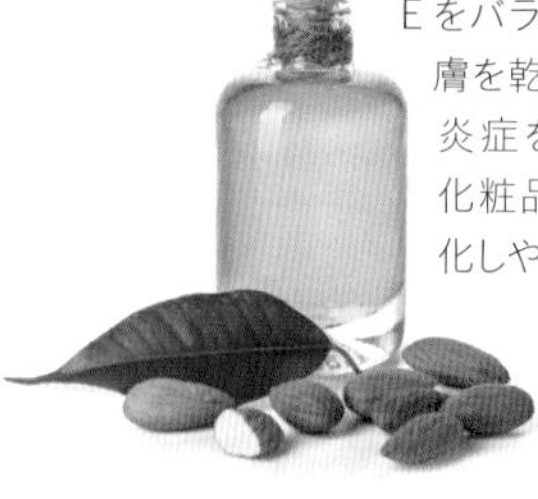

グレープシード油

学名：*Vitis vinifera*　ブドウ科

ブドウの種子を圧搾または溶剤抽出して採ったオイル。リノール酸とオレイン酸、抗酸化作用があるビタミンEのほか、毛細血管を保護する働きがあるポリフェノールを豊富に含むことが知られています。さらっとしているので、トリートメントに使いやすいオイルですが、酸化が早いのも特徴です。

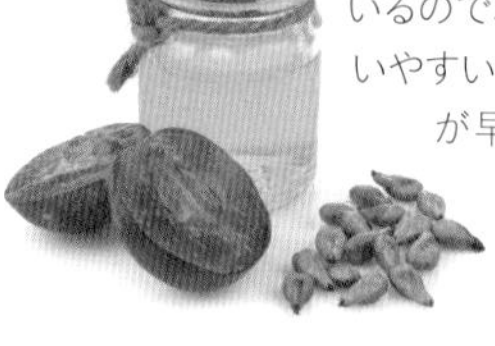

ライスブラン油（米ぬか油）

学名：*Oryza sativa*　イネ科

米ぬかを圧搾または溶剤抽出したオイルです。抗酸化作用が高いγ－オリザノールやビタミンAとEを豊富に含みます。γ－オリザノールにはメラニン生成を抑制する働きがあり、美容分野での関心を集めている成分です。ビタミンAには粘膜や皮膚の強化を、保水性が高いビタミンEは肌をやわらかくし、乾燥を防ぐ働きがあります。ややクセのある香りがするので、他のキャリアオイルに10%ほど加えて使うとよいでしょう。

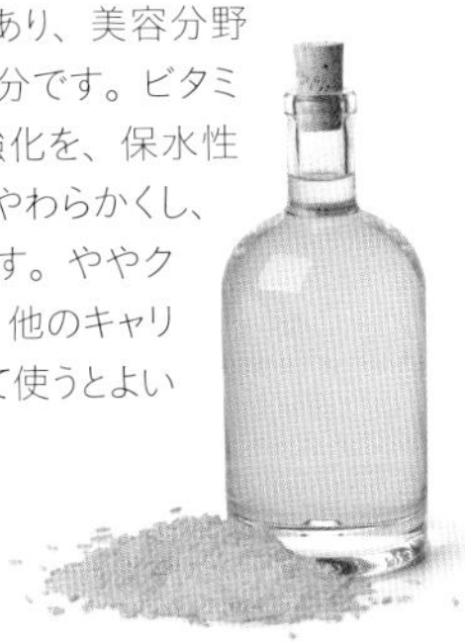

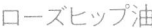

セントジョンズワート油

学名：*Hypericum perforatum*　オトギリソウ科

植物油にセントジョンズワートの花や地上部分を漬け込んで有効成分を溶出させた浸出油。赤色色素のヒペリシンなどが溶け出ているので赤い油で、鎮静や鎮痛、抗炎症作用があり、外傷ややけど、日焼け、痛みやむくみに。なお、ヒペリシンは光毒性があるので敏感肌の人は注意が必要です。

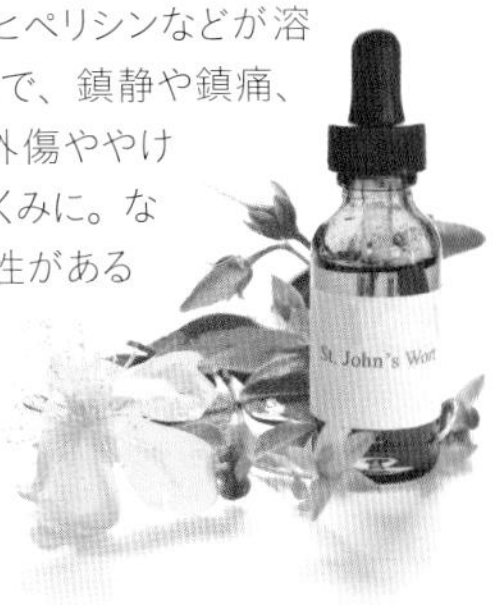

ツバキ油（カメリア油）

学名：*Camellia japonica*　ツバキ科

ヤブツバキの種子を圧搾または溶剤抽出して採ったオイルで、日本では古くからヘアケアに使われてきました。オレイン酸が豊富で、酸化しにくく保湿性があり、乾燥肌や湿疹、アトピー性皮膚炎などのトラブル肌にも使用されます。

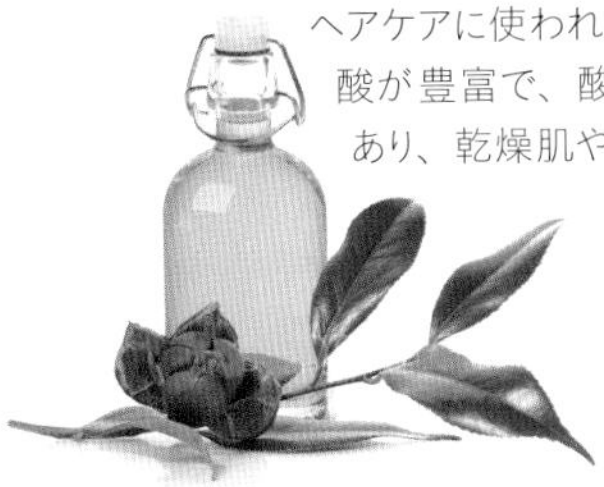

ローズヒップ油

学名：*Rosa canina, R.rugosa* ほか　バラ科

ローズヒップ（バラの果実）を圧搾または溶剤抽出して採ったオイルです。オレイン酸、リノール酸のほか、抗酸化力が高いα－リノレン酸を多く含んでいます。肌のトラブルやアンチエイジングに効果があり、化粧品にも多く使われています。独特の香りがあるうえ、高価なので、他のキャリアオイルに加えて使うとよいでしょう。酸化しやすいオイルです。

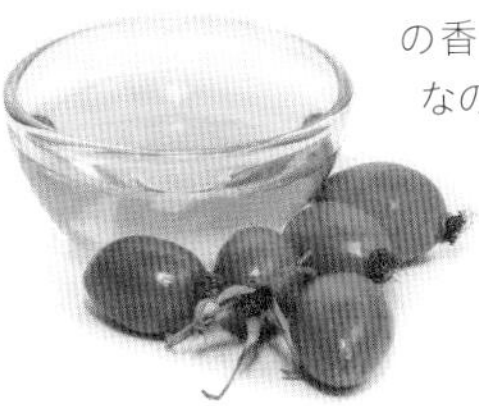

ヘンプ油

学名：*Cannabis sativa*　アサ科

ヘンプシード（麻の実）を圧搾または溶剤抽出したオイルで、α－リノレン酸をおよそ20%、γ－リノレン酸をおよそ3%含みます。α－リノレン酸は注目のn-3系脂肪酸で、抗炎症やアレルギー体質改善などの働きがあるとされる成分。ヘンプ油は皮膚への浸透性や保湿力にも富んでいるので、トリートメントやスキンケアに用いられます。ウィートジャーム油を10%加えると酸化しにくくなります。

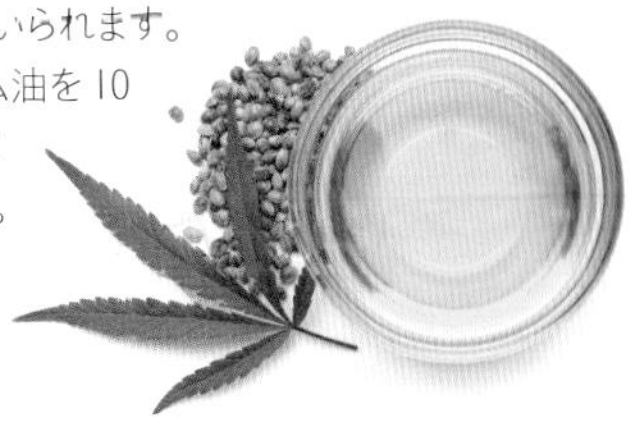

脂肪酸の働き

オレイン酸：保湿・精油の吸収促進・酸化しにくい

リノール酸：皮膚の柔軟化

α－リノレン酸：抗炎症・酸化しやすい

γ－リノレン酸：抗炎症・アレルギー体質改善・酸化しやすい

パルミトレイン酸：保湿（人間の肌に近い）・酸化しにくい

セルフトリートメント

トリートメントオイルを作り（29ページ参照）、適量を手のひらに取ります。手のひらでなじませて温めたら、トリートメントしたい場所に薄く伸ばします。手のひらを密着させて、ゆっくりとなでましょう。ポイントは決して力を入れないこと。手のすべりが悪くなったら、オイルを足します。

脚（ひざ下・足裏）

各部分3回ずつゆっくり行ったら、反対側の脚もトリートメントしましょう。

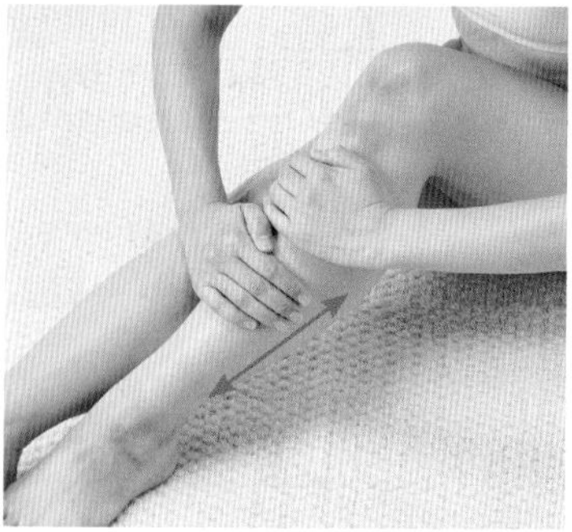

1 ひざ→つま先→足裏→ふくらはぎ→ひざ裏の順に、両手ですべらせるようになでます。

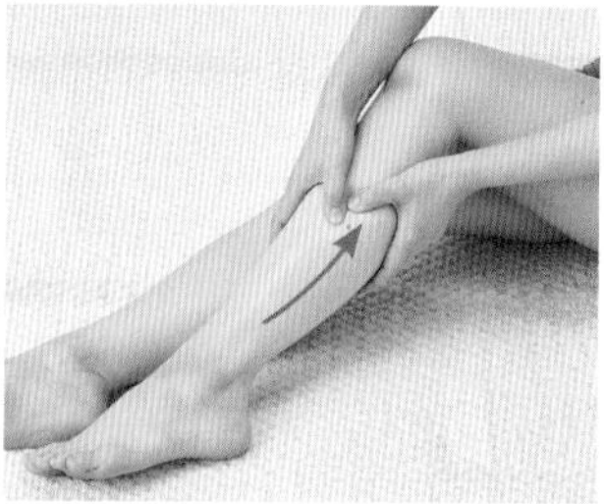

2 両手で足首をつかみ、そのまま骨のきわに沿って、親指で脚の外側をさすり上げます。同様に内側も行います。

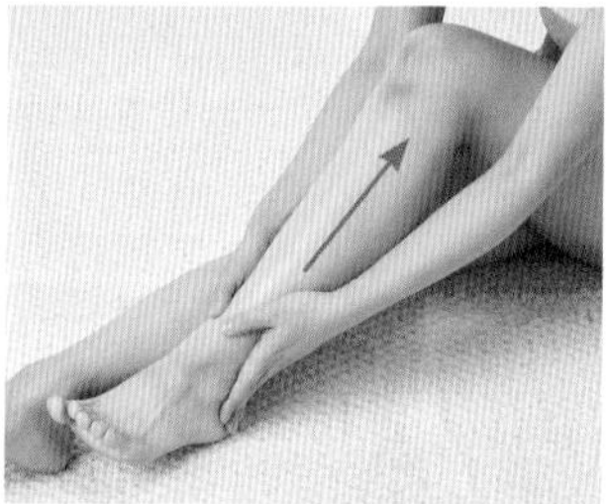

3 親指以外の指４本をアキレス腱に置き、そのままひざ裏までさすり上げます。

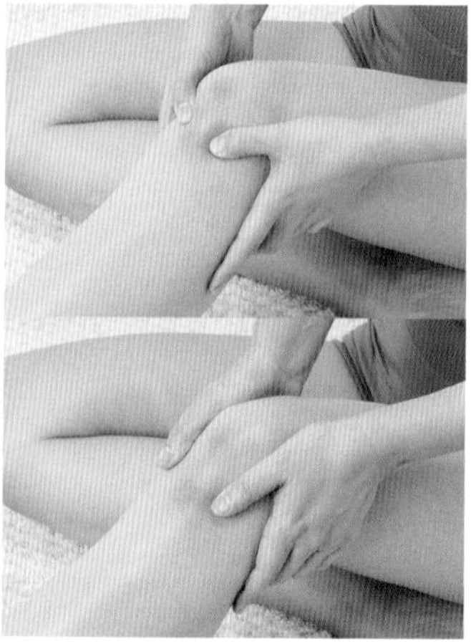

4 ひざの骨の周りを刺激しながら、さすります。

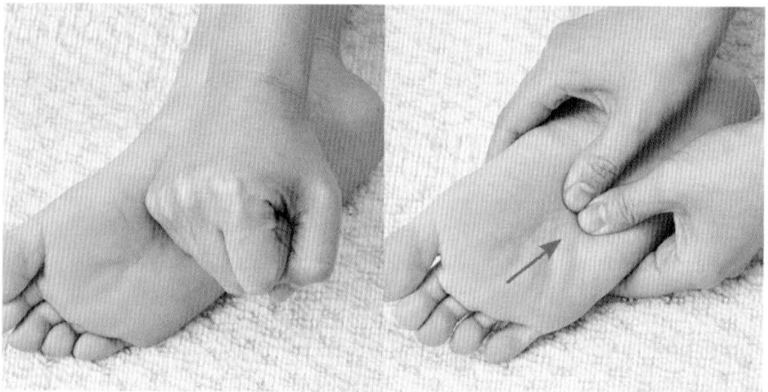

5 親指を重ねて、足裏を刺激しながら、つま先からかかとに向かって数カ所押しましょう。最後に足裏全体を軽くたたきます。

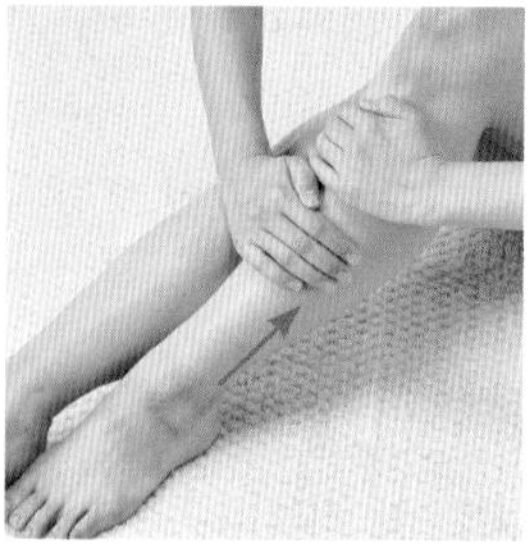

6 つま先からひざに向かって、やさしくすべらせるようになでます。

おなか

腸が刺激され、動きがよくなります。

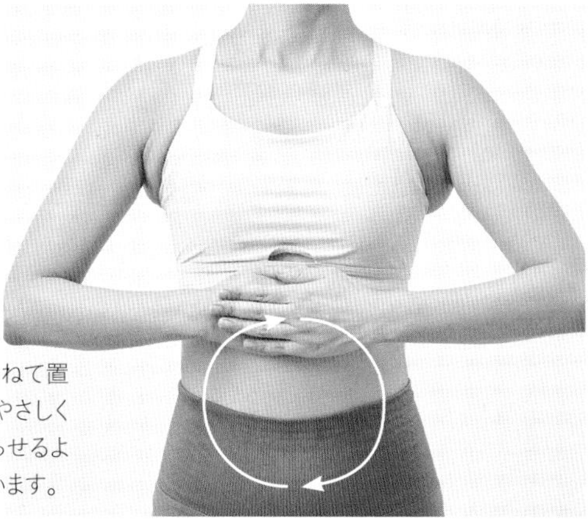

みぞおちの部分に両手を重ねて置き、そこから時計回りに、やさしくゆっくりとお腹全体をすべらせるようになでます。3～5回行います。

腰

それぞれ3～5回行いましょう。

1

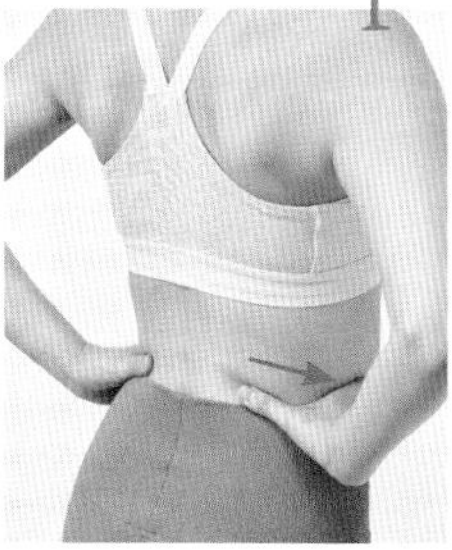

腰の筋肉を両手で掴み、そのままおへその方へ動かします。左右行います。

2

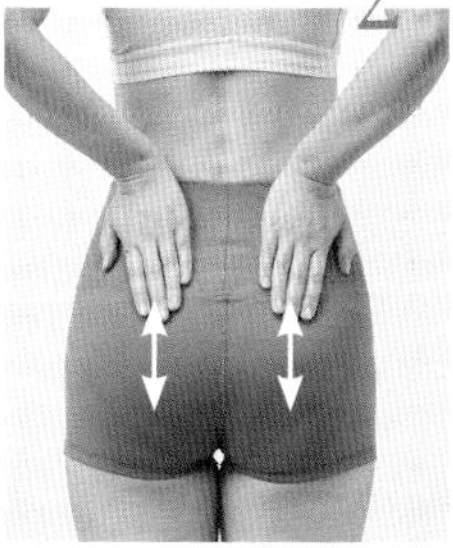

腰の中央からお尻の下まで、両手のひらを使ってゆっくりと上下にすべらせるようになでましょう。

3

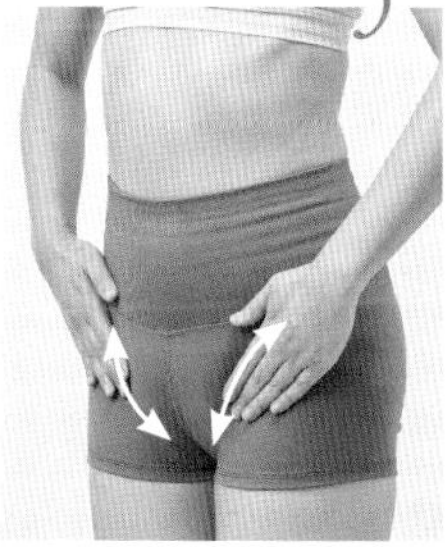

腰から脚の付け根まで、両手のひらを使ってゆっくりと上下にすべらせるようになでましょう。

基本の手順

押す
（プレッシング）

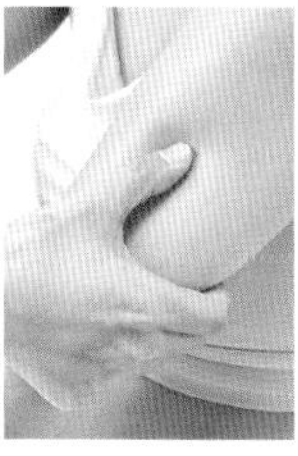

手のひらや指先で圧迫する

軽くたたく
（タポットメント）

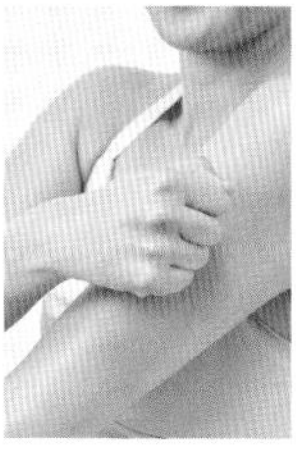

グーにした手でリズミカルに刺激を与える

もむ
（ペトリサージュ）

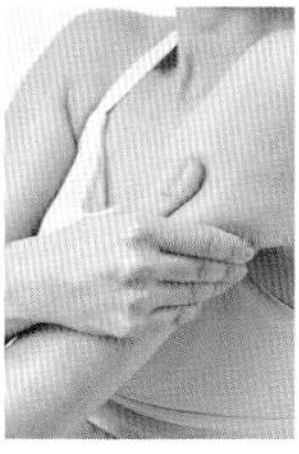

手のひらや指先でもみほぐす

さする
（フリクション）

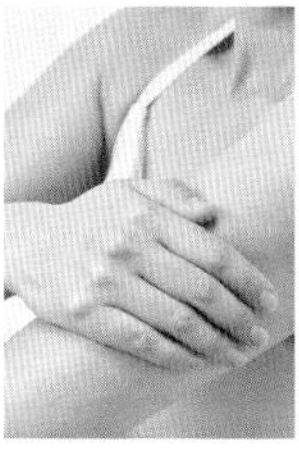

軽く圧をかけてすべらせる

なでる
（エフルラージュ）

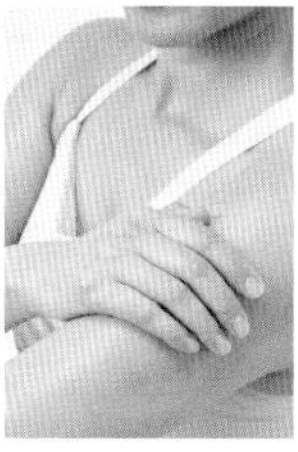

手全体をやさしく置いてなでる

手腕

各部分3回ずつゆっくり行ったら、反対側の手と腕もトリートメントしましょう。

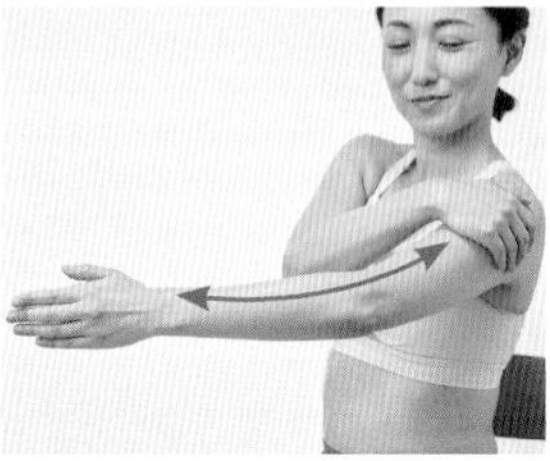

1 指先から肩まで、手のひらですべらせるように、ゆっくりと上下になでます。

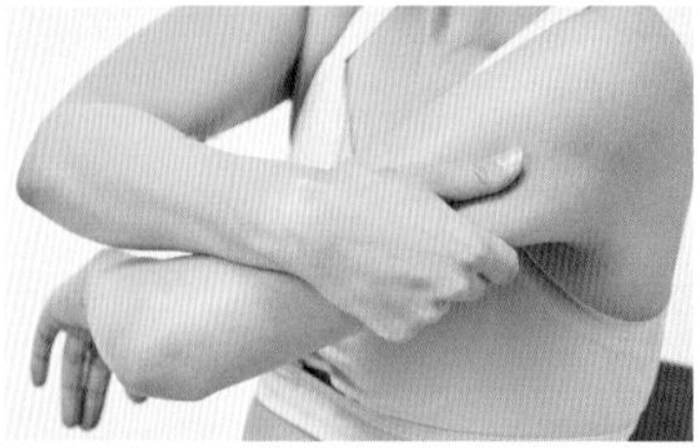

2 指の腹を使って、上腕三頭筋をゆっくりとつまみます。場所を変えて4カ所を行いましょう。

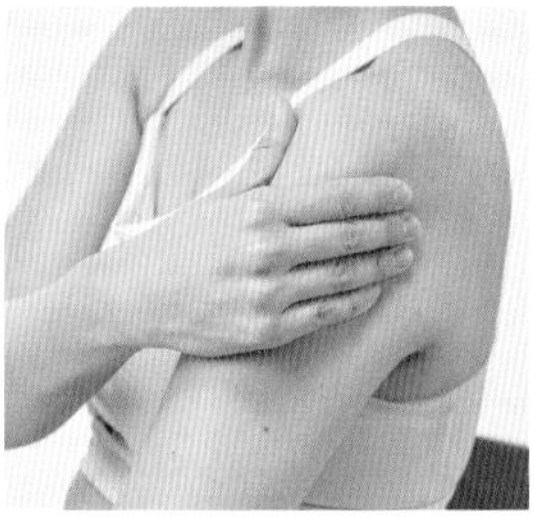

3 指の腹を使って、三角筋をもみます、場所を変えて4カ所行いましょう。

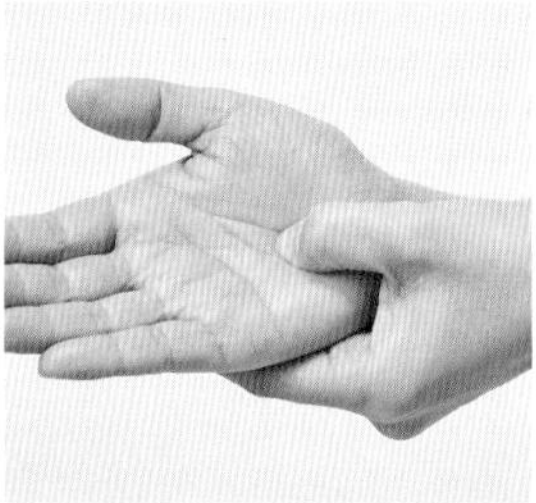

4 親指で、手のひらに軽く圧をかけて刺激します。場所を変えて数カ所行いましょう。

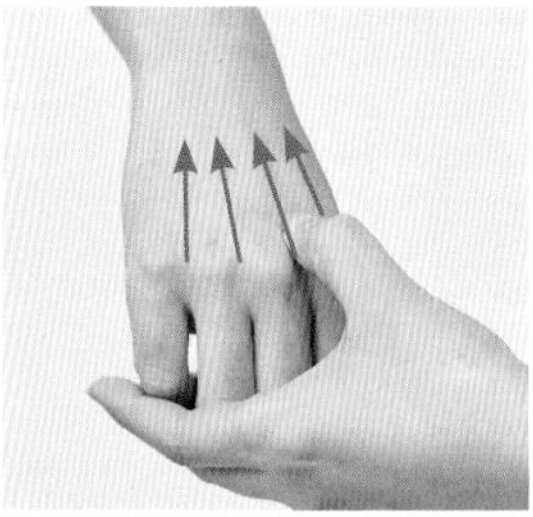

5 親指の腹で、指の付け根から手首に向かってゆっくりとすべらせるようになでます。4本のラインを行います。

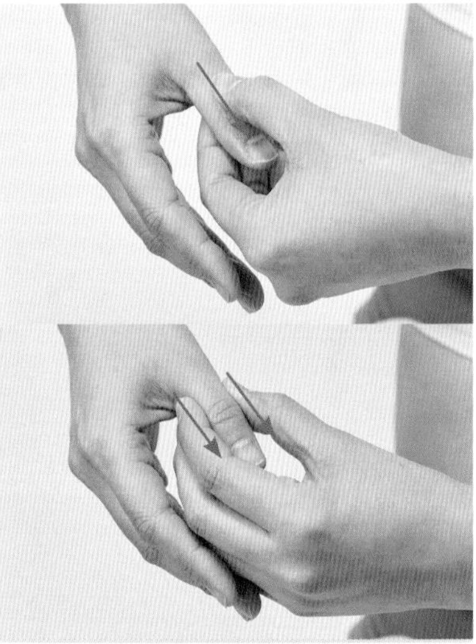

6 親指と人差し指を使って、指の上下とわきをゆっくりとこすります。親指から小指まで順番に行います。

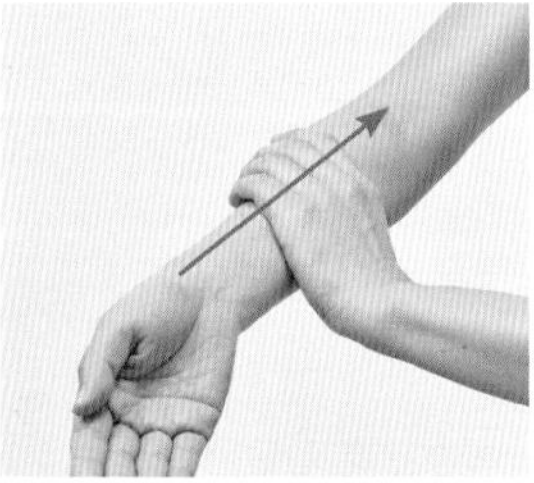

7 手のひら全体を使って、手首の内側からひじの内側まで、手首からひじまでをゆっくりとなでます。

8 指先から肩まで、手のひらですべらせるように、ゆっくりと上下になでます。

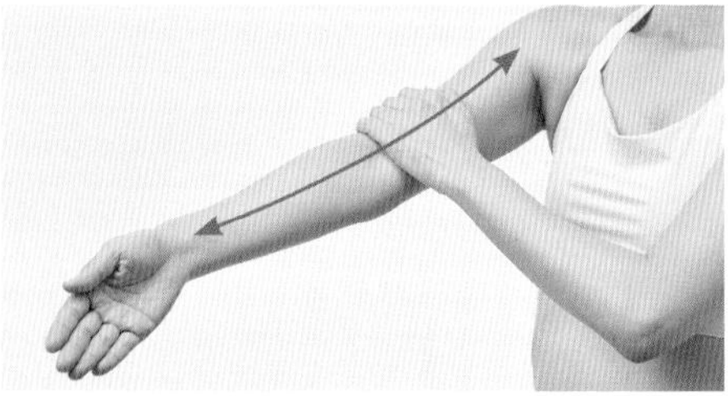

デコルテ　肩

それぞれ左右3回ずつ行いましょう。

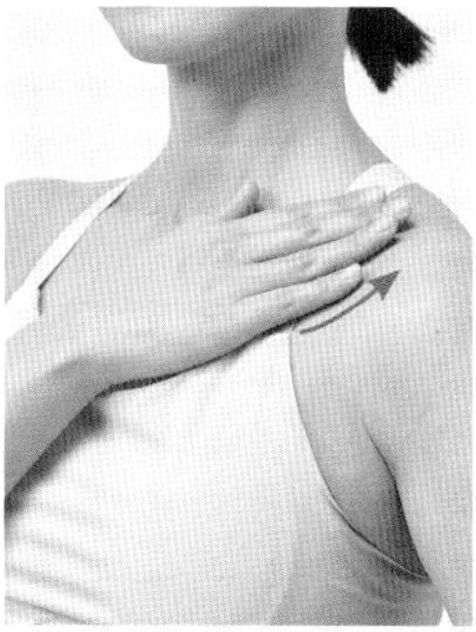

1　デコルテの中心から肩まで、手のひらですべらせるようにゆっくりなでます。

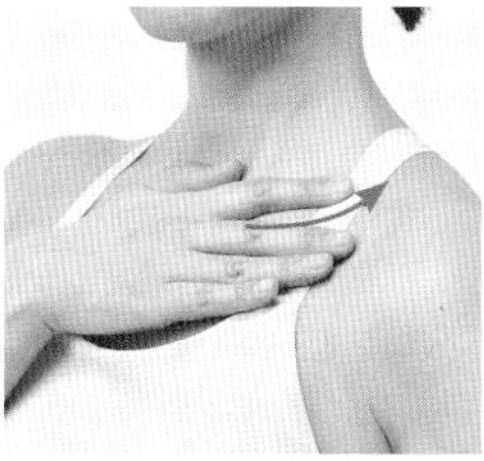

2　鎖骨を指ではさみ、中心から肩の方へ向かってゆっくりとなでます。

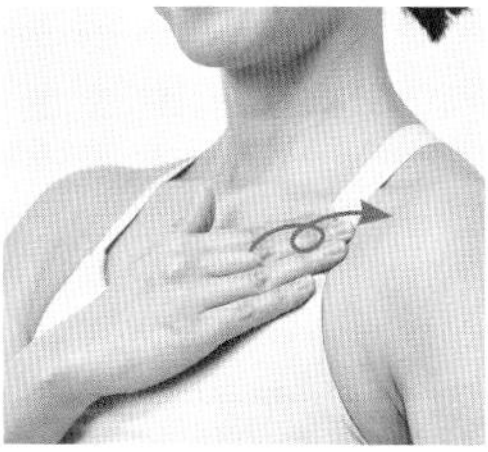

3　親指以外の指４本で、胸の中心から上部に向かってくるくるとこすり上げます。

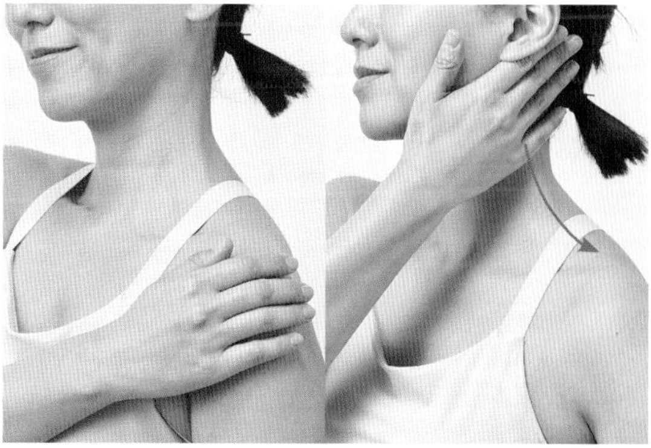

4　耳の下から肩へと、手のひらですべらせるようにゆっくりなで、肩から耳の下までなでて戻ります。

5　人差し指、中指、薬指の腹を使って、肩のツボとその周辺数カ所を３秒ずつ押します。

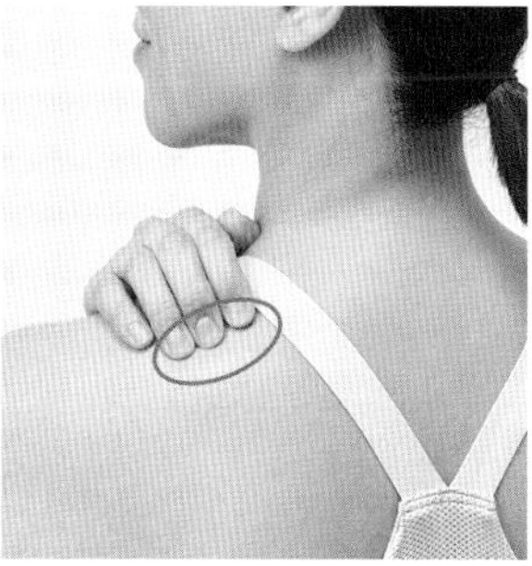

トリートメントを行う際の注意

次のような場合は施術を控えましょう。

- 高熱があるとき
- 骨折ややけどなどの外傷があるとき
- 急性の炎症、感染症、急性の中毒を起こしているとき
- 重い食事の直後や飲酒後
- 月経や静脈瘤などによる出血傾向があるとき

リンパのこと

リンパには、体外からの侵入者から体を守る免疫機能のほかに、体内の老廃物を回収する機能があります。リンパにはところどころに関所のような「リンパ節」と呼ばれる箇所があり、この部分を刺激することで、流れがスムーズになります。

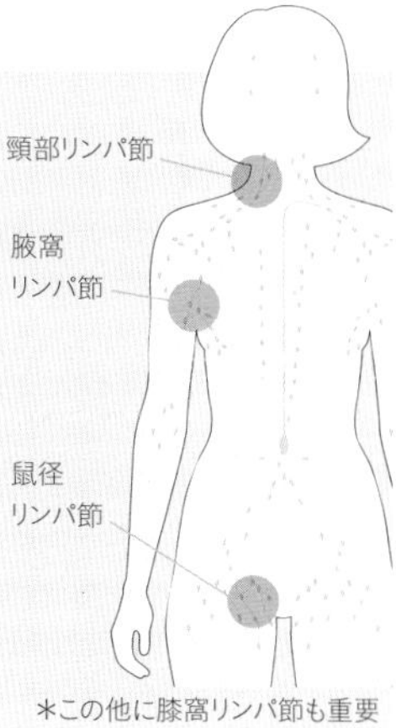

＊この他に膝窩リンパ節も重要

顔

顔の皮膚はデリケートなので、やさしくなでましょう。3から8の行程は5回ずつ行いましょう。

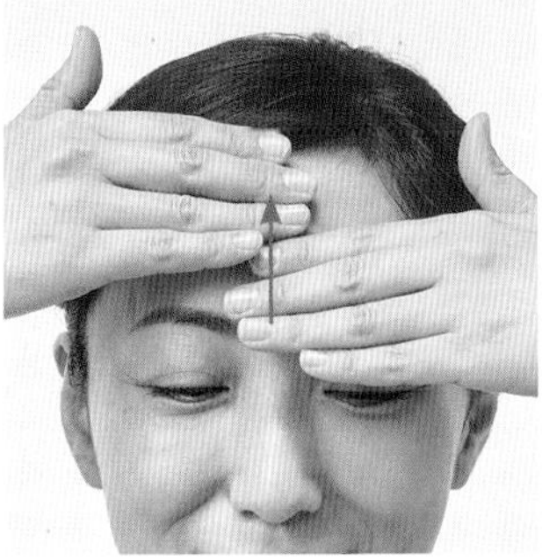

1 親指以外の4本の指を使って、眉の間から生え際までゆっくりとすべらせるようになでます。10回ほど行いましょう。

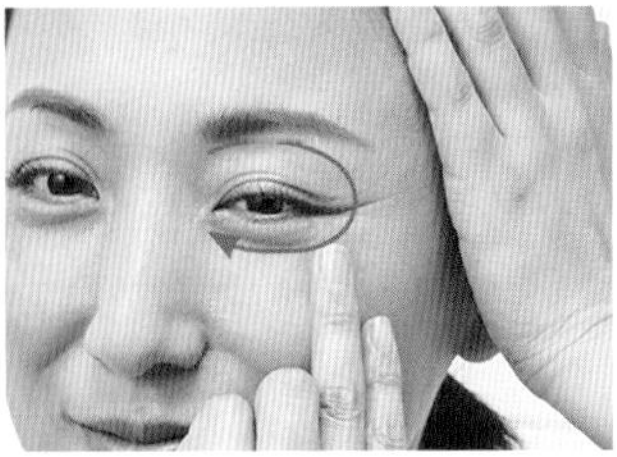

2 左手を目尻の外側に当てて皮膚をピンと張り、右手の薬指で左目の目頭から目尻、目尻から目頭へ、目の上下両側をゆっくりとすべらせます。3回行ったら、右目を同様に行いましょう。

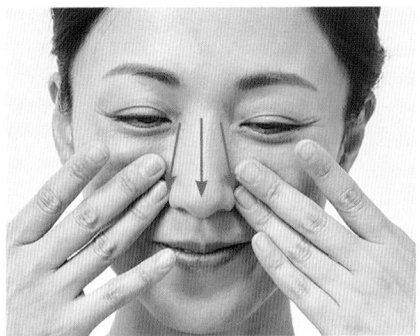

3 中指と薬指を使って、鼻の付け根から先端までと、付け根から小鼻までをゆっくりすべらせるようになでます。5回行いましょう。

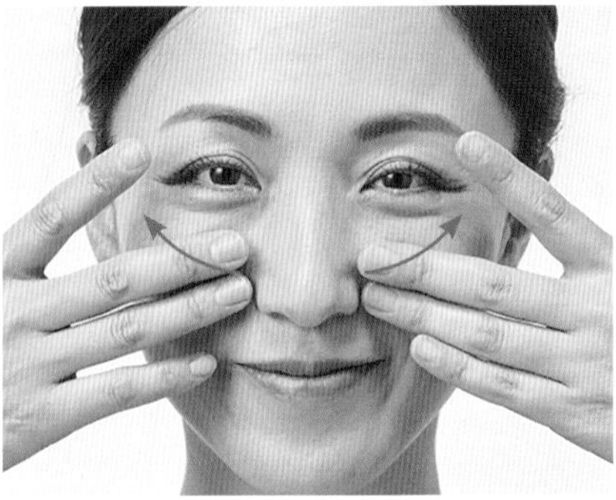

4 中指から小指の腹を使って、鼻の脇から頬骨の一番高いところまで、ゆっくりとすべらせるようになでます。5回行いましょう。

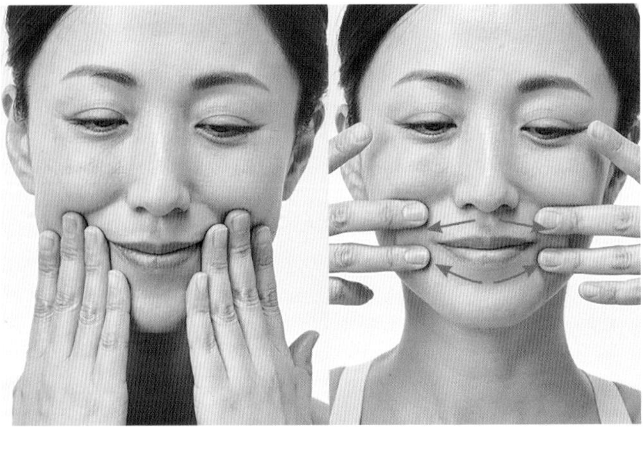

5 中指と薬指を使って唇をはさみ、唇の中央から口角へゆっくりとすべらせるようになでます。2～3回行ったら、口角の外側を軽く押しましょう。これを5セット行います。

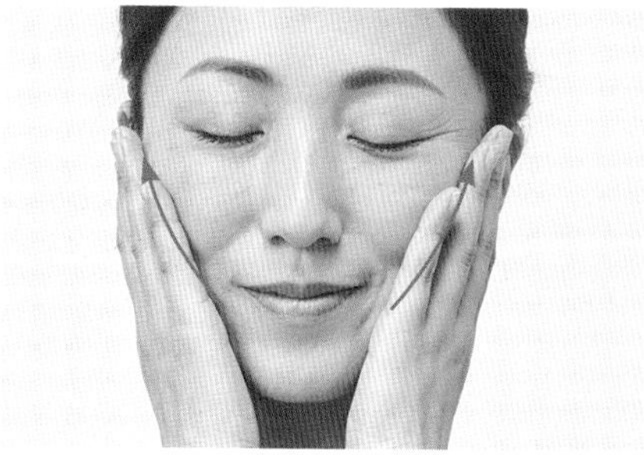

6 手のひらを使って、口角から耳の手前まで、包むようにゆっくりとなでます。

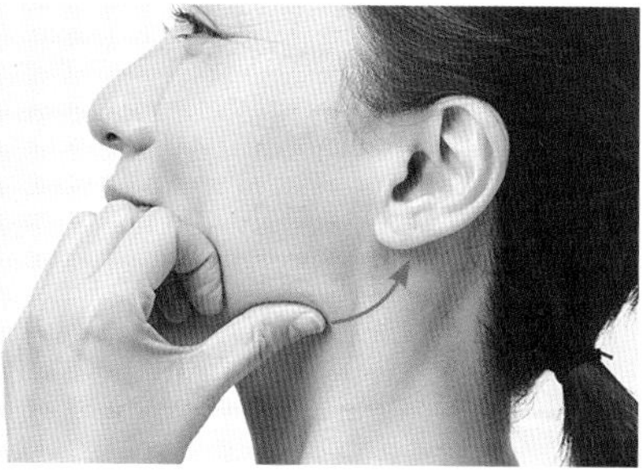

7 軽くこぶしを握ってあごに置きます。親指の腹をあごの骨の裏に当て、耳の下までゆっくりとすべらせるようになでます。

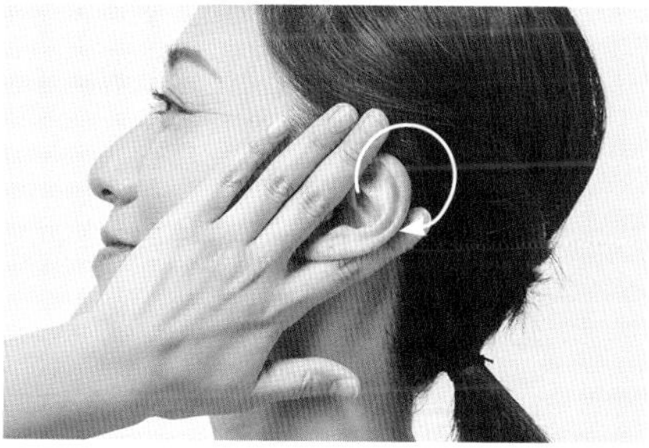

8 人差し指と中指で耳をはさみ、くるくる回します。

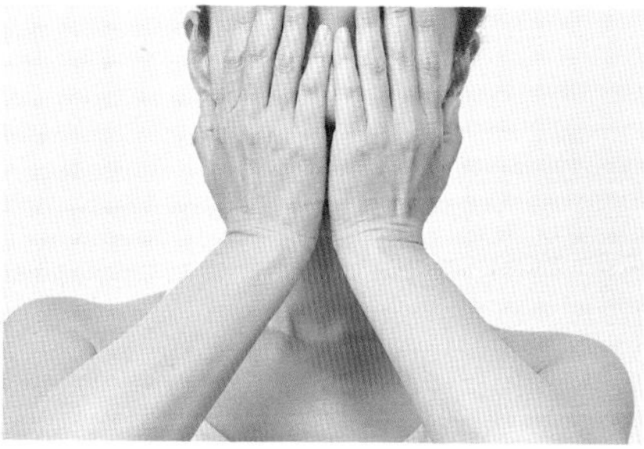

9 両手で顔を包み、ゆっくりと息を吐きましょう。

頭

オイルを軽くつけた手で行います。ベタベタにならないように注意を。

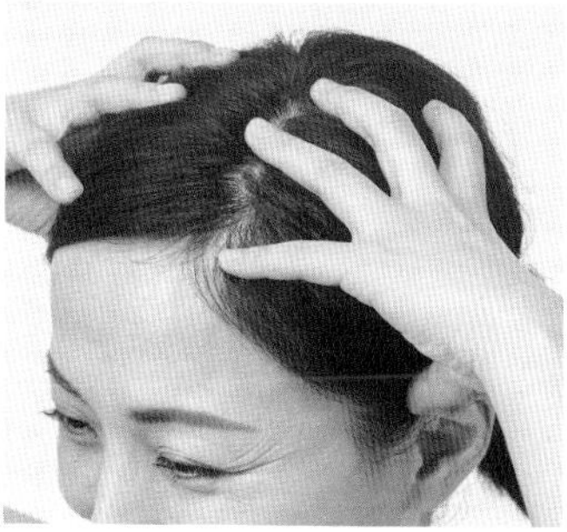

1 両手の指の腹を使って、軽く圧をかけながら頭皮全体をつかんで動かします。指の位置を変えて数回行いましょう。

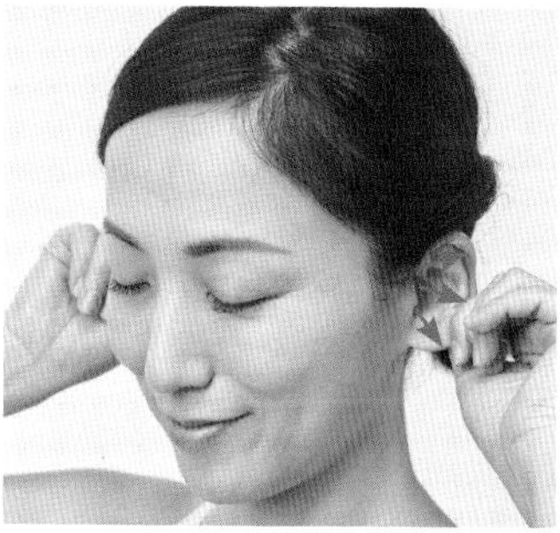

2 左右の耳を持ち、ゆっくりと引っ張ります。指の位置や引っ張る角度を変えて、数回行いましょう。

子どもや妊産婦、高齢者、既往症がある人へのトリートメントは、専門家のアドバイスを受けてから行いましょう。

ハーブ

Herbs

特徴

植物は生きていくために、特別な対処能力を備えています。それらは、傷をすぐに修復できる能力であったり、乾燥に耐える能力であったりします。このような「特別な力」である機能性成分が、一つのハーブの中にたくさん含まれている事を考えると、あらためてハーブとはすごい存在だと感じるでしょう。

ハーブが医薬品と違うのは、穏やかに作用するという点です。ハーブには多くの成分が含まれていますが、どれも少量ずつです。医薬品と比べると一つ一つにはさほど強い働きはありませんが、その分、安全性が高いといえます。しかし、成分同士の相乗作用が発揮されるので、その作用はより複雑になります。そのため、継続して利用しても体に大きな負担をかけることはないでしょう。

お湯を注いで飲むだけでよいハーブティーは、日常生活の習慣として取り入れやすいのではないでしょうか。

古くから伝統的に使われてきた

その昔、人々は胸やけがするときにはハッカの葉を食べ、切り傷を負うとドクダミの葉の汁をすり込んで回復させてきました。科学的根拠などない時代から、ハーブ体験を重ねていたのです。時には失敗し、症状が悪化することもあったでしょう。そんな経験に基づいたデータを集めながら、安全で効果があるハーブの知識を身につけていったのです。やがて、それをもとに医薬品が生まれました。

今では分析が進み、ハーブの持つ成分の有効性の多くが科学的に解明されています。

多種多様の成分を含んでいる

ハーブは水に溶けやすい「水溶性」の成分と、油やアルコールに溶けやすい「脂溶性」の成分、そして精油成分を含んでいます。どの成分も含有量は微量ですが、それぞれの成分が互いに作用しあって存在しています。

抗酸化作用がある成分としてよく耳にするポリフェノールというのは、水溶性成分の中のあるグループのことで、化学構造に共通部分があるものを総称しています。このポリフェノールをはじめ、多種多様な成分を含んでいるのがハーブなのです。

いろいろな形で利用できる

ハーブはお茶として飲むだけではありません。油、アルコール、酢など、いろいろな基剤を使って成分を取り出すことができ、それを二次利用することも可能です。活用方法は無限です。自分に合った方法がきっと見つかることでしょう。

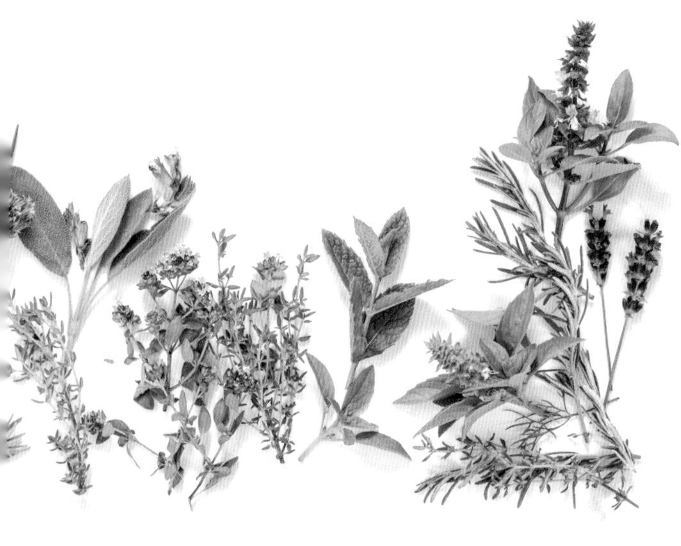

植物としての系統

植物の分類にはいくつかの方法があります。近年ではゲノム解析で分類を行うAPG体系という方法が浸透しつつあります。

ハーブにはいろいろな科の植物が含まれますが、同じ科の植物には共通する特徴が多くあります。

シソ科 *Lamiaceae*

シソを筆頭に、シソ科に属しているハーブはたくさんあります。唇に似た形の花（唇形花）をつけること、茎が四角いこと、葉は向かい合ってつくこと（対生）、葉に芳香があること、種子は4つに分かれていること、などが共通した特徴です。

シソ科のハーブ：シソ、バジル、セージ、クラリセージ、ラベンダー、タイム、ローズマリー、パチュリ、スイートマジョラム、ペパーミント、メリッサ、ヒソップなど

セリ科 *Apiaceae*

セリを筆頭に、セリ科に属しているハーブや野菜、スパイスもたくさんあります。傘状に小花をたくさんつけること（傘形花）、葉は互い違いにつくこと（互生）、葉に切れ込みが多くあり手のひらや羽のような形をしてること、葉や種子に強い香りがあること、種子が2つに分かれていること、などが共通した特徴です。

セリ科のハーブ：セリ、セロリ、パセリ、スイートフェンネル、ディル、コリアンダー、キャラウェイ、クミン、アンジェリカ、ツボクサ、アシタバ、ミツバなど

バラ科 *Rosaceae*

バラ科の植物はとても多く、改良された品種もたくさんあります。草本だけでなく、花木や果樹も含まれます。花弁が5枚で、がくが皿状であることが共通の特徴です。花の中心がふくらんで実となるものも多くあります。

バラ科のハーブ：バラ、ラズベリー（リーフ）、ホーソン、イチゴ、アーモンド、ウメ、モモ、アンズ、カリンなど

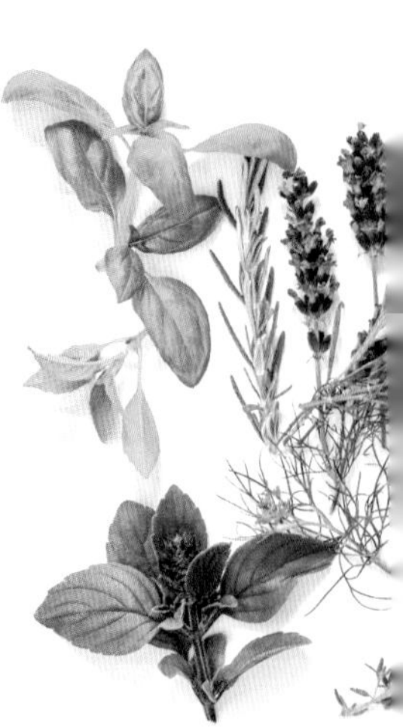

アオイ科 *Malvaceae*

アオイ科の花は、多数のおしべがくっついて筒状になり、その中にめしべが通っているという、面白い構造をしています。粘液質を多く含むのもアオイ科の特徴です。

アオイ科のハーブ：ウスベニアオイ、マーシュマロウ、ハイビスカスなど

ミカン科 *Rutaceae*

多くの柑橘類が属しているミカン科の特徴は、花、葉、枝、果実などの地上部分に芳香があり、精油を多く含むことです。特に果皮に多く含まれます。また、するどいトゲがあるものも多くあります。アゲハチョウの幼虫の食草でもあります。

ミカン科のハーブ：ウンシュウミカン、レモン、ベルガモット、スイートオレンジ、ライム、マンダリン、オレンジフラワー、サンショウなど

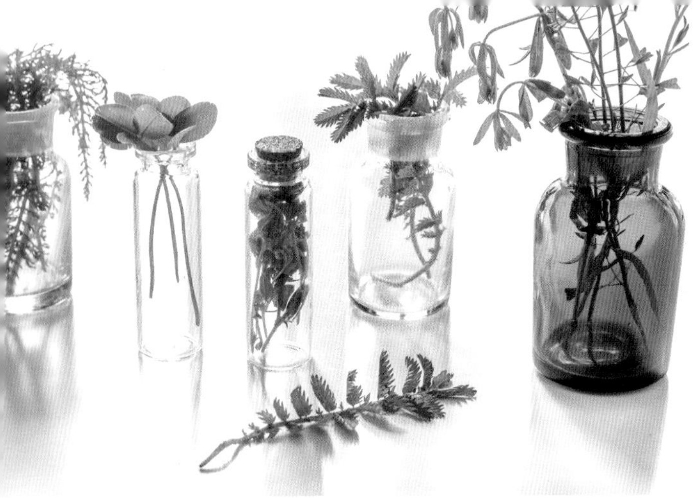

有効成分の特徴

ハーブに含まれる植物化学成分は、分子構造や物理・化学的性質などから、いくつかのグループに分けることができます。ここでは精油以外の代表的なものを紹介します。

	特徴・効能／注意点	主な成分	その成分を含むハーブ
アルカロイド（水溶性）	・窒素原子を含む成分で、強い苦味がある。 ・薬用または有毒であることがある。 ・中枢性の鎮静、鎮痛、興奮などの作用があり、医薬品やその原料としても使われる。	カフェイン、テオフィリン、ハルマン、ハルモール、コカイン、ピペリン、カプサイシン、ニコチン、モルヒネなど	コーヒー、マテ、パッションフラワー、コカ、ペパー、トウガラシ、タバコ、ケシなど
フラボノイド（水溶性）	・芳香族化合物を含む成分のグループで、鎮静、鎮痙、毛細血管保護、抗アレルギー、緩下、利尿、発汗、抗酸化などの作用をもつ。 ・植物に広く分布している成分。糖と結合して配糖体として存在するものも多い。	アピゲニン、ルテオリン、クエルセチン、クエルシトリン、ヒペロシド、ルチン、ビテキシン、ヘスペリジン、ゲニスチン、ダイジン、カテキンなど	ジャーマンカモミール、ペパーミント、タイム、エルダーフラワー、セージ、ホーソン、アーティチョーク、セントジョンズワート、イチョウ、ドクダミ、スギナ、ネトル、パッションフラワー、リンデン、フェンネル、ネトル、ウンシュウミカン、クズ、ダイズ、チャなど
硫黄化合物（難溶性）	・硫黄を含む化合物。ネギ科の刺激臭成分やアブラナ科の辛味成分など。 ・血小板凝集抑制、発がん抑制などの作用がある。	アリシン、硫化アリル、グルコシノレート、スルフォラファン、イソチオシアネートなど	ガーリック、タマネギ、ニラ、ブロッコリー、ダイコン、ケール、キャベツ、ワサビなど

	特徴・効能／注意点	主な成分	その成分を含むハーブ
タンニン（水溶性）	・タンパク質と結合して固まる性質がある植物性ポリフェノールの総称。 ・渋みがあり、抗酸化、抗ウイルス、収れん、止瀉作用がある。 ・消化器の粘膜に刺激を与え、障害を起こす恐れがあるので、空腹時の使用は控える。	エラグ酸、プロアントシアニジン、クロロゲン酸、ロスマリン酸など	ラズベリーリーフ、リンデン、マテ、ペパーミント、セージ、ブラックコホシュ、ゲンノショウコ、チャなど
サポニン（難溶性）	・水中で持続性の泡を生じる。界面活性作用を持つ成分。 ・鎮咳、去痰、抗炎症、抗アレルギー作用などがある。	バーバスコサポニン、ジンセノシド、グリチルリチン酸など	マレイン、チョウセンニンジン、リコリス、タイムなど
色素成分	・赤～紫～青色を呈するのは水溶性の色素成分アントシアニンで、抗酸化、眼精疲労改善作用などがある。 ・赤～黄色は脂溶性の色素成分カロテノイドで、体内でビタミンAに変わり、抗酸化、発がん抑制、免疫増強作用などを持つ。	**アントシアニン**：ペラルゴニジン、シアニジン、デルフィニジンなど **カロテノイド**：リコピン、β－カロテン、ルテイン、カプサンチン、クロシン（水溶性）、β－クリプトキサンチンなど	**アントシアニン**：ウスベニアオイ、バタフライピー、ハイビスカス、バラ、ブルーベリー、ビルベリーなど **カロテノイド**：トマト、スイカ、ニンジン、ブロッコリー、バジル、ネトル、カレンデュラ、トウガラシ、クチナシ、オレンジ、ローズヒップなど
植物酸（水溶性）	・酸味を持つ水溶性の成分。 ・食欲増進や疲労回復作用がある。	クエン酸、キナ酸、ハイビスカス酸など	レモン、クランベリー、ハイビスカスなど
ステロール（脂溶性）	・植物ステロールは植物の細胞膜を構成している成分。 ・腸管からのコレステロールの吸収抑制作用があり、脂質異常症の改善に役立つ。	タラキサステロール、シトステロール、スティグマステロールなど	アーティチョーク、カレンデュラ、ダンデライオン、ネトル（根）、フラックスシード、マルベリー、ソウパルメット、パンプキンシードなど
粘液質（水溶性）	・水分を吸収するとゼリー状になる粘りのある液体で、おもに多糖類でできている。 ・消化管や泌尿器、呼吸器の粘膜を保護し、痛みを和らげる。 ・熱を保持するので、温湿布剤やパップ剤にも利用される。	多糖類など	マシュマロウ、ウスベニアオイ、ゴボウ、サイリウム、マレイン、フラックスシード、リンデン、エルダーフラワーなど

安全性

正しい知識をもって使いましょう

古くから民間薬として利用されてきたハーブは、安全なものと考えられています。一般の医薬品と比べて、多種多様な成分を少しずつ含むハーブは副作用も少なく、有害性は低いといわれています。しかし、ハーブの品質や使う人の体調によっては、体に何らかの反応が起こることもあります。また、医薬品やサプリメントなどとの飲み合わせは、その薬効を弱めてしまうなどの影響が現れる場合もあるので、正しい知識が必要です。

米国ハーブ協会（ＡＨＰＡ）では約650種のハーブの安全性についてクラス分けをし、「適切に使用する場合、安全に摂取できるもの」「医療従事者の特別な指示がない場合は使用を制限されるもの」といった分類を行なっています。また、ドイツ政府が設定した委員会「コミッションＥ」や、イギリスの「英国ハーブ医学協会」が発信する情報も参考になります。インターネットなどを使い、常に最新情報を確認するように心がけましょう。

利用する際の注意

1 信頼できる品質のものを

できるだけハーブの専門店で選びましょう。ショップで適正に管理されているものを購入します。学名や使用部位、生産国、消費期限などを確認しましょう。

2 体調や体質に合わせる

好んでいつも飲んでいるハーブでも、違和感を感じたらすぐに飲用をやめましょう。アレルギー体質の場合は、アレルゲンとなる成分を含むハーブやその他の基剤を使用してはいけません。

3 医薬品との飲み合わせに注意を

医薬品とハーブを一緒にとると、相互作用が働く場合があり、薬が効かなくなったり、逆に効き過ぎてしまったりすることがあります。特に持病があって医薬品を常用している場合は、ハーブを使う前に医師や薬剤師に必ず相談してください。自分だけの判断は危険です。

4 妊娠中および授乳中の使用は気をつけて

内分泌（ホルモン）系に作用したり通経作用がある成分を含んでいるハーブは、妊娠中や授乳中の女性の体に影響を与えます。

5 乳幼児や高齢者の使用について

穏やかに作用するハーブは乳幼児にもおすすめです。クセのないハーブを選び、薄めたりジュースと混ぜるなど工夫して、飲みやすくします。ただし、体調の変化があったらすぐに使用をやめ、かかりつけの医師に相談を。

代謝機能が低下した高齢者にとっても、穏やかな効き目のハーブはおすすめです。常用している医薬品との相互作用を確認してから使用しましょう。

6 手作りは自分で楽しむために

バームやローションなど、ハーブを使った手作りの品々はあくまで自分で楽しむためのもの。第三者に販売することは禁じられています。

保存法

ドライハーブの場合

芳香成分が飛ばないよう、密閉容器に乾燥剤とともに入れ、冷暗所で保管します。湿気には十分に注意しましょう。常に鮮度がよいものを使えるよう、まとめ買いはせず、こまめに買うようにします。

フレッシュハーブの場合

切り口を濡れたキッチンペーパーで包み、密閉容器に入れて冷蔵庫の野菜室で保存します。バジルなど葉が薄いものは濡れたところから黒ずんでくるので、茎を水に挿しておいてもよいでしょう。

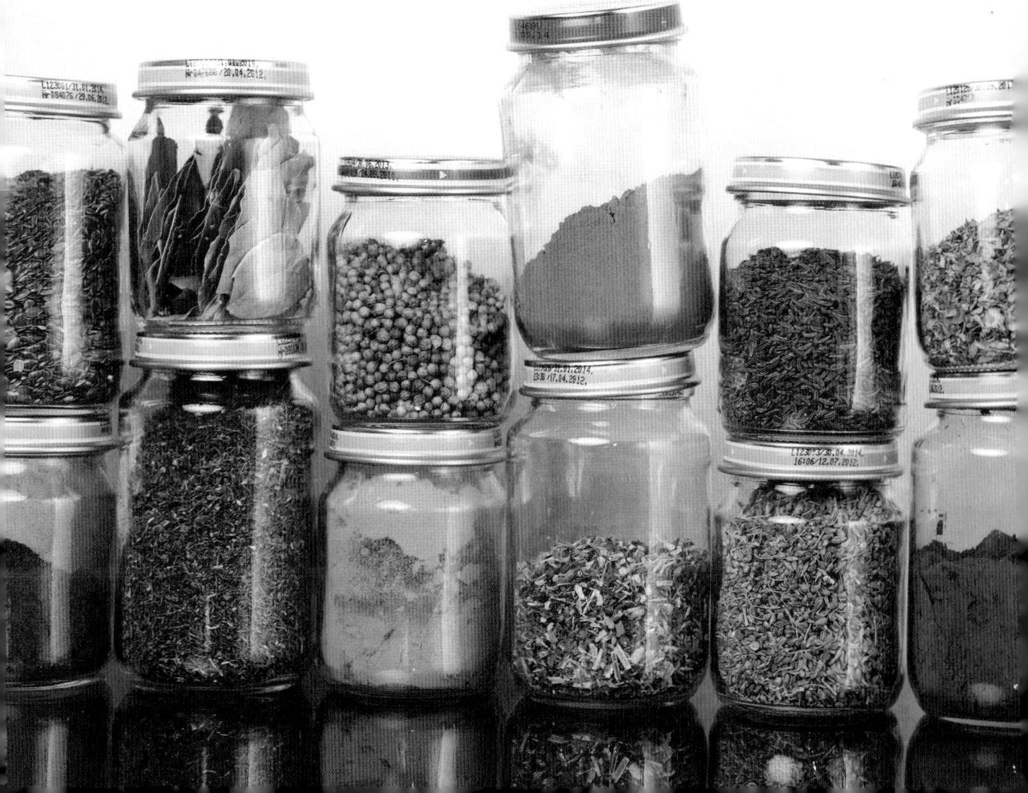

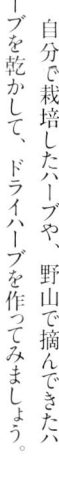

ドライハーブの作り方

自分で栽培したハーブや、野山で摘んできたハーブを乾かして、ドライハーブを作ってみましょう。

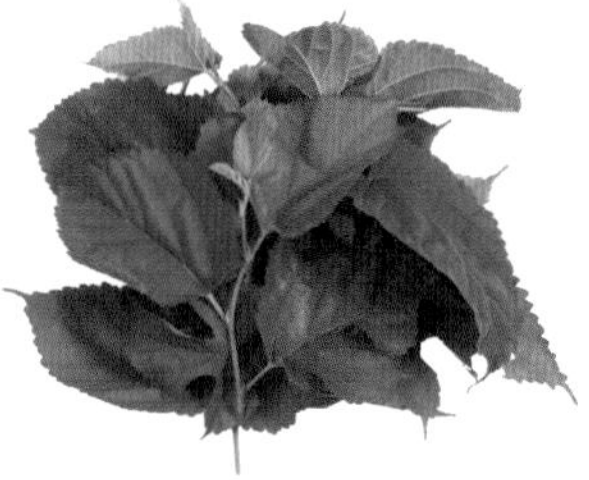

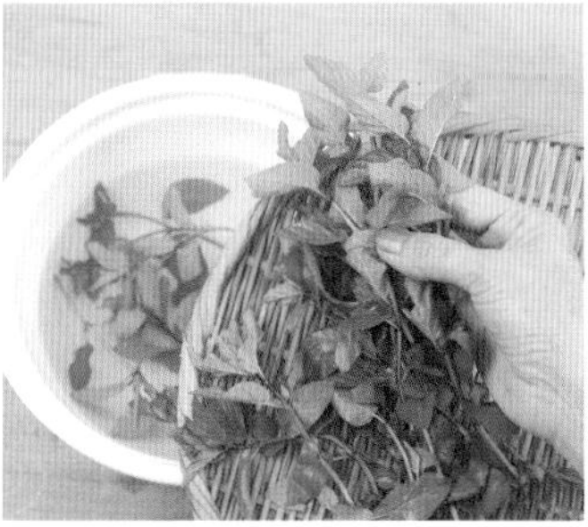

1 採取したハーブはできるだけ早く水で洗い、汚れを落とします。虫などがついていないかもチェックしましょう。

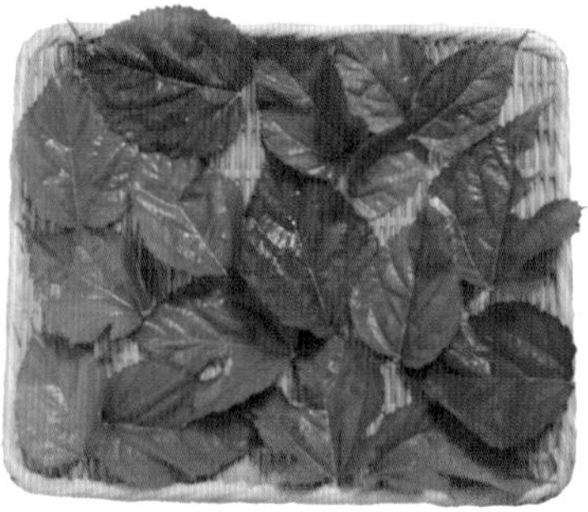

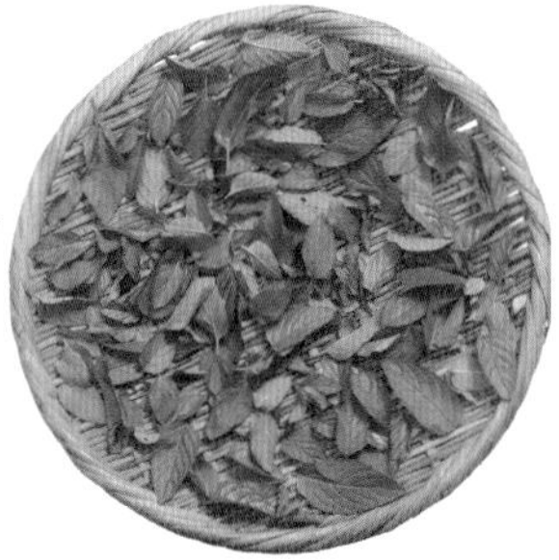

2 水けをふき取ったら、重ならないように注意してザルなどに広げます。大きなハーブの場合、枝つきのままだと乾きにくいので、葉だけを切って並べます。直射日光が当たらず、風通しのよいところに置きましょう。（紫外線は精油成分や色素成分を劣化させます。）

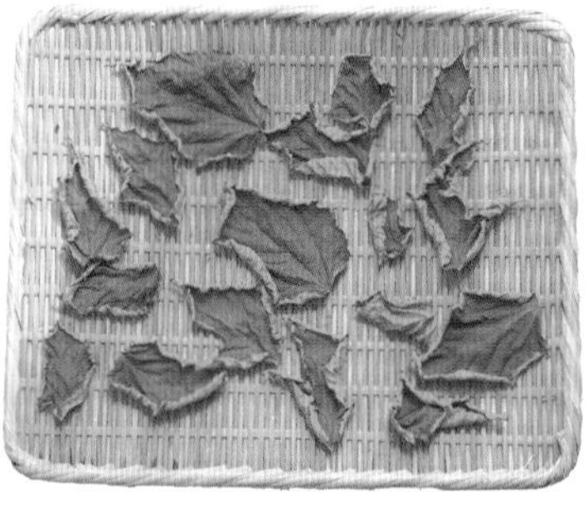

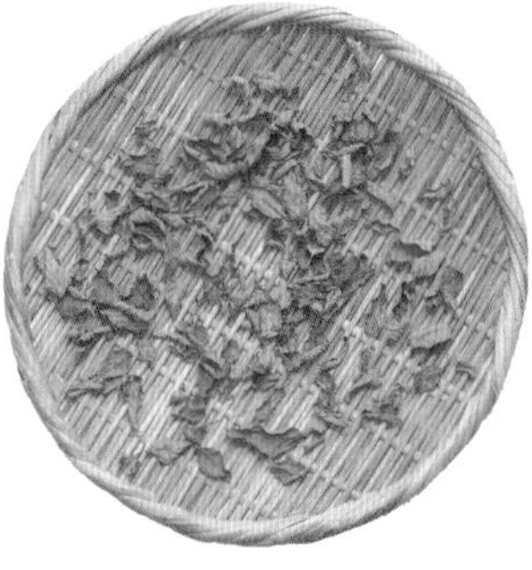

3 茎は折れるくらいに、葉はカラカラになったら乾燥終了です。

4 乾燥剤とともに密閉容器に入れて保存します。ハーブ名と採取した日付の記入を忘れずに。

＊季節によっては、天日だけで乾燥させるのは難しい場合があります。食品専用の乾燥機を使って一気に乾燥させると、短時間で色も綺麗に仕上がります。乾燥温度は、花や葉は 25 ～ 40℃、根や皮は 40 ～ 60℃が目安です。

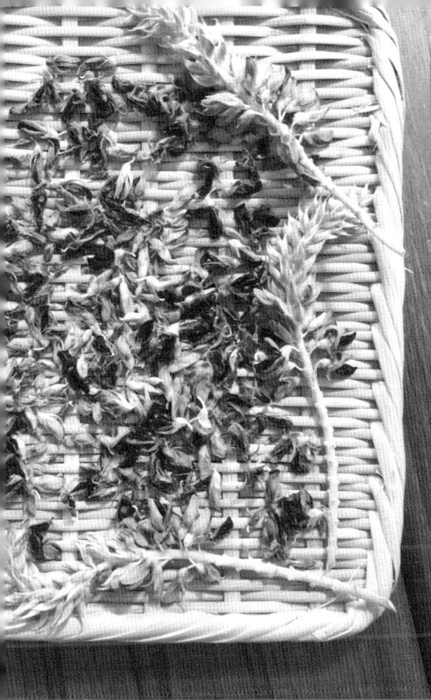
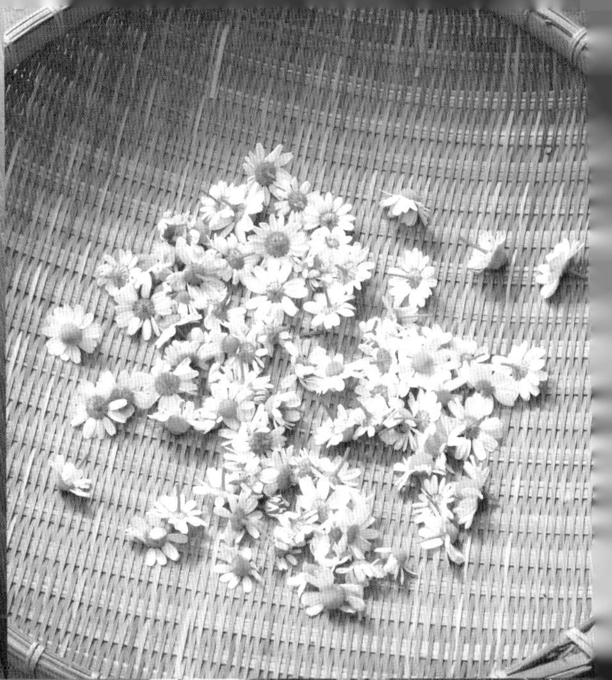
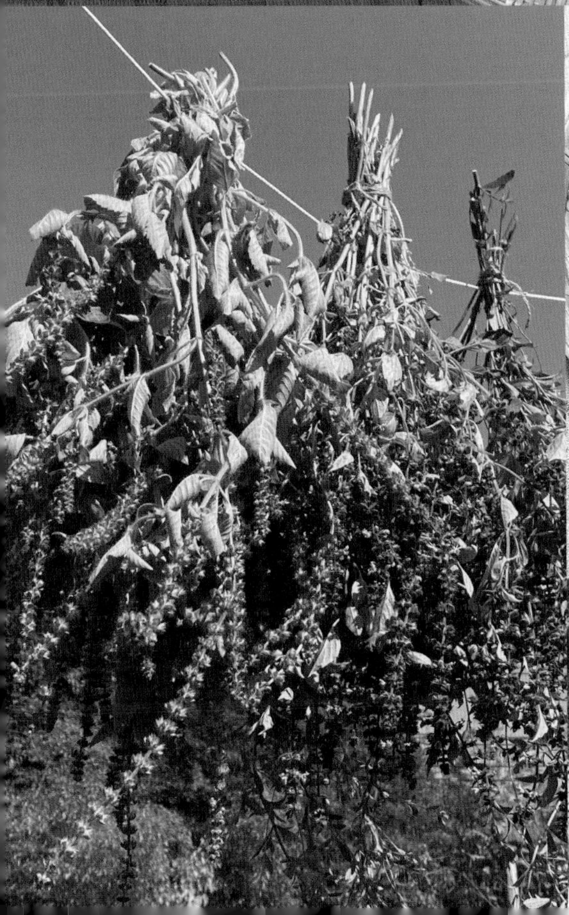
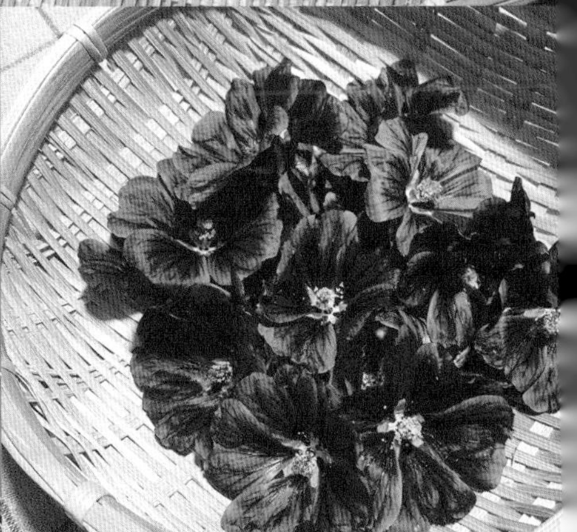
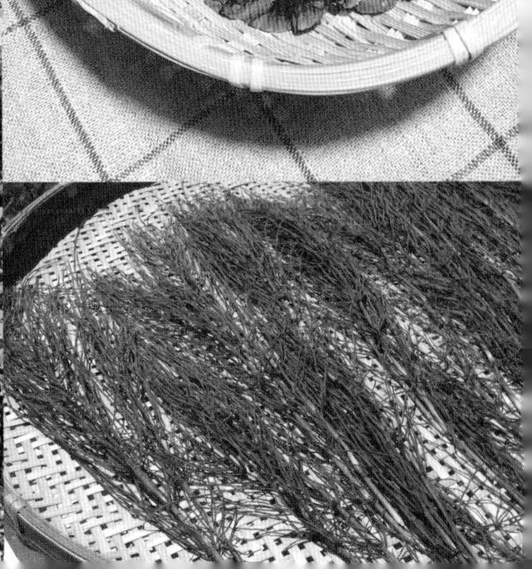

ハーブティーの基本

ハーブに熱湯を注いで数分待つだけで、溶け出した水溶性成分を手軽にとることができます。有効成分をもっとも簡単に体に取り入れる方法です。

浸剤と煎剤

熱湯で抽出する方法を温浸、水で抽出する方法を冷浸と呼び、抽出した水溶液をそれぞれ「温浸剤」「冷浸剤」といいます。かたくて成分を抽出しにくい場合は、火にかけてじっくり煮出す（煎じる）こともあります。こうしてできた水溶液は「煎剤」と呼びます。成分を十分に抽出するためにはいくつかのポイントがあります。

① 使う直前にハーブを細かくする

表面積が増えることで、成分が出やすくなります。ローズヒップのようにかたいハーブは抽出時間の短縮にもなります。ただし、カットしたハーブは酸化が早まるので、使う直前に行うようにしましょう。

② 温浸には熱湯を使う

有効成分にはそれぞれ溶け出す適温があります。熱湯（実際は約95℃）なら、大抵の水溶性成分は抽出されます。熱に弱いとされるビタミンCも全て壊れるわけではなく、溶液に溶け出しています。

③ 冷浸には常温の水を使う

冷浸剤は常温の水を使い、長い時間をかけて抽出します。高温で溶け出すタンニンやカフェインを抑えることができます。

④ 道具は素材を考えて

ポットや鍋は抽出の際に化学的影響を受けないものを選びます。ガラスやホウロウ、磁器、ステンレスなどが向いています。鉄やアルミは避けましょう。

ポットは必ずふたつきのものを。大切な揮発性成分が逃げないよう、抽出中は必ずふたをします。

⑤ 飲用以外にも

ティーとして飲む以外に、吸入、入浴剤、うがい剤、湿布剤としても利用できます。それぞれに適した温度で利用しましょう。

ティーの飲み方

水溶性の有効成分は時間が経つと体内で代謝され、尿として排出されます。成分は体内に長く留まらないため、少しずつ複数回飲むほうが効果的です。有効成分がある一定の濃度で血液中にとどまる時間を長くすることができるからです。

空腹時に飲むと吸収が早くなりますが、その分、胃への刺激も強くなります。食後に飲むと胃中に食べ物があるため胃への刺激がなく、有効成分が穏やかに働きます。

口にはゆっくりと含みましょう。口の中に炎症がある場合は回復が早くなります。また、舌下の毛細血管からも成分が吸収されるので、即効性があります。

香りも重要な有効成分です。リラックスしてアロマセラピー効果も楽しみましょう。

ティーの淹れ方

1　カップ1杯につきティースプーン1杯のドライハーブをポットに入れ、熱湯を注ぎます。ポットはネット付きのものが使いやすいでしょう。

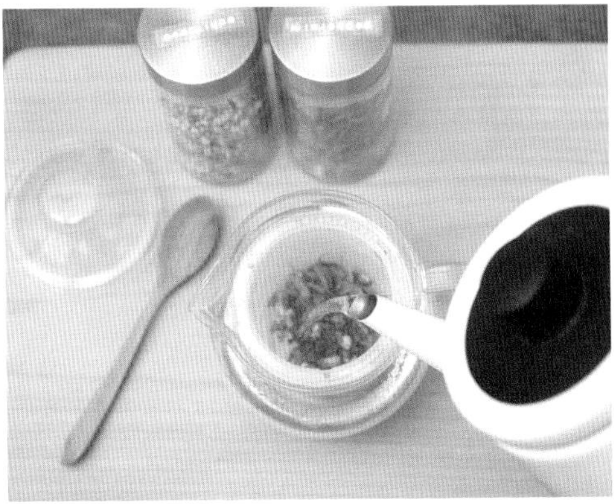

2　揮発性の有効成分を逃さないよう、必ずポットのふたをして3分置きます。根のものや実のもののようにかたいハーブの場合は5分置きましょう。

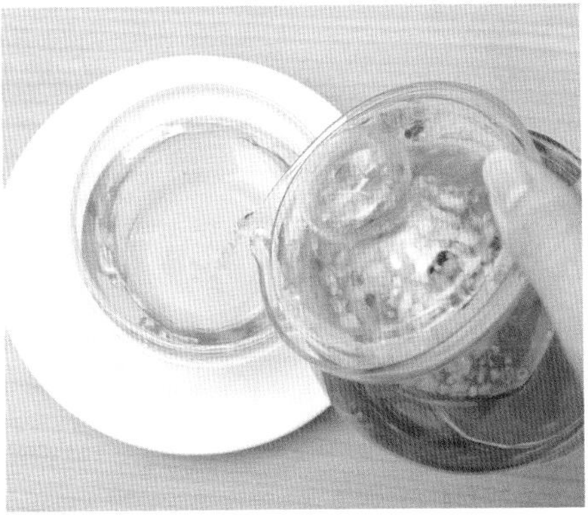

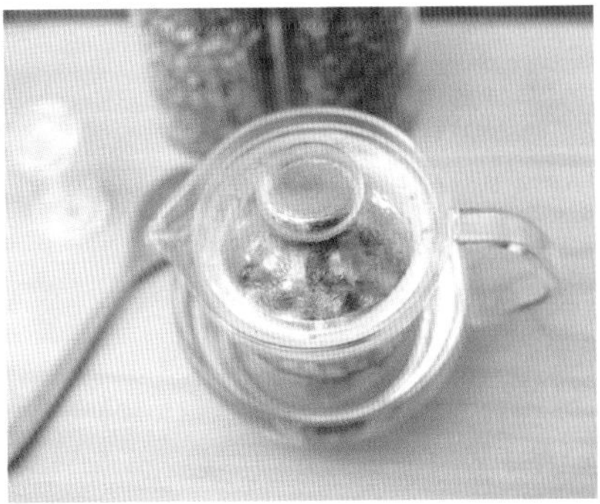

3　ポットを軽く揺すって濃度を均一にしてから、カップに注ぎます。最後の1滴まで注ぎ入れましょう。

フレッシュハーブティー

フレッシュハーブが手に入ったら、ぜひハーブティーで味わってください。ドライのハーブティーと比べると香り立ちがよく、アロマセラピーの効果を満喫できます。味わいはややマイルドですが、清々しい風味があります。ハーブはドライにすると分量が1／4になります。ドライハーブはそれだけ成分も濃いというわけです。

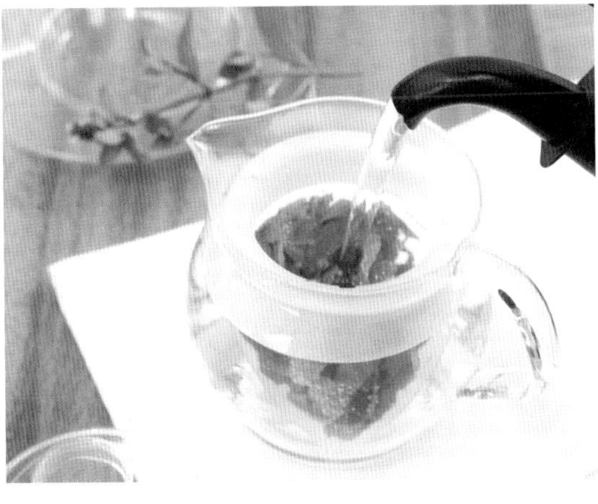

チンキ剤の基本

ハーブをアルコール類に浸して成分を溶出させたものをチンキ剤（チンクチャー）と呼びます。水溶性と脂溶性の両方の成分が溶け出しているため、ハーブティーよりも多様な成分を含むこと、アルコールを使っているので保存性が高いことなどの特徴があります。

基剤として使うアルコールの濃度（種類）によって、抽出される成分に違いが現れます。また、内服できるものと外用向きのものがあるので、確認しましょう。チンキ剤は希釈して使います。

チンキ剤は保存中にアルコールが揮発し、濃度が高くなる危険性が考えられます。気密性の高い容器に入れ、冷暗所で保管しましょう。適切な環境であれば、約一年は保存可能です。

基剤

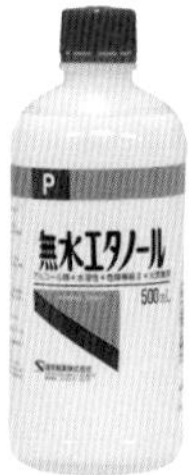

無水エタノール

アルコール濃度95%以上の無色透明の液体。チンキ剤のほか、精油を希釈してスプレー剤やローション剤、入浴剤を作るときなどにも利用します。防腐剤としての働きもあります。内用（飲用）には使えません。揮発性が高く引火しやすいので、栓をしっかり閉め、取り扱いや保管に注意。

消毒用エタノール

アルコール濃度が80%前後(76.9～81.4%)の無色透明の液体。無水エタノール同様、外用向きで、内用はできません。ほかに、アルコール濃度95.0～95.5%のエタノールもあります。

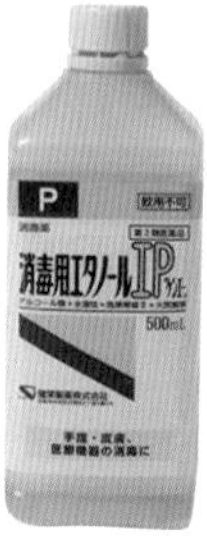

ホワイトリカー（焼酎）

果実酒に使われる35度のホワイトリカーは連続式蒸留で作られる焼酎のことで、無味無臭、無色透明が特徴です。ウォッカの代用としてチンキ剤作りに使用できます。内用にも外用にも使えます。

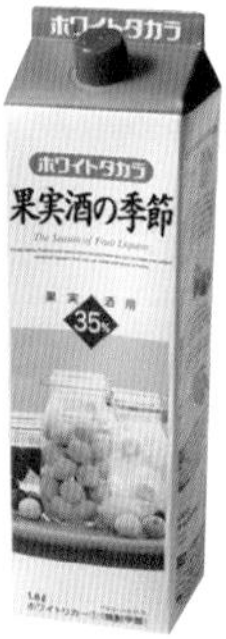

ウォッカ

穀物を原料にした無色無臭の蒸留酒。アルコール度数が40%のものを選びましょう。チンキ剤によく利用されるアルコールです。内用にも外用にも利用できます。10mℓのウォッカチンキに(70mℓの精製水を加えて)8倍に薄めると、アルコール濃度は5%になります。

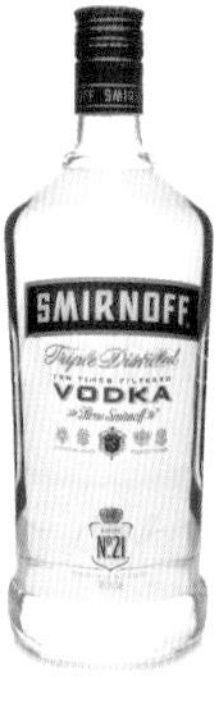

チンキ剤に用いるアルコール度数と溶出成分

アルコール度数（%）	溶出しやすい成分
25	粘液質・タンニン・配糖体・フラボノイド
40～60	精油・アルカロイド・サポニン
90	樹脂（レジン・オレオレジンなど）

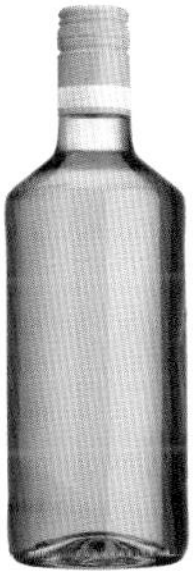

日本酒

アルコール度数は15度くらい。日本のハーブと相性がよく、和の薬草酒として利用してみるのもよいでしょう。

焼酎

ホワイトリカーのような連続式蒸留で作られるものの他に、単式蒸留で作られる焼酎もあります。アルコール度数25度程度のものが多く、イモやコメなどの原料の風味を生かしたものが人気です。少しクセがありますが、日本のハーブには相性のよいものがありそうです。

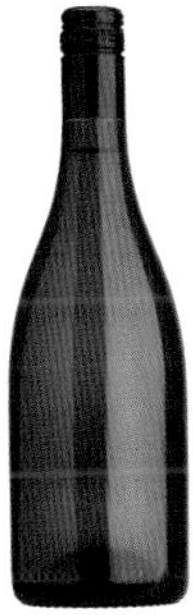

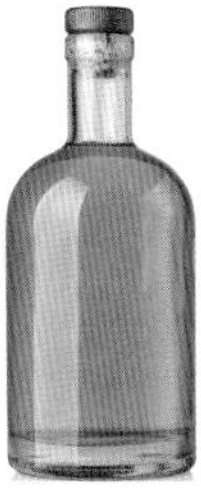

ウイスキー、ブランデー、ラム、ジン

いずれもアルコール度数は40度。どれも香りが強いお酒ですが、同じく香りが強いスパイス類との相性がよいようです。

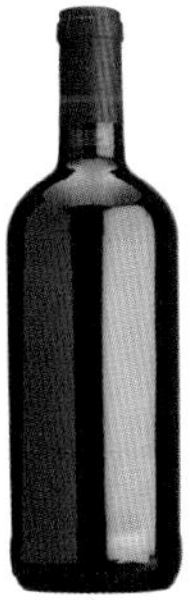

ワイン

アルコール度数は14度くらい。欧米では古くからローズマリーの枝を漬け込んだ白ワインを薬代わりに飲む習慣があるそうです。

梅酒もチンキ剤の一種

アルコールに抽出したハーブの成分を内用するという点から考えると、梅酒も薬用酒もチンキ剤と呼ぶことができます。

梅酒を作るときには砂糖を一緒に入れます。砂糖がアルコールに溶けることで、溶媒としての濃度が高まり、浸透圧の関係で梅から成分が出やすくなります。また、砂糖にはアルコールの熟成を助ける働きや防腐作用もあります。そんな理由から、砂糖を入れて作ります。「朝鮮人参酒」のような薬草酒を作る場合でも砂糖を加えるのが一般的ですが、チンキ剤として捉えるなら、砂糖を加えなくてもよいのです。もちろん、甘みがあった方が飲みやすいという方は、好みの分量で砂糖を加えてください。じっくりと熟成させて楽しむ果実酒や薬草酒には、適度な砂糖が入っている方がよいのではないでしょうか。

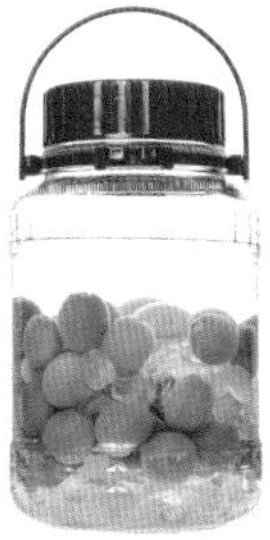

チンキ剤の作り方

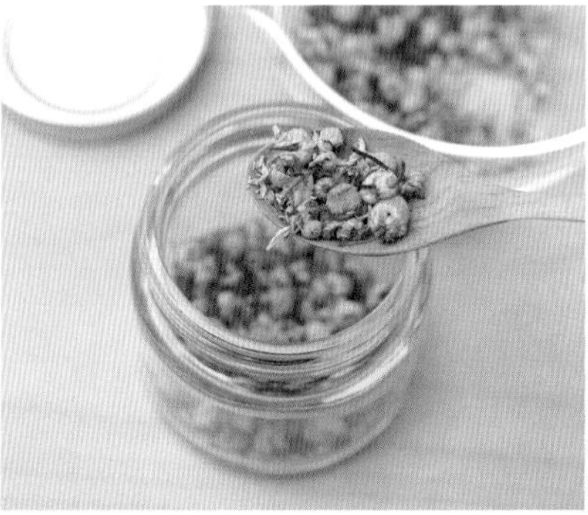

1 煮沸消毒した漬け込み用容器の8割ぐらいまでドライハーブ（ここではジャーマンカモミール）を入れます。

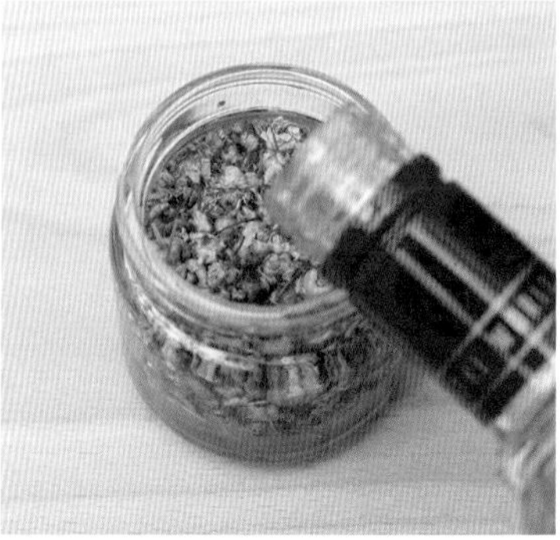

2 ハーブがしっかり浸るくらいの量のウォッカあるいはホワイトリカーを注ぎ入れます。

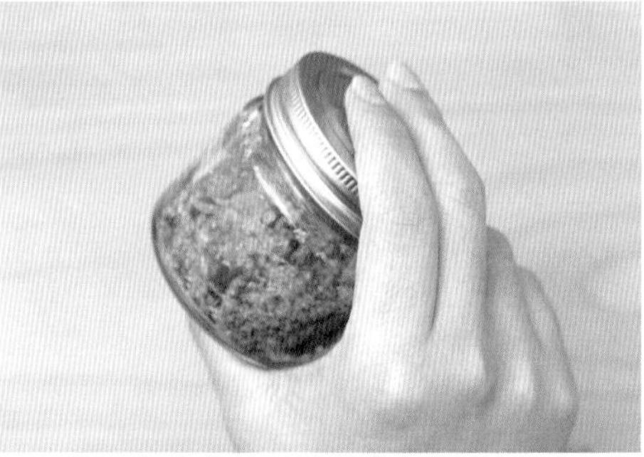

3 ふたをしっかり閉め、軽く揺すって、ハーブとアルコールをなじませます。日付を書いたラベルを貼っておきましょう。

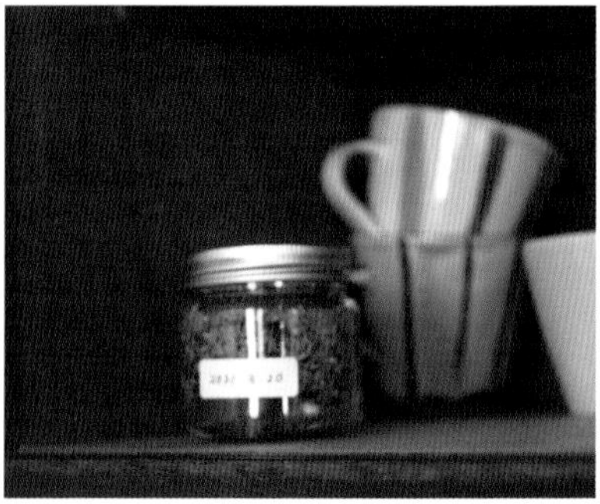

4 冷暗所に2週間置きます。その間、成分が抽出されやすいよう、1日数回ずつ容器をゆすりましょう。

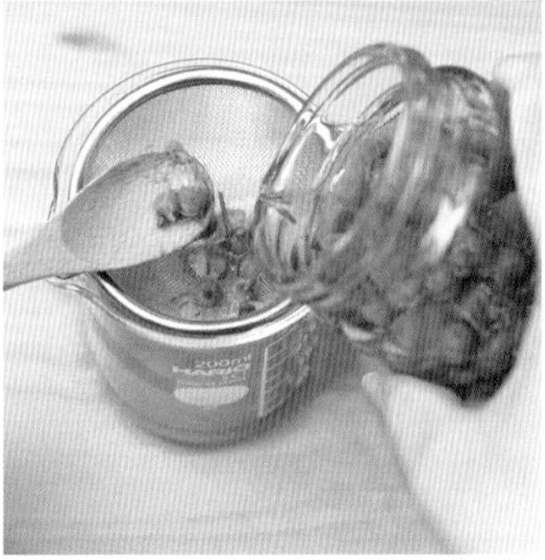

5 2週間経ったら、茶こしを使ってハーブをこします。

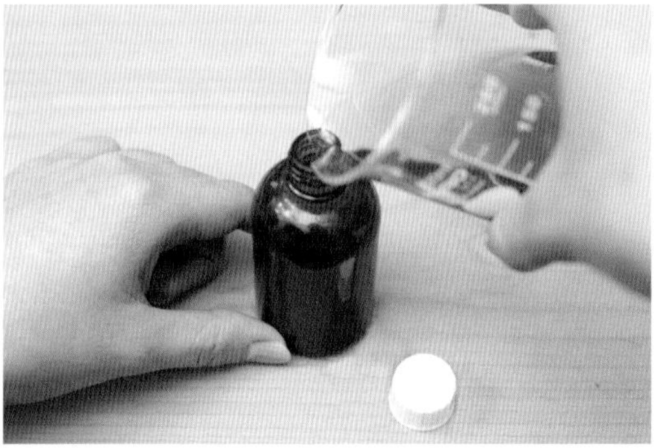

6 遮光ビンに移し、ラベルを貼って出来上がりです。冷暗所で保管し、一年をめどに使い切りましょう。

利用方法

飲用

内用するときは、30～100倍に薄めて飲みましょう。つまり、1～3mℓのチンキ剤を100mℓの水かぬるま湯に入れ、よく混ぜてから飲むということです。スポイト付きの小ビンに入れておくと、扱いやすいでしょう。

・エキナセアのチンキ剤は免疫が落ちたときに。

免疫力強化の他、抗菌、風邪や膀胱炎などの感染症が気になるときに。

・セージとタイムをウォッカに漬け込んだチンキ剤は、うがいにぴったり。

強い殺菌作用と抗酸化作用があります。小さなスプレー容器に入れれば、持ち歩き可能なのどスプレーに。

外用

精製水で4～10倍に希釈して使います。ローションとして患部に塗ったり、ガーゼやタオルに含ませて湿布剤として利用しても。

・カレンデュラとセントジョンズワートのチンキ剤は小さい傷などに。

抗炎症、粘膜修復、鎮痛作用があり、虫刺されにも。

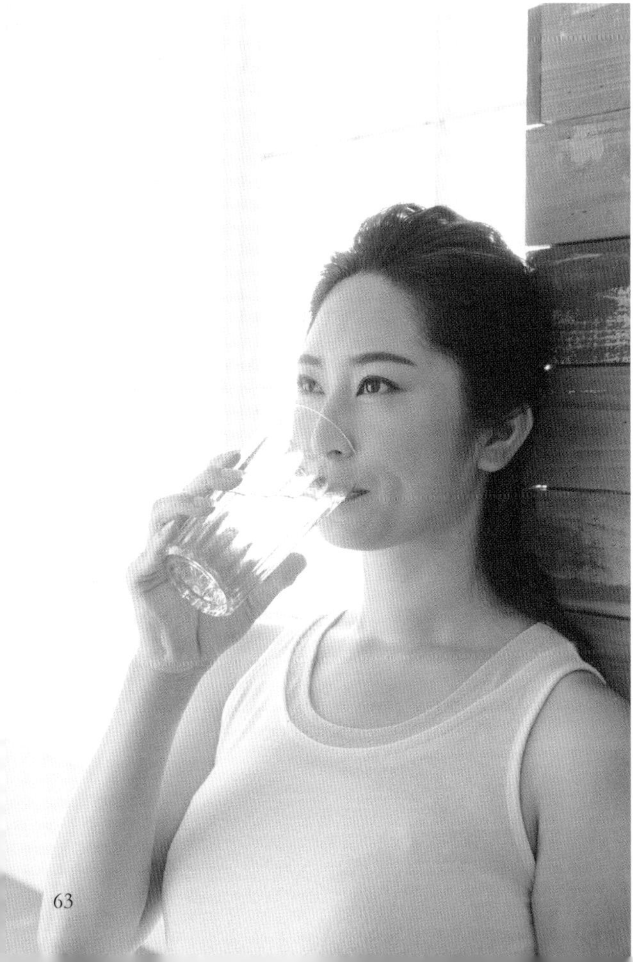

オイル（浸出油）剤の基本

ハーブを植物油に浸し、脂溶性の成分を溶出させたものが浸出油です。常温で行う冷浸油剤と加熱して行う温浸油剤があります。

熱を加えると変質する可能性があるフラボノイドやビタミンなどの有効成分は、冷浸油で。精油などの芳香成分を取り出したい場合は温浸油が向いています。

植物油の酸化を防止するため、抗酸化作用があるビタミンEを含むウィートジャーム油（小麦胚芽油／41ページ参照）を10％ほど加える場合もあります。

出来上がった浸出油剤は肌にそのまま塗ったり、トリートメントに使うほか、クリームやバームを作る基剤として利用しましょう。

遮光のガラスビンに入れ、冷暗所で保存します。酸化しやすいので約3ヶ月で使い切りましょう。

基剤

ウィートジャーム油
（P.41 参照）

スイート
アーモンド油
（P.42 参照）

ゴマ油
（P.42 参照）

オリーブ油
（P.42 参照）

マカデミアナッツ油
（P.40 参照）

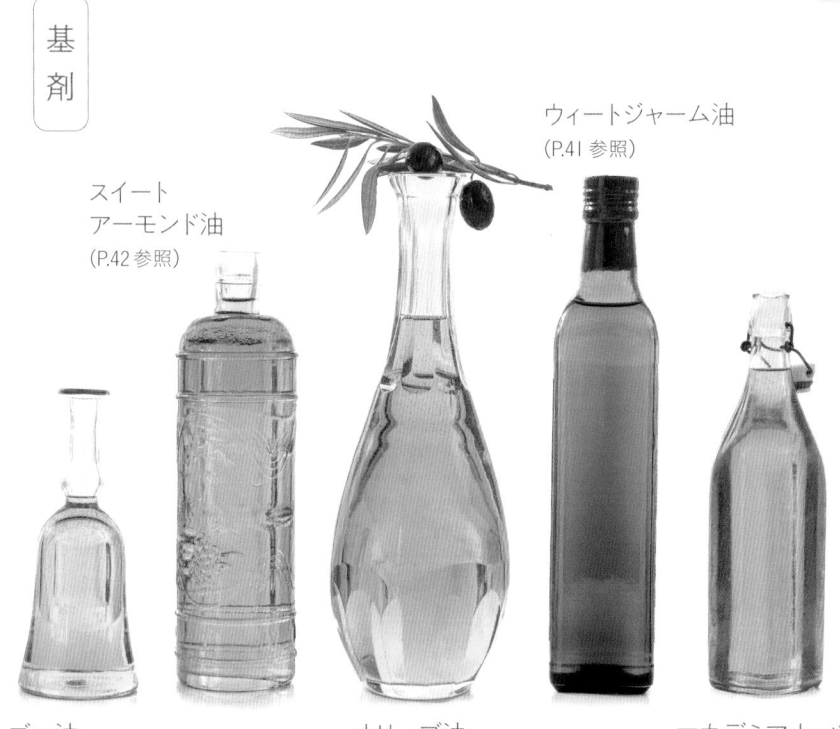

冷浸油剤の作り方

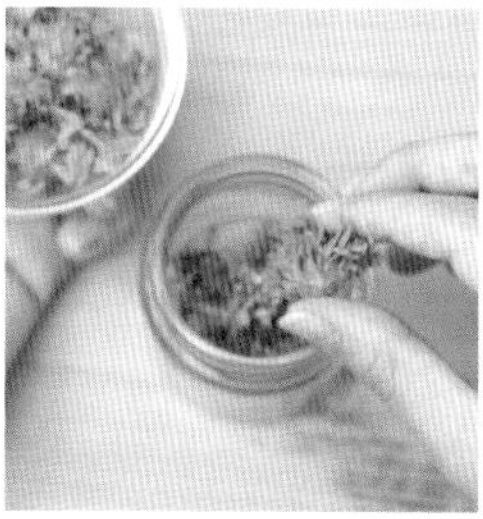

1 煮沸消毒した漬け込み用容器にドライハーブ（ここではカレンデュラ）を8割ほど入れます。

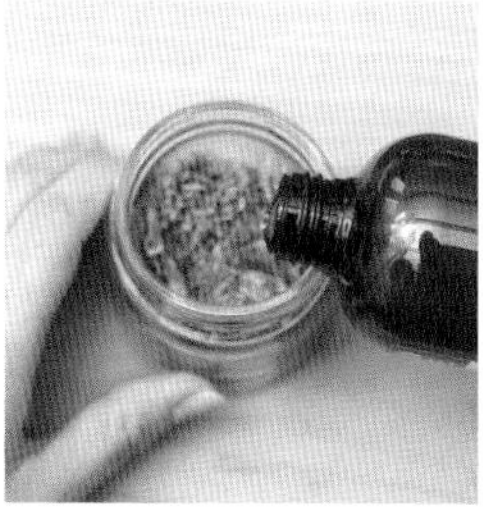

2 植物油（ここではマカデミアナッツ油）を注ぎ入れます。ハーブが浸りきる量を入れましょう。

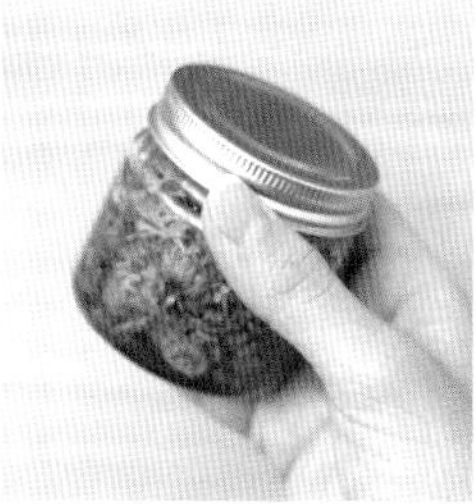

3 ふたをしっかり閉め、軽く揺すってハーブと油をなじませます。日付を書いたラベルを貼っておきましょう。

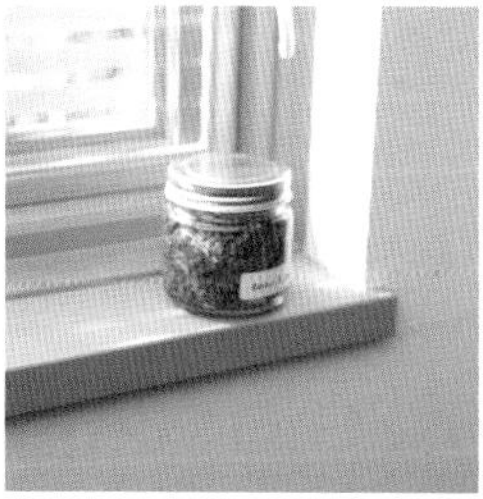

4 日当たりがよい場所*1に2週間置きます。その間、成分が抽出しやすいよう、1日1回ずつ容器を揺すりましょう。

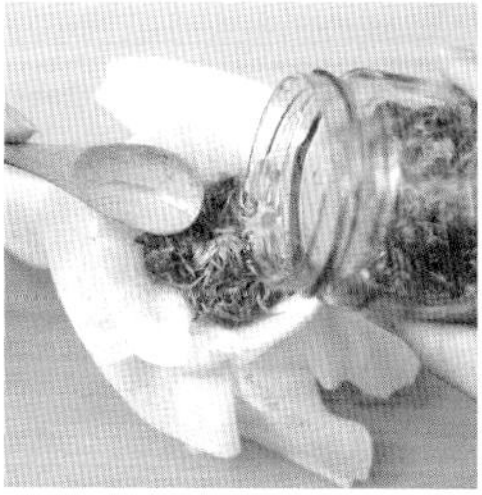

5 2週間経ったら、キッチンペーパーなどを使ってハーブを取り出します。キッチンペーパーごとよく絞りましょう。

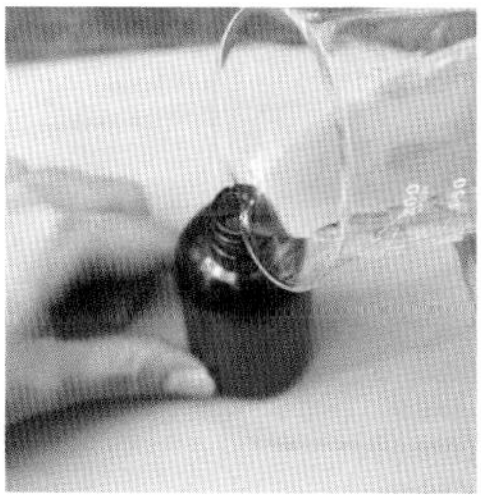

6 遮光ビンに移し、ラベルを貼って出来上がりです。冷暗所で保管し、3ヶ月をめどに使い切りましょう。

ハーブの形状によって重さやかさはまちまちです。植物油はハーブがすっかり浸かる量を目安にしましょう。
＊1　日光で植物油が温められると抽出促進になります。
ただし、酸化が気になる場合は、初めから日光が当たらない場所に置いても構いません。

生のハーブを使う場合

生のハーブは水分が多いので、カビが生えやすくなります。十分に油に浸かっている状態をキープしましょう。2週間置き、ハーブを取り出したら、絞らないこと。ハーブに残っている水分が油に混ざらないようにするためです。

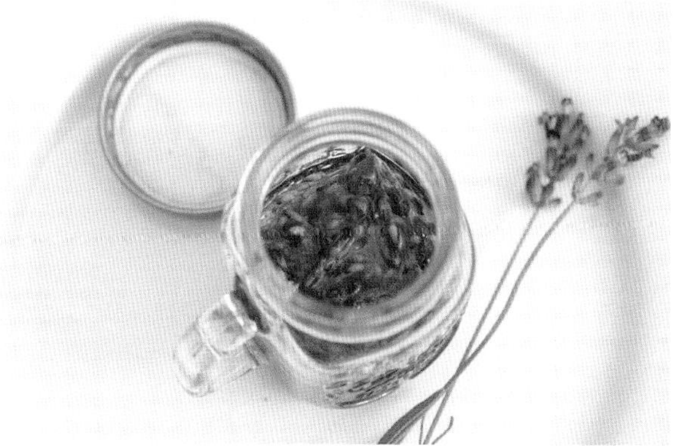

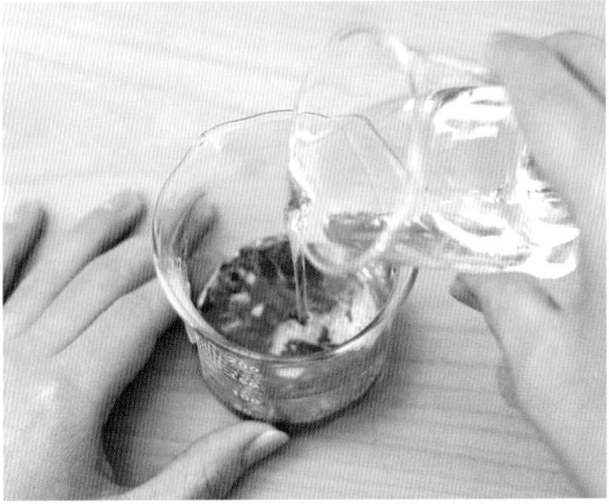

1 煮沸消毒した耐熱容器にドライハーブ（ここではムラサキの根）を入れ、植物油（ここでは白ゴマ油）を全体にまわしかける。

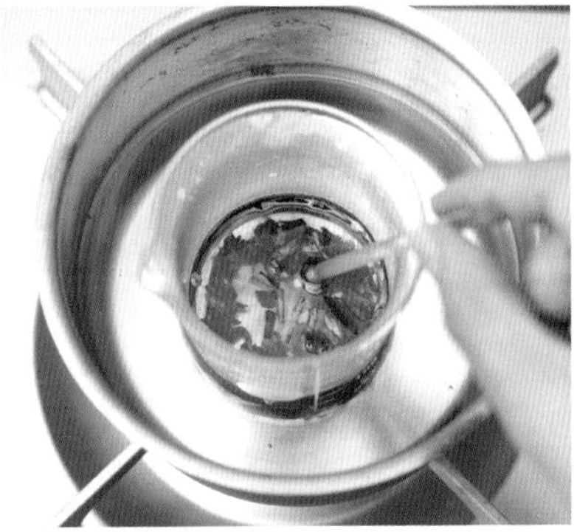

2 鍋で湯を沸かし、①を入れて湯せんにかけます。ガラス棒などを使ってときどきかき混ぜましょう。とろ火で 20 ～ 30 分ほど加熱します。

3 火を止め、ボウルを取り出します。キッチンペーパーなどを使ってオイルをこし、ハーブを取り出します。

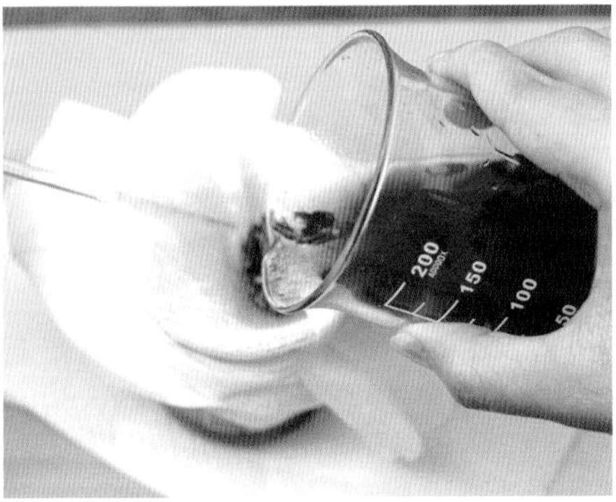

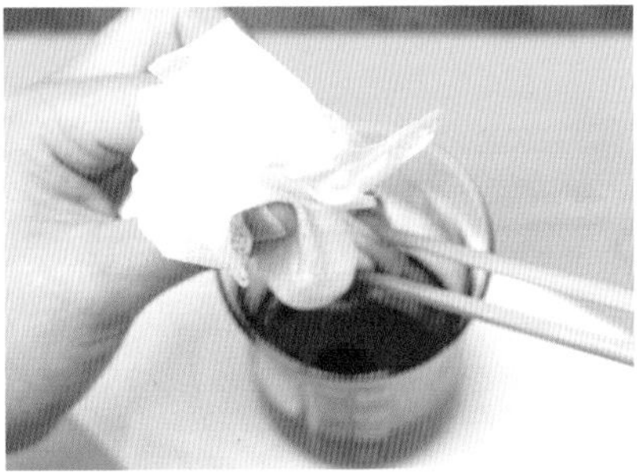

4 熱いので注意しながら、キッチンペーパーごとよく絞ります。

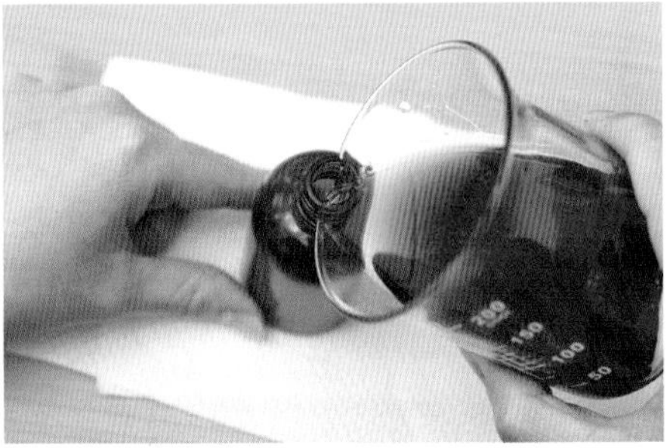

5 遮光ビンに移し、ラベルを貼って出来上がりです。冷暗所で保管し、3ヶ月をめどに使い切りましょう。

利用方法

外用

そのまま肌に塗布します。ハーブの成分と植物油の成分の相乗作用があります。ミツロウなどを使ってかためれば、バーム剤（70ページ参照）になります。石けん作り（76ページ参照）に活用することもできます。

・カレンデュラの浸出油剤

皮膚や粘膜を保護する働きがあり、やけどや肌荒れ、皮膚の炎症にはそのまま塗布します。妊娠中の女性の妊娠線の予防に、赤ちゃんのオムツかぶれにと、幅広く利用できます。簡単に作れるカレンデュラバームも重宝します。

・ジャーマンカモミールの浸出油剤

消炎作用が高く、傷や肌の炎症、痔などの患部に薄く塗ります。トリートメントに使ってもよいでしょう。化粧品の基剤としてもおすすめです。

・セントジョンズワートの浸出油剤

赤色成分が溶け出した美しい浸出油です。鎮静、鎮痛、収れん、消炎作用があり、傷ややけど、神経痛、むくみなどに塗布やトリートメントで使います。

食用

オリーブオイルにバジルや唐辛子を漬け込んだ「ハーブオイル」は食用の冷浸油剤です。フレッシュハーブを使う場合はカビが生えやすいので注意しましょう。

・イタリアンミックスオイル

バジル、ニンニク、トウガラシをオリーブ油に漬け込みます。

・ローズマリーオイル

・シソオイル

・パセリオイル

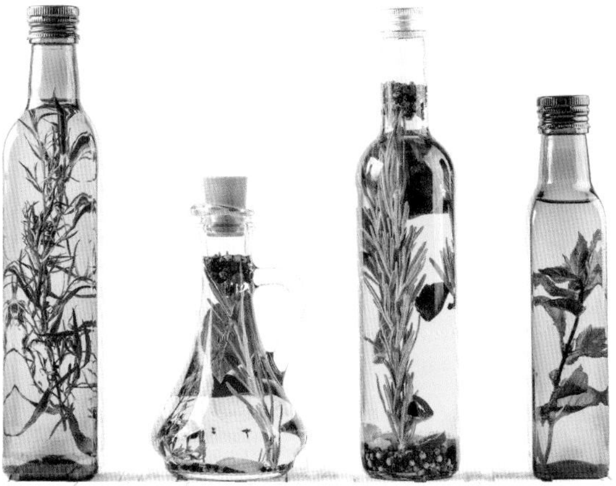

スキンケア

ほとんどの化粧品に植物由来の成分が入っていることからわかるように、ハーブには肌によい成分がたっぷり含まれています。

美容の大敵である紫外線は、日焼けやシミ、くすみ、ソバカスなどの色素沈着を生じさせます。また、体内での代謝の過程で発生する活性酸素も細胞にダメージをもたらして老化を促進させるだけでなく、皮膚炎などを引き起こす原因ともなります。しかし、アロマやハーブがもつ抗酸化成分の力を借りて、それらの症状を改善させたり予防をすることができるのです。添加物を加えない安心安全なスキンケア剤は手軽に作ることができます。

アロマやハーブがもつ香りは心身の緊張をほぐし、リラックスすることで肌にもよい働きかけができるでしょう。

外側からのケアに加え、食事や睡眠、運動など生活習慣の質も肌に影響を与えることを意識しましょう。

ローション剤

ローション剤は化粧水に代表されるように、有効成分を水性の液体に溶かしたもの。芳香蒸留水そのままでも素晴らしい化粧水になりますし、チンキ剤を薄めたものも手軽です。精油を使う場合は、アルコールで溶かしてから精製水などで薄めます。消炎、細胞修復、収れん、抗菌、アンチエイジングなどの作用をもつ精油やハーブを選びましょう。自身の症状に合わせて、ブレンドすることも可能です。

基剤

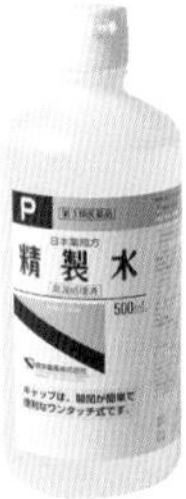

精製水

不純物を含まない、精製した水。ローション剤などを作る際に利用します。

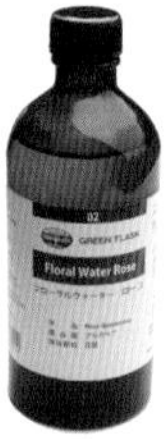

芳香蒸留水

(P.22 参照)

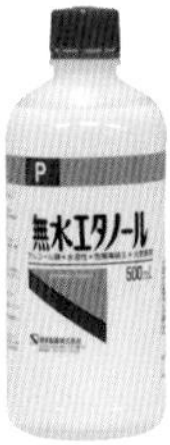

無水エタノール

(P.60 参照)

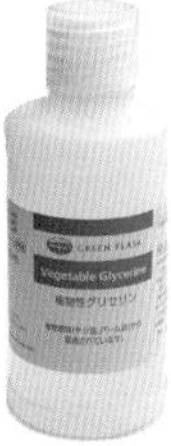

グリセリン

油脂からとれる無色の液体。皮膚をやわらかくする働きがあります。ローションに加えるとしっとりした仕上がりになります。

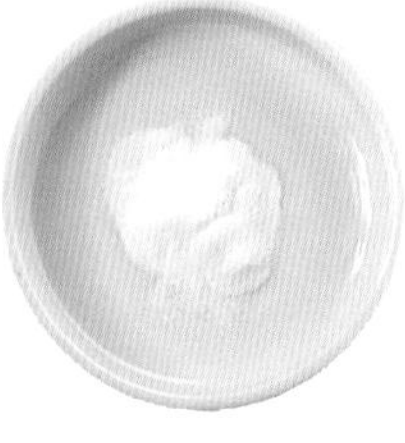

キサンタンガム

トウモロコシなどのデンプンを発酵させて作られた増粘安定剤。水に混ぜるととろみがつくので、ジェルやクリーム作りに使われています。

作り方

チンキ剤を使って

材料
チンキ剤　5㎖
精製水または芳香蒸留水　95㎖

1 消毒したビーカーに好みのチンキ剤5㎖を入れます。

2 精製水または芳香蒸留水を95㎖加え、希釈します。

3 ローション用の容器に移してよく振り混ぜ、ラベルを貼ります。冷暗所に保管し、1～2週間以内に使い切りましょう。

精油を使って

材料
精油　5滴
無水エタノール　5㎖
精製水または芳香蒸留水　95㎖

1 消毒したビーカーに無水エタノール5㎖を入れ、好みの精油を5滴加えてよく混ぜます。

2 精製水または芳香蒸留水を95㎖加え、希釈します。

3 ローション用の容器に移してよく振り混ぜ、ラベルを貼ります。冷暗所に保管し、1～2週間以内に使い切りましょう。

レシピ

基本のローズローション

材料
ローズチンキ剤　5㎖
グリセリン　適量 *
芳香蒸留水（または精製水）　85～90㎖
精油は好みで（ローズ5滴まで）
作り方
チンキ剤にグリセリンを加えてよく混ぜます。芳香蒸留水を加えて出来上がりです。

*グリセリンを5㎖にするとさっぱりタイプに。この場合、芳香蒸留水は90㎖とします。グリセリンを10㎖にするとしっとりタイプに。芳香蒸留水は85㎖とします。精油を入れる場合は、グリセリンを入れる前に加えます。

クールなボディジェル

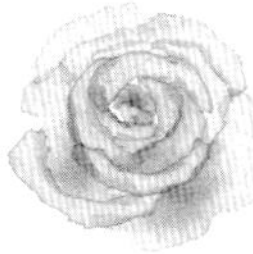

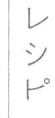

材料
ペパーミントチンキ剤　10㎖
キサンタンガム　1g
精製水（または芳香蒸留水）　90㎖
精油（お好みで）　5滴まで
作り方
キサンタンガムにチンキ剤を加えてよく溶かします。好みで精油を入れ、よく混ぜてから、精製水を加えましょう。ボディ用なのでチンキ剤の濃度を上げてありますが、好みで調整してください。ペパーミントの爽快感が体のほてりを鎮めます。

ハンガリーウォーター風ローション

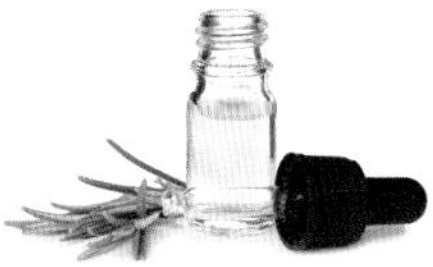

材料
無水エタノール　5㎖
グリセリン　5㎖
精油　10滴
（ローズマリー6滴、ユズ3滴、ネロリ1滴）
精製水　90㎖
作り方
無水エタノールに精油を入れ、よく混ぜたら、グリセリンを加えて混ぜます。精製水を加えて出来上がり。使用する前には必ずよく振って、精油を溶かしこみましょう。しっとりタイプが好みなら、グリセリンの量を増やし、その分、精製水を減らします。

*ハンガリーウォーターとはハンガリーの女王が使ったとされるローズマリーエキス入りの若返りの化粧水。詳しいレシピは分かっていませんが、ローズマリーやレモンが使われていたようです。ここではレモンをユズに変えていますが、光毒性があるので注意して使用してください。

リニメント剤

皮膚にすり込んで用いる液状またはペースト状の外用液剤をリニメントと呼びます。植物油に精油を加えた、トリートメントオイルもリニメント剤の一つです（P.252参照）。

バーム剤

植物油にミツロウを加えて溶かし、固まったものがバーム剤（軟膏剤）です。浸出油を使ったり、好みの精油を加えてもよいでしょう。外部からの刺激や乾燥から肌を守るとともに、皮膚にゆっくり浸透した成分の効果をとどめておく役割もします。

ミツロウを増やすとかたいバームに、植物油を増やすとゆるいバームになります。

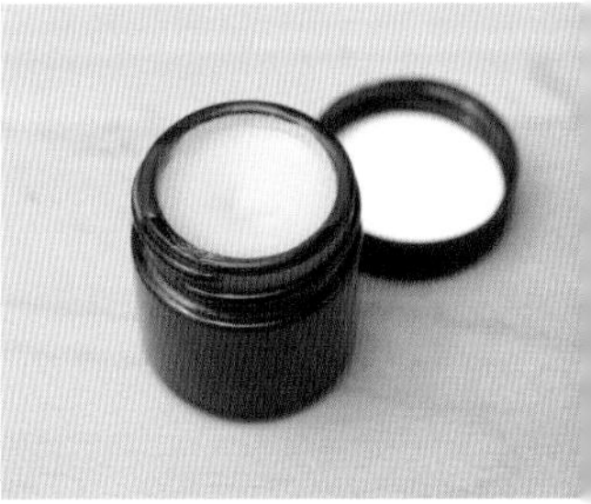

基剤

ミツロウ（ビーワックス）

ミツバチが分泌するロウ物質（ワックス）で、抗菌や保湿作用があります。融点は60～67度。未精製のものには香りがあり、色は黄色。精製したものは色と香りが抜け、白色をしています。ほどよいかたさのバームにするには、ミツロウの重量対植物油の体積の数字の割合は1：5程度で使います。

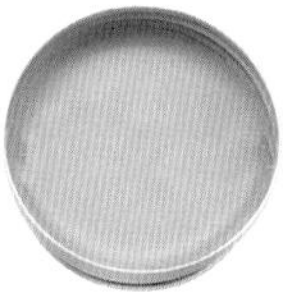

シアバター

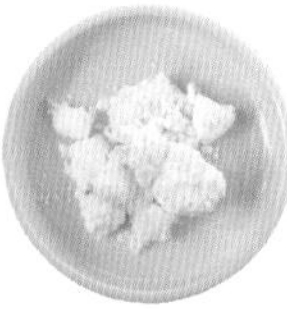

シアバターノキの実から採れる油脂。常温では固形ですが、体温で溶けてクリーム状になります。伸びがよく肌の潤いを保ち、乾燥や紫外線から守ります。

作り方

材料（出来上がり30mℓ）
- 植物油　25mℓ
- ミツロウ　5g
- （好みで）精油　3滴（濃度0.5%）

1 消毒したビーカーに植物油（ここではカレンデュラ油）とミツロウを入れます。

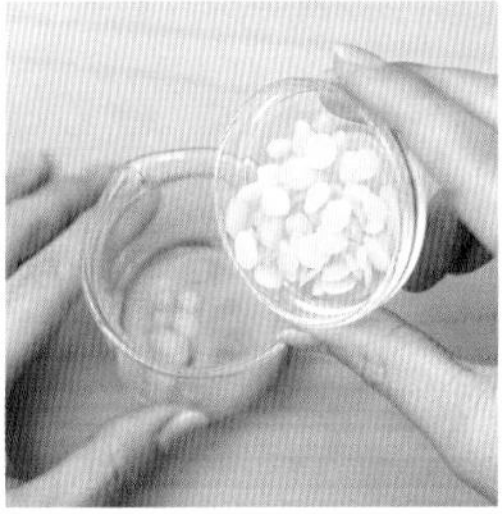

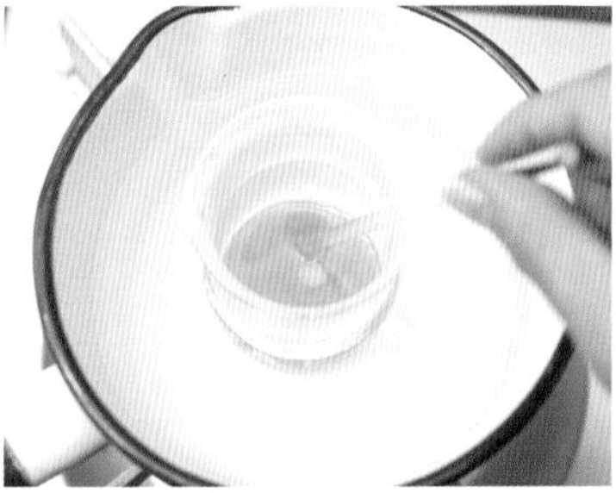

2 ①を湯せんにかけながら、ガラス棒などを使ってかき混ぜます。

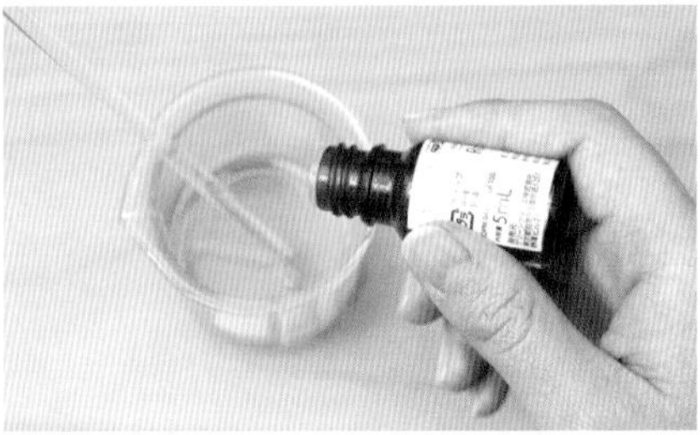

3 ミツロウがすっかり溶けたらビーカーを取り出します。精油を入れる場合は粗熱が取れてから加え、よく混ぜます。

4 遮光性のある容器に移し入れ、完全に冷めたらふたをします。日付や材料を書いたラベルを貼りましょう。

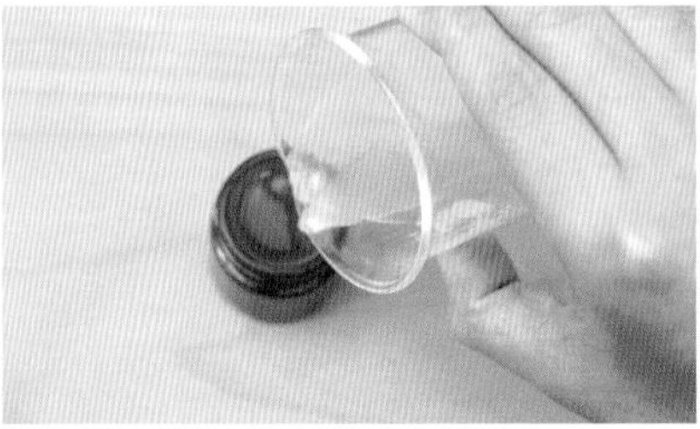

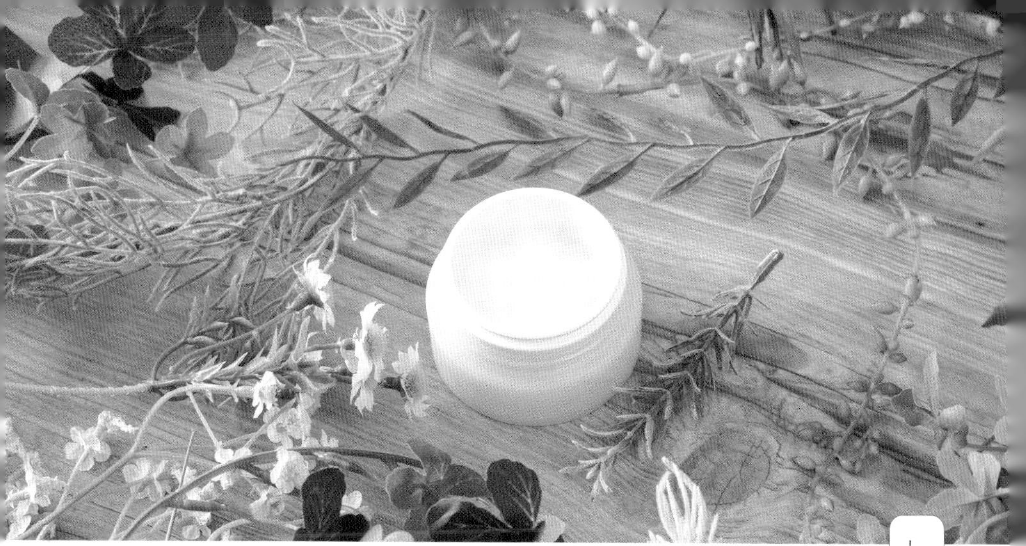

うるおいの リップバーム

リップバーム用容器

材料
材料（リップバーム 2 本分）
カレンデュラ油　11mℓ（約 10g）
ミツロウ　3g
はちみつ　少々（耳かき 1 杯分程度）
作り方
材料をすべて合わせて湯せんにかけ、ミツロウが溶けたらリップバーム容器に入れます。硬さはミツロウの量で調節してください。カレンデュラの消炎や皮膚の修復作用が荒れた唇に働きます。

リッチなナイトバーム

材料
ホホバ油　20mℓ
アルガン油　5mℓ
シアバター　1g
ハチミツ　1g
ミツロウ　5g
精油（フランキンセンス）5 滴まで
作り方
ホホバ油、アルガン油、シアバター、ハチミツ、ミツロウを合わせて湯せんで溶かし、火から下ろしたら精油を加えてよく混ぜます。アルガン油にもフランキンセンスにもアンチエイジング作用があり、豊かな香りは入眠を誘います。

キホンの フラワーバーム

材料
植物油　25mℓ
ミツロウ　5g
精油　3 滴（ラベンダー 2 滴、ゼラニウム 1 滴）
作り方
植物油にミツロウを加えて湯せんで溶かし、火から下ろしたら精油を加えてよく混ぜます。ラベンダーとゼラニウムの組み合わせは香りがよいだけでなく、心身をリラックスさせ、バランスを整える働きがあります。

スリミングバーム

材料
マカデミアナッツ油　30mℓ
ミツロウ　6g
精油　6 滴（ユーカリ 2 滴、ジュニパー 2 滴、サイプレス 2 滴）
作り方
マカデミアナッツ油にミツロウを加えて湯せんで溶かし、火から下ろしたら精油を加えてよく混ぜます。肌になじみやすいマカデミアナッツ油を基剤にし、滞りをゆるめる精油を選んでいます。血行がよい風呂上がりに、気になる部分に使いましょう。

クリーム剤

植物油とミツロウと浸剤（または芳香蒸留水）を使ったクリーム剤です。油分と水分が分離しないよう、しっかり混ぜ合わせて作りましょう。バーム剤よりやわらく、肌への浸透が早いのが特徴です。水分を含んでいるため、日持ちがしません。冷蔵庫で保管し、できるだけ早く使い切りましょう。

基剤

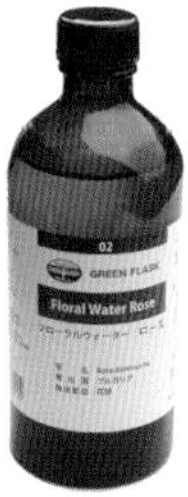

芳香蒸留水
（P.22 参照）

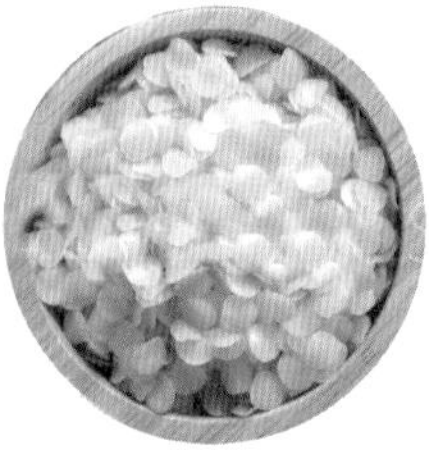

ミツロウ
（P.70 参照）

作り方

材料
- 芳香蒸留水（または浸剤） 10㎖
- 植物油 20㎖
- ミツロウ 7g
- 精油 2滴

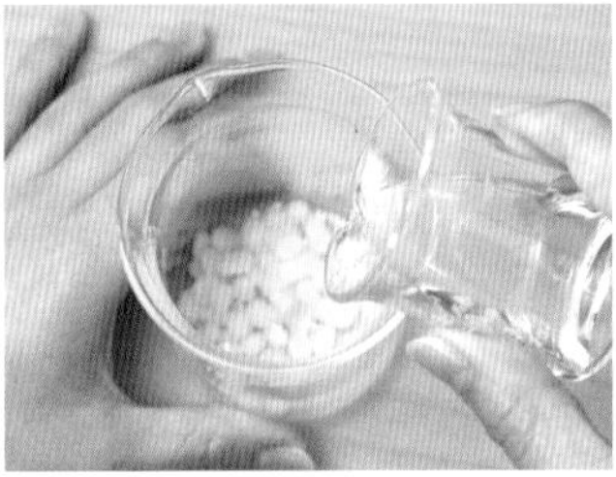

1 消毒したビーカーに植物油とミツロウを入れます。別のビーカーに芳香蒸留水を入れます。ここではホホバ油とゲットウの芳香蒸留水を使用。

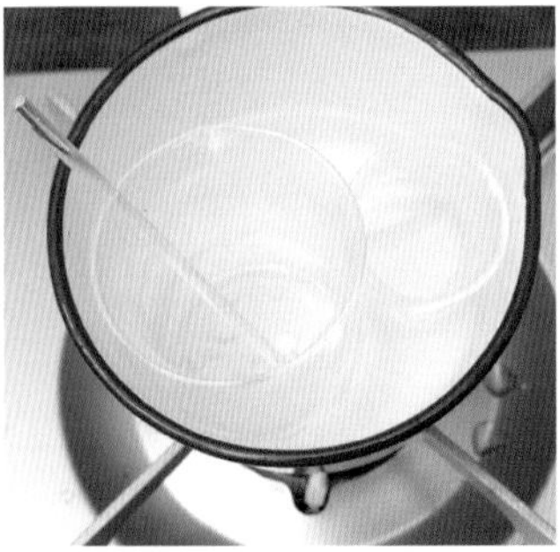

2 ①を湯せんにかけます。ミツロウが溶けやすいよう、ガラス棒などでかき混ぜます。

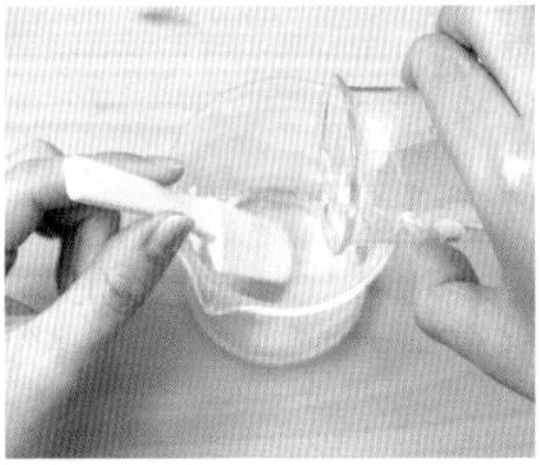

3 ミツロウがすっかり溶けたら取り出します。温まった芳香蒸留水（または浸剤）をミツロウが溶けた植物油の中に入れ、へらや泡立て器などを使ってよくかき混ぜましょう。

4 クリーム状になったら精油を加えます。

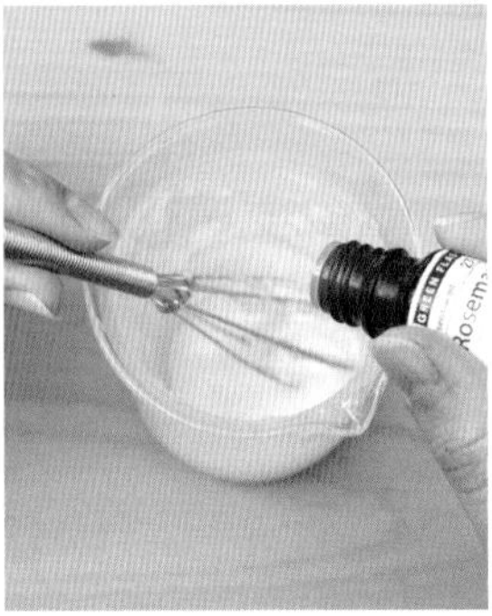

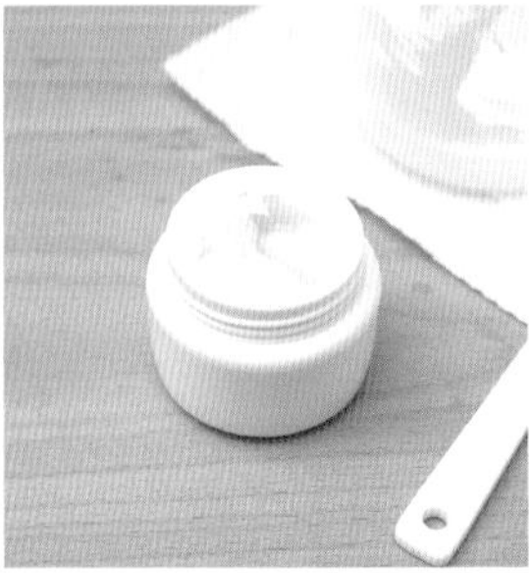

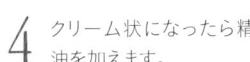

5 遮光性のある容器に移し入れ、完全に冷めたらふたをします。日付や材料を書いたラベルを貼りましょう。

美容オイル

美容オイルは植物油（キャリアオイル）に精油を加えたものです。トリートメントオイルと同様に、オイルの持つ有効成分と精油に含まれる有効成分を、皮膚を通して浸透させます。精油濃度はフェイス用なら0.5％以下、ボディ用なら1％以下としましょう。

化粧水で肌を整えた後、美容オイルを薄めに塗ってよく伸ばします。かかとなど乾燥した場所にも使いましょう。植物油は酸化しやすいので、冷暗所に保管し、2週間程度で使い切ります。

レシピ

ヘアケアオイル

材料
ホホバ油　25㎖
ウィートジャーム油　5㎖
精油　6滴（ローズマリー2滴、ゼラニウム2滴、スイートマジョラム2滴）
作り方
ホホバ油とウィートジャーム油をよく混ぜ合わせ、そこに精油を加えます。

ネロリの美容オイル

材料
マカデミアナッツ油　5㎖
ホホバ油　3㎖
アルガン油　2㎖
精油（ネロリ）　1滴
作り方
油を混ぜ合わせ、ネロリの精油を加えてよく混ぜます。シンプルですが香りが格段によく、皮膚の再生能力が高いオイルです。日持ちがしないので、少量ずつ作って早めに使い切りましょう。

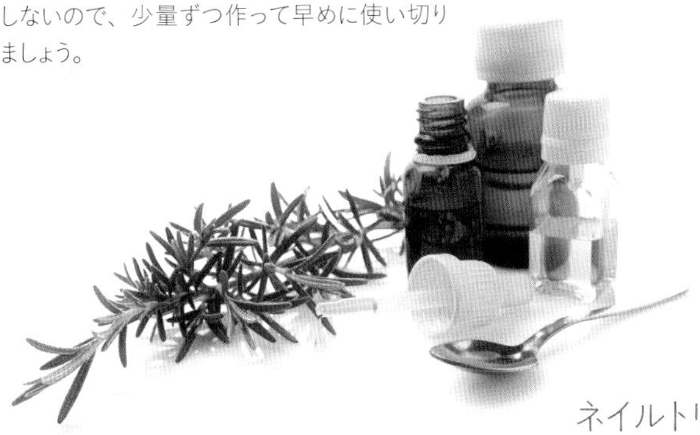

肌にやさしいクレンジングオイル

材料
ホホバ油　50㎖
精油　（好みで）5滴まで
作り方
ホホバ油に好みの精油5滴を加えてよく混ぜます。クレンジングにはホホバ油のようにさらっとしたオイルがよいでしょう。油性のメイクはオイルを使ってしっかり落としましょう。目や口の周りなどデリケートな部分に使うので、敏感な方は精油を入れなくてもよいです。

ネイルトリートメントオイル

材料
椿油　10㎖
精油　1～2滴（ゼラニウム、ラベンダー、サンダルウッド、スイートオレンジ、レモン、クロモジなど）
作り方
椿油に精油を加え、よく混ぜます。ネイルオイルで爪とその周りをやさしくマッサージしましょう。

ロールオンボトル

先端にロールがついていて、転がすとオイルが出てくるしくみです。好みの精油を加えたオイルを入れて持ち歩き、手首や首筋に塗布します。

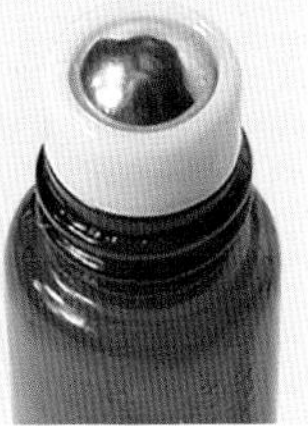

スプレー剤

芳香成分の揮発性を利用し、ローション剤をスプレーして利用します。香り成分が拡散するので、周囲へ配慮すること、適宜部屋の換気をすること、などに注意して使いましょう。

モスキートスプレー（虫除け）

材料（出来上がり50ml）
無水エタノール　5mℓ
精油　10滴（シトロネラ5滴、ゼラニウム3滴、ティーツリー2滴）
精製水　45mℓ
作り方
無水エタノールに精油を加えてよく混ぜ、精製水を加えます。1%濃度で作っているので、顔にかからないように注意しましょう。

スカルプスプレー（頭皮用）

材料
無水エタノール　5mℓ
精油　5滴（ティーツリー2滴、シダーウッド・アトラス2滴、ローズマリー1滴）
芳香蒸留水（ローズマリー）　45mℓ
作り方
無水エタノールに精油を加えてよく混ぜ、芳香蒸留水を加えます。頭皮にスプレーし、マッサージをしましょう。朝鮮人参やセンブリの育毛効果もよく知られています。手に入ったらチンキ剤を作り、加えるとなおよいでしょう。

安眠を誘うピロースプレー

材料
無水エタノール　5mℓ
精油　10滴（ラベンダー5滴、オレンジ3滴、ミルラ2滴）
精製水　45mℓ
作り方
無水エタノールに精油を加えてよく混ぜ、精製水を加えます。ベッドに入る前に枕元やベットの周りにスプレーしましょう。

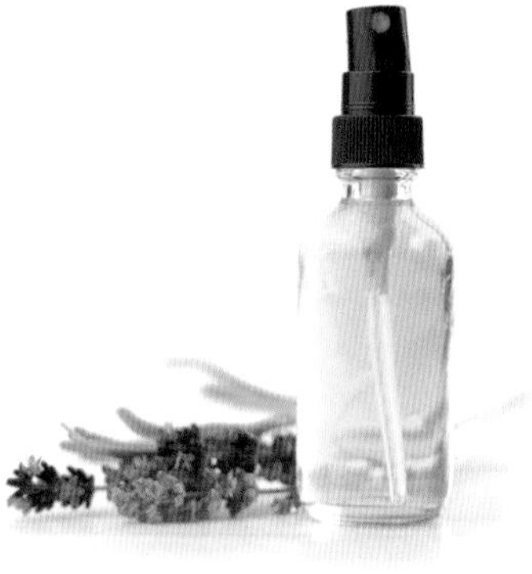

ゴマージュ

ゴマージュはハーブの散剤（パウダー／83ページ）を使って、皮膚をなめらかにする方法です。散剤に精製水や芳香蒸留水を加えて練り、ペースト状にしたゴマージュ剤を肌にぬり、ハーブの有効成分を浸透させるとともに、ザラザラとしたパウダーが古い角質を除去するという物理的な作用もあります。

顔をこする時は、中心から外に向かって指を動かします。肌を傷めないよう、やさしくこすりましょう。傷や湿疹など炎症がある場合は使用を控えましょう。敏感肌の人は注意して利用し、異常があった際はすぐに使用をやめましょう。

作り方

1 ドライハーブの散剤（パウダー）4gを用意し、ボウルに入れます。

2 ①に精製水（あるいは芳香蒸留水）20mℓを少しずつ加えます。ハーブはゆっくり水を含んで、ペースト状になります。かたすぎる場合は精製水を加えて調整しましょう。

パック剤

天然鉱物であるクレイ（粘土）を基剤として使い、パック剤を作ってみましょう。

クレイには吸着作用があり、汚れや余分な皮脂、老廃物を取り除く働きがあります。ハーブの有効成分も合わせて肌に浸透させることで、肌のきめを整えましょう。目や口の周りは皮膚が薄いので避け、顔全体と首にパック剤を均一に塗ります。5～10分置いたら、ぬるま湯でていねいに流します。使用後は必ずローション剤で保湿すること。

傷や湿疹など炎症がある場合は使用を控えましょう。クレイの作用は強いので、長時間の使用は禁物です。パック剤は作り置きせず、作ったその日のうちに使い切りましょう。

基剤

クレイ

クレイは陶土の一種で、ミネラルを豊富に含んでいます。吸収や吸着、収れん、被覆作用があり、パックの基剤として利用されています。カオリン、モンモリロナイト、レッドクレイ、ガスールなどがよく使われます。

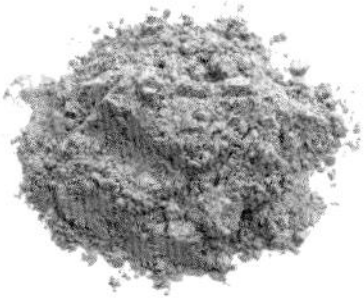

ヨーグルト

手軽にできるパックの基剤として使われます。水分が多い場合は、あらかじめ水切りをしてから使うとよいでしょう。ヨーグルトパックの上にラップをして押さえると、垂れにくくなります。

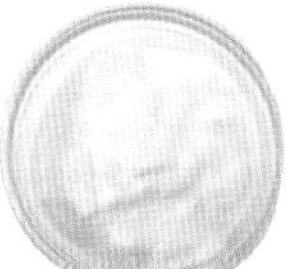

作り方

材料
クレイ　大さじ2
精製水　15mℓ
精油　1滴

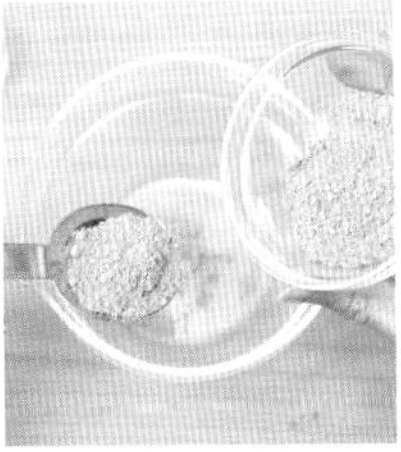

1 ボウルにクレイを入れます。

2 ①に精製水を少しずつ加えます。クレイが水を含んでから木べらなどでペースト状にねります。かたすぎる場合は精製水を加えて調節しましょう。

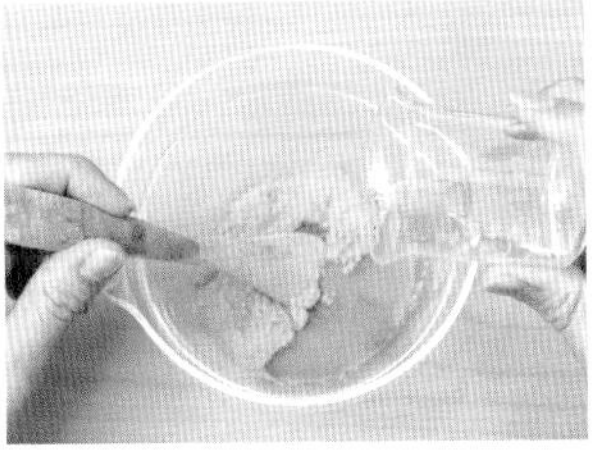

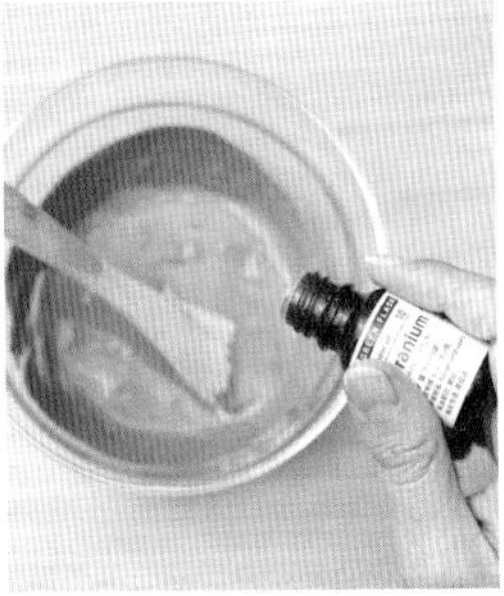

3 精油を加え、よく混ぜたらできあがりです。

痛みにパップ剤

筋肉痛や打ち身、ねんざなどの場合、クレイをパップ剤として使うこともできます。植物油を少し加えたクレイ剤（作り方は上記）を折りたたんだガーゼに均等に塗り、患部に当て、テープなどで固定します。消炎や冷却作用がある精油がおすすめです。

材料　クレイ20g、精製水14mℓ、植物油6mℓ、精油4滴

石けん剤

レンジにかけて簡単に溶かせる石けん素材や練り合わせるだけの石けん素地を使って、オリジナル石けんを作ってみましょう。好みの精油や浸出油、ハーブ散剤（83ページ）、クレイなどを加え、自分好みの石けんを仕立てることができます。

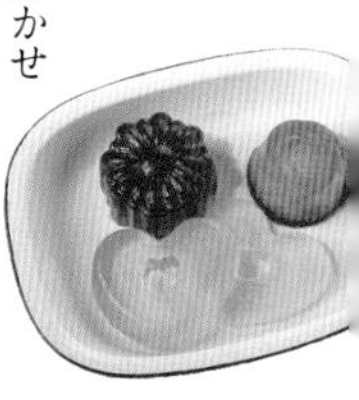

基剤

グリセリンソープ（MP ソープ）

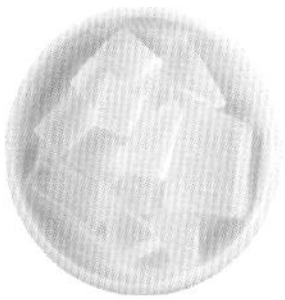

レンジや湯せんで簡単に溶かすことができる石けん素材。合成界面活性剤や苛性ソーダ（水酸化ナトリウム）などの化学物質を含まず、保湿成分のグリセリンをたっぷり含んでいるのが特徴です。MP とは Melt & Pour(溶けて注ぐ) の意味。

石けん素地

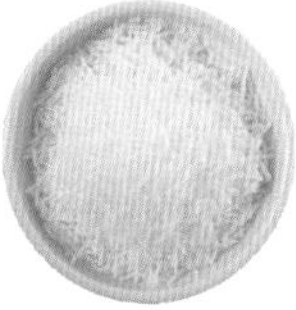

無香料無着色の植物性石けんをペレット状にしたもの。市販の無添加石けんをおろし金で削ったもので代用可能です。

作り方

材料
- グリセリンソープ　40g
- 浸出油または植物油（スポイドを使う）　8滴
- 精油　2滴

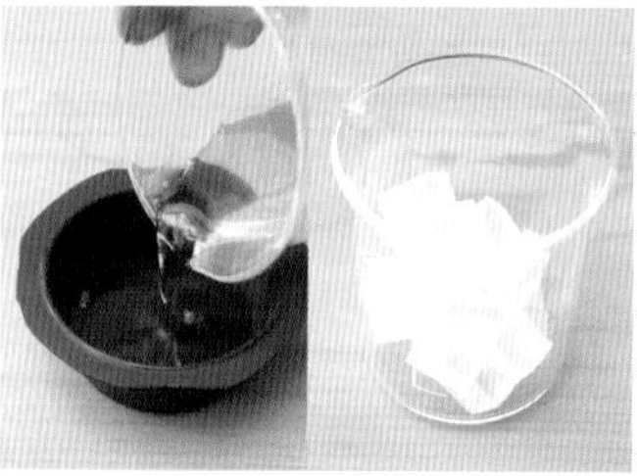

1 耐熱の容器にグリセリンソープを入れ、電子レンジで加熱します。すぐに溶けるので、5 ～ 20 秒刻みで様子を見ながら行いましょう。やりすぎると吹き上がって気泡が入ってしまいます。

2 溶けたソープを好みの型に入れ、浸出油や植物油を加えたら竹串などで手早く混ぜます。最後に精油を加えましょう。

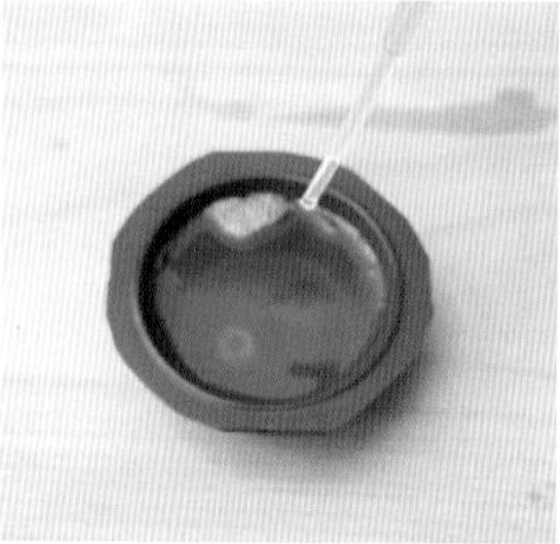

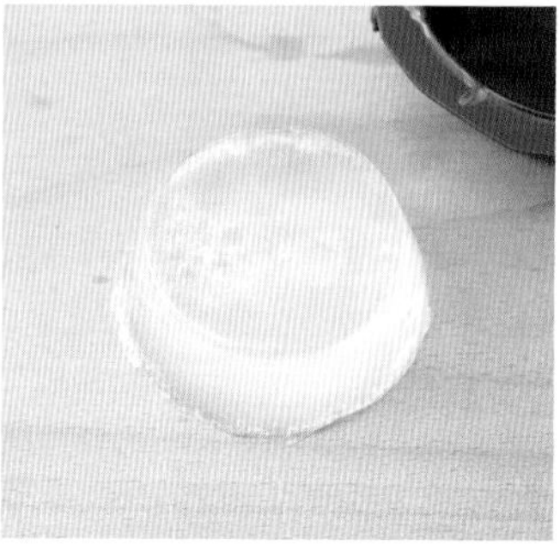

3 冷めて固まったら、型から出して完成です。

＊混ぜて表面に気泡ができた場合は、無水エタノールを軽くスプレーすると気泡が消えてきれいな表面になります。

おすすめのアロマ&ハーブ

カレンデュラの浸出油
皮膚や粘膜の修復・保護、肌荒れや炎症に
ラベンダーの浸出油　抗菌
ウコン（ターメリック粉で代用可）
　くすみ改善、黄色に色付け
抹茶　くすみ改善、緑色に色付け
ハチミツ　保湿
クレイ　毛穴の汚れを吸着

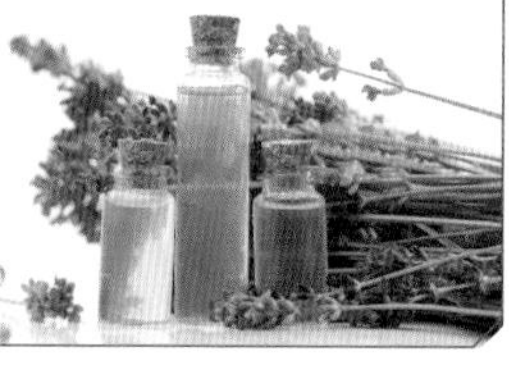

シャンプー剤

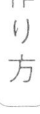

無香料のシャンプーに精油を加えて作るシャンプー剤です。抗菌作用がある精油を加えればフケの予防に、血行促進作用がある精油ならば育毛や抜け毛の予防に効果があります。香りもよく、リラックスしたシャンプータイムとなります。

作り方

無香料で無添加の植物性シャンプー10 mℓに対して精油1～2滴の割合で加えます。よく泡立てて使いましょう。

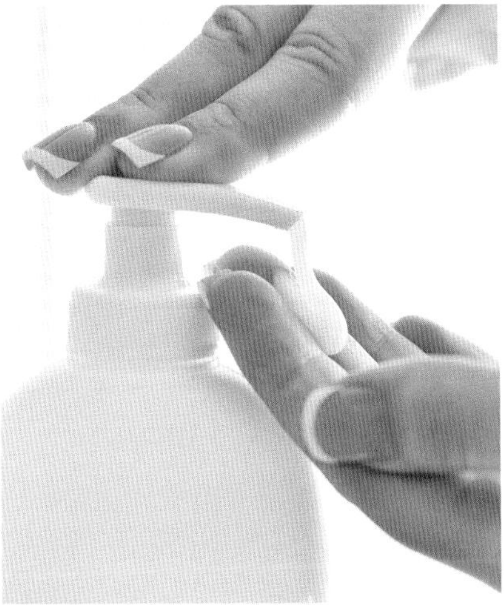

ボディソープ

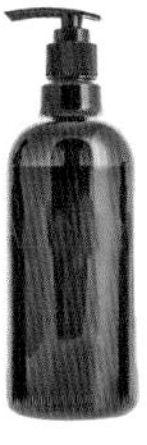

無添加無香料で石けん由来のボディソープに精油を加えて作るボディソープ剤です。好みの香りに加え、抗菌や保湿作用のほか、皮膚を柔らかにする働きがある精油などを選びましょう。

作り方

無添加無香料のボディソープ10 mℓに対して精油1～2滴の割合で加えます。

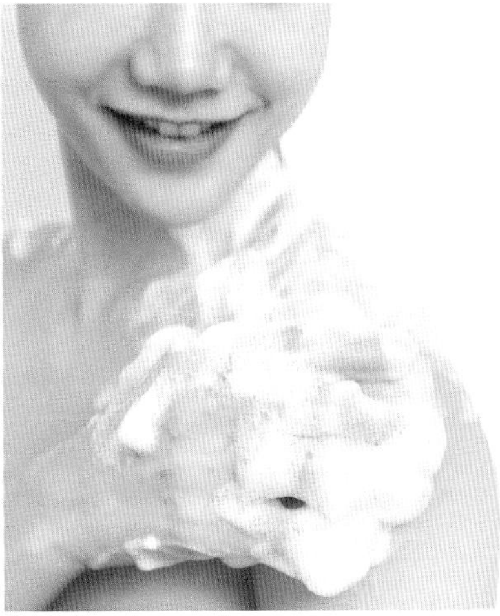

ビネガー剤の基本

ハーブの有効成分を酢に溶出させたものがハーブビネガー剤です。

アルコールを使ったチンキ剤に比べると成分の抽出は控えめですが、アルコール類を摂取できない子ども、妊娠中や授乳中の女性、アルコールが苦手な人でも安心して使えるというメリットがあります。

酢には抗菌・消臭作用がありますが、代謝を促進して疲労を回復させる働きもあります。甘みを加えて薄めて飲むほか、ドレッシングやマリネ液に使ったり、入浴剤として利用することも可能です。冷暗所で保管し、6ヶ月ほどで使い切りましょう。

基剤

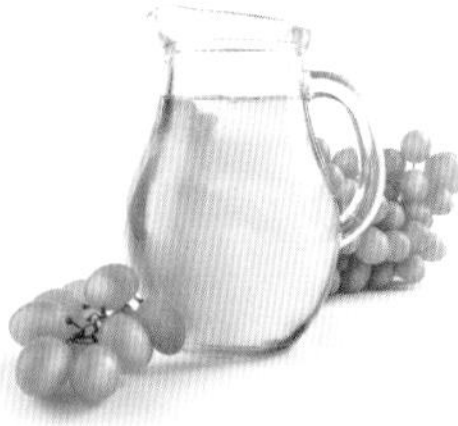

ワインビネガー

ぶどう果汁を発酵させて作った酢。ワインにも通じる渋みやコクがあります。

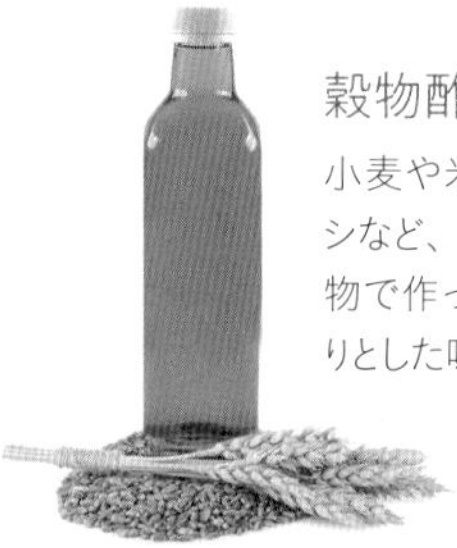

穀物酢

小麦や米、トウモロコシなど、2種以上の穀物で作った酢。すっきりとした味わいです。

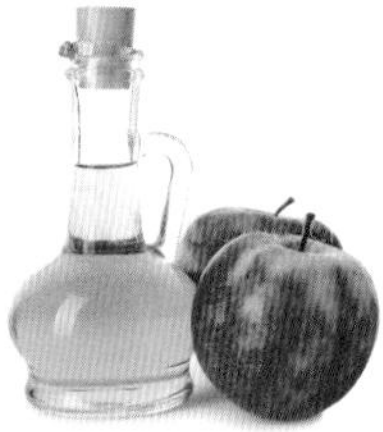

リンゴ酢
（アップルビネガー）

リンゴ果汁を発酵させて作った酢で、マイルドな酸味が特徴です。

レシピ

ローズビネガー

バラの花びらをリンゴ酢に漬け込みます。生でもドライでも構いませんが色の濃いバラがよいでしょう。長く漬けすぎると色が悪くなるので、2週間で取り出します。ハチミツで甘みを加え、水で割ってドリンクに。

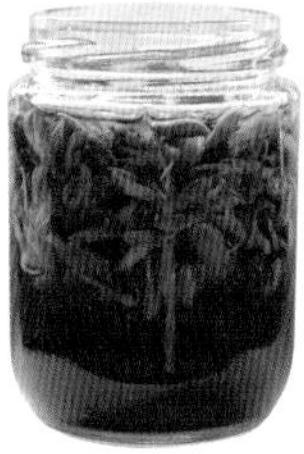

タバスコ風ビネガー

生のトウガラシ、塩、ニンニク、リンゴ酢をミキサーにかけるだけ。フレッシュな香りのタバスコ風ビネガーが簡単に作れます。

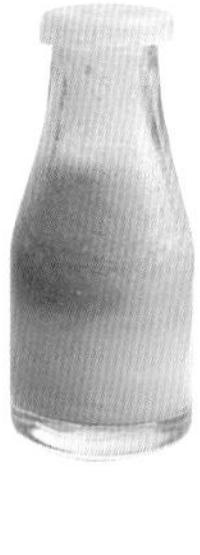

クズの花ビネガー

夏の終わりのほんの短い間しか収穫できませんが、手に入ったらぜひビネガーに漬けてみてください。ブドウに似た甘い香りがあります。イソフラボンを含むので、ホルモン調整作用も期待できます。

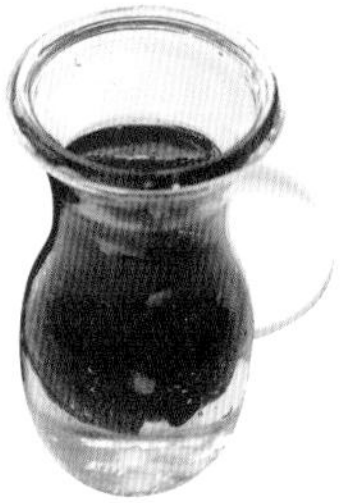

ハチミツ剤の基本

ハーブの有効成分をハチミツに溶出させたものがハーブハニー剤です。

ハチミツには抗菌をはじめ、保湿、抗炎症、抗アレルギー、粘膜の修復、免疫力の増強などの作用があり、古来から不調の際に利用されてきました。特に、咳止めや喉の不快感の解消に有効で、ハチミツを使ったトローチなど多くの商品も売られています。

近年では、ハチミツをはじめ花粉やプロポリスなどミツバチが作り出した生産物を使った自然療法をアピテラピー（ミツバチ療法）と呼び、注目を集めています。

ハチミツは熱しすぎると変質するので、湯せんにかける際はとろ火にし、高温にならないうちに火を止めることがポイントです。

作り方

材料　好みのハーブ　3g
　　　ハチミツ　100㎖

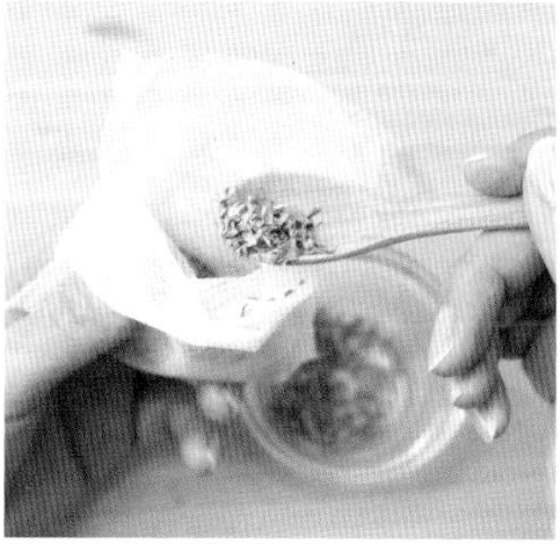

1　お茶パックにハーブ（ここではタイム）を詰めます。

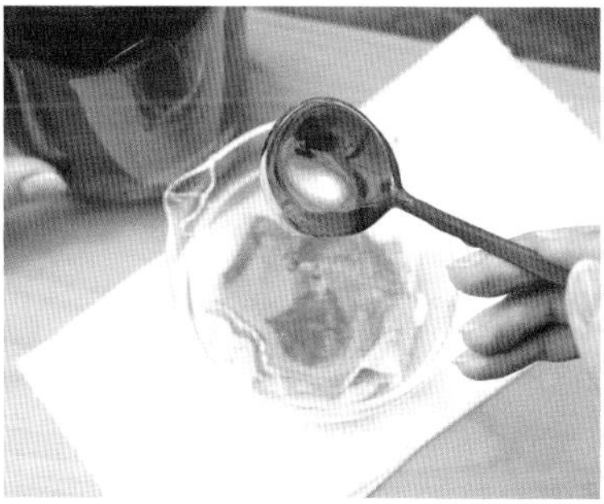

2　①をボウルに入れ、上からハチミツをかけます。

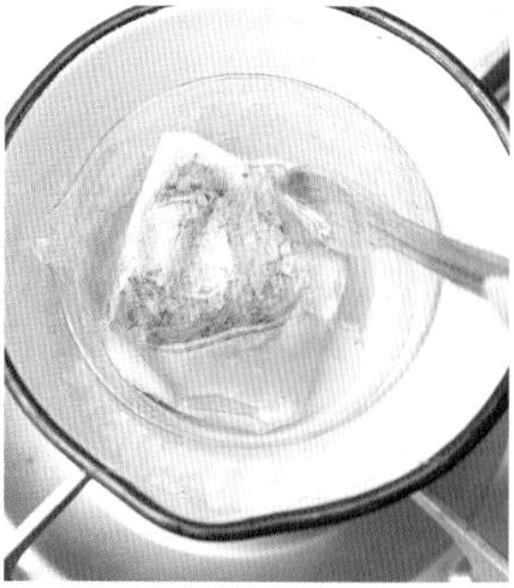

3　②を湯せんにかけ、ぎりぎりでハチミツに触れるくらいの温度になったら、ボウルを取り出します。

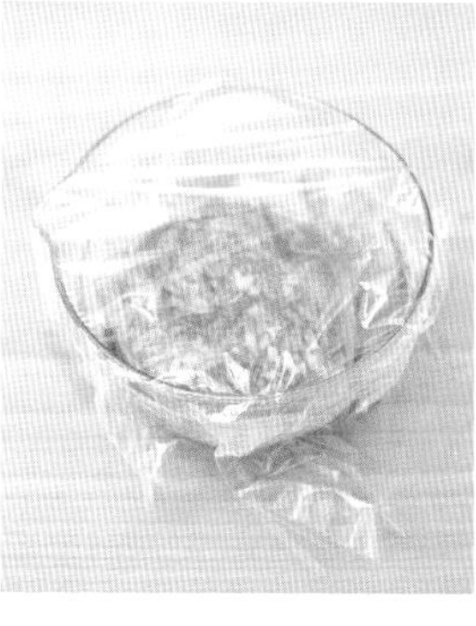

4　③にラップをかけ、冷めるまでおきます。

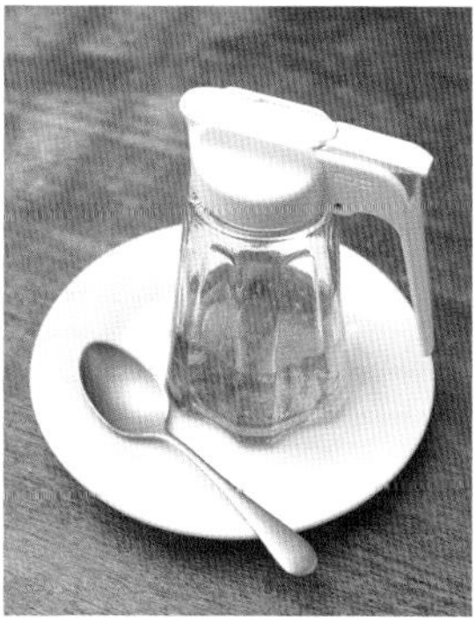

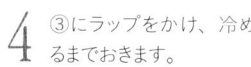

5　冷めたら、ハーブを取り出して絞り、保存容器に移しましょう。

コーディアル剤の基本

たっぷりの砂糖と少しの水で高糖度のシロップを作り、そこにハーブの有効成分を浸透圧によって溶出させたものがコーディアル剤です。とても甘いので、水や炭酸水、お酒、牛乳などで割ったり、ヨーグルトやアイスクリームにかけるなどして楽しみます。

欧米では古くから家庭で作られてきたコーディアル剤。ハーブの他に季節の果物を加えて作ることもあります。

甘さはお好みですが、糖度が高い方が保存性は高くなります。砂糖は水の4～5割くらいがよいでしょう。砂糖の種類も好き好きですが、グラニュー糖は溶けやすく色が綺麗に仕上がりますし、テン菜糖はミネラル分が多くコクが出るようです。仕上げにレモン果汁を入れると、風味が高まるとともに防腐効果も加わります。

使用するハーブの種類や部位によって、抽出時間は調整しましょう。冷蔵庫で保存し、1ヶ月をめどに使い切ります。

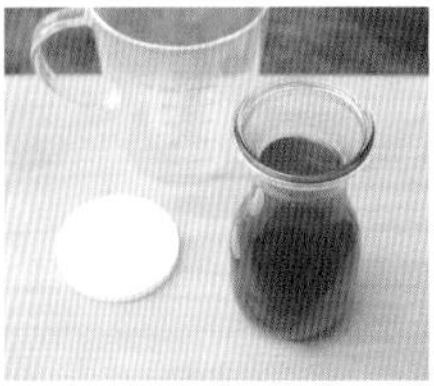

基剤

グラニュー糖

純度が高い精製糖。粒の大きさが0.2～0.7㎜と細かく、サラサラしていて、匂いがないのが特徴です。

テン菜糖

テン菜（砂糖大根）原料の未精製の砂糖で、甘味はあっさりとしていてミネラルを含んでいるのが特徴。天然由来の色が残ります。

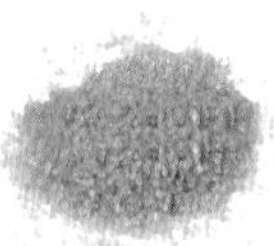

作り方

材料
砂糖　120g　水　300㎖
ドライハーブ　10g
（エルダーフラワー6gとエキナセア4g）
レモン汁　大さじ1

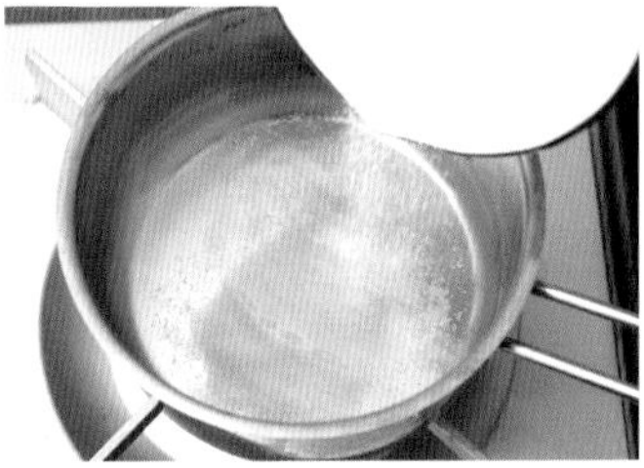

1 鍋に砂糖と水を入れ、火にかけます。

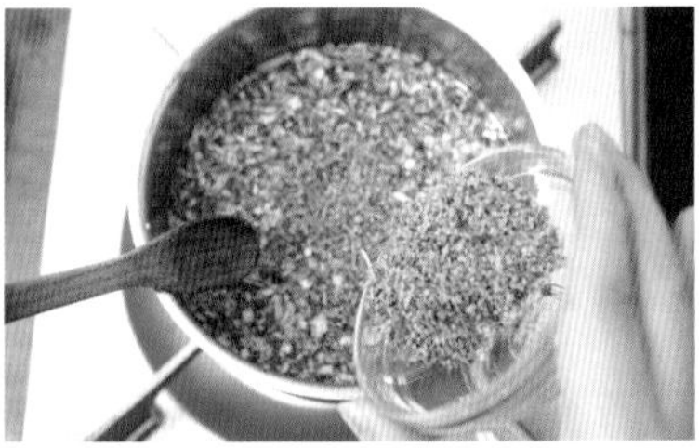

2 砂糖が完全に溶けたら、弱火にし、ハーブを入れてふたをして3分煮出します。

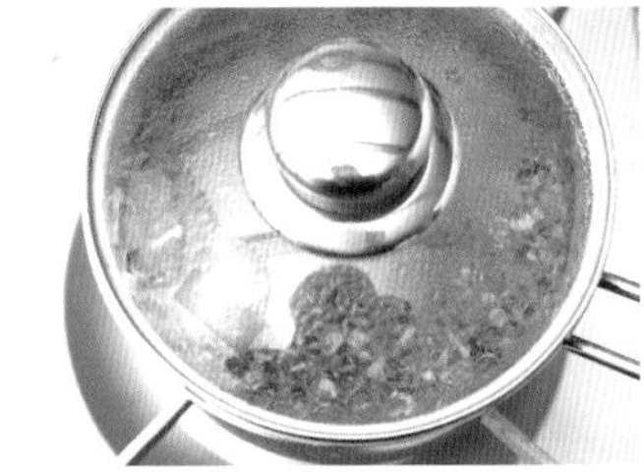

3 火を止め、5～10分ほど蒸らしたらレモン汁を加えます。

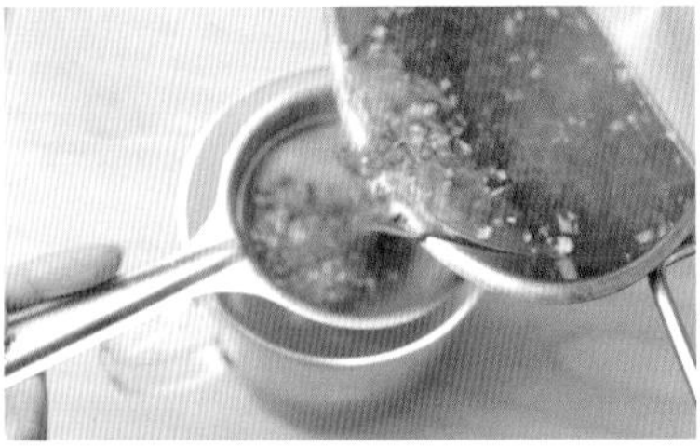

4 ザルや茶こしでハーブをこし、冷めたら消毒した容器に移しましょう。

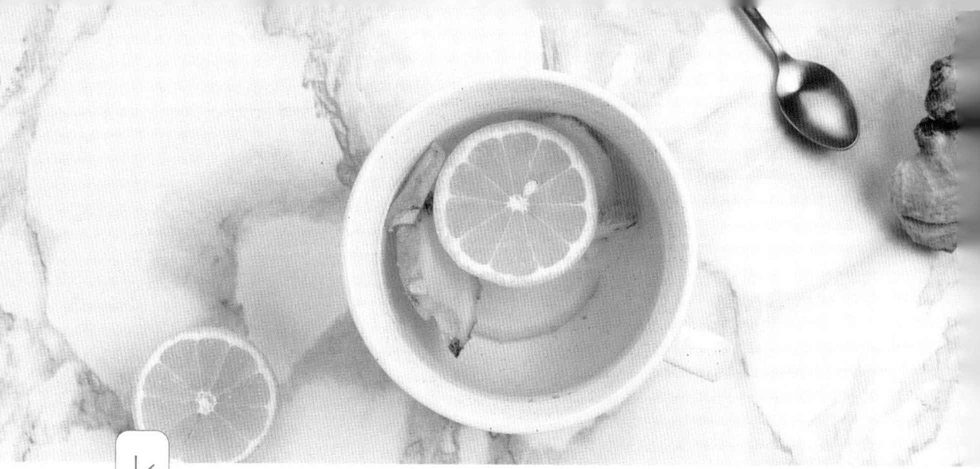

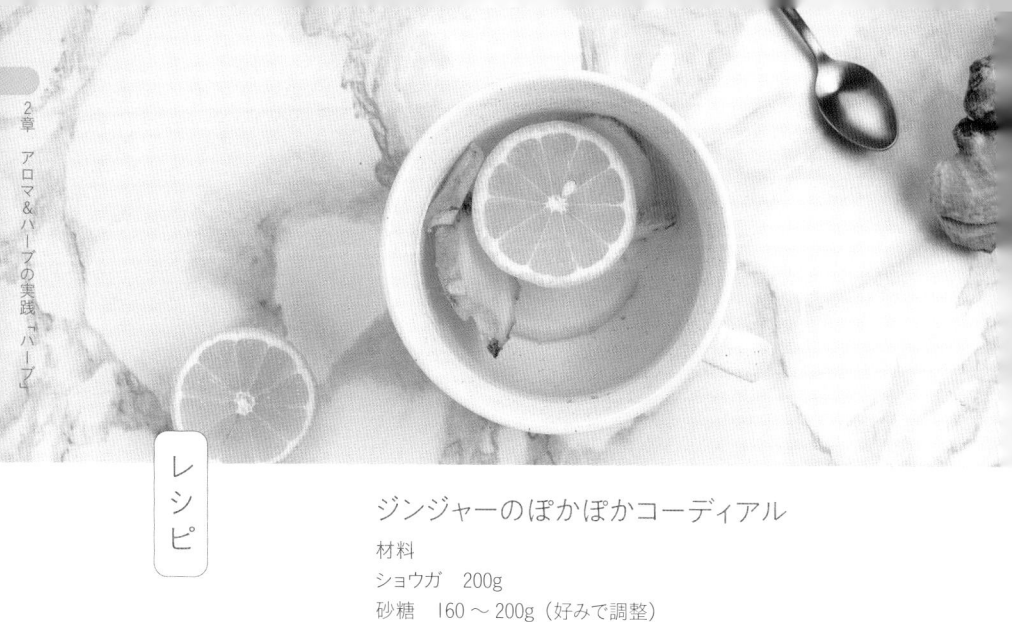

レシピ

ジンジャーのぽかぽかコーディアル

材料
ショウガ　200g
砂糖　160 ～ 200g（好みで調整）
水　400g
レモン汁　1 個分
作り方
皮付きのまま薄くスライスしたショウガ、砂糖、水を鍋に入れ、中火～弱火で 20 分ほど煮ます。仕上げにレモン汁を加えて火を止めます。ザルでこし、粗熱が取れたら、清潔な容器で保存しましょう。ショウガの血行促進作用でからだ中がポカポカに。取り出したショウガは乾燥させてドライジンジャー風に、または酢漬けや佃煮にアレンジしても。

スパイスたっぷり冬のコーディアル

材料
好みのスパイス　適量
（たとえば、シナモンスティック 1 本、
クローブ 5 個、スターアニス（八角）1 個など）
ショウガ（皮付きのまま薄くスライスする）　1 片分
レモン汁　1/2 個分
砂糖　100g
水　200mℓ
作り方
スパイス、ショウガ、砂糖、水を鍋に入れ、中火～弱火で 20 分ほど煮出します。火を止め、レモン汁を加えたら出来上がり。ハーブティーや炭酸水で割って飲みましょう。温めた赤ワインに加えればグリューワイン風に。カイエンペパー（トウガラシ）、カルダモン、ブラックペパー、クミンなど手持ちのスパイスも利用してみましょう。

フレッシュミントで夏のコーディアル

材料
ミントの葉　40 ～ 50g
砂糖　120 ～ 150g（好みで調整）
水　300g
レモン汁　1/2 個分
作り方
鍋に水と砂糖を入れて火にかけ、砂糖が溶けて沸騰したら火を止めます。ミントの葉を入れ、軽く混ぜたらふたをして 10 分蒸らします。レモン汁を入れて出来上がり。さわやかな風味が夏にぴったり。マロウやバタフライピーなどを加えて色をつけても楽しいです。

キッチンハーブの基本

調理に利用するハーブをキッチンハーブと呼びます。

ドライハーブ

スーパーのスパイスコーナーで見かけるハーブのイメージです。ティー用のハーブと比べるとより細かくカットされています。

日本人が調理にハーブを使うようになってから、さほど年数が経っていません。ショップのコーナーにはたくさんの種類が並びますが、使いこなしている人はそれほど多くはないかもしれません。

香りや効能を知り、身近に感じた品種があれば、まずは利用してみましょう。相性のよいハーブや食材など、だんだん使い勝手がわかってくるはずです。

ハーブソルト

粉砕したハーブと塩をあわせたもの。ハーブは1種類だけでも、数種類を混ぜてもよいでしょう。人気がある抹茶塩もハーブソルトの一種です。

塩の粒とカットハーブの大きさが揃っていないとうまく混ざりません。岩塩のような大きな粒の塩を使う場合は、ハーブも大きめに。

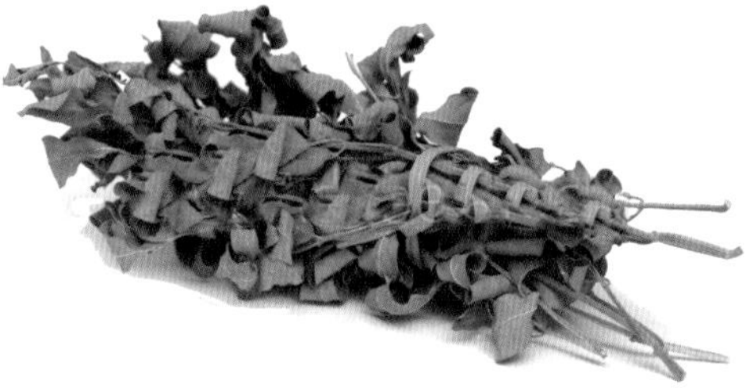

ミックスハーブ

エルブ・ド・プロバンスはフランス・プロバンス地方のミックスハーブ。セージ、ローズマリー、タイム、バジルを基本にフェンネルやローレルなど、いろいろなハーブをミックスしたもの。配合に特に決まりはないようです。好みのハーブを合わせてオリジナルのミックスハーブを作ってみましょう。

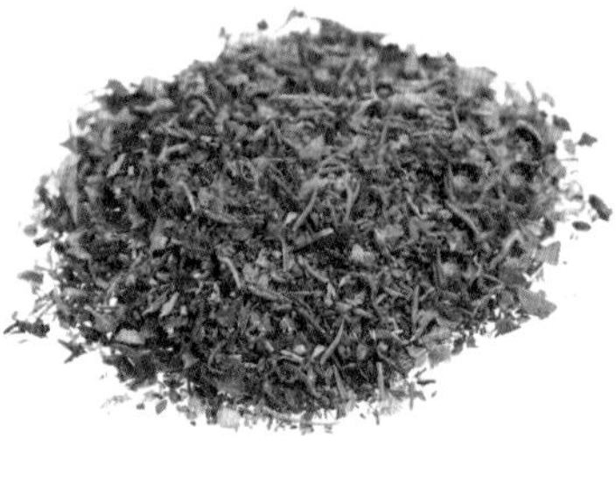

ハーブパウダー剤（散剤）

ドライハーブを細かくパウダー状にするには、すり鉢で当たるか、電動ミルを使います。しっかり乾燥したハーブを使い、かたい茎の部分などはあらかじめ外しておいてから、細かくしましょう。

抗アレルギー作用があるネトルをパウダーにし、そのまま、あるいはふりかけのように何かにトッピングして食べるのもよい方法です。また、ビタミンCの爆弾とも呼ばれるローズヒップのパウダーをヨーグルトに混ぜて食べてみてはいかがでしょうか？

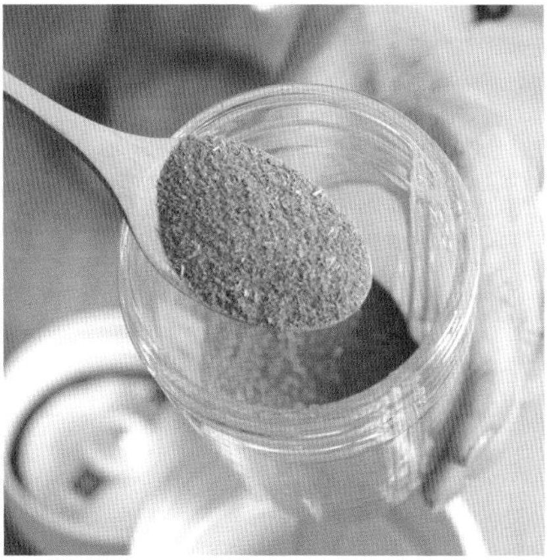

レシピ

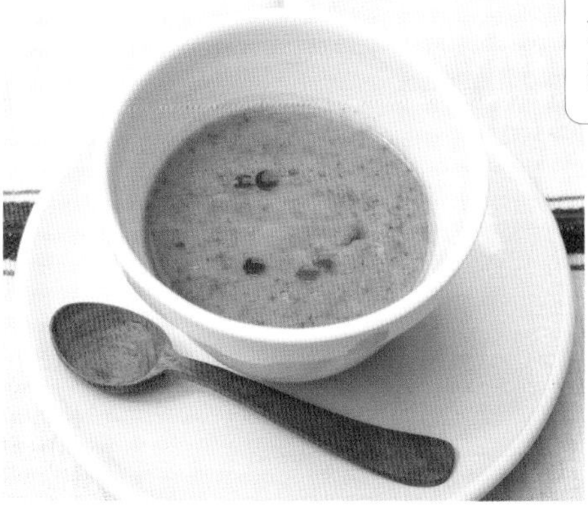

ハーブスープ

風味づけとしてではなく、ハーブがメインのスープです。ジャガイモでポタージュスープを作り、ネトルやマルベリーなどのハーブパウダーを多めに加えます。有効成分をたっぷり摂り入れたいときに。

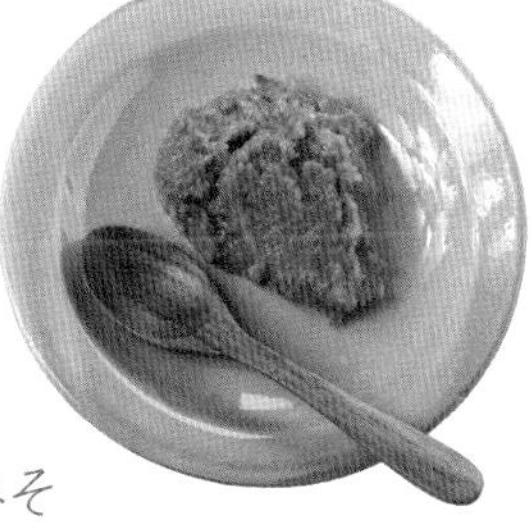

ハーブみそ

みそをみりんでのばしてかたさと辛味を調整し、バジルやミントなど好みのハーブを加えます。生野菜や蒸しものにつけても。

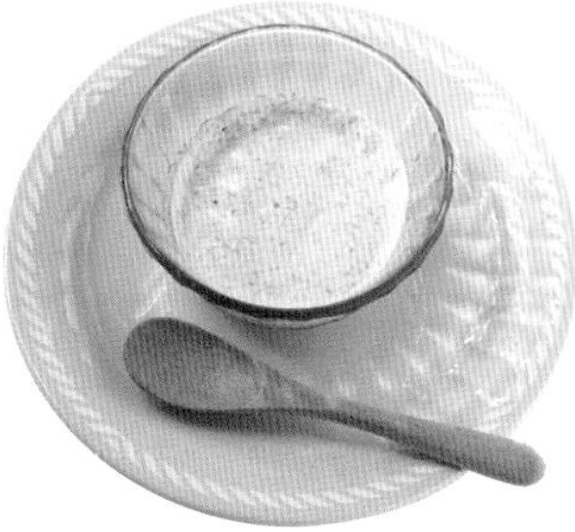

ハーブマヨネーズ

マヨネーズと相性がいいのは、パセリやミント、コリアンダーなど。ゆで卵を加えてタルタル風にしても。

フレッシュハーブ

今では多くのスーパーでフレッシュハーブを扱うようになり、フレッシュならではの香りや食感を手軽に楽しめるようになりました。

ハーブを育てている人にとっては、摘みたてを食用にすることは栽培の大きな目標の一つでしょう。しかし、たくさん収穫できても使い切れないという声もよく聞きます。また、購入したけれど、余ってしまったということもあるでしょう。せっかくのハーブを無駄にせず楽しむためには、「試しに使ってみる」ことと、「保存できるものをつくる」ことがポイント。他の食材との相性が意外とよかった、調理したらクセが和らいだ、といった新しい発見がきっとあるはずです。

保存方法

湿らせたキッチンペーパーで切り口を包み、密閉容器に入れて冷蔵庫の野菜室で保存します。あるいは、水を入れたコップに挿し、直射日光が当たらないところにおきましょう（バジルやミント、タイムなどは容易に発根します）。

ハーブアイスキューブ

製氷皿に水を入れ、ハーブの葉や花を浮かべてから、凍らせます。香りは飛びますが、飲み物にいれるととてもきれいです。ミントやレモンバームの葉、チコリやスイートバイオレットの花などがおすすめです。

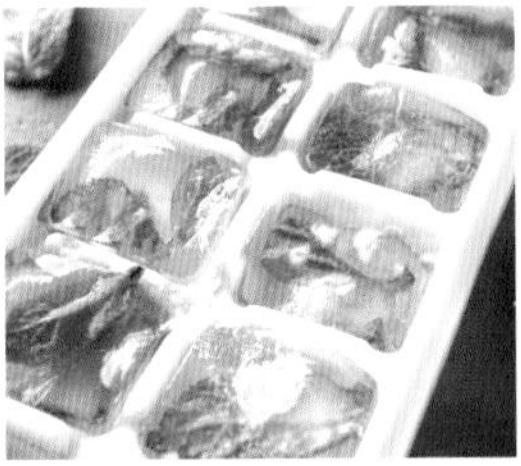

ハーブバター

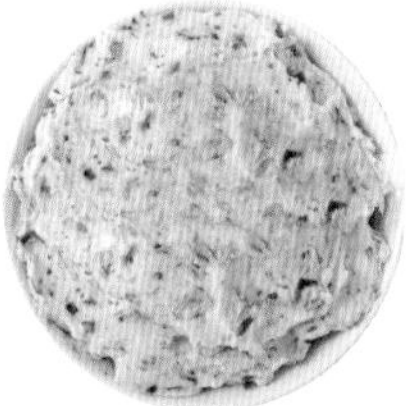

常温でやわらかくしたバターに、好みのハーブを刻んで混ぜ合わせ、小さな容器などに詰めて成形します。冷蔵庫に入れ、かたまれば出来上がり。トーストに塗るほか、ゆでたジャガイモや魚介類のソテーなどに添えてもよいでしょう。チャイブバターやパセリバターは定番ですが、やはり使いやすいです。ハーブは数種類混ぜてもよいですし、お好みでニンニクやトウガラシを加えても。

ハーブペースト

生ハーブに調味料を加え、オイルと一緒にミキサーにかけたものがハーブペースト。バジルを使った「ジェノベーゼソース」が有名です。香りが強くやわらかい葉物なら、失敗なく作れます。調味料やオイルの種類をアレンジすれば、和風や中華風も作れます。

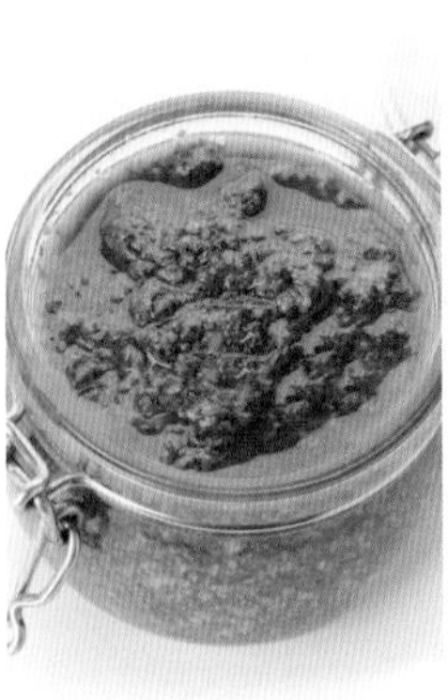

ハーブペーストの作り方

材料
フレッシュバジルの葉*（やわらかい部分）　20枚程度
ミックスナッツ　大さじ1
パルミジャーノチーズ　大さじ1〜2
ニンニク　1片
エクストラバージンオリーブオイル　大さじ4
塩、こしょう　適量

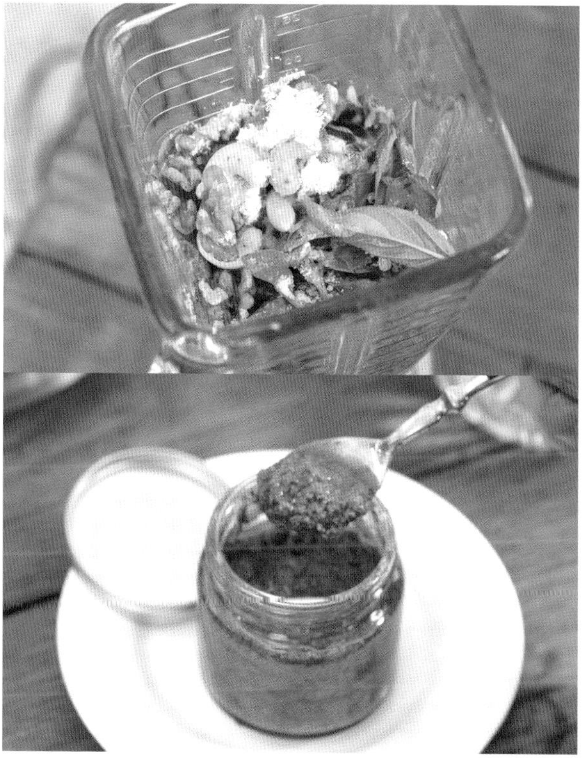

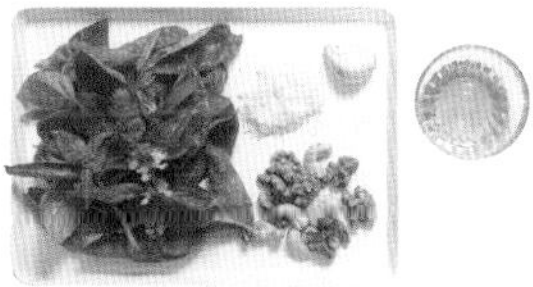

*バジルに花穂がついていたら、一緒に入れましょう。花にも精油成分が多く含まれています。

材料をフードプロセッサー（またはミキサー）にかけ、なめらかなペースト状になるまで撹拌します。

レシピ

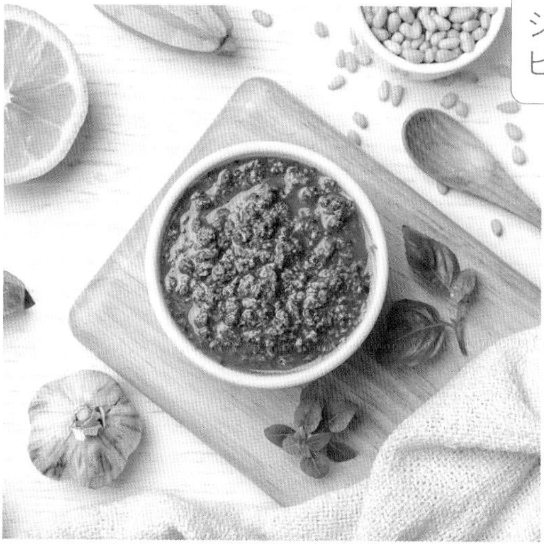

材料を変えてアレンジを楽しみましょう。

コリアンダーペースト

材料
コリアンダー、ナンプラー、ニンニク、トウガラシ、白ゴマ油

ルッコラペースト

材料
ルッコラ、アンチョビ、ニンニク、チーズ、エクストラバージンオリーブオイル

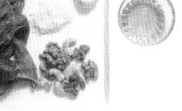

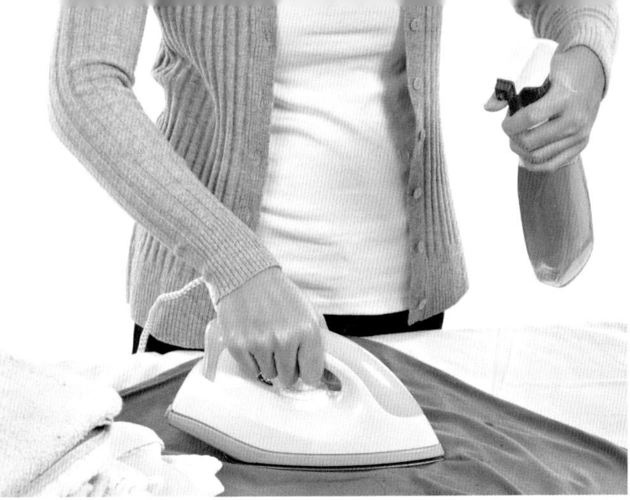

ホームケア

抗菌や消臭、防虫作用など、アロマやハーブが持つ優れたパワーを私たちの日常生活にもっと取り入れましょう。天然成分は環境に優しく、心地よい香りも残ります。

レシピ

アイロンプレス用のリネンスプレー

材料
無水アルコール　5mℓ
精油　3滴
精製水　45mℓ
作り方
無水エタノールに精油を加えてよく混ぜ、精製水を加えます。ラベンダーやローズマリー、モミなど、抗菌作用がある精油を使って、アイロンがけ用スプレーをつくりましょう。光毒性のある柑橘系の精油は避けた方がよいでしょう。精油は控えめにして、ほんの少し香る程度に。

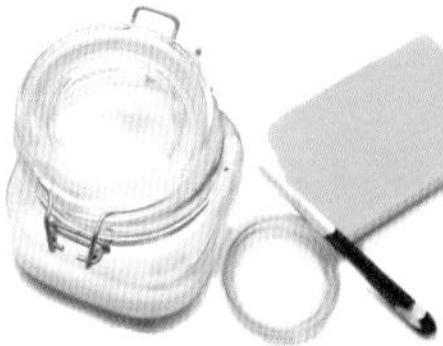

掃除用万能クレンザー

材料
重曹　1カップ
精油　オレンジスイート5滴、ティーツリー2滴
作り方と使い方
重曹に精油を加えてよく混ぜ、レンジやシンクなどの油汚れに振りかけます。水を含ませたスポンジで汚れを擦り取るようにし、乾いた布でふきあげればピカピカに。

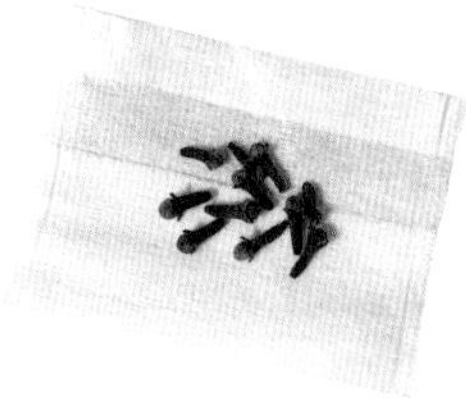

虫除けポプリ

作り方と使い方
強力な昆虫忌避作用があるクローブを使って、ゴキブリやアリなどの虫を近寄らせないポプリを作りましょう。お茶パックに10個ほど入れ、通り道においておくだけでOKです。

アルコールハンドジェル

作り方と使い方
市販のハンドジェルにひと手間かけて抗菌や抗ウイルス作用がある精油を加えてみましょう。市販のハンドジェル40gに対して精油を4滴加えます。（おすすめは、ユーカリ2滴＋ティーツリー1滴＋ラベンダー1滴）よく振ってから使いましょう。

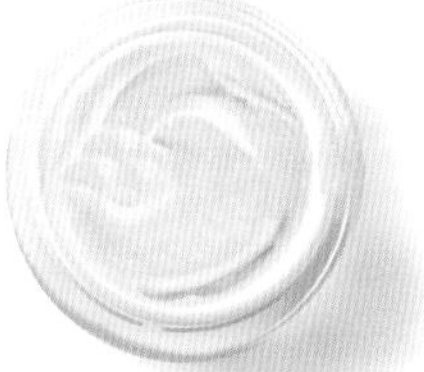

3章 アロマ・ハーブ図鑑

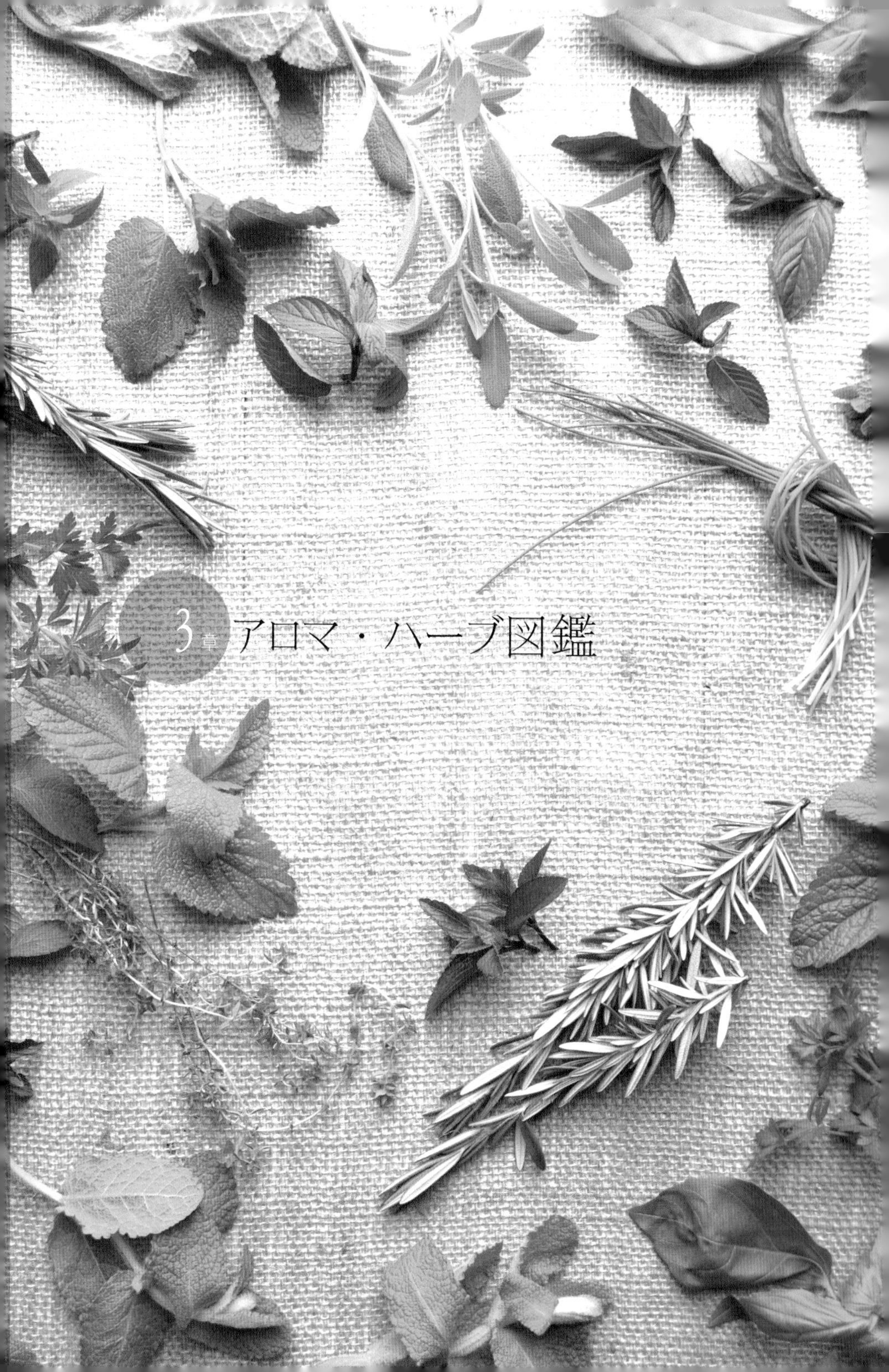

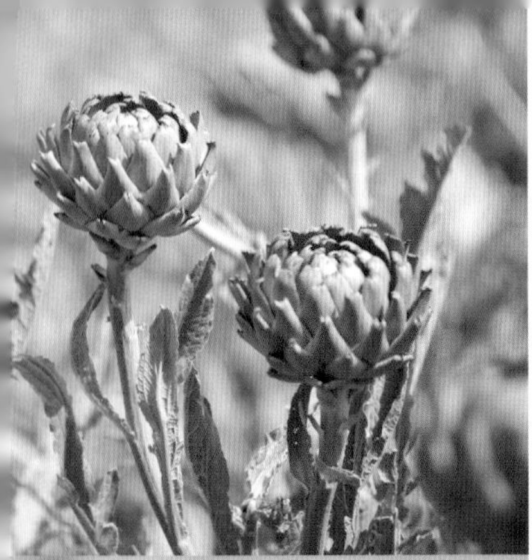

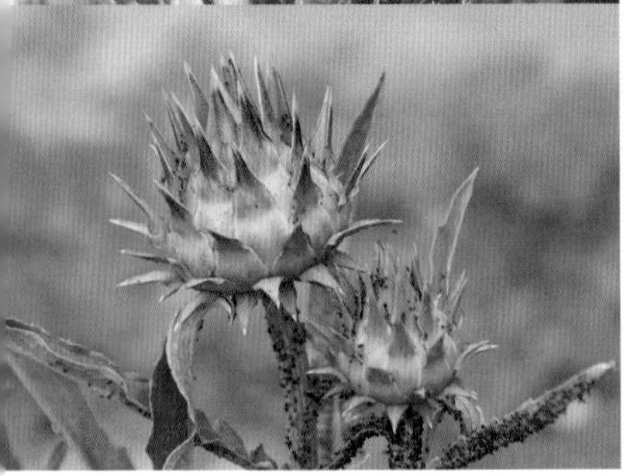

カルドン

アーティチョークの近縁種でトゲが多いのが特徴。軟白した葉柄を食用にします。

アーティチョーク

Artichoke, Globe artichoke

強肝ハーブとして古くから知られている

（学名）*Cynara scolymus*（キク科チョウセンアザミ属）
（別名・和名）グローブアーティチョーク、チョウセンアザミ
（原産地）地中海沿岸（利用部位）花、茎、葉、根
（香り・風味）ほろ苦い
（注意）キク科アレルギーのある人、胆道閉鎖、胆石患者は医師の診断の後のみに使用
（主な成分）シナリン、クロロゲン酸、カフェ酸、シナロピクリン、スコモリサイド、タラキサステロール
（作用）消化促進、強肝、利胆

直径15cmほどの球のような花をつけます。花が開花する前のつぼみをゆで、萼と芯の部分を食用にします。ゆでたてのたけのこのような風味はワインのつまみとして好まれ、イタリアやフランスではポピュラーな食材。葉や根、茎はハーブティーに使われ、苦味を持ちます。ギリシア・ローマ時代から、肝機能の促進や胆汁の分泌を促すメディカルハーブとして使われてきました。消化器系の働きを向上させるので食欲不振に効果があるといわれるほか、神経的な強壮効果も期待できます。

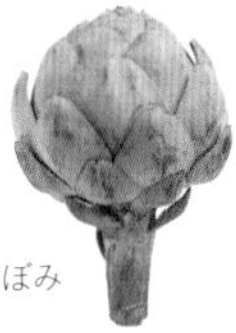

つぼみ

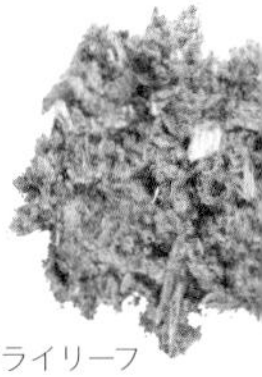

ドライリーフ

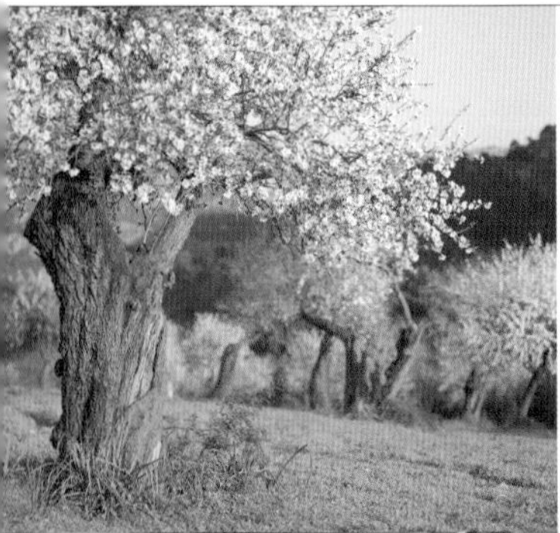

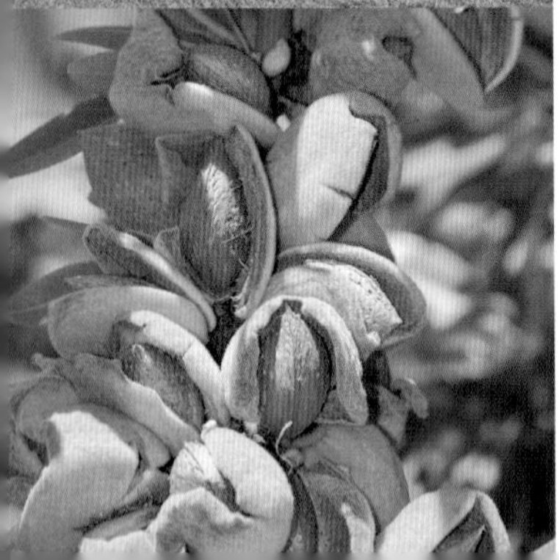

アーモンド

Almond

ビタミンEが豊富でアンチエイジング作用が

（学名）*Prunus dulcis*（バラ科サクラ属）
（別名・和名）スイートアーモンド、ヘントウ（扁桃）、ハタンキョウ（巴旦杏）
（原産地）インド西部〜イラン、西アジア（利用部位）種子の仁
（香り・風味）苦いものと甘いものがある
（注意）苦扁桃は大量に摂取しないこと
（主な成分）オレイン酸、リノール酸、ビタミンE、ビタミンB_2、マグネシウム、カルシウム、カリウム、食物繊維
（作用）抗酸化

種子の中の仁という部分を食用にします。見た目は同じですが、食べてみると苦い「苦扁桃」と、甘い「甘扁桃」があり、一般的に食用にするのは甘扁桃。アーモンドの木は、桜とよく似た花を咲かせます。抗酸化作用のあるビタミンEやポリフェノールを豊富に含むため、アンチエイジングに効果が期待できます。

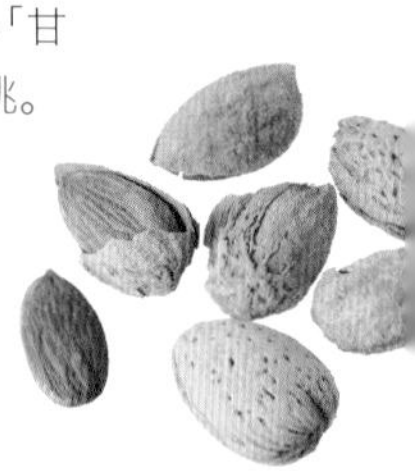

Iceland moss

アイスランドモス

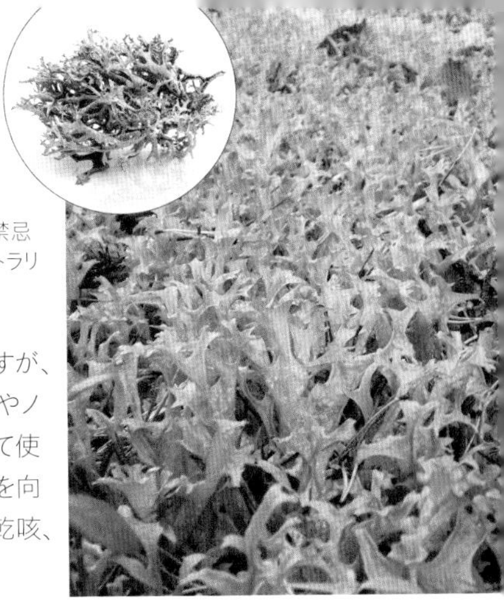

学名 *Cetraria islandica*（ウメノキゴケ科エイランタイ属）
別名・和名 エイランタイ（依蘭苔）、イスランドゴケ
原産地 地中海沿岸 利用部位 葉
香り・風味 磯臭く強い苦味がある
注意 胃・十二指腸潰瘍がある場合はチンキ剤や粉末は禁忌
主な成分 粘液質（リケニン）、苦味性抗菌性地衣類（セトラリック酸）
作用 粘膜保護、抗菌

磯臭く、強い苦味があります。苔のような見た目ですが、菌類の仲間で、藻類と共生します。フィンランドやノルウェーでは古くから食材やメディカルハーブとして使われてきました。強力な抗菌作用を持ち、免疫力を向上させる効果があることから、口腔粘膜の炎症、乾咳、喘息、病後の体力回復などに用いられます。

Assafoetida

アサフェティダ

学名 *Ferula assa-foetida*（別名 *Ferula asafoetida*）
（セリ科オオウイキョウ属）
別名・和名 アギ（阿魏） 原産地 南西アジア、北アフリカ
利用部位 茎、根
香り・風味 強い悪臭があり苦味と辛味が混合している
注意 高熱、胃酸過多、吹き出物、じんましんといった症状がある場合、また、妊娠中は使用を控える
主な成分 フェルラ酸、ピネン、バニリン
作用 健胃、消化促進、駆虫

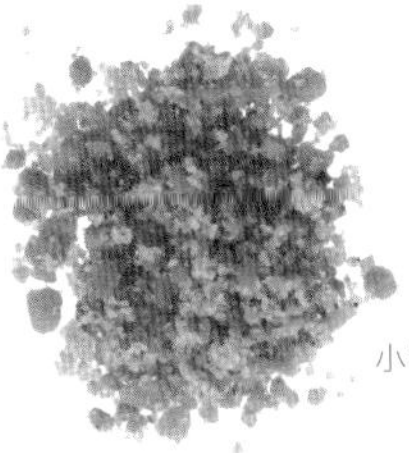

小粒

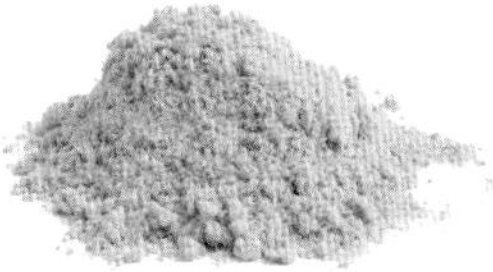

パウダー

にんにくに似た強い悪臭を持ち、「悪魔の糞」と呼ばれることもあります。においのもとは硫黄化合物で、スパイスとしてもにんにくと似た特性を持ちます。西洋や南インドでは豆や野菜料理、ソース、ピクルスの香りづけなどに使われます。ペルシャ語で樹脂を意味する「アザ」とラテン語で臭いという意味の「フェティダ」が、その名の由来。

Ajowan

アジョワン

学名 *Trachyspermum ammi*
（セリ科トラキュースペリマム属）
別名・和名 アジュワイン（Ajwain）、カロム（Carom）
原産地 南インド、北アフリカ、北アジア
利用部位 種子／水蒸気蒸留法
香り・風味 タイムに似た香りで辛味と苦味がある
注意 胃酸過多の場合は使用を控える。精油は使用濃度には十分注意する
主な成分 チモール 作用 抗菌、抗ウイルス

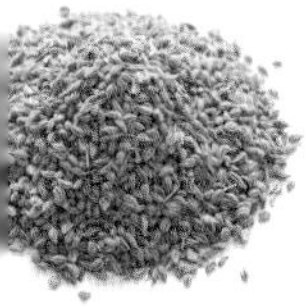

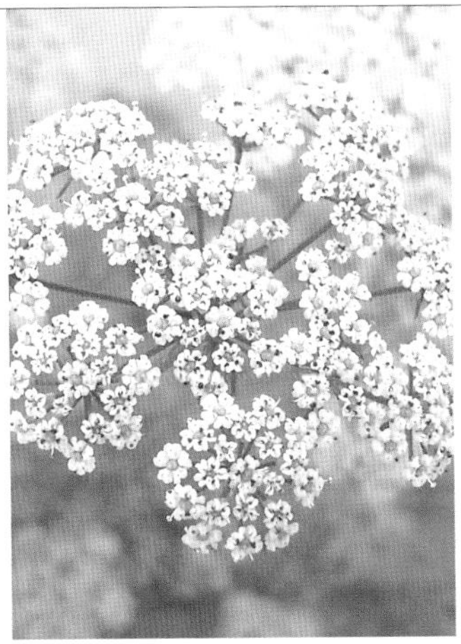

見た目はパセリに似ていますが、タイムに似た香りで、苦味と辛味があります。分類上はキャラウェイやクミンの仲間で、インドやアフリカ、中東ではよく使われるスパイスです。精油成分のチモールには防腐・殺菌効果があり、消化不良や下痢、喘息などに利用されます。

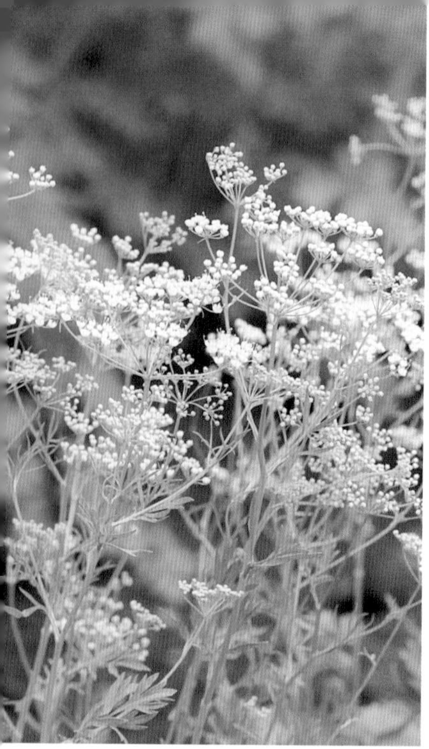

アニス

アネトールの甘い香りに消化促進作用が

学名 *Pimpinella anisum*（セリ科ミツバグサ属）
別名・和名 アニスシード
原産地 中近東、東地中海地方
利用部位 種子／水蒸気蒸留法
香り・風味 甘草に似た香りと甘みがある
注意 妊娠中、子宮内膜症、エストロゲン依存性のがん、5歳以下の小児は精油の使用は禁忌。まれに皮膚感作の可能性あり
主な成分 トランスアネトール、*d*-リモネン、エストラゴール
作用 鎮咳、催乳、消化促進、エストロゲン様

明るい緑の羽毛状の葉をもち、小さな白い花を咲かせます。甘草に似た芳香と甘みを持ち、ケーキやビスケットの風味づけ、苦い薬のコーティングなどの材料に利用され、中近東やインドではスープやパンにも利用されます。インドのラクナウという地方では、食後の口臭予防と消化促進のためフェンネルと一緒に口に含む習慣があり、ラクナウソーフと呼ばれます。

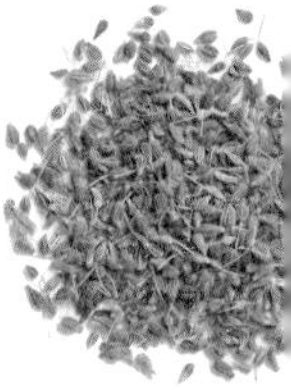
ホールシード

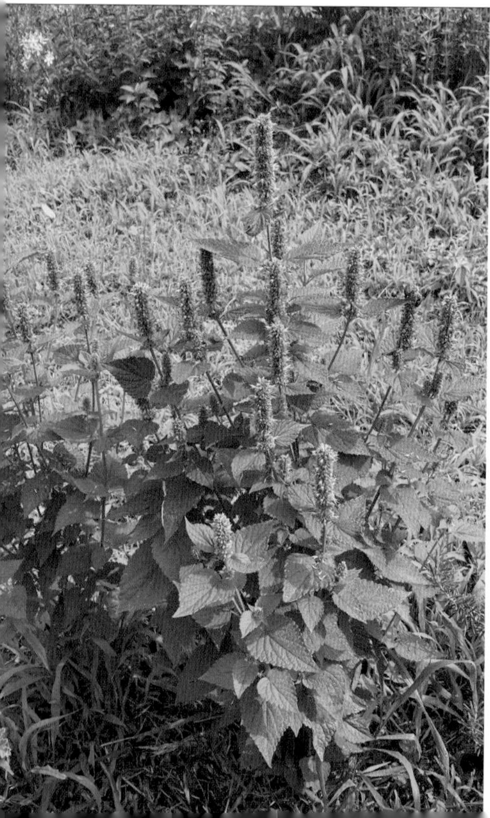

アニスヒソップ

ハチもたくさん集まるアニスに似た甘い香り

学名 *Agastache foeniculum*（シソ科アガスターシェ属）
別名・和名 アガスターシェ、ジャイアントヒソップ、フェンネルヒソップ
原産地 北アメリカ
利用部位 花、茎、葉
香り・風味 ほのかに甘く、さっぱりとしている
注意 特に知られていない
主な成分 メチルカビコール、酢酸ボルニル、カジネン、カジノール、β-カリオフィレン、ダマセノン、イソメントン、リナロール、タンニン
作用 健胃、鎮咳、疲労回復、抗菌、抗ウイルス、収れん

蜜源としても利用される植物で、蜜の多い花を穂状に咲かせます。ほのかに甘くさっぱりとした風味を持ち、サラダの風味づけなどにも使われます。健胃効果や風邪症状の緩和、疲労回復に効果があり、アメリカの先住民の間では咳止め薬としても使われていました。

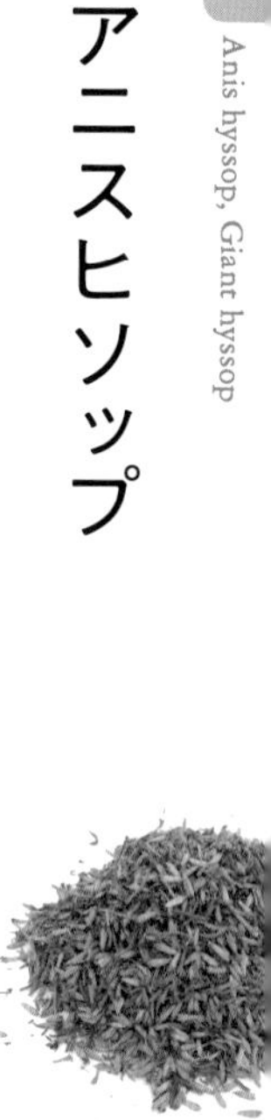
地上部のドライ

American ginseng

アメリカ人参

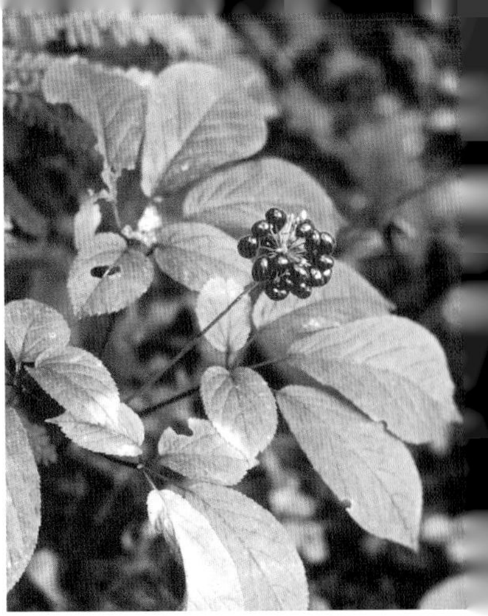

学名 *Panax quinquefolius*（ウコギ科トチバニンジン属）
原産地 北米 利用部位 根
香り・風味 特有の苦味があるが、甘みも感じる
注意 ワルファリンとの併用は効能を低下させる可能性がある。糖尿病の人は利用の前に専門家に相談を
主な成分 ジンセノシド、アセチレン化合物、多糖類
作用 アダプトゲン（免疫賦活）、血糖調整、鎮静、緩和

北米原産のアメリカ人参は、アダプトゲンハーブの一つ。熱を取り去る効果があるため、朝鮮人参と比べて心臓や呼吸器への負担を与えないのが特徴。対人関係のストレスなどによる心身の過緊張の状態に効果が期待できます。

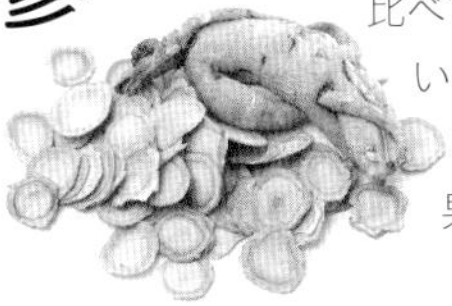

Alkanet

アルカネット

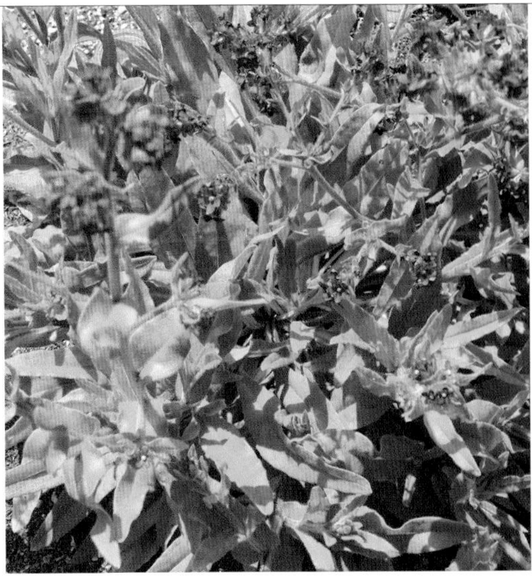

学名 *Anchusa officinalis*（ムラサキ科ウシノシタグサ属）
別名・和名 アンチューサ、ダイヤーズバグロス、アルカンナ
原産地 ヨーロッパ
利用部位 花、茎、根
香り・風味 ムスクに似た甘い香り
注意 根に毒性があるものもあるため食用、薬用には使用不可
主な成分 アルカニン
作用 抗炎症、去痰、浄血

全草にチクチクとした細かい毛があり、初夏に小さな赤紫色の花を咲かせます。葉はムスクに似た甘い香りを持つためポプリとして利用されます。根からとれる色素は染料として使われます。

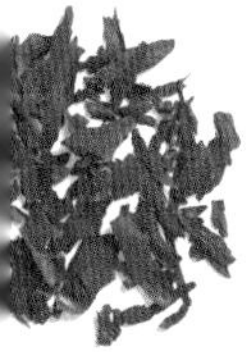

Arnica

アルニカ

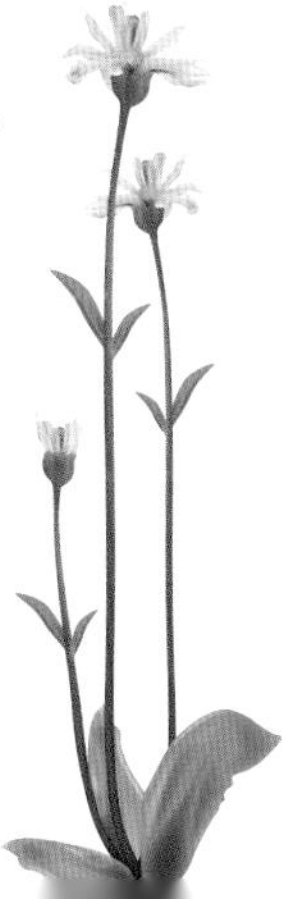

学名 *Arnica montana*（キク科アルニカ属）
別名・和名 ウサギギク
原産地 ヨーロッパ 利用部位 花
香り・風味 ほのかに酸っぱい香り
注意 外傷がある場合は使用しない
主な成分 アルニフォリン、ヘレナリン、ルテオリン、ケンノェロール、チモール、クマリン類
作用 消炎、鎮痛、創傷治癒、抗菌

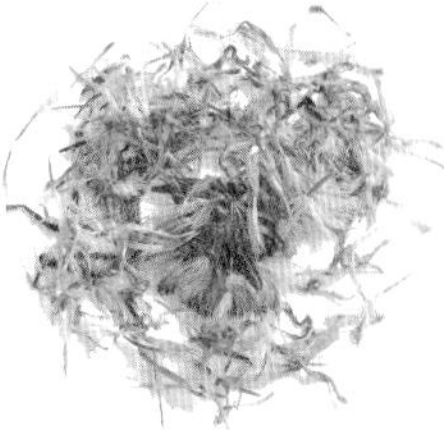

ほのかに酸っぱい香りのあるハーブで、古くから打撲や捻挫などのケガに効く薬草として使われてきました。毒性があるため、内服や外傷がある場合には利用しません。ヨーロッパ中部・南部、中央アジアやアメリカの山岳地帯・草原に自生しますが、日本での栽培は難しいといわれています。

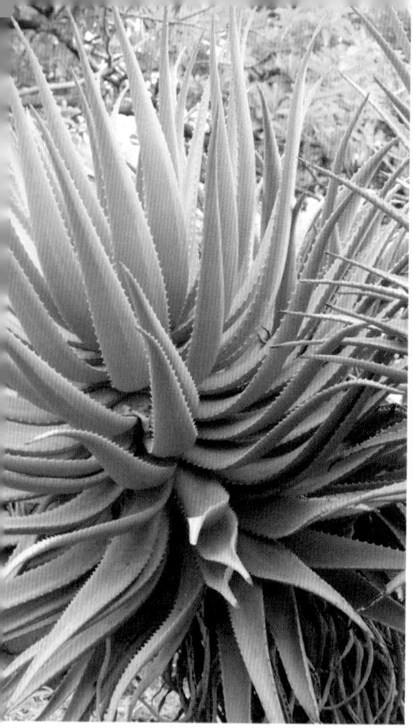

アロエベラ
Aloe vera

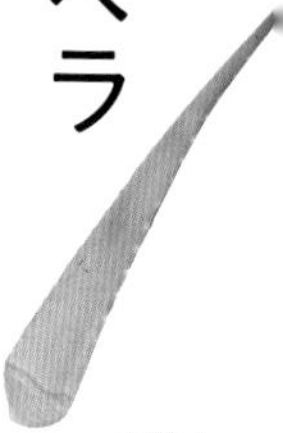

やけどや小さな傷など スキンケアにも利用される

(学名) *Aloe vera*（別名 *Aloe barbadensis*）（ススキノキ科アロエ属）
(別名・和名) バルバドスアロエ、シンロカイ（新蘆薈）
(原産地) アラビア半島南部、北アフリカ、カナリア諸島 or アメリカ
(利用部位) 葉
(香り・風味) キダチアロエに比べると苦味やクセがない
(注意) 妊娠中、過敏性腸症候群、内痔核、虫垂炎、腎臓疾患のある人は避ける。長期間の多量摂取は避ける
(主な成分) アロイン、アロエエモジン
(作用) 緩下、瀉下

インドやアフリカに自生する多肉植物で、葉にはゼリー状のムコ多糖類を豊富に含みます。ビタミンやミネラルが豊富で抗炎症作用があるため、ケガや火傷の治療のほか、化粧品やヘルスケアにも利用されます。食材として使われることもありますが、刺激が強いので摂りすぎないようにしましょう。

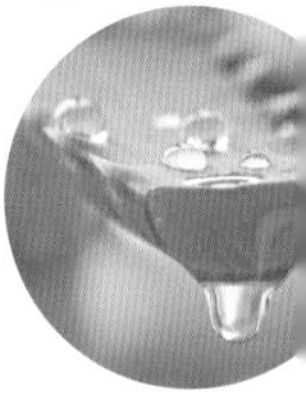

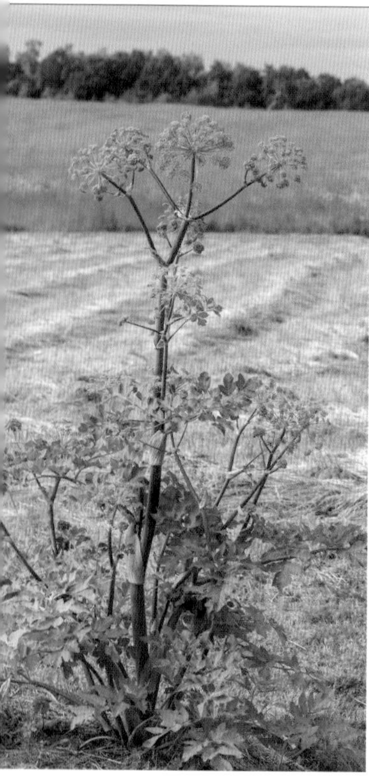

アンジェリカ
Angelica

体を温め 女性の元気を回復させる

(学名) *Angelica archangelica*（セリ科アンジェリカ属）
(別名・和名) エンジェルスフード、セイヨウトウキ（西洋当帰）、ヨーロッパトウキ、ヨロイグサ（鎧草）
(原産地) 北ヨーロッパ、東西アジア
(利用部位) 花、茎、葉、根／水蒸気蒸留法
(香り・風味) セロリに似た青臭い香り
(注意) 妊娠中は使用しない。精油の利用では光毒性に注意
(主な成分) α－ピネン、アンゲリシン（フラノクマリン類）、フィトステロール、ショ糖
(作用) 健胃、利胆、鎮痛、駆風

エンジェルが語源となるように、古くから病める人々を助けるハーブとして使われてきました。漢方で「当帰」と呼ばれるチャイニーズアンジェリカの近縁種です。中世ヨーロッパではもっとも重要なハーブといわれ、胃液や胆汁の分泌を促し、消化不良や食欲不振の改善に用いられます。根茎には鎮静・鎮痛効果があり、不眠の治療にも使われてきました。発汗作用や利尿作用を持ち、体を温める効果もあるため、現在では冷え性や更年期の気力・体力の衰えにも使われ、女性の元気を応援するハーブといわれています。

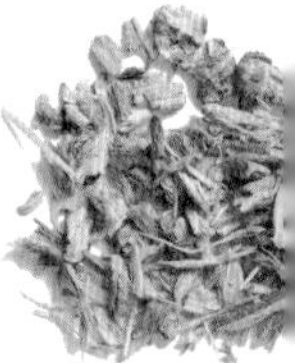

ドライルート

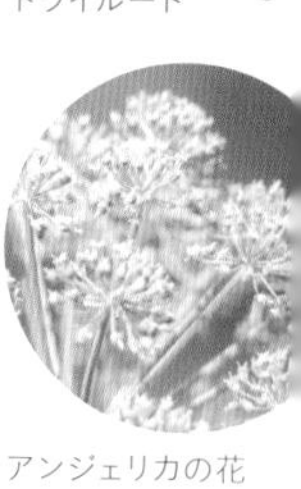

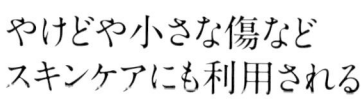

アンジェリカの花

イチョウ

Ginkgo, Maidenhair tree

血液循環を促進し頭をスッキリさせる

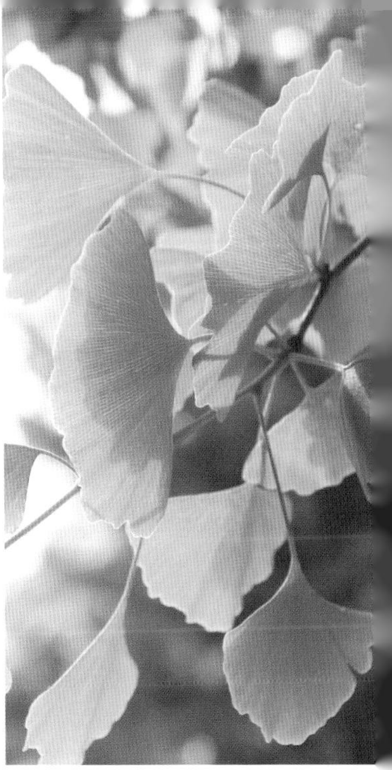

（学名）*Ginkgo biloba*（イチョウ科イチョウ属）
（別名・和名）ギンコ、銀杏、公孫樹、鴨脚樹
（原産地）中国、朝鮮半島、日本
（利用部位）葉、種子（ギンナン）
（香り・風味）枯れ草の香り、少し苦味がある
（注意）イチョウ製剤に過敏な人は禁忌。抗血液凝固剤（ワーファリンなど）を使用中の人は効果を増強するので使用しない
（主な成分）フラボノイド配糖体、ギンコライド、ビロバリド、アメントフラボン、ギンコール酸
（作用）血小板活性化因子（PAF）阻害、血管拡張、抗酸化

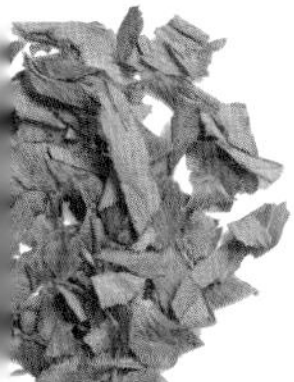

2億年前からある植物で、現存する最古のメディカルハーブといわれています。日本では長寿の象徴とされる植物です。抗酸化作用を持つフラボノイドを豊富に含み、血管を丈夫にするため、アルツハイマー型認知症や脳血管型の認知症に効果があるとされます。血液の循環を促す作用から、冷え性、肩こり、腰痛のほか、糖尿病性網膜症、腎炎、神経障害など、糖尿病の合併症予防にも使われます。また、耳鳴りやめまい、抑うつにも活用されます。

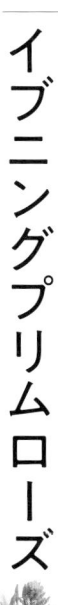

イブニングプリムローズ

Evening primrose

貴重な脂肪酸を含みキャリアオイルとして利用

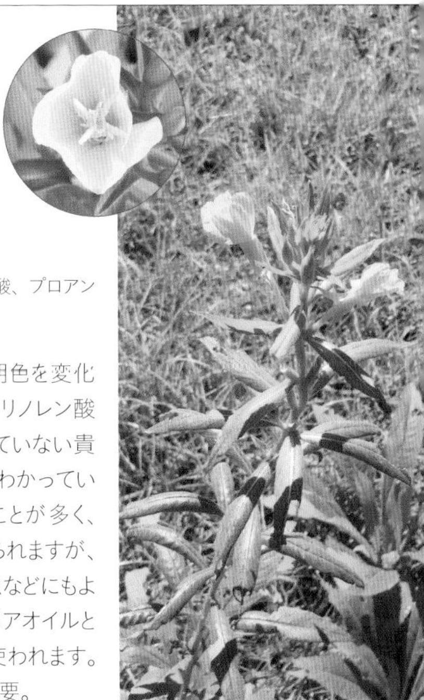

（学名）*Oenothera biennis*（アカバナ科マツヨイグサ属）
（別名・和名）ツキミソウ、メマツヨイグサ
（原産地）北アメリカ（利用部位）種子
（香り・風味）やや粘性がありクセのある香りがするオイル
（注意）酸化がとても早いので、保存には十分注意すること
（主な成分）リノール酸、γ-リノレン酸、カテキン、エラグ酸、プロアントシアニジン類
（作用）消炎

北米原産で、黄色い花は夏の夕方から咲き、翌朝色を変化させてしぼむ一夜花をつけます。種子油にはγ-リノレン酸（GLA）という、母乳やボリジなどにしか見つかっていない貴重な不飽和脂肪酸が10%近く含まれていることがわかっています。この種子油はサプリメントとして使われることが多く、主に生理痛やPMS（生埋前症候群）によく用いられますが、アトピー性皮膚炎やリウマチなどのアレルギー疾患などにもよく使われています。また、マッサージオイルのキャリアオイルとして、他のオイルに約10%の割合でブレンドして使われます。とても酸化しやすいので、保存には十分注意が必要。

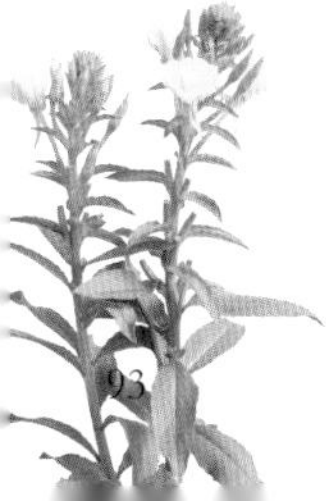

イランイラン

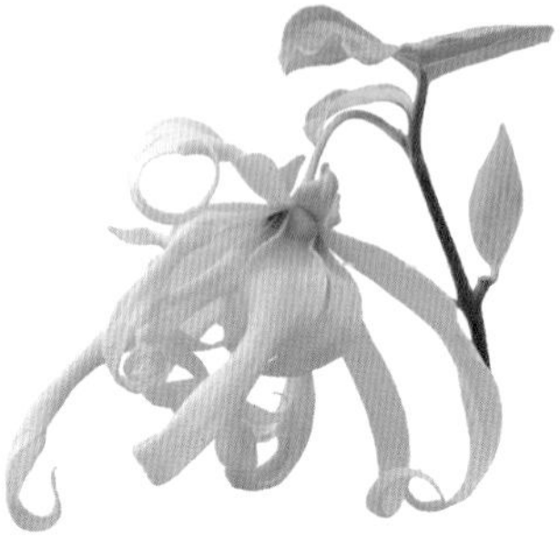

学名 *Cananga odorata*
（バンレイシ科イランイランノキ属）
別名・和名 イランイランノキ
原産地 インドネシア、フィリピン
利用部位 花／水蒸気蒸留法
香り・風味 ジャスミンを濃厚にしたような甘い香り
注意 香りが強いので、高濃度で使用すると、頭痛や吐き気をもよおすことがある
主な成分 酢酸ベンジル、リナロール、安息香酸メチル
作用 緩和、高揚、ホルモン分泌調整

インドネシア原産の常緑高木。イランイランはタガログ語で「花の中の花」という意味で、黄色で細長い花にはジャスミンに似た濃厚で甘いフローラルな香りがあります。この花は古くから香水の原料に使われており、インドネシアでは婚礼の夜、新婚夫婦の枕元に花をまく習慣も。エキゾチックな南国を思わせる香りは、心身の緊張や精神的不安を取り除き、幸福感をもたらします。精油は、長い時間かけて繰り返し蒸留し抽出されるため、蒸留の段階によりグレードが異なります。精油には皮脂分泌を調整する作用があり、スキンケアやヘアケアに役立つため、主に芳香浴、オイルマッサージ、アロマバスなどに使われます。

イリス

学名 *Iris pallida* , *Iris × germanica*（別名 *Iris × florentina*）
（アヤメ科アヤメ属）
別名・和名 ニオイイリス、シロバナイチハツ
原産地 イタリア 利用部位 根／水蒸気蒸留法
香り・風味 石けんの香りとスミレの花の香り
注意 皮膚刺激がある場合があり、妊娠中は使用を控える
主な成分 イロン、イオノン、アセトバニリン
作用 浄化、鎮静、去痰

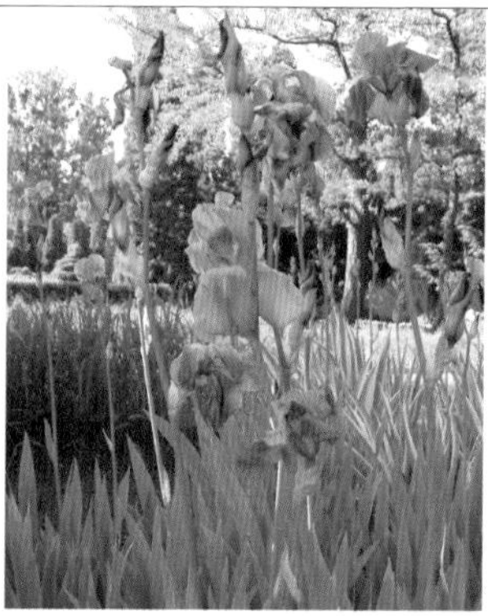

優雅で上品な香りがあり、古代より香水の原料として用いられてきました。ストレスを鎮めるとともに、浄化作用により呼吸器系の不調にも。メラニン生成抑制作用があるとの報告も。

ウィッチヘーゼル

学名 *Hamamelis virginiana*（マンサク科マンサク属）
別名・和名 アメリカマンサク
原産地 カナダ東部、アメリカ東部
利用部位 葉、樹皮、枝
香り・風味 渋味、苦味、辛味がある
注意 特に知られていない
主な成分 カテキン、プロアントシアニジン、ケンフェロール、クエルセチン
作用 収れん、防腐、止血、静脈保護

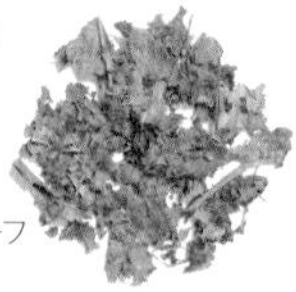

ドライリーフ

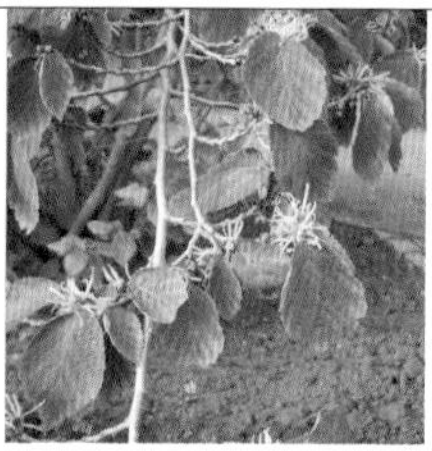

「ウィッチ」とは魔女を意味し、北米で先住民時代から重宝されてきたハーブです。マンサク科の落葉低木で、高い収れん作用を持ちます。樹皮や枝葉から抽出したタンニンを含むエキスを、虫刺されや打ち身、切り傷、痔の治療に用います。また、抗菌・止血作用があることから、口腔粘膜炎症や静脈瘤に使われることもあります。美容には、ニキビや脂溶性肌のケア、汗止めに利用できます。ハーブティーにすれば、皮膚や胃粘膜の炎症の緩和、下痢で傷んだ腸の修復に効果を発揮します。

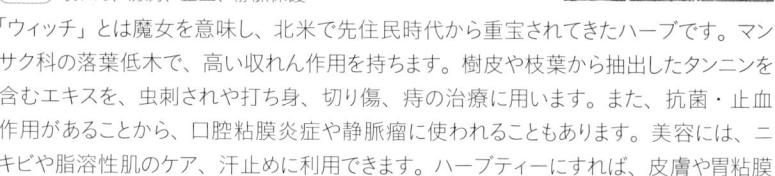

ウワウルシ
Bearberry

学名 *Arctostaphylos uva-ursi*（ツツジ科クマコケモモ属）
別名・和名 クマコケモモ
原産地 北半球の原野や高山
利用部位 葉
香り・風味 わずかな苦味。香りは薄い
注意 妊娠中、授乳中、12 歳以下の子どもは禁忌
主な成分 アルブチン、メチルアルブチン、ハイドロキノン、タンニン、ケルセチン、ウルソール酸
作用 抗炎症、抗菌、収れん

葉にはアルブチンが含まれ、抗菌作用があり感染症を防ぐため、古くから尿路の消毒を目的に利用されてきました。現在は医薬品として扱われます。

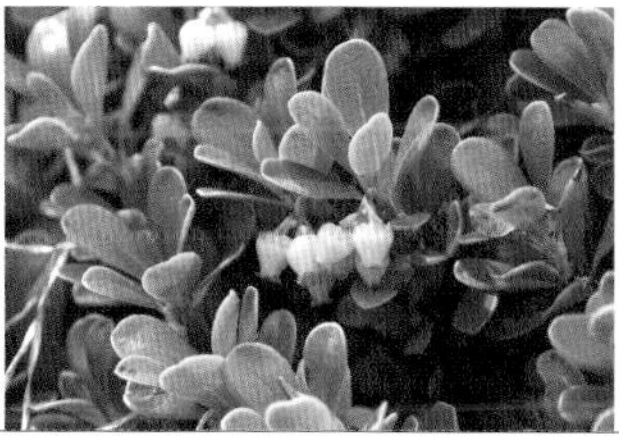

インド人参
Indian ginseng

学名 *Withania somnifera*（ナス科ウィザニア属）
別名・和名 アシュワガンダ
原産地 インド、ネパール　利用部位 根
香り・風味 土の香りがして、やや苦味がある
注意 大量摂取は控える。妊娠中は禁忌。授乳中は使用しない。子どもは使用しない。アルコール、鎮静系ハーブと併用しない
主な成分 ウィザノリド、サポニン、アルカロイド
作用 抗ストレス、アダプトゲン（免疫賦活、体力増加）

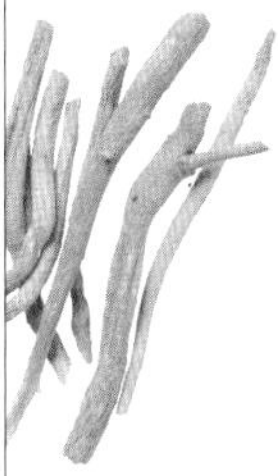

苦味があり、土っぽい香りの根を利用します。朝鮮人参と同様の成分が含まれ、インドでは「若返りの妙薬」として紀元前千年から使われてきました。インド人参を含有する製品は医薬品扱いとなり、免疫機能の向上、筋肉や骨の再形成、血液浄化、全身疲労やストレスの予防に用いられます。

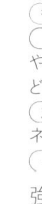

ウインターグリーン
Wintergreen

学名 *Gaultheria procumbens*（ツツジ科シラタマノキ属）
別名・和名 チェッカーベリー、ヒメコウジ
原産地 北アメリカ
利用部位 葉／水蒸気蒸留法
香り・風味 湿布薬のような香り
注意 妊娠中、授乳中、小児、サリチル酸過敏症の人は禁忌。皮膚に損傷がある人は要注意。薬物相互作用あり
主な成分 サリチル酸メチル、α－ピネン、ミルセン
作用 鎮痛、鎮痙、抗炎症

精油には、湿布薬や香料に使われるサリチル酸メチルが 98%という高濃度で含まれており、非常に強い作用があります。

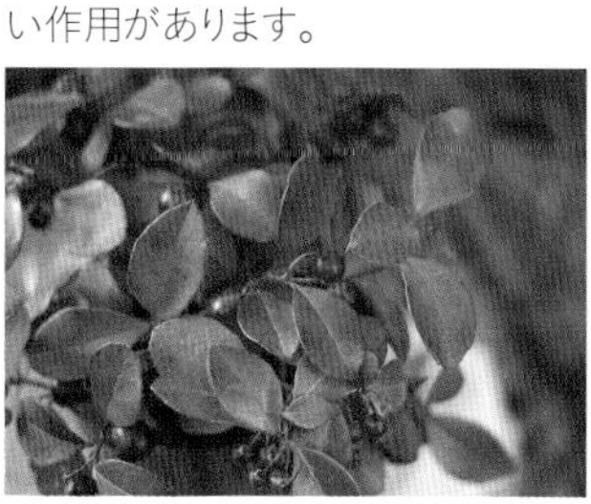

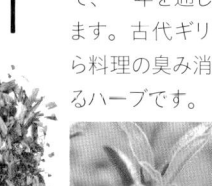

ウインターサボリー
Winter Savory

学名 *Satureja montana*（シソ科キダチハッカ属）
別名・和名 ウインターセボリー、セボリー、ヤマキダチハッカ（山木立薄荷）
原産地 ヨーロッパ、北アフリカ
利用部位 葉／水蒸気蒸留法
香り・風味 強い香りと辛味がある
注意 妊娠中は避ける。精油には皮膚や粘膜刺激あり。敏感肌、2 歳以下の子どもには使用しない
主な成分 カルバクロール、γ－テルピネン
作用 去痰、駆風、抗菌、消化促進

強い香りと辛味を持つ常緑低木樹で、一年を通して収穫・利用できます。古代ギリシャローマ時代から料理の臭み消しとしてよく使われるハーブです。

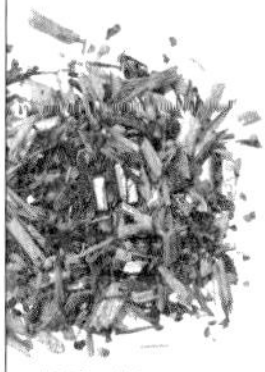
ドライリーフ

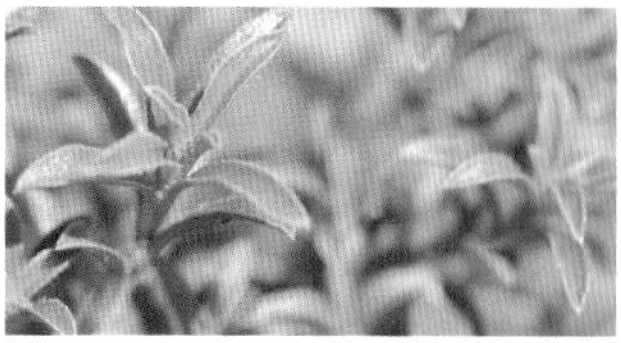

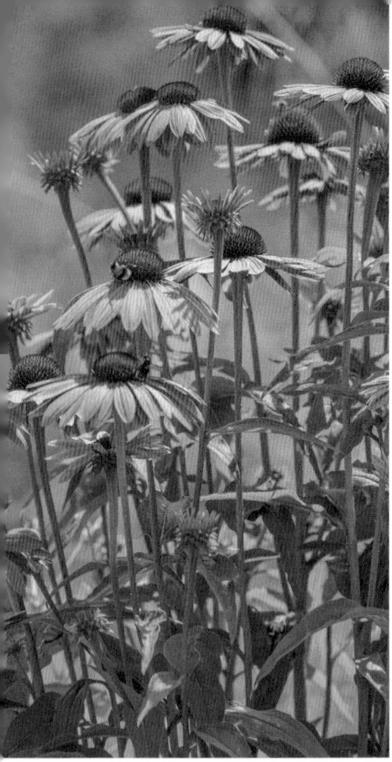

エキナセア

免疫力を高め ウイルスを攻撃する

(学名) *Echinacea purpurea*（キク科エキナセア属）
(別名・和名) パープルコーンフラワー、エキナケア、パープレア、ムラサキバレンギク（紫馬簾菊）
(原産地) 北アメリカ (利用部位) 種子、花、根
(香り・風味) 青臭い薬草風の香り、枯れ草のような味
(注意) 自己免疫疾患のような進行性疾患には禁忌。キク科アレルギーのある人は使用しない
(主な成分) エキナコシド、シナリン、ヘテログリカン類、アルキルアミド、ピロリジジンアルカロイド（微量）
(作用) 免疫賦活、創傷治癒、抗菌、抗ウイルス、消炎

デイジーのような紫色の花をつけるキク科の多年草で、ドライリーフには青っぽい枯れ草のような風味があります。北米先住民の秘薬ともいわれ、虫刺されや蛇の噛み傷、傷の手当てに、ハーブティーとしてこれを飲んだり、傷口にすり込んで使ったりしていました。免疫力を強化し、ウイルスを攻撃する作用があることから、「天然の抗生物質」とも呼ばれます。現代では風邪やヘルペスなどの感染症や、傷口の消毒に使われます。

ドライリーフ

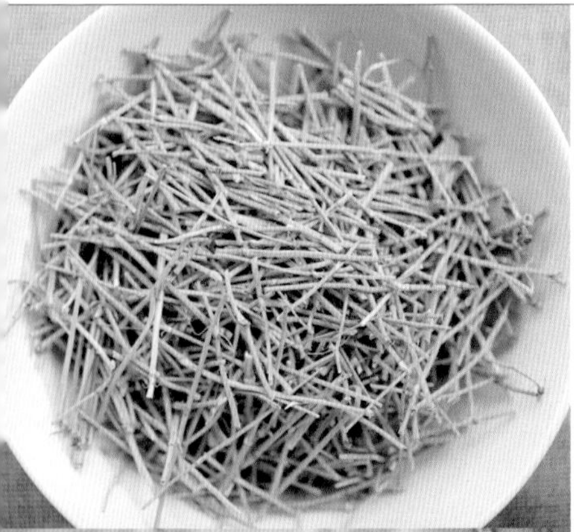

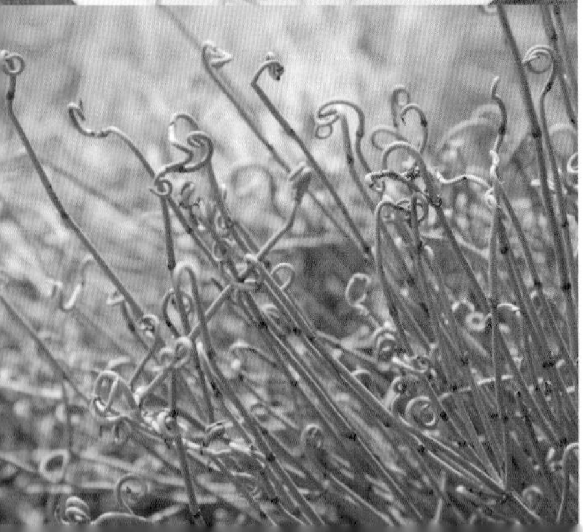

エフェドラ

興奮作用がある 生薬の「マオウ」

(学名) *Ephedra sinica*（マオウ科マオウ属）
(別名・和名) マオウ（麻黄） (原産地) 中国
(利用部位) 地下茎
(香り・風味) やや渋くて苦い。舌を麻痺させる
(注意) 妊娠中、授乳中には使用しない。拒食症、過食症、緑内障の人は禁忌
(主な成分) エフェドリン、フラボノイド、タンニン
(作用) 交感神経および中枢神経興奮、鎮咳、去痰、気管支拡張、発汗

漢方では「麻黄」と呼ばれ、葛根湯や小青竜湯に使われます。細い緑色の茎の節を取り囲むようについた鱗片状の葉に、気管支拡張作用や発汗作用のあるアルカロイドのエフェドリンが含まれています。エフェドリンには交感神経を活発にする作用があることから、脂肪の代謝を高め、食欲を低下させるとの報告がありますが、心臓発作や不整脈などの副作用が起こったことから、取り扱いの管理が強化されました。

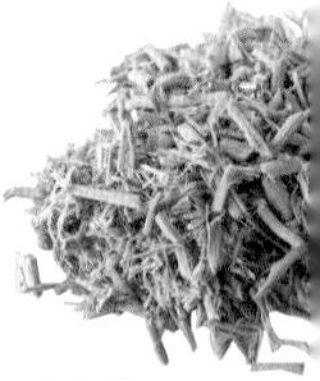

地上部のドライ

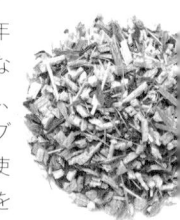

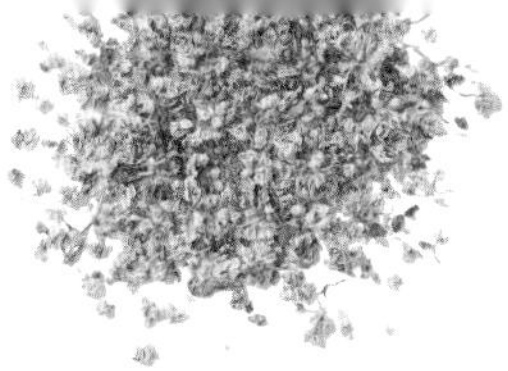

エルダーフラワー

マスカット風味の風邪の特効薬

学名 *Sambucus nigra*（レンプクソウ科ニワトコ属）
別名・和名 エルダ、セイヨウニワトコ（西洋庭常）
原産地 ヨーロッパ、北アフリカ、西アジア
利用部位 花、完熟果（エルダーベリー）
香り・風味 マスカットのような甘い香りがするが、味には少し刺激がある
注意 未熟果は青酸配糖体を含むので口に入れない
主な成分 クロロゲン酸、ルチン、クエルシトリン、粘液質、サンブニグリン（ごく微量）
作用 発汗、利尿、抗アレルギー、鎮静、鎮痙、安眠

ヨーロッパや北米先住民の伝統医学に使われてきた歴史あるハーブで、発汗・利尿作用があることから、風邪やインフルエンザに有効とされます。マスカットに似た甘い香りがあり、ヨーロッパでは糖分と一緒に漬け込んで作ったコーディアルがよく使われています。近年では、花粉症にも効果があるといわれます。

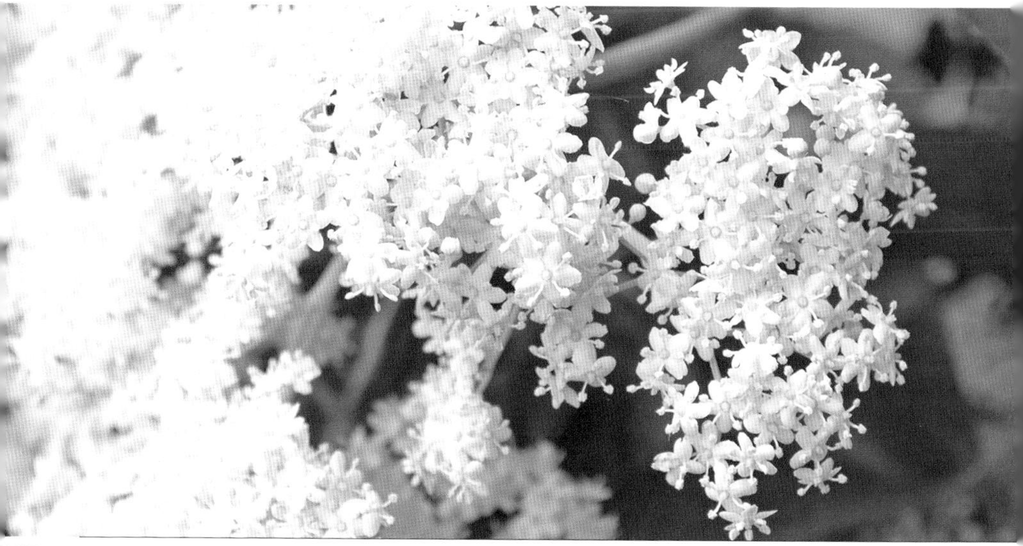

エレミ

学名 *Canarium luzonicum*（カンラン科カンラン属）
別名・和名 マニラエレミ 原産地 フィリピン、マレーシア
利用部位 樹脂／水蒸気蒸留法
香り・風味 スパイシーでレモンのような香り。フランキンセンスに似ている
注意 酸化すると皮膚感作の可能性あり
主な成分 d-リモネン、エレモール、α-フェランドレン
作用 去痰、健胃、抗炎症、抗カタル、殺菌、収れん

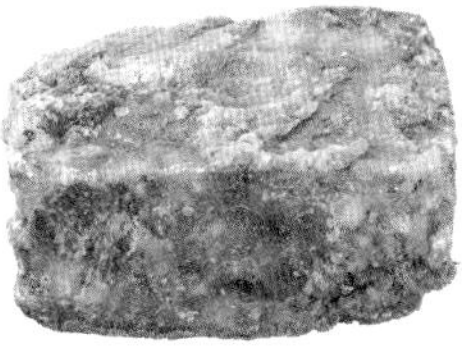

フィリピンで伝統的に使われている精油。喘息や気管支炎などの呼吸器系の不調にトリートメントで使われます。肌を引き締め、スキンケアにも。

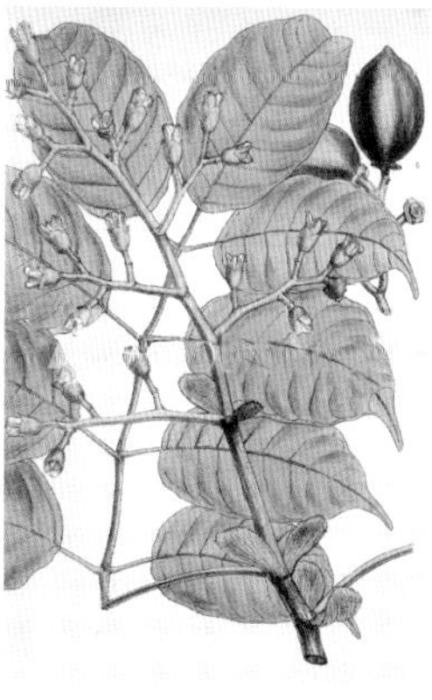

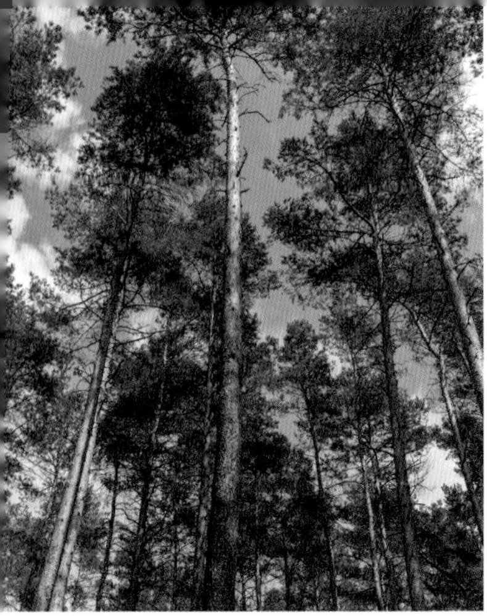

オウシュウアカマツ

Pine neecile

（学名）*Pinus sylvestris*（マツ科マツ属）
（別名・和名）パインニードル、スコッチパイン
（原産地）ヨーロッパ
（利用部位）針葉、球果／水蒸気蒸留法
（香り・風味）スッキリした森林の香り
（注意）高濃度での使用は皮膚刺激の可能性。妊娠初期は使用を避ける。酸化すると皮膚刺激あり
（主な成分）ピネン、δ-3-カレン、α-テルピネン、β-カリオフィレン、ミルセン
（作用）強壮、去痰、血圧降下、抗菌、抗炎症

樹高40mにもなる常緑高木で、針葉から得られる精油にはフレッシュな森林の香りがあります。抗菌、抗ウイルス作用もあり、石鹸や入浴剤に利用されています。

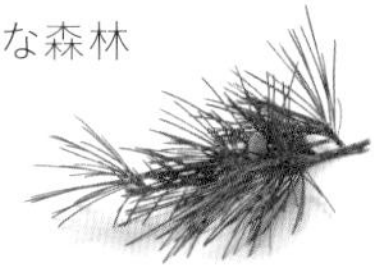

オート

Oat

（学名）*Avena sativa*（イネ科カラスムギ属）
（別名・和名）マカラスムギ、エンバク
（原産地）ヨーロッパ（利用部位）地上部
（香り・風味）甘い麦の香り（注意）特に知られていない
（主な成分）アルカロイド（グラミン）、サポニン、β-グルカン（多糖類）、クロロフィル、ケイ素、鉄、マンガン、亜鉛
（作用）滋養強壮、精神安定、鎮静、利尿

ヨーロッパでは2000年も前から食用として栽培されてきたメディカルハーブの一つ。ミネラルを豊富に含み免疫力を高める働きがあることから、病後の気力や体力の回復、虚弱体質の改善などに利用されてきました。精神を安定させる作用もあるため、ストレスや不安を和らげたいときに役立ちます。

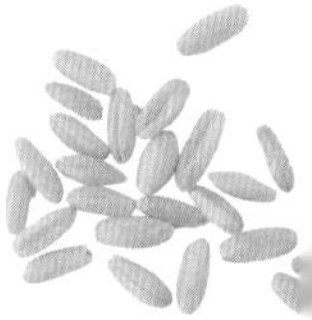

オールスパイス

Allspice

（学名）*Pimenta dioica*（フトモモ科ピメンタ属）
（別名・和名）ジャマイカペパー、ヒャクミコショウ（百味胡椒）
（原産地）中南米（利用部位）種子／水蒸気蒸留法
（香り・風味）クローブ、シナモン、ナツメグを混ぜたような香りと味がする
（注意）精油には皮膚刺激あり
（主な成分）オイゲノール、シネオール、α-フェランドレン
（作用）防腐、抗菌、鎮静、鎮痙、消化促進

『オール』スパイスという名前は、クローブやシナモン、ナツメグなど、さまざまなスパイスが混ざったような香りを持つことが由来です。品質はジャマイカ産のものが最良とされ、ケチャップやピクルス、加工肉など、食品産業でよく使われます。ジャマイカではシチューやカレーのほか、ケーキやジャムなどのお菓子などにも幅広く使われます。防腐・抗菌効果があり、消化器系の症状を一時的に緩和する作用もあります。

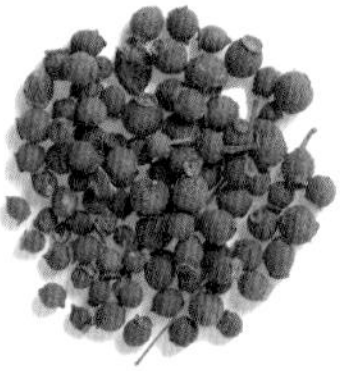

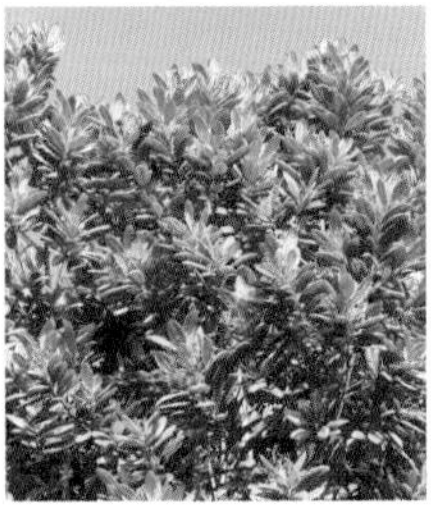

Onion

オニオン

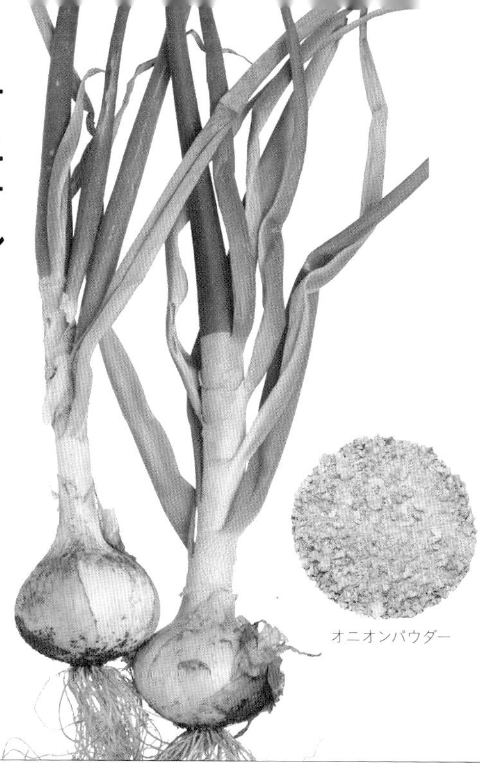

オニオンパウダー

うまみも強壮作用もある重宝野菜

（学名）*Allium cepa*（ヒガンバナ科ネギ属）
（別名・和名）タマネギ（原産地）アジア
（利用部位）葉、鱗茎
（香り・風味）特有の刺激臭と辛味、若干の甘味がある
（注意）特に知られていない
（主な成分）硫化アリル、クエルセチン
（作用）抗酸化、抗血栓

独特の香りと豊富な旨味を持ち、料理のスパイスとしてよく使われます。生のまま食べたときに感じる強い辛味は硫化アリルという成分によるもので、発汗、興奮作用があります。その強壮効果は、エジプトのピラミッド建設の現場で働く労働者が食べて力をつけたといわれるほど。加熱すると辛味が和らぎ、隠れていた甘みが引き立ちます。

Oregano

オレガノ

イタリアンには欠かせないスッキリ系ハーブ

（学名）*Origanum vulgare*（シソ科ハナハッカ属）
（別名・和名）ワイルドマジョラム、ハナハッカ（花薄荷）
（原産地）ヨーロッパ（利用部位）花、葉／水蒸気蒸留法
（香り・風味）ほろ苦い清涼感がある
（注意）妊娠中は精油を使用しない。精油には激しい皮膚刺激があるので皮膚に使用しない。
2歳未満の乳幼児へのハーブの使用も避ける
（主な成分）カルバクロール、パラシメン、γ-テルピネン、チモール
（作用）殺菌、抗菌、去痰、駆風、健胃、抗ウイルス

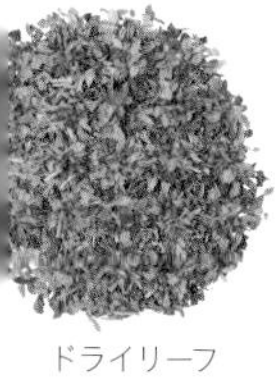

ドライリーフ

ほろ苦い清涼感のあるハーブで、イタリアやメキシコの料理によく使われます。トマトやチーズとの相性が良く、「ピザスパイス」と呼ばれるものはオレガノの香りがメインになっていることがほとんどです。緑色の葉をこんもりと茂らせ、香り高いピンクの花を咲かせますが、生葉のままよりもドライにすると一層香りが強まります。ハーブティーには胃腸や呼吸器系の不調に効果があるとされ、消化不良を助けたり頭痛を鎮めたりする作用もあるといわれています。学名のOriganumはギリシャ語で「山の喜び」という意味。

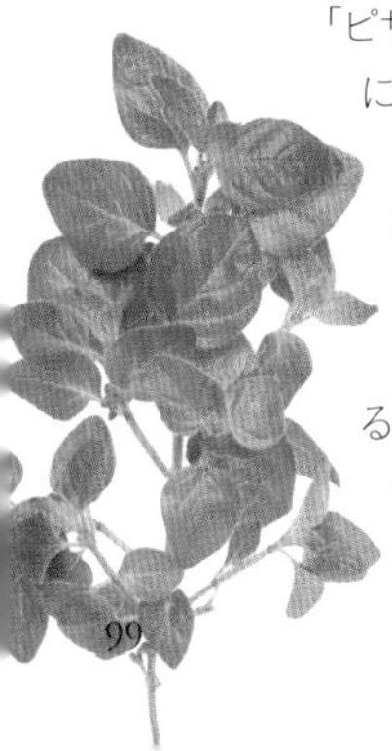

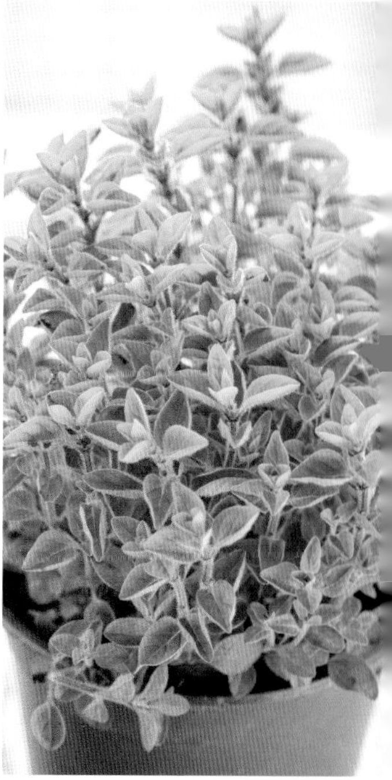

オリーブ

オイルだけでなく ティーにも抗酸化作用が

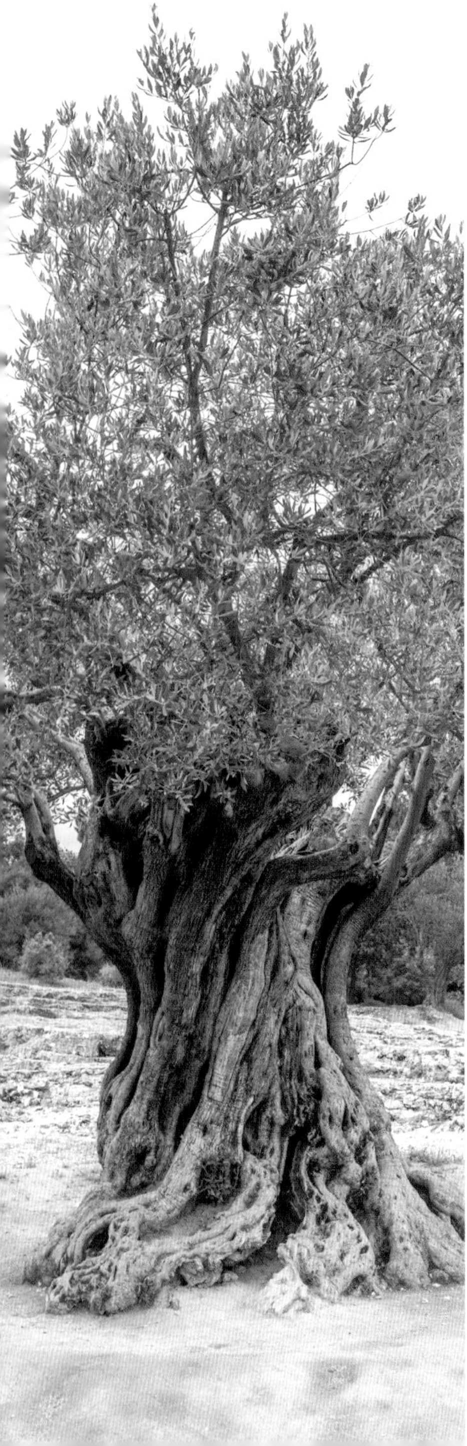

学名 *Olea europaea*（モクセイ科オリーブ属）
別名・和名 オレイフ 原産地 西地中海沿岸
利用部位 果実、茎、葉
香り・風味 葉には香りはほとんどなく、わずかな苦味と渋みがある
注意 特に知られていない
主な成分 ルチン、ヘスペリジン、ルテオリン、セコイリドイド配糖体、ビタミンE、オレイン酸
作用 抗酸化、利尿、抗菌

地中海沿岸地方原産の常緑高木で、成長すると高さ10 mにもなります。果実から採れるオリーブ油は独特の青みのある香りを持ち、幅広い料理に使われます。酸化しにくく栄養が豊富なオイルには、血中コレステロール値を正常に保つ働きもあるとされます。また、石鹸や美容オイルの基剤としてもよく使われます。開花前の若い葉は、ハーブティーにも使われます。血圧降下作用と抗菌、抗ウイルス作用があることから、「天然の抗生物質」とも呼ばれ、インフルエンザ、ヘルペス、循環器系の機能改善や糖尿病治療などに用いられることがあります。

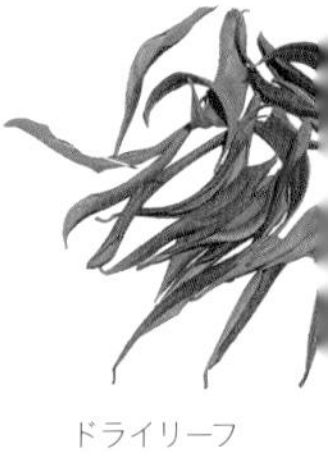
ドライリーフ

オリーブ油のオレイン酸

紀元前から、地中海沿岸の人々はオリーブ油を薬として飲んでいたそうです。オリーブ油に多く含まれるオレイン酸は、悪玉と呼ばれるLDL コレステロールを減少させ、善玉と呼ばれるHDL コレステロールを増加する働きがあります。また、腸を刺激して便通を整える働きもありますが、摂りすぎると下痢をする可能性もあるようです。

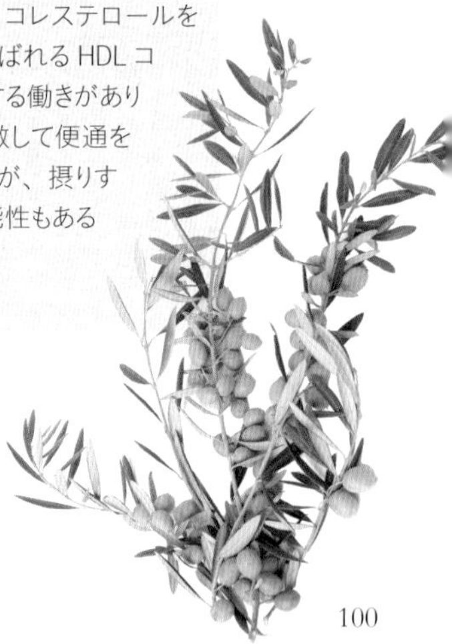

オレンジ（ビター／スイート／ネロリ／フラワー）

Orange (Bitter,Sweet,Neroli,Flower)

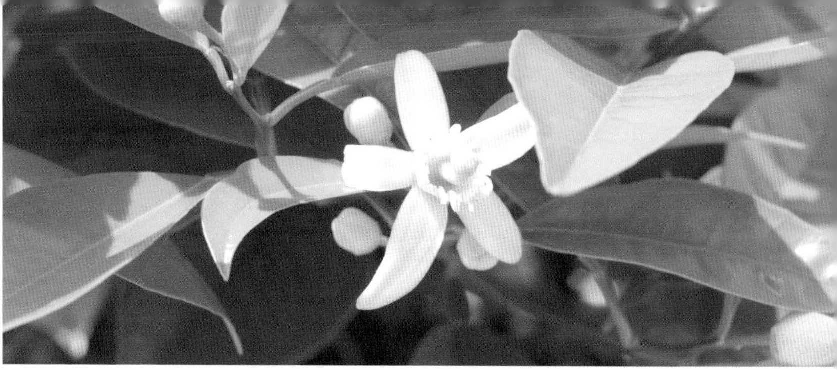

花の精油は香り高いネロリ
果皮の精油はビター&スイートの２種類

オレンジビター（ビターオレンジ）

学名 *Citrus aurantium*（ミカン科ミカン属）
別名・和名 ダイダイ（橙）原産地 インド
利用部位 花／水蒸気蒸留法または溶剤抽出法（ネロリ）、果皮／圧搾法（オレンジビター）
香り・風味 （花）上品で印象的な花の香り（果皮）苦味がある柑橘の香り
注意 ネロリ精油には皮膚刺激があるので敏感肌の人は注意。オレンジビター精油には光毒性があるので、外用で使う場合には注意
主な成分 α－ビサボロール、カマズレン、マトリシン、アピゲニン、ルテオリン
作用 消炎、鎮静、鎮痙、駆風

オレンジフラワーは開花前のオレンジの花のつぼみを乾燥させたもの。風味のよい香りとわずかな苦味があります。不安を和らげる働きがあり、心因性の不眠などに子どもから大人までハーブティーにして飲まれてきました。リンデンとのブレンドは飲みやすく、子どもにも人気です。オレンジフラワーの精油をネロリと呼びます。たくさんの花からわずかしか取れない貴重な精油です。深いリラックスをもたらすとともに、細胞の修復を促進する働きがあり、スキンケアやアロマトリートメントなどに使われます。苦めの香りのオレンジビター精油は血行促進作用などがありますが、フロクマリン類を含み光毒性があるので、使用には注意が必要です。なお、オレンジビターの葉と枝から採れる精油はプチグレン（P.162 参照）。

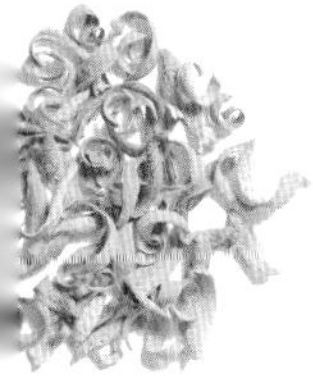

オレンジフラワーのドライ

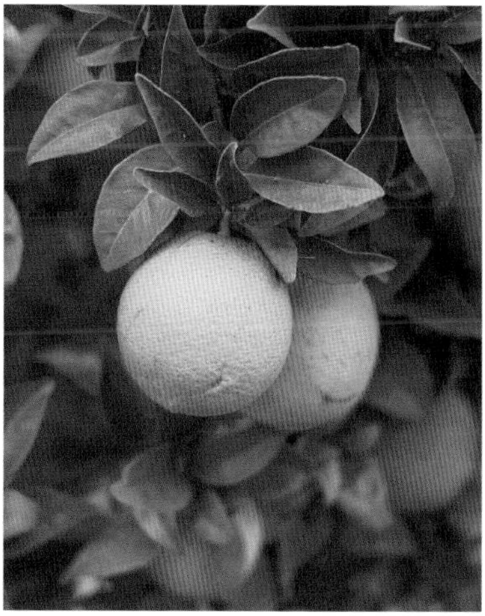

オレンジスイート（スイートオレンジ）

学名 *Citrus sinensis*（ミカン科ミカン属）
別名・和名 アマダイダイ（甘橙）
原産地 インド
利用部位 果皮／圧搾法
香り・風味 しぼりたてのオレンジの香り
注意 酸化した精油は皮膚刺激を起こすので注意
主な成分 *d*－リモネン、オクタナール、デカナール、リナロール
作用 緩和、消化機能調整

アマダイダイの果皮からとれる精油は甘くてやさしい香りが特徴。年齢や性別を問わず好まれます。とくに、子どもの心を落ち着かせ、リラックスさせるときによく使います。興奮してなかなか眠らない時には芳香浴やオイルトリートメントがおすすめ。

カーネーション

Clove carnation

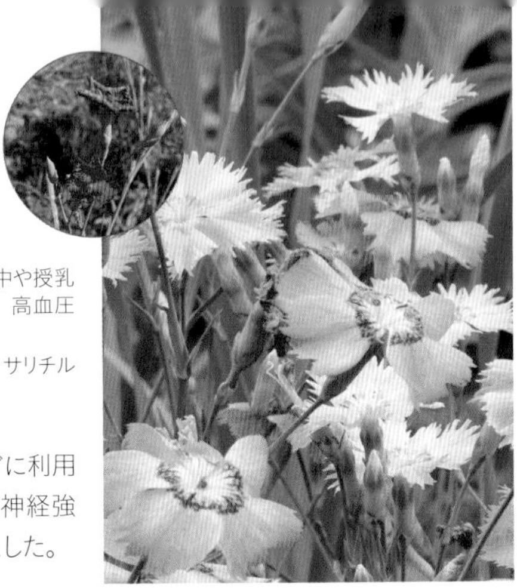

(学名) *Dianthus caryophyllus L.*
(ナデシコ科ナデシコ属)
(別名・和名) クローブピンク、ジャコウナデシコ
(原産地) ヨーロッパ南部、インド
(利用部位) 花／溶剤抽出法
(香り・風味) 花びらにクローブ様の香り
(注意) 精油は皮膚刺激の可能性あり。妊娠中や授乳中の女性、2歳未満の乳幼児には使用しない。高血圧症の人は使用に注意
(主な成分) 安息香酸ベンジル、ペンタコセン、サリチル酸ベンジル、オイゲノール
(作用) 抗うつ、鎮痙、鎮静

クローブに似た香りの花が香りづけなどに利用されます。花びらを浮かべたワインは、神経強壮剤として、無限の力の源ともいわれました。

カカオ

Cacao, Cocoa

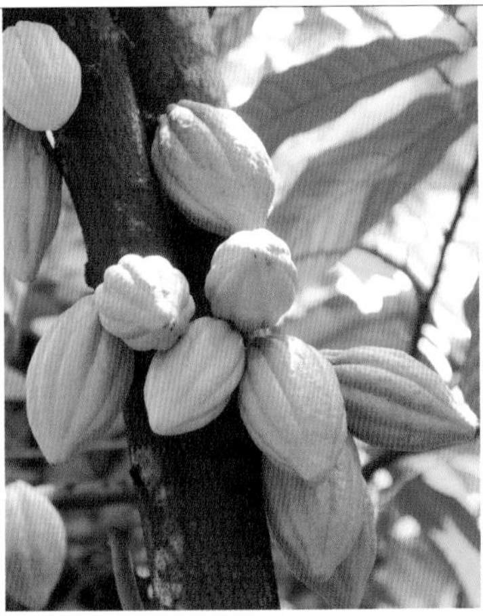

(学名) *Theobroma cacao* (アオイ科カカオ属)
(別名・和名) ココアノキ、カカオノキ
(原産地) 南アメリカ (利用部位) 種子
(香り・風味) ほのかにチョコレートの味がするが苦味が強い
(注意) 特に知られていない
(主な成分) ポリフェノール、カフェイン、テオブロミン、オレイン酸、ステアリン酸、パルミチン酸
(作用) 抗酸化、抗炎症、気管支拡張、利尿、強壮

種子を発酵・乾燥したものをチョコレートやココアの原料として利用します。古くから強壮作用があるとされ、最近ではカカオパウダーに含まれる食物繊維やポリフェノールが活性酸素の働きを抑えるとして、がんや動脈効果を予防する食品としても期待されています。

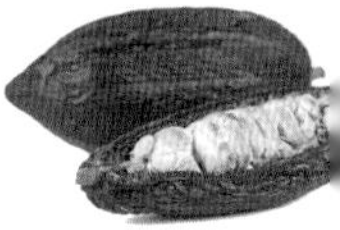

カテチュツリー

Catechu tree

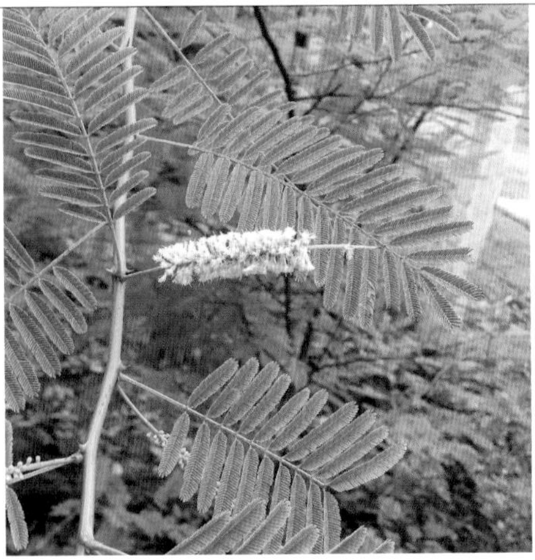

(学名) *Acacia catechu*
(マメ科アカシア属)
(別名・和名) アセンヤクノキ、ペグノキ
(原産地) インド東部、ミャンマー、タイ
(利用部位) 樹木（心材）
(香り・風味) とても苦い
(注意) 特に知られていない
(主な成分) タンニン
(作用) 収れん

タンニンを多く含むため苦味が強く、健胃剤や止瀉剤に用いられます。漢方では「阿仙薬」という腹痛の薬に使われるほか、胃腸薬の正露丸、口腔清涼剤の仁丹にも配合されます。

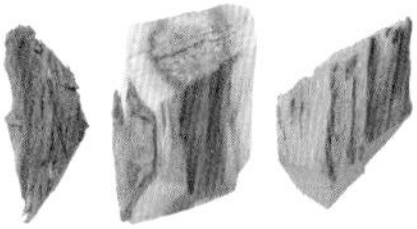

Kava

カバ

学名 *Piper methysticum*（コショウ科コショウ属）
別名・和名 カウヴァ、カバカバ 原産地 メラネシア
利用部位 根、根茎
香り・風味 薬のような風味。舌が痺れる感じ
注意 肝機能障害を示す症状が発現したら、医師の診察を受けること。妊娠中、授乳中、18 歳未満の人は摂取を避ける
主な成分 ピロン酸、ミネラル、アミノ酸
作用 鎮静、鎮痙、抗不安

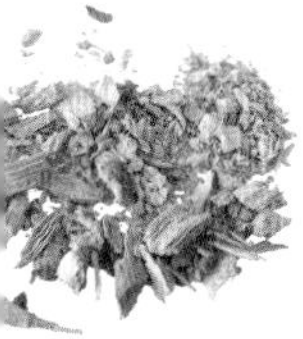

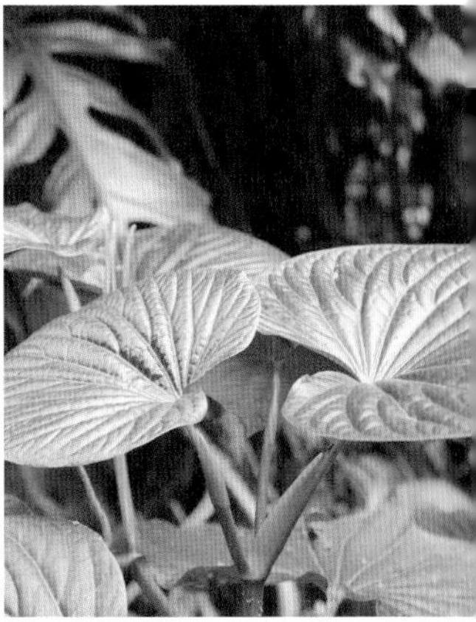

フィジーやバヌアツなどの南太平洋諸島に生育するコショウ科の灌木。その根を使った飲料は数百年にわたって飲まれてきました。強いストレス環境下に置かれて心身ともに緊張している人の不安を取り除き、落ち着きや安らぎを取り戻させます。使用方法やほかの医薬品との相互作用などの問題もあり、現在では医薬品となっています。

Kaffir lime

カフィルライム

学名 *Citrus hystrix*（ミカン科ミカン属）
別名・和名 カフィアライム、バイマックル、コブミカン（瘤蜜柑）
原産地 東南アジア
利用部位 葉、果皮／水蒸気蒸留法
香り・風味 レモンに似たさわやかな香りと風味
注意 特に知られていない
主な成分 シトロネル酸、シトロネロール、シトロネラール、ゲラニオール、リナロール、クマリン誘導体
作用 抗菌

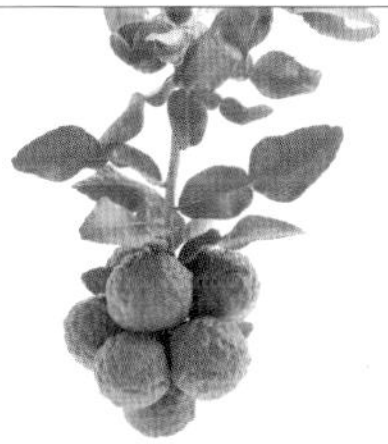

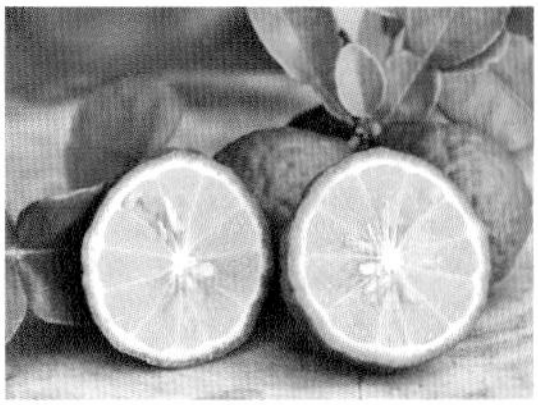

ぼこぼこした果皮の様子から、日本では「こぶみかん」と呼ばれる柑橘類です。葉や果実の皮に独特のさわやかな香りがあり、料理の風味づけに用います。タイやインドネシアなどでは欠かすことのできない食材です。防腐・殺菌効果があるといわれ、民間薬として腹痛や虫下しに使われることがあります。

Cajuput, Cajeput, Cajuputi

カユプテ

学名 *Melaleuca leucadendra*（フトモモ科メラレウカ属）
別名・和名 ホワイトティーツリー
原産地 北オーストラリア、東南アジア
利用部位 葉、枝／水蒸気蒸留法
香り・風味 ティーツリーよりもマイルドな香り
注意 皮膚刺激があるので濃度に注意。幼児には使用しない
主な成分 1.8- シネオール、α - テルピネオール、パラシメン、β - カリオフィレン
作用 去痰、抗菌、抗真菌、抗炎症、抗ウイルス

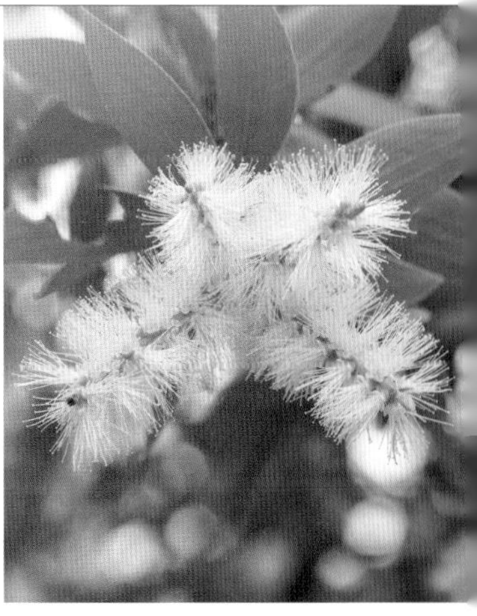

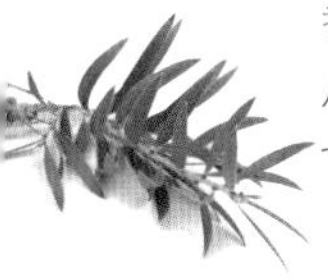

東南アジアや北オーストラリア原産で、ティーツリーの仲間。カユプテの樹皮は白く、高さ 20m 以上にもなる高木です。精油の成分はティーツリーと似ていますが、香りはより清涼感があります。優れた抗菌力や抗ウイルス力があるため、呼吸器系のトラブルに効果が期待できます。

ガラナ

Guarana

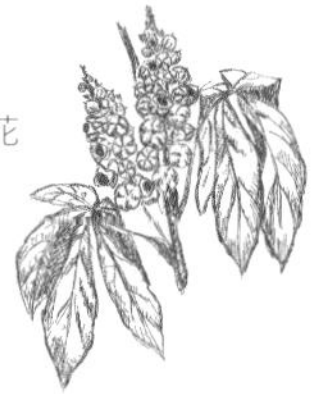

(学名) *Paullinia cupana*（ムクロジ科ガラナ属）
(原産地) 南米アマゾン川流域 (利用部位) 種子、花
(香り・風味) コーヒーのような独特な苦味と香り
(注意) 過量、長期間の使用は避ける
(主な成分) カフェイン、テオフィリン、テオブロミン、タンニン、サポニン、油脂
(作用) 強壮、興奮、利尿、収れん

小さな丸い果実を房状に実らせます。語源となるグァラニー族は、ガラナの種子を焙煎して水と混ぜ、ペースト状にして利用しており、これはチョコレート製造法の原型といわれています。コーヒーの 3 ～ 5 倍ものカフェインと豊富なタンニンを含み、疲労回復や滋養強壮目的で使われるほか、心臓病や片頭痛、下痢止めにも効果があるといわれています。水や炭酸水、酒などに加え、飲料として摂取するのが一般的です。

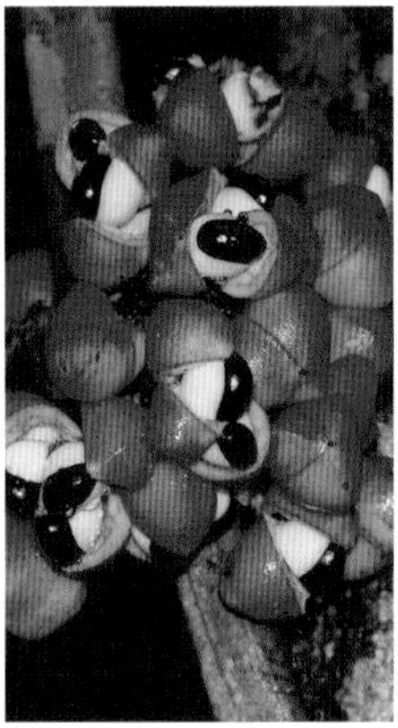

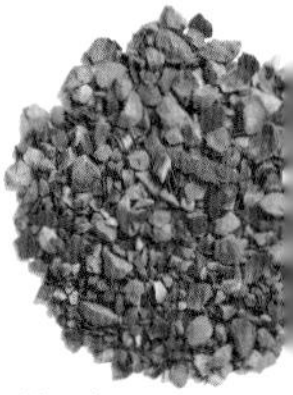

種子を砕いたもの

ガランガル

Galangal, Greater Galangal

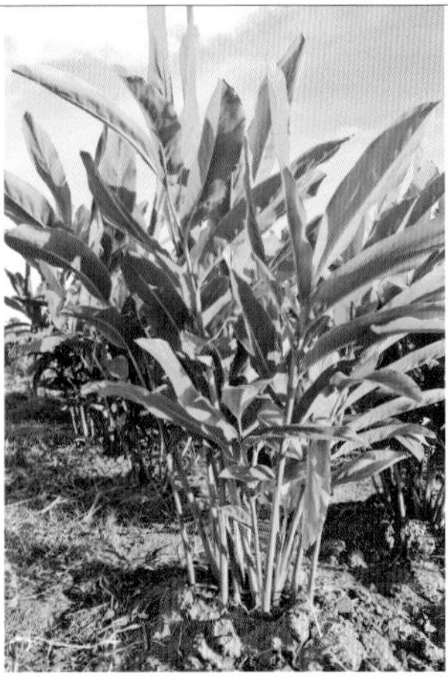

(学名) *Alpinia galanga*（ショウガ科ハナミョウガ属）
(別名・和名) ラオ、カー、レンクアス、タイショウガ、大ガランガル
(原産地) インド東部 (利用部位) 根／水蒸気蒸留法
(香り・風味) ユーカリに似た香りでジンジャーやペパーとレモンの酸味を合わせたような味
(注意) 精油は刺激が強いので濃度に注意
(主な成分) 1,8- シネオール、ボルネオン、α - ピネン
(作用) 去痰、健胃、抗菌

ガランガルはユーカリやレモンの酸味を合わせたような風味を持ち、タイやインドネシア、マレーシアのカレーや煮込み料理によく使われます。ガランガルよりも小さいレッサーガランガル（小ガランガル）は別種で、辛味が強く、カルダモンの代用品のように使われます。

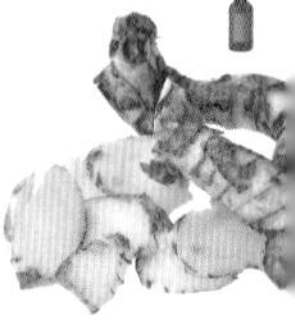

カルダモン

Cardamon

(学名) *Elettaria cardamomum*（ショウガ科ショウズク属）
(別名・和名) ショウズク（小荳蔲）
(原産地) インド、スリランカ、マレー半島
(利用部位) 種子／水蒸気蒸留法
(香り・風味) 口に含むと刺すようなしょうのうの香りと苦みがある
(注意) 特に知られていない
(主な成分) 1,8- シネオール、酢酸テルピネル、酢酸リナリル、リナロール、リモネン
(作用) 強壮、駆風、健胃、消化促進

楕円形の実の中の種子をスパイスとして利用します。レモンのようなさわやかな芳香があり、「スパイスの女王」とも呼ばれます。インドでは古くから重宝され、カレーパウダーやガラムマサラ、お菓子などに利用されています。甘い香りの精油には強壮作用があり、活力を与えてくれます。

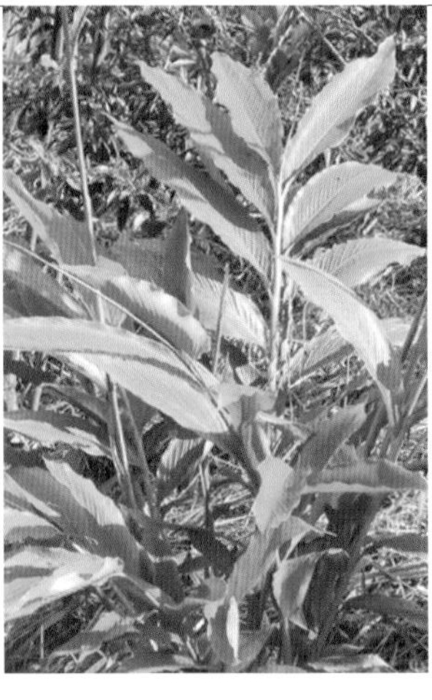

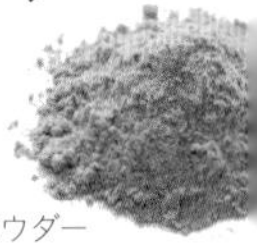

パウダー

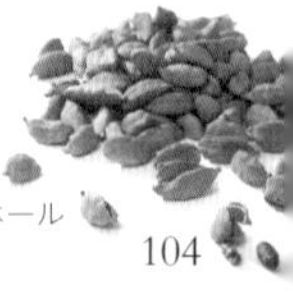

ホール

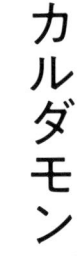

カモミール

消炎上手なジャーマン種
緩和が得意なローマン種

ジャーマンカモミール

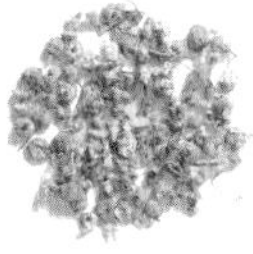

学名 *Matricaria chamomilla*
(別名 *Matricaria recutita*)
(キク科シカギク属)

別名・和名 カミツレ(加密列)

原産地 インド、ヨーロッパから西アジア

利用部位 花/水蒸気蒸留法

香り・風味 甘い花の香りと草の香りが混ざったような風味

注意 キク科アレルギーのある人は注意

主な成分 α-ビサボロール、カマズレン、マトリシン、アピゲニン、ルテオリン

作用 消炎、鎮静、鎮痙、駆風

カモミールの名はギリシャ語の「大地のリンゴ」に、学名のMatricariaは、女性の子宮を意味する「Matrix」に由来します。甘い香りを持ち、婦人科系の疾患や胸焼け、胃炎、冷え性、不眠など、さまざまな症状に働きかけます。ジャーマンカモミールティーは、世界でももっとも多くの人に親しまれるハーブティーのひとつです。また、消炎作用があることから、ヨーロッパでは化粧品にも数多く配合されています。ジャーマンカモミールの精油は大変貴重で、わずかしかとれません。目がさめるような真っ青な精油には、抗炎症や抗アレルギー作用を持つ成分カマズレンが含まれています。

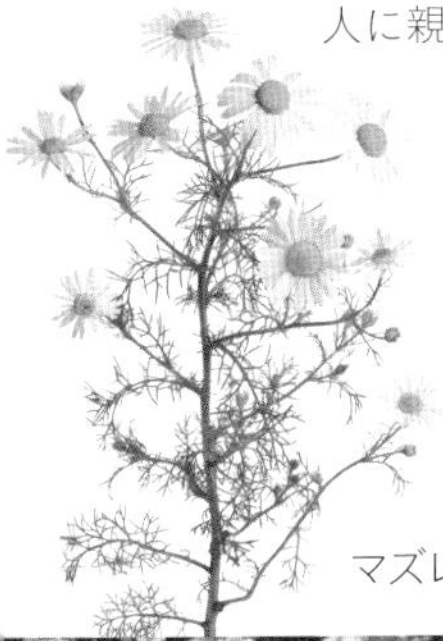

ローマンカモミール

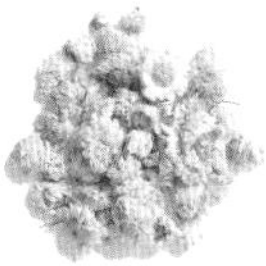

学名 *Chamaemelum nobile*
(別名 *Anthemis nobilis*)
(キク科カミツレモドキ属)

別名・和名 ローマカミツレ

原産地 地中海沿岸

利用部位 花/水蒸気蒸留法

香り・風味 青リンゴのようなやさしい甘さがある香り

注意 キク科アレルギーのある人は注意。妊娠中および授乳中は使用しない

主な成分 アンゲリカ酸エステル

作用 鎮静、緩和、鎮痙

ローマンカモミールはジャーマン種とは違って、主に精油で使われます。ローマンカモミールは心に働きかけて緩めるのが得意。ストレスからくる肩こりや腰痛、消化不良などにはトリートメントで対処しましょう。ラベンダーやオレンジの精油と合わせて使うのも有効です。不安や緊張を和らげ、リラックスすることができます。

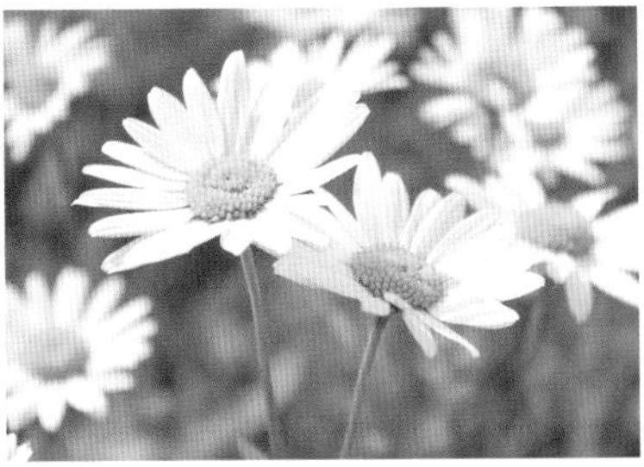

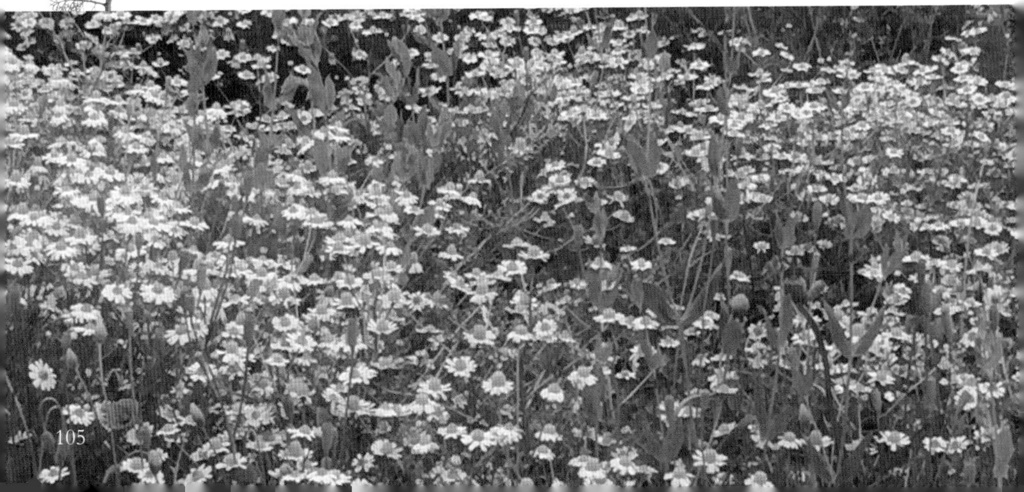

ガルナッツ

Gallnuts

別名・和名 モッショクシ（没食子）（日）、マジュパール（ヒンディー）、マジャパーラ（サンスクリット）、マヤッカ（マライヤム）、マアシカイ（タミル）
利用部位 虫こぶ 注意 特に知られていない
主な成分 タンニン 作用 収れん

ブナ科の植物の若芽にインクタマバチが産卵し、それが成長して15～20cmなった虫こぶでインクとして使われます。タンニンを多く含み、硫酸鉄を配合して作られるインクは時間の経過とともに色が濃くなるといわれ、中世から近世ヨーロッパでは法的書類などの作成には欠かせない材料でした。ヌルデというウルシ科植物にできる虫こぶは「五倍子」と呼ばれ、収れん、止血、解毒作用があることから、現在でも生薬として利用されています。

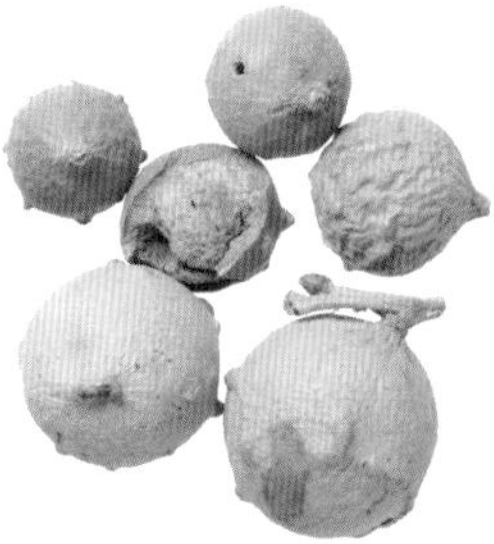

ガルバナム

Galbanum

学名 *Ferula gummosa*（セリ科フェルラ属）
別名・和名 フウシコウ（楓子香） 原産地 イラン、トルコ
利用部位 樹脂（根茎部と茎から）／水蒸気蒸留法
香り・風味 深いグリーンの香りの奥に樹脂の香り
注意 酸化すると皮膚感作の可能性あり
主な成分 ピネン、カレン、サビネン、リモネン
作用 強壮、去痰、解毒、抗感染、鎮痙、鎮静、鎮痛

旧約聖書にも登場し、古くから薫香やミイラ作りに使われてきました。強い浄化作用があり、瞑想時に用いるほか、痛みの軽減や呼吸器の不調にも。香水原料としても利用されています。

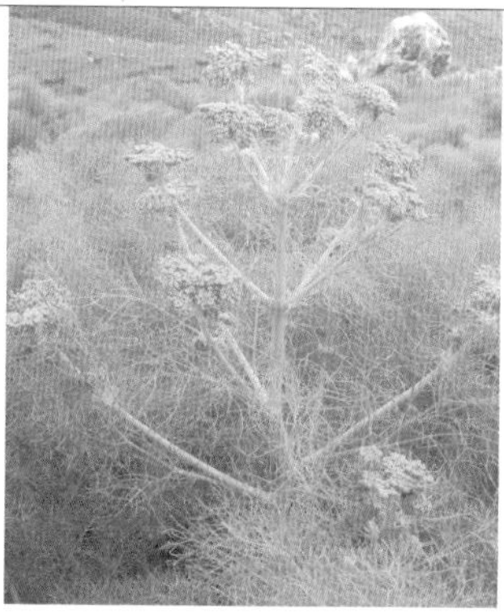

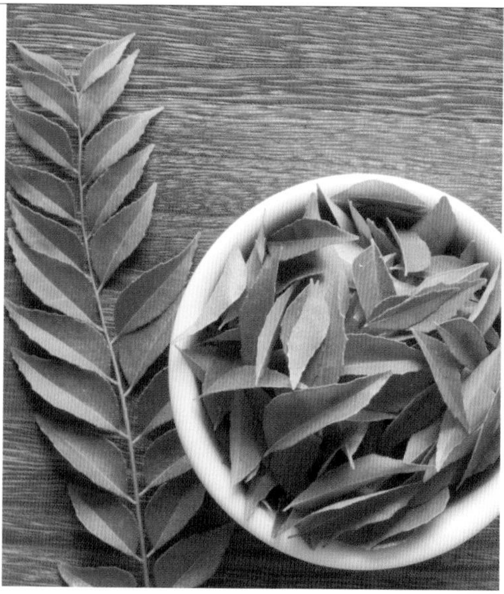

カレーリーフ

Curry Tree

学名 *Murraya koenigii*（ミカン科ゲッキツ属）
別名・和名 オオバゲッキツ（大葉月橘）、ナンヨウザンショウ（南洋山椒）
原産地 インド 利用部位 葉
香り・風味 たたくとカレーに似た独特の香りが出る
注意 特に知られていない

南インドおよびスリランカに原生する植物で、カレーと柑橘類を合わせたようなスパイシーな香りを持ちます。原産地では料理に欠かせないスパイスで、ドライよりも生のほうが香りがよいことから、多くの家庭で自家栽培しています。

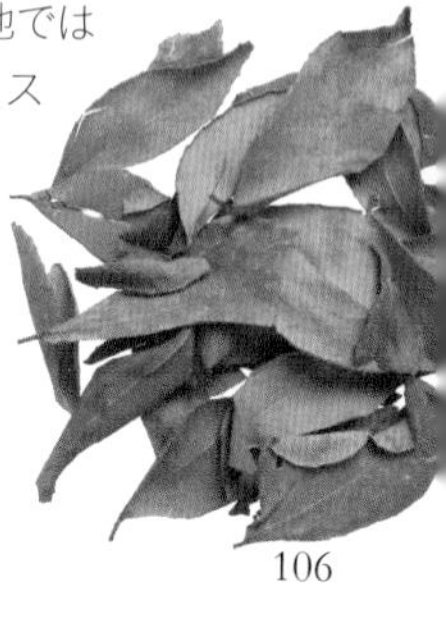

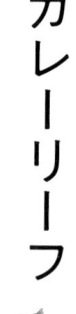

カレンデュラ

鮮やかなオレンジ色には抗酸化成分がたっぷり

学名 *Calendula officinalis*（キク科キンセンカ属）
別名・和名 キンセンカ（金盞花）、トウキンセンカ、ポットマリーゴールド
原産地 地中海沿岸 利用部位 花
香り・風味 香りはほとんどなく、味はさっぱりしている
注意 妊娠中は使用しない。キク科アレルギーのある人は使用しない
主な成分 カロテン、キサントフィル、タラキサステロール、クエルセチン、苦味質、多糖類
作用 皮膚・粘膜の修復、消炎、抗菌、抗真菌、抗ウイルス

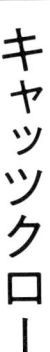

和名をキンセンカといい、香りのないさっぱりとした味が特徴で、花弁を生やドライのお茶として利用します。花弁にはカロテノイドやフラボノイドが含まれ、抗炎症作用や殺菌作用があることから、皮膚や粘膜の傷の治療に用いられます。発汗作用もあるため風邪症状の緩和にも効果が期待でき、吹き出物や腫れ物を抑える効果もあるとされています。

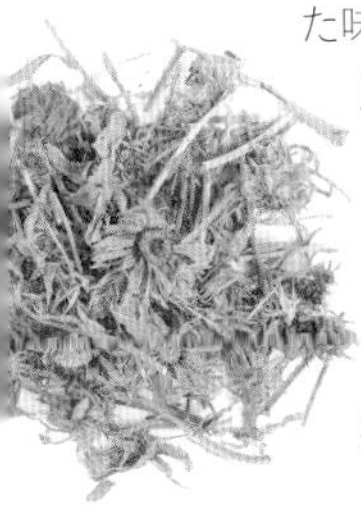

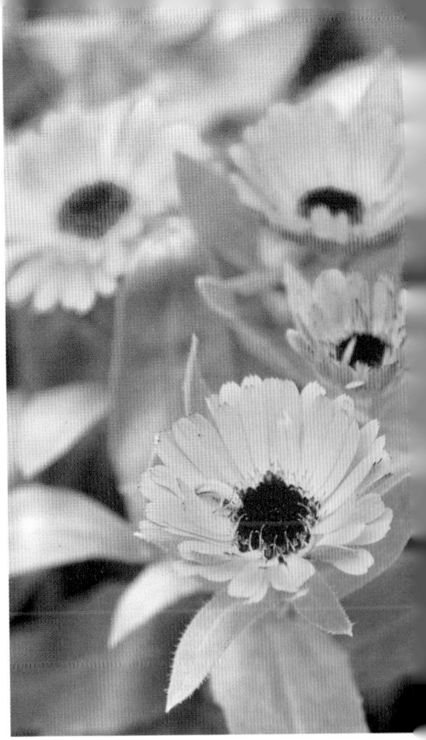

キャッツクロー

激しい痛みには猫の爪型ハーブ

学名 *Uncaria tomentosa*（アカネ科カギカズラ属）
別名・和名 ウニャ・デ・ガト（スペイン）
原産地 アマゾン奥地の熱帯雨林
利用部位 根、樹皮、葉
香り・風味 匂いはほとんどないが、かなり苦い
注意 皮膚移植や臓器移植をした患者、ホルモン療法やインスリン投与している患者、ある特定ワクチンを使用している患者、3歳以下の小児には使用しない。また、妊娠中、授乳中は使用しない
主な成分 オキシインドールアルカロイド、ウルソリック酸、β-シトステロール
作用 消炎、鎮痛、免疫調整

匂いはほとんどありませんが強い苦味を持ち、インカ帝国の時代からリウマチなどの痛みに処方する薬として利用されてきた植物です。WHO（世界保健機関）でもリウマチや関節炎などの激しい痛みを伴う炎症に効果がある抗炎症剤として認められています。キャッツクロー（猫の爪）という名前は、葉の付け根に猫の爪に似た形の棘があることが由来です。

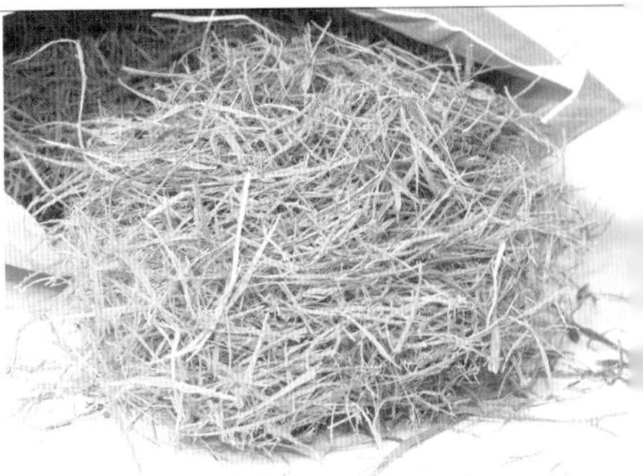

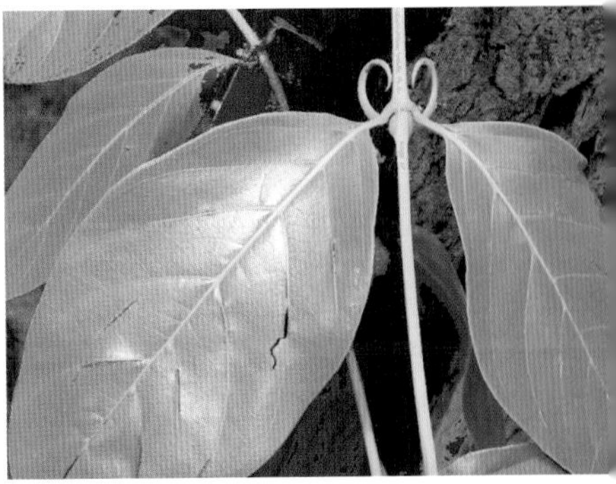

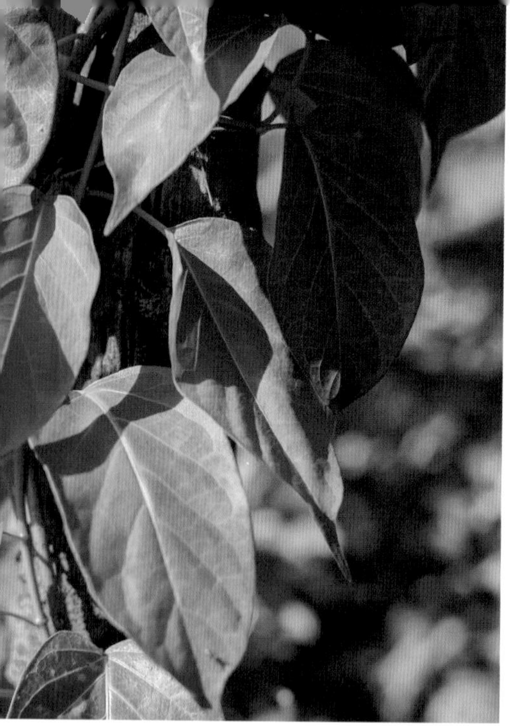

ギムネマシルベスタ

アーユルヴェーダでは血糖を下げる薬

学名 *Gymnema sylvestre*（キョウチクトウ科ホウライアオカヅラ属）
別名・和名 ギムネマ 原産地 インド
利用部位 葉
香り・風味 かすかに舌のしびれるような味
注意 子どもには使用しない。糖尿病薬を服用中の場合は、医師に相談のこと
主な成分 ギムネマ酸 作用 甘味抑制

葉にはかすかに舌がしびれるような風味があり、噛んだあとは10分程度甘みを感じにくくなります。さらに、小腸からの糖分の吸収を阻害して甘みに対する欲求を抑える作用もあるといわれることから、ダイエット向けのサプリなどに配合されることがあります。アーユルヴェーダでは、2000年前から糖尿病の治療薬として使われてきたといわれています。

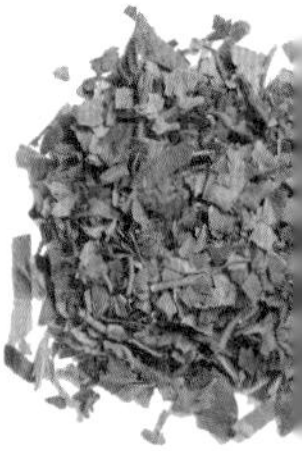

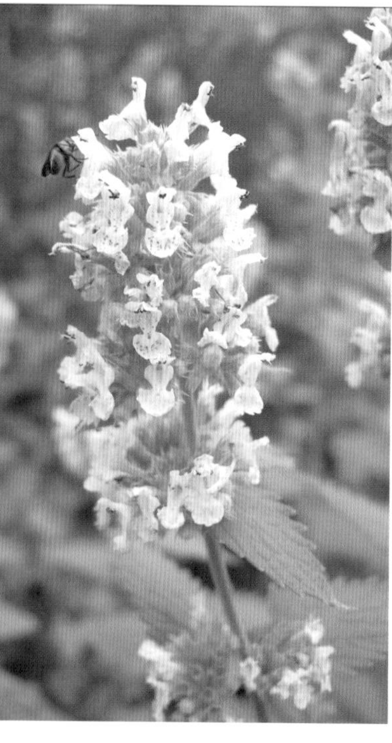

キャットニップ

猫が好む香りは風邪によいハーブ

学名 *Nepeta cataria*（シソ科イヌハッカ属）
別名・和名 イヌハッカ（犬薄荷）、チクマハッカ（筑摩薄荷）
原産地 ヨーロッパ、南西アジア
利用部位 花、茎、葉
香り・風味 強いミント系の香りがあり、かすかな渋味
注意 妊娠中、授乳中は避ける。子どもには使用しない
主な成分 ネペタラクトン
作用 鎮静、昆虫忌避

やわらかい毛に覆われた鋸刃状の葉を持ち、茎の先端に穂状に白や藤色の花を咲かせます。猫が好む香り成分ネペタラクトンを含むことから、猫が酔っ払うハーブともいわれます。乾燥させたものはハーブティーとして使われ、強いミント系の香りとかすかな渋味を持ちます。葉と花に強い発汗作用があることから、ハーブティーは風邪の初期に飲むと症状の悪化を防ぐといわれています。また、眠気を誘い、精神安定、頭痛緩和、消化促進などの働きがあります。

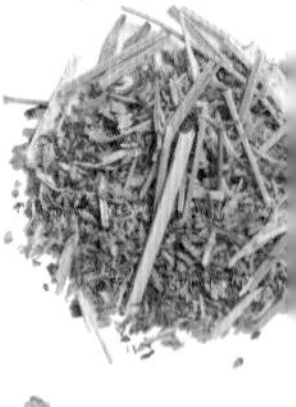

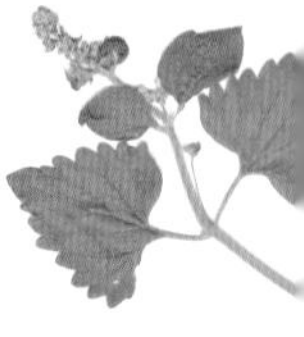

Caraway

キャラウェイ

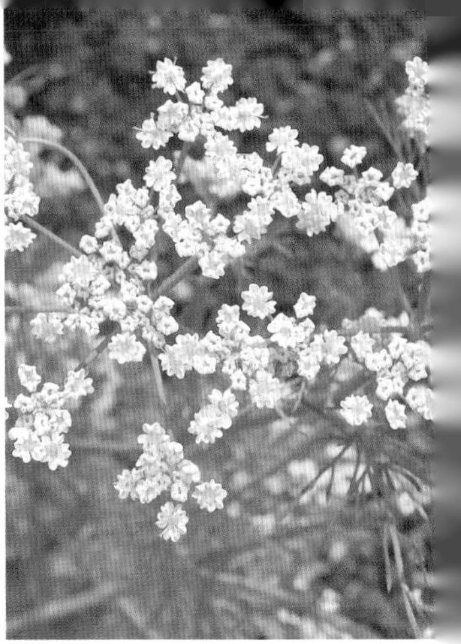

学名 *Carum carvi*（セリ科キャラウェイ属）
別名・和名 ヒメウイキョウ（姫茴香）
原産地 西アジア、ヨーロッパ
利用部位 種子／水蒸気蒸留法
香り・風味 やわらかな味とほのかに苦い甘み
注意 精油は濃度が高いと皮膚刺激の可能性あり
主な成分 ℓ-カルボン、d-リモネン、β-ミルセン
作用 去痰、駆風、健胃、消化促進、抗菌

淡い緑色の小さな花を咲かせ、三日月色の種をスパイスとして利用します。やわらかな甘みとほのかな苦味を持ち、ヨーロッパでは中世から使われてきました。人や物を惹きつける力があるとされ、惚れ薬の材料としても使われたと言います。種から得られる精油には、健胃・駆風のほか、腹痛や気管支炎などに効果があるといわれています。

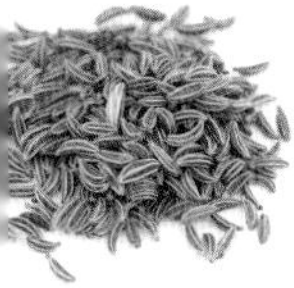

Carrot seed

キャロットシード

学名 *Daucus carota*（セリ科ニンジン属）
別名・和名 ノラニンジン 原産地 ヨーロッパ
利用部位 種子／水蒸気蒸留法
香り・風味 かすかに甘さがある、ドライな香り
注意 妊娠中、授乳中は精油を使用しない
主な成分 カロトール、ダコール
作用 細胞の修復・保護、強壮

種子を蒸留して得た精油で、土のような独特な香り。カロトールという成分が含まれており、肝細胞を再生する働きがあるため、ストレスやそれに伴う疲れで活力を取り戻したいときに役立ちます。また、肌のトラブル時のケアに効果が期待できます。

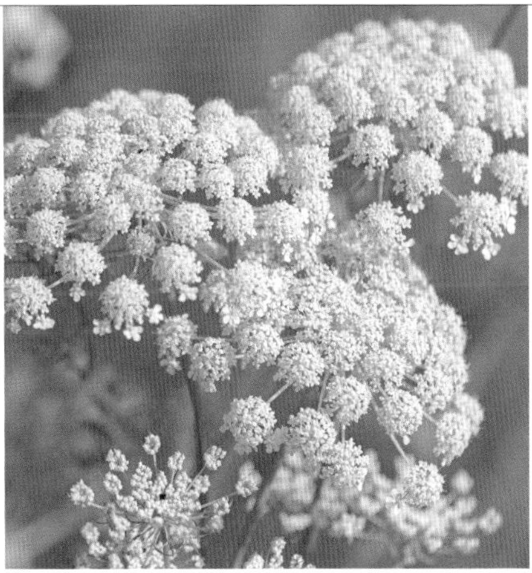

Guava, Apple guava

グァバ

学名 *Psidium guajava*（フトモモ科バンジロウ属）
別名・和名 バンジロウ、バンシルー
原産地 熱帯アメリカ 利用部位 葉、果実
香り・風味 葉はハッカのような香りがし、果実は甘く酸味がある
注意 心臓病、低血糖症の人は医師に相談のこと
主な成分 グアバ葉ポリフェノール、クエルセチン、タンニン
作用 抗アレルギー、糖質分解酵素阻害

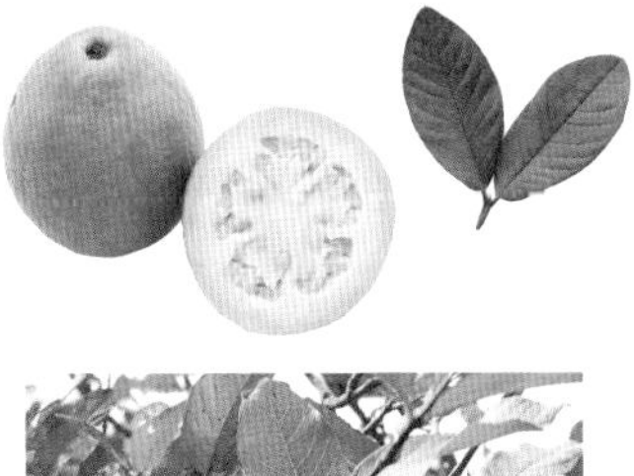

高さ3～4mの常緑低木で、5～12cm程度の実をつけます。葉にはハッカのような香りがあり、実も甘くさわやかな香りを持ちます。沖縄や台湾では、古くから糖尿病、下痢、歯痛、口内炎、胃潰瘍に効果があるとされ、葉や果実が使われてきました。漢方では整腸作用や下痢止め効果があるとされ、「蕃麗茶」という茶剤で飲用されます。

ドライリーフ

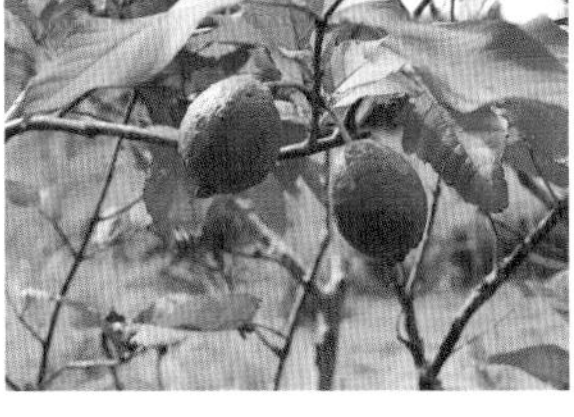

クミスクチン

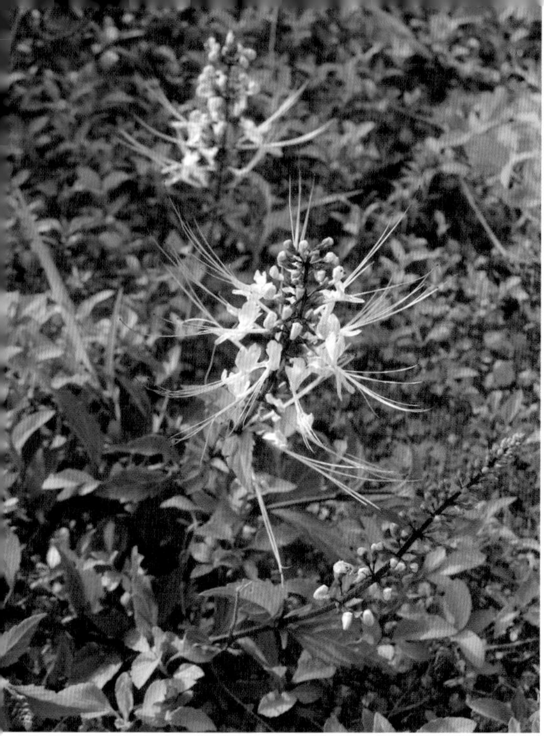

腎臓のお茶として知られている

(学名) *Orthosiphon aristatus*（シソ科オルトシホン属）
(別名・和名) ネコノヒゲ、ジャバチャ
(原産地) 熱帯アジア (利用部位) 葉
(香り・風味) 若干の苦味がある
(注意) 特に知られていない
(主な成分) シネンセチン、カリウム塩
(作用) 利尿、鎮痙

香りはほとんどありませんがほんのりと苦味があり、インドネシアやマレーシアでは「腎臓のお茶」として親しまれています。一般的なハーブにも利尿作用はありますが、クミスクチンには腎臓そのものの機能を高める働きがあり、高血圧や痛風のほか、尿路感染症や、むくみ、高齢者の冷え防止にも有効とされます。

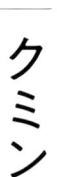

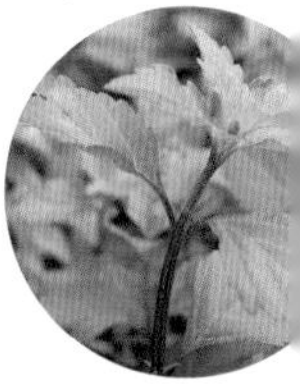

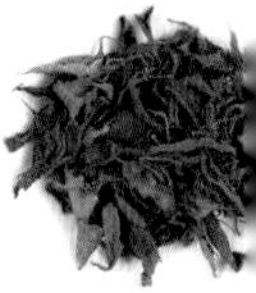
ドライリーフ

クミン

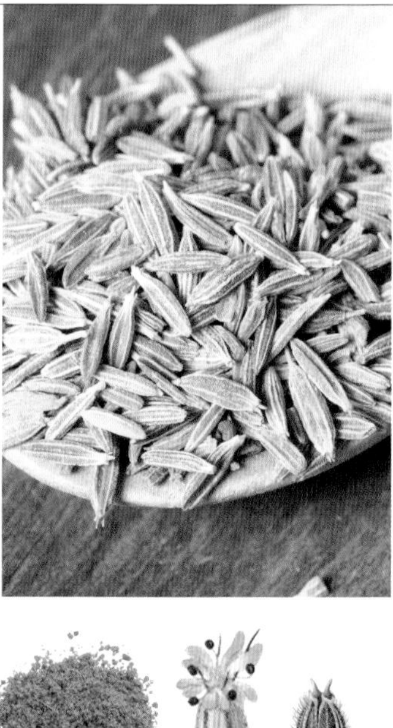

カレーの風味づけだけでなくお腹にもよいスパイス

(学名) *Cuminum cyminum*（セリ科クミン属）
(別名・和名) バキン、マキン（馬芹）、ジーラ（ヒンズー）
(原産地) エジプト (利用部位) 種子／水蒸気蒸留法
(香り・風味) 少々きつく強い香りでわずかな苦味と香ばしい深い味わい
(注意) 精油には弱い光毒性と皮膚刺激があるので注意
(主な成分) クミンアルデヒド、γ－テルピネン、β－ピネン、パラシメン
(作用) 強壮、駆風、健胃、抗炎症

暑い気候に適した一年草で、天日干しした種をスパイスとして利用します。世界でも代表的なスパイスのひとつで、サラダやピクルス、ミックススパイスなど、あらゆる料理に使われます。特にコリアンダーとの相性がよく、インド料理独特の風味づけになります。香りの主成分はクミンアルデヒドで、アーユルヴェーダでは下痢やおなかの張り、消化不良に効果があるとされます。

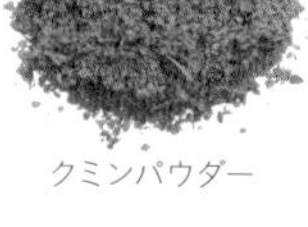
クミンパウダー

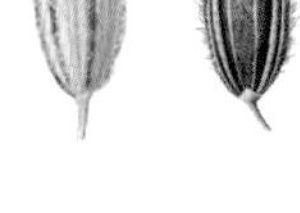

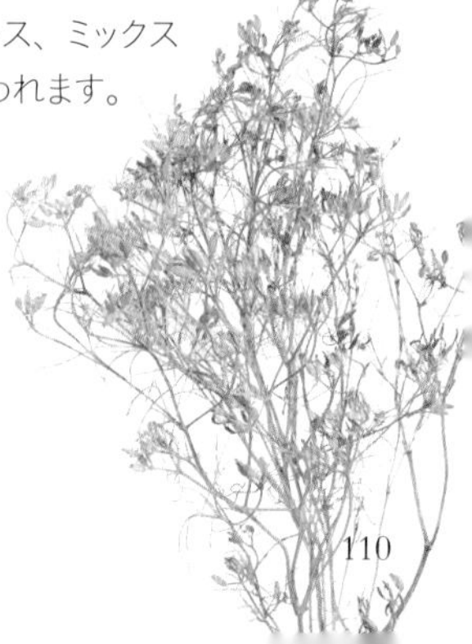

Clary sage

クラリセージ

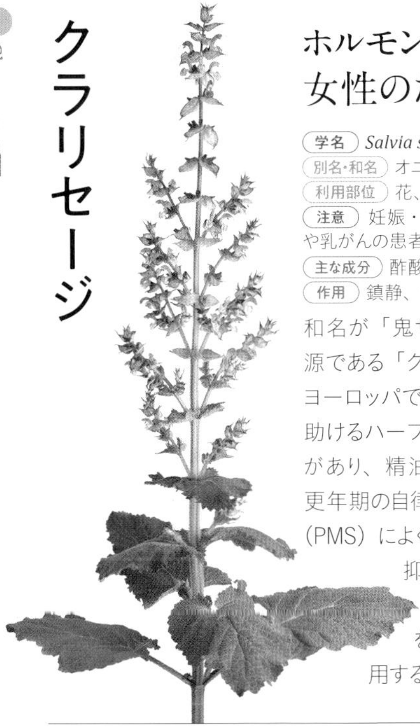

ホルモンバランスを整える女性のためのアロマ

学名 *Salvia sclarea*（シソ科アキギリ属）
別名・和名 オニサルビア 原産地 ヨーロッパ、中央アジア
利用部位 花、葉／水蒸気蒸留法 香り・風味 マスカットのような甘い香り
注意 妊娠・授乳中の使用は禁止。運転前や飲酒時には使用しない。乳腺炎や乳がんの患者には使用しない
主な成分 酢酸リナリル、リナロール、スクラレオール
作用 鎮静、鎮痙、緩和、ホルモン分泌調整

和名が「鬼サルビア」と呼ばれる大型のセージ。クラリセージの語源である「クラルス」は「明るい」「澄んだ」という意味があります。ヨーロッパでは古くから、絶望感で見通しが立たない状態の人々を助けるハーブとして利用されてきました。マスカットのような甘い香りがあり、精油には女性ホルモンの分泌を調整する働きがあるため、更年期の自律神経の不調にともなう諸症状や月経痛、生理前症候群（PMS）によく使われています。また、心身の緊張を和らげる働きから、抑うつなどの強い緊張状態を緩めるのに有効とされます。芳香浴やオイルマッサージなどで使われますが、眠気をもよおすことがあるため、運転前や飲酒時は避けて使用するなど注意が必要です。

Cranberry

クランベリー

甘酸っぱさが泌尿器系に働きかける

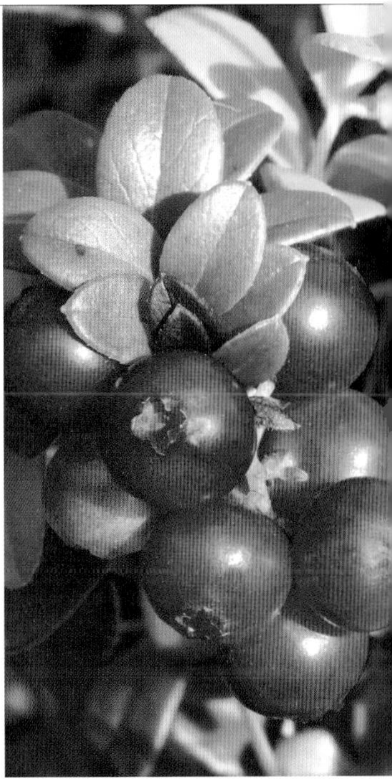

学名 *Vaccinium macrocarpon*（ツツジ科スノキ属）
別名・和名 オオミノツルコケモモ、ツルコケモモ
原産地 ヨーロッパ、北米 利用部位 果実
香り・風味 ほんのり甘酸っぱい味 注意 特に知られていない
主な成分 キナ酸、クエン酸、リンゴ酸、プロアントシアニジン、ビタミンC
作用 尿の酸性化、尿路への細菌の付着抑制

棘のあるつる性の植物で、1～2cmの赤い実をつけます。果実にはほんのりと甘酸っぱい風味があり、これをティーにして飲むと尿のpHが酸性化して大腸菌などが住みにくい環境になることから、古くから膀胱炎などの泌尿器系の感染症や尿路結石、ビタミンC欠乏症、赤痢などの予防に用いられてきました。また、クランベリーの代謝物には、感染症の原因となる菌が粘膜に住み着くのを防ぐ効果もあるとされます。また、色素成分のアントシアニンが眼精疲労に働きかけるほか、アルブチンという美白成分がシミやそばかすを防ぐ働きがあるといわれています。

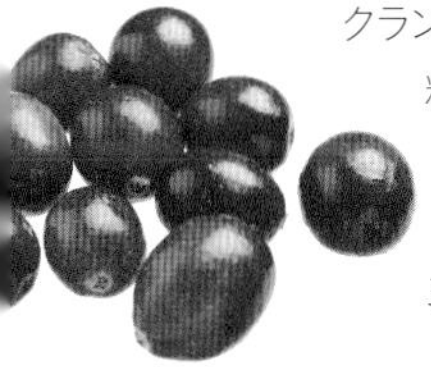

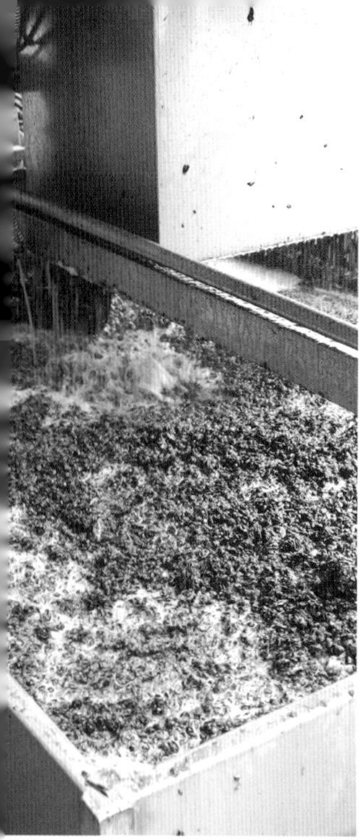

グレープシード

Grapeseed

ブドウの種子は 抗酸化成分の宝庫

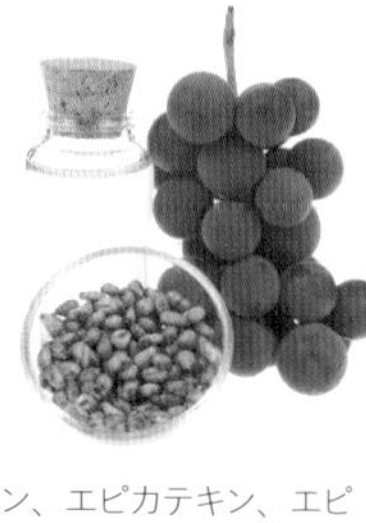

学名 *Vitis vinifera*（ブドウ科ブドウ属）
原産地 イタリア 利用部位 種子
香り・風味 無味無臭でさらっとした味わい
注意 特に知られていない
主な成分 オリゴメリックプロアントシアニジン、エピカテキン、エピカテキンガレート
作用 抗酸化、毛細血管保護、結合組織強化

ぶどうの種から得られるグレープシードオイルは、無味無臭でさらりとした味わいがあります。ヨーロッパでは古くから調理油や健康食品として親しまれてきました。グレープシードは抗酸化作用に優れたビタミンEやオリゴメリックプロアントシアニジン（OPC）を豊富に含むのが特徴。OPCはポリフェノールの一種で、高血圧や動脈硬化などの生活習慣病予防に役立つほか、毛細血管を保護する作用があり、アレルギー反応や静脈瘤などの予防や改善にも用いられます。ただし、このオイルにはリノール酸が多く含まれています。リノール酸の摂りすぎは炎症性の疾患を引き起こす要因となるので、過剰摂取には注意しましょう。

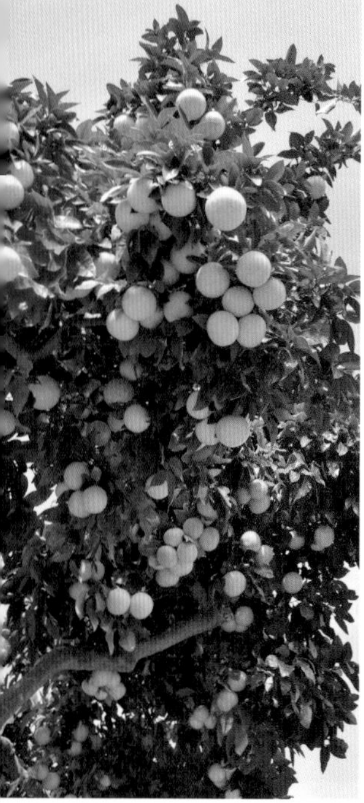

グレープフルーツ

Grapefruit

さわやかな香りで 活力を取り戻す

学名 *Citrus paradisi*（ミカン科ミカン属）
原産地 西インド諸島 利用部位 果皮／圧搾法
香り・風味 さわやかな柑橘の香りと甘みの中に、ほんのり渋みが残る
注意 光毒性は弱いが、酸化した精油には皮膚刺激があるので注意。敏感肌の人は注意
主な成分 リモネン、ヌートカトン
作用 消化機能調整（肝臓、胆のう）、活力増強

学名のparadisiは「楽園」を意味します。18世紀、西インド諸島で発見され、世界各地に広まりました。果皮を圧搾してとれた精油は芳香浴やアロマトリートメントなどに使用。精油は果実そのもののさわやかな香りを持ち、心身のストレスを解消して元気を取り戻させてくれます。また、胃腸、肝臓、胆のうを強化したり、リンパ液の循環を促す働きも。最近の研究では、脂肪の燃焼に効果あることもわかってきました。グレープフルーツは特定の治療薬と飲み合わせると薬が効きすぎたり副作用を起こる場合があるので、食べ合わせや飲み合わせに注意が必要。

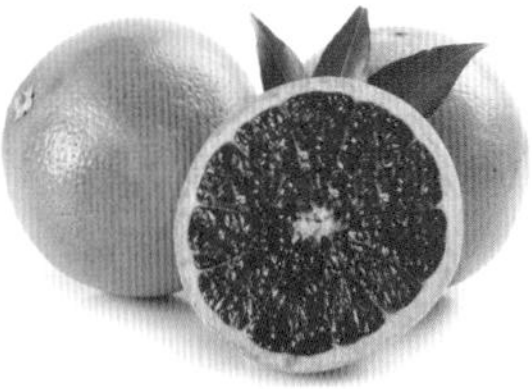

Watercress

クレソン

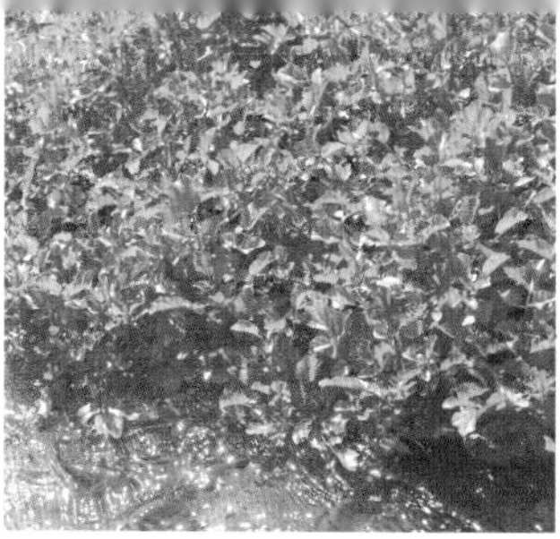

(学名) *Nasturtium officinale*（アブラナ科オランダガラシ属）
(別名・和名) ウォータークレス、オランダガラシ（和蘭芥子）
(原産地) ヨーロッパ、アジア (利用部位) 花、茎、葉
(香り・風味) 特有の香気があり、ピリッとした辛みがある
(注意) 胃や十二指腸の潰瘍、炎症を伴う腎障害、4才以下の小児には使用しない
(主な成分) アリルイソチオシアネート、ビタミンC、β－カロテン、ビタミンK、カルシウム
(作用) 抗酸化、食欲増進、血栓予防

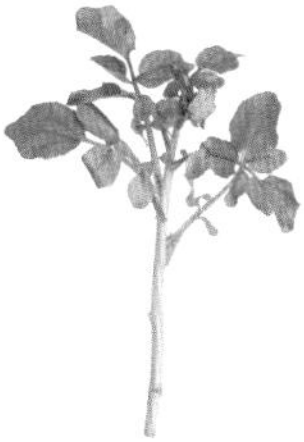

ピリッとした辛味を持つハーブで、水辺に群生する水生植物。だいこんやわさびなどと同様の辛味成分を持つことから、肉料理の付け合せにもよく使われます。ビタミンC、ビタミンB群などのビタミン類や、カルシウム、カリウム、鉄などのミネラルが豊富で、カロテンも豊富に含まれることから、貧血予防、髪や肌の健康維持に有効とされます。抗酸化作用が高く、生活習慣病の予防にも効果が期待できます。

Clove

クローブ

(学名) *Syzygium aromaticum*（フトモモ科フトモモ属）
(別名・和名) チョウジ（丁子）、チョウコウ（丁香）
(原産地) インドネシア・モルッカ諸島、フィリピン南部
(利用部位) つぼみ／水蒸気蒸留法
(香り・風味) 独特の渋みを帯びた豊かな香りで噛むとシャープな辛味と苦味
(注意) 炎症がある場合、また高血圧の人は使用を控える。2歳以下の小児、授乳中は禁忌。妊婦も要注意。精油は皮膚に使用してはいけない
(主な成分) オイゲノール、β－カリオフィレン (作用) 抗菌、鎮痛、局所麻酔

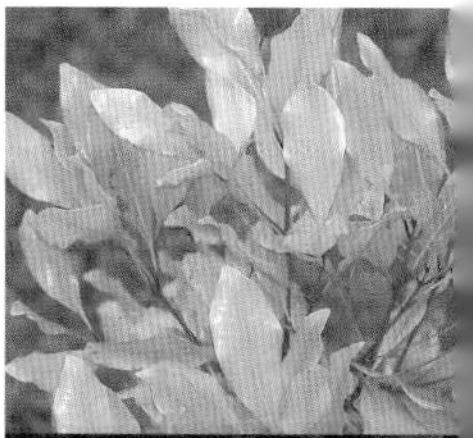

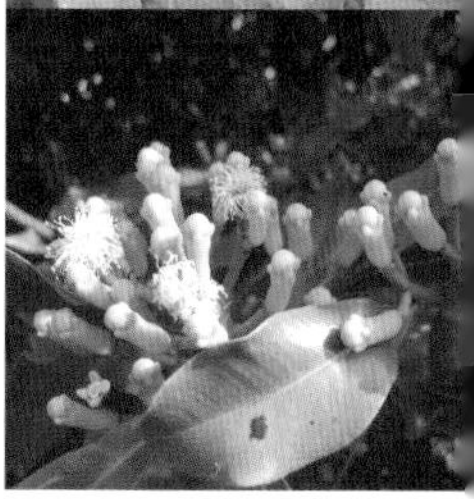

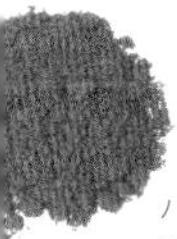

パウダー

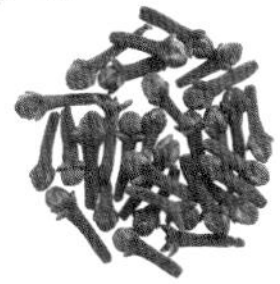

ホール

常緑の中低木で、開花前の赤く色づいたつぼみを収穫します。その香りは「歯医者さんの香り」とも呼ばれ、鎮痛効果と強力な殺菌作用があることから、古くから歯科治療に使われてきました。香りづけや臭み消しの目的でさまざまな料理に使われます。伝統医学では、消化器系や泌尿器系を温める生薬として、嘔吐や下痢、腹部の冷え、疝痛に用いられてきました。精油成分には防腐作用もあることから、たんすの芳香剤として使われることもあります。

Gentian

ゲンチアナ

(学名) *Gentiana lutea L.*（リンドウ科リンドウ属）
(別名・和名) セイヨウハルリンドウ
(原産地) ヨーロッパ、小アジア
(利用部位) 花根、根茎
(香り・風味) 強い苦味がある
(注意) 妊娠中、授乳中は避けた方がよい。胃潰瘍患者と十二指腸潰瘍患者は禁忌。苦味成分に感受性が高い人は頭痛を起こす可能性あり
(主な成分) ゲンチオピクロシド、アマロゲンチン、スウェルチアマリン
(作用) 苦味健胃、消化促進、強壮

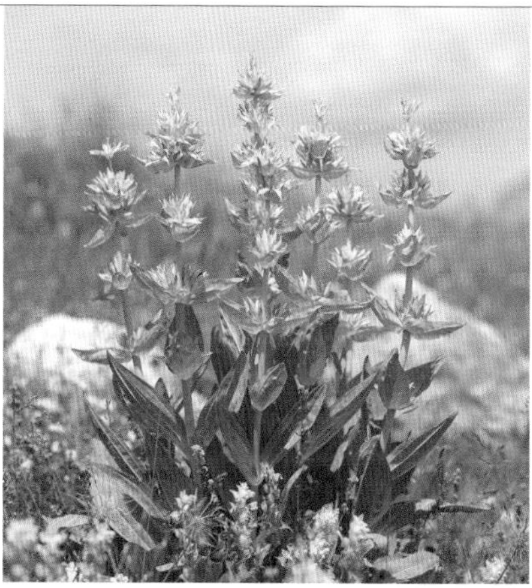

古くから薬用として使われてきた植物で、漢方でも生薬として粉末が用いられています。激しい苦味が胃腸を刺激し、消化を促進します。

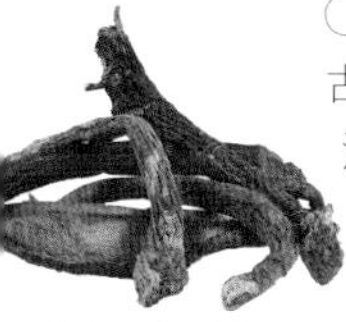

苦味が強い根茎

ケンフェリアガランガル

Galangal

インドネシアでは伝統医薬品に使われる

学名 *Kaempferia galanga*（ショウガ科バンウコン属）
別名・和名 バンウコン　原産地 タイ、マレーシア　利用部位 根茎
香り・風味 さわやかな風味だが味が強い　注意 特に知られていない

10cmほどの草丈のショウガ科の植物で、芳香のある黄色い根茎を利用します。主にインドネシアで使われる食材で、ジャワ料理やバリ料理には欠かせません。インドネシアの健康飲料「ジャムウ」の材料としても使われ、高いリフレッシュ効果がある民間薬として親しまれています。漢方では、鼻やのどの粘膜の炎症や呼吸器疾患に効果があるとされます。

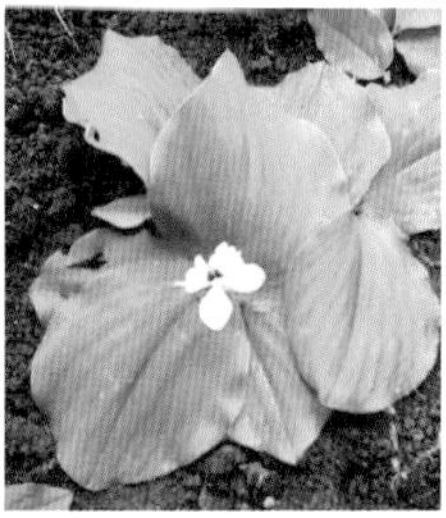

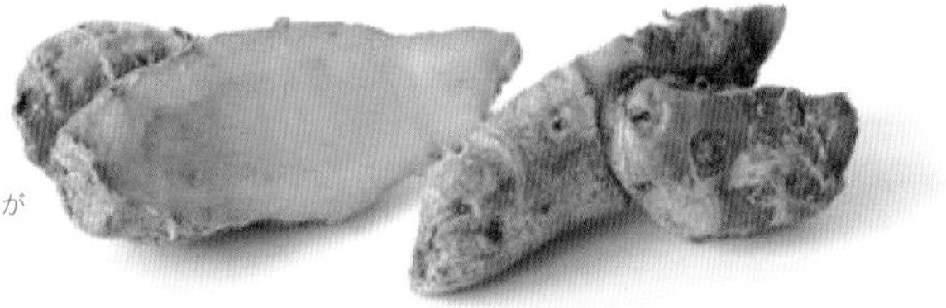

ショウガに似ているが
風味は強い

コーヒー

Arabian coffee

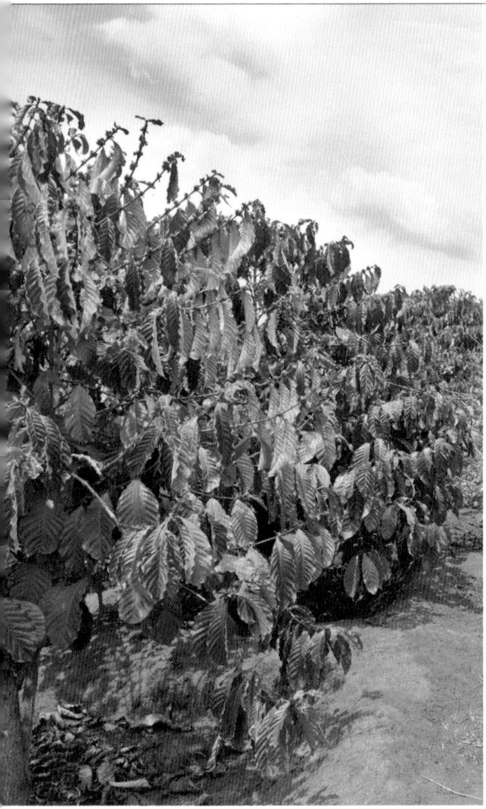

抗酸化作用は適量の飲用で

学名 *Coffea arabica*
（アカネ科コーヒーノキ属）
別名・和名 アラビアンコーヒー、珈琲
原産地 中南アフリカ　利用部位 種子
香り・風味 ほのかに甘い、さっぱりとしている
注意 大量摂取は控える。消化性潰瘍と緑内障には禁忌
主な成分 カフェイン、クロロゲン酸
作用 興奮、利尿

熱帯〜亜熱帯で栽培される植物で、9カ月ほどかけて徐々に赤く熟す実から、果肉や皮と取り除いた種子をコーヒー豆として利用します。コーヒーの生産国は世界に60カ国ほどあり、産地によって風味が異なります。コーヒー豆には、カフェインが豊富に含まれ、眠気覚ましや興奮作用、利尿作用、エネルギー促進効果が期待できます。また、ポリフェノールも含まれることから、老化防止にも働きかけると考えられています。

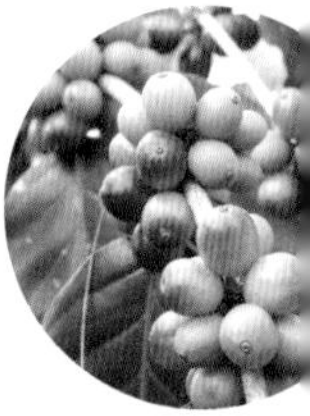

未熟果

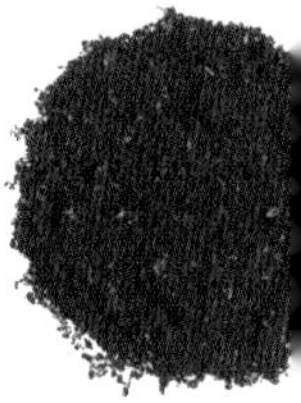

パウダー

Kola nut

コーラナッツ

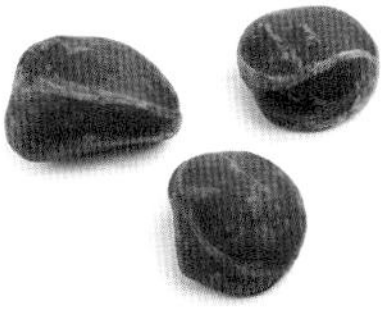

(学名) *Cola nitida*（コラノキ）、*Cola acuminata*（ヒメコラノキ）（アオイ科コラノキ属）
(原産地) アフリカ熱帯雨林 (利用部位) 種子
(香り・風味) 苦味、渋味がある
(注意) 過量または長期の使用は不可。妊娠中、授乳中は避ける 高血圧、胃・十二指腸潰瘍には禁忌
(主な成分) カフェイン (作用) 興奮、利尿

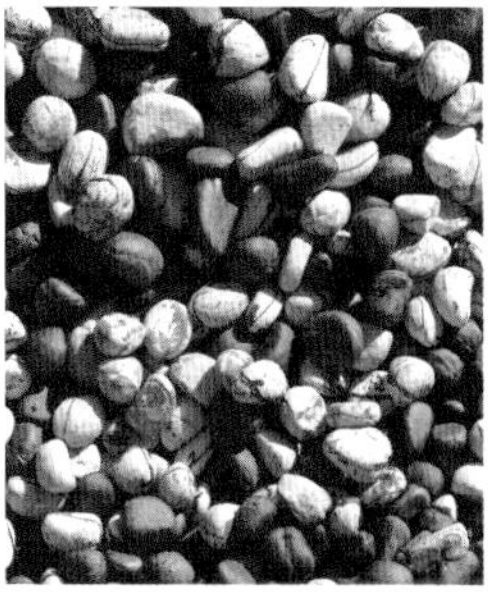

コラノキがつける4cmほどの大きさの種子で、苦味と渋味があります。世界中で飲まれる炭酸飲料のコーラは、コーラナッツのエキスを使っていたことからその名がつけられましたが、現在広く出回る製品にコーラナッツは使用されておらず、カラメル色素で着色されています。コーラナッツの実はカフェインを多く含むため、そのまま噛み砕いて楽しむ興奮剤としても用いられます。また、渋味が一時的に空腹感を抑えることから、ダイエット目的で使われることもあります。

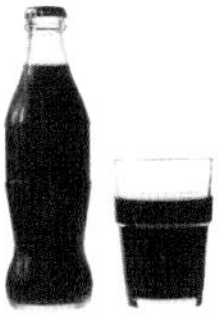

Golden seal

ゴールデンシール

(学名) *Hydrastis canadensis*（キンポウゲ科ヒドラスチス属）
(別名・和名) イエロールート (原産地) 北米
(利用部位) 根、根茎 (香り・風味) とても苦い
(注意) 妊娠中、授乳中は避ける。高血圧の人は避ける
(主な成分) ベルベリン、ヒドラスチン
(作用) 健胃、利胆、抗菌、抗真菌、抗ウイルス、免疫賦活、止血

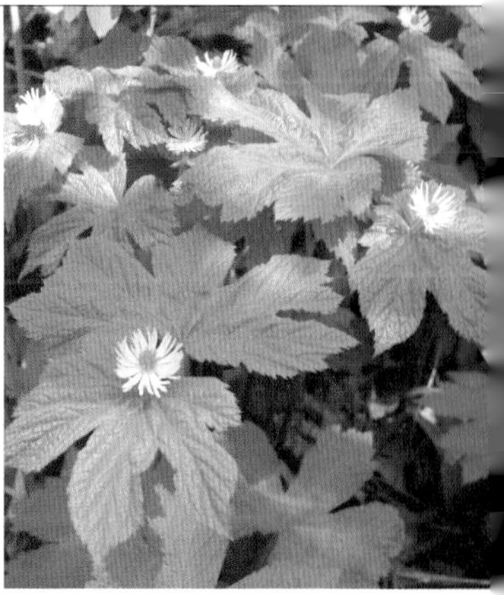

草丈は30cmほど。利用部分は黄色い根茎で、モルヒネに似た作用があることから、北米の先住民の間では古くから抗炎症薬として用いられてきました。粘膜を強化して菌やウイルスなどの侵入を防ぐことから、発熱、のどの痛み、歯肉炎、眼病などに利用されます。

Corn silk

コーン

(学名) *Zea mays*（イネ科トウモロコシ属）
(別名・和名) トウモロコシ（玉蜀黍）(原産地) 中南米
(利用部位) 種子、花柱（ヒゲ）
(香り・風味) 香ばしい香りで、ほのかに甘い
(注意) 特に知られていない
(主な成分) カリウム、フラボノイド、タンニン、カルバスクロール、ルテイン（種子）
(作用) 利尿、緩和

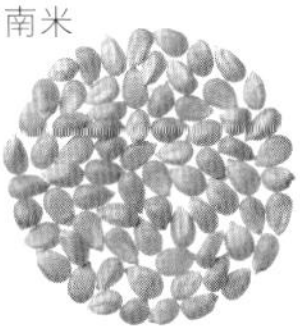

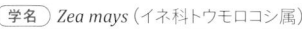

数千年前から中南米の山岳地帯で栽培されてきた植物。とうもろこし茶は、利尿作用が高く、腎機能の改善やむくみ防止に効果があるとされます。鉄を豊富に含み、鉄の吸収を妨げるタンニンは含まないことから、貧血防止に有用で、妊娠中も安心して飲むことができます。いわゆる「ひげ」と呼ばれる花柱は、漢方では「南蛮毛」と呼ばれ、高血圧、腎臓病、胆炎に処方されます。

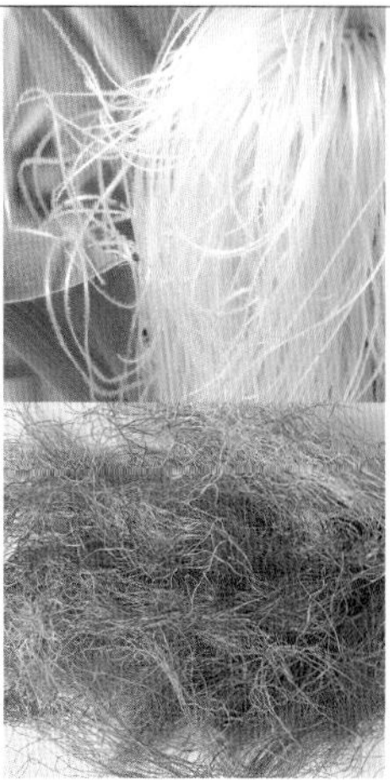
コーンのヒゲ

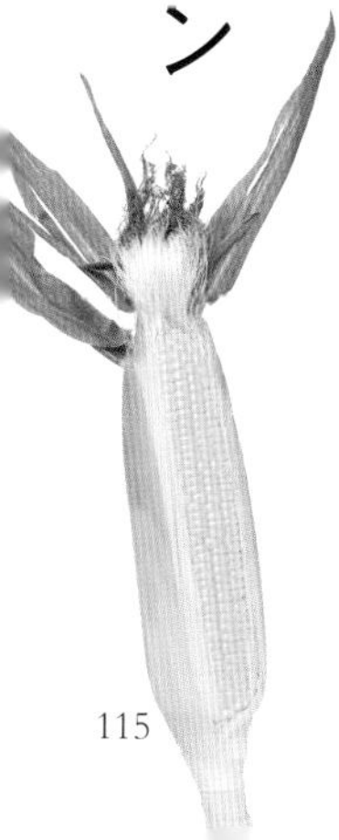

コーンフラワー

Cornflower

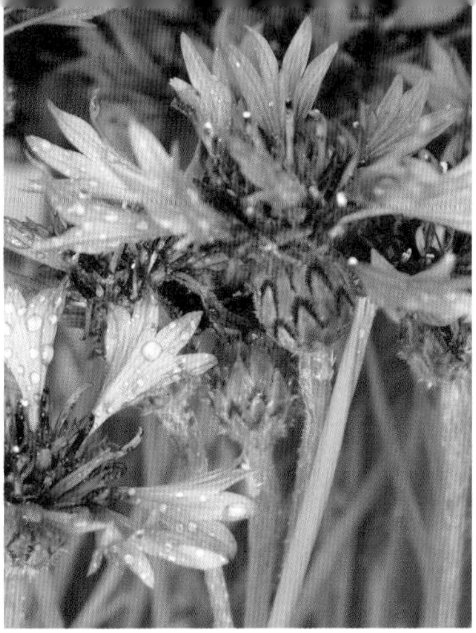

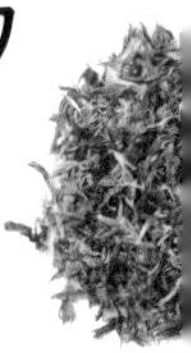

学名 *Cyanus segetum*（キク科ヤグルマギク属）
別名・和名 ブルーボトル、ヤグルマギク（矢車菊）、ヤグルマソウ（矢車草）
原産地 ヨーロッパ南東部 利用部位 化、茎
香り・風味 香りも味もほとんどない
注意 キク科アレルギーのある人は使用しない
主な成分 アントシアニン、タンニン、カリウム、クマリン
作用 抗酸化、収れん

とうもろこし畑や麦畑でもたくましく育ち、花を咲かせることが、その名の由来。ポプリにも利用されますが、香りはほとんどありません。花の浸出液には、収れん作用や消炎作用があることから、口腔洗浄剤やシャンプー、化粧水などに利用されます。

コスツス

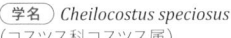

Spiral ginger

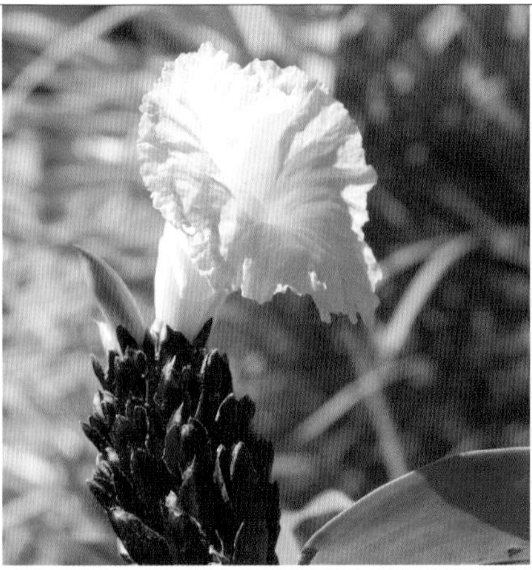

学名 *Cheilocostus speciosus*（コスツス科コスツス属）
別名・和名 ヒロハホザキアヤメ、フクジンソウ
原産地 中南米、メキシコ、コスタリカ
利用部位 根茎、茎、花
香り・風味 ムスクに似た香り
注意 特に知られていない

中南米原産の常緑多年草。花に見える赤い部分は「苞」という葉の変形したもので、この苞の間から本来の花を咲かせます。アーユルヴェーダでは、乾燥させた根茎を喘息や気管支炎、発疹、炎症性の病気などを鎮めるために利用します。

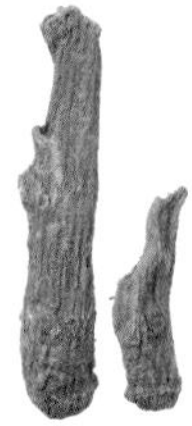

コストマリー

Costmary; balsam herb; alecost; costum

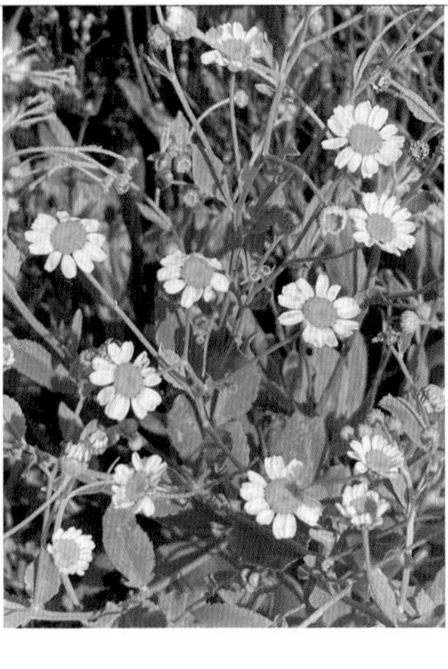

学名 *Tanacetum balsamita*（キク科キク属）
別名・和名 エールコスト、バイブルリーフ、バルサムギク
原産地 ヨーロッパ、西アジア
利用部位 葉、花、茎
香り・風味 ミントとレモンを合わせたような「バルサム」の香り
注意 特になし

ラテン語で「香味ある薬草」という意味の「コスティス」が由来で、ミントとレモンを合わせたような、甘くスパイシーな香りを持ちます。乾燥させた葉には防腐効果があるため、ポプリやサシェに使われます。また、刻んだ葉を料理に使ったり、入浴剤として使っても香りを楽しめます。かつてはビールの香りづけにも使われました。

コパイバ

アマゾンの聖なる木には抗炎症作用が

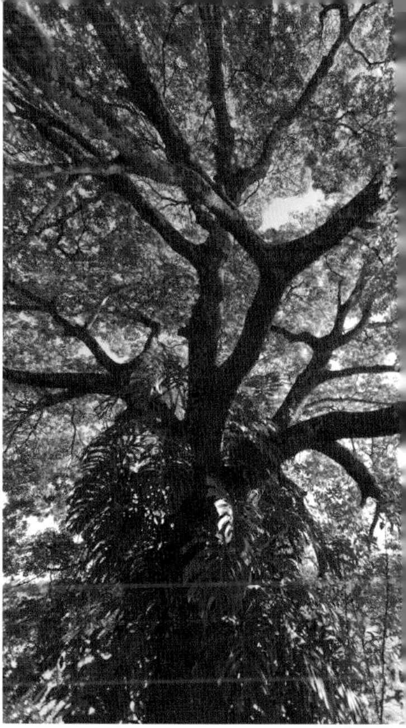

学名 *Copaifera reticulata*（マメ科コパイフェラ属）
別名・和名 コパイババルサムノキ
原産地 ペルー、ブラジル
利用部位 樹脂／水蒸気蒸留法
香り・風味 ウッディだがほのかな甘さとスパイシーさがある
注意 特に知られていない
主な成分 β－カリオフィレン、α－コパエン
作用 消炎、緩和、収れん、抗菌

ペルーやブラジルのアマゾン流域に自生する高木。樹液や樹脂を蒸留して採った精油には抗菌作用や消炎作用があり、傷の手当てや皮膚炎、虫刺されなどに利用されました。バルサム（樹脂）系で深い森の香りがあり、森林浴と同じ効果が期待できるため、強いストレスを感じたときや注意散漫な状態のときに用いられます。また保湿の働きもあるため、外用で手やかかとの乾燥や主婦湿疹などに有効とされます。

コルツフット

咳止めとして古くから利用

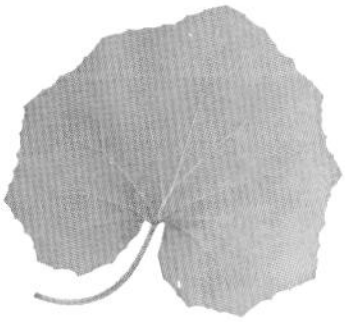

学名 *Tussilago farfara*（キク科フキタンポポ属）
別名・和名 フキタンポポ（蕗蒲公英）、カントウ（款冬）
原産地 地中海沿岸 利用部位 花、茎、葉
香り・風味 香りにもクセがなく飲みやすい味
注意 妊娠中、授乳中は避ける。長期間の使用は避ける
主な成分 粘液質、イヌリン、タンニン、フラボノイド、ピロリジジンアルカロイド（ごく微量）
作用 刺激緩和、粘膜保護、鎮咳

たんぽぽに似た花を咲かせ、福寿草にも似ているので、お正月の寄植えにもよく使われます。生薬としても、下から突き上げるような咳や喘息、痰のつかえに処方されてきました。学名の Tussilago は「咳を散らす」という意味です。葉に肝毒性があるため取り扱いには注意が必要ですが、規定量内であれば副作用の心配はないとされています。

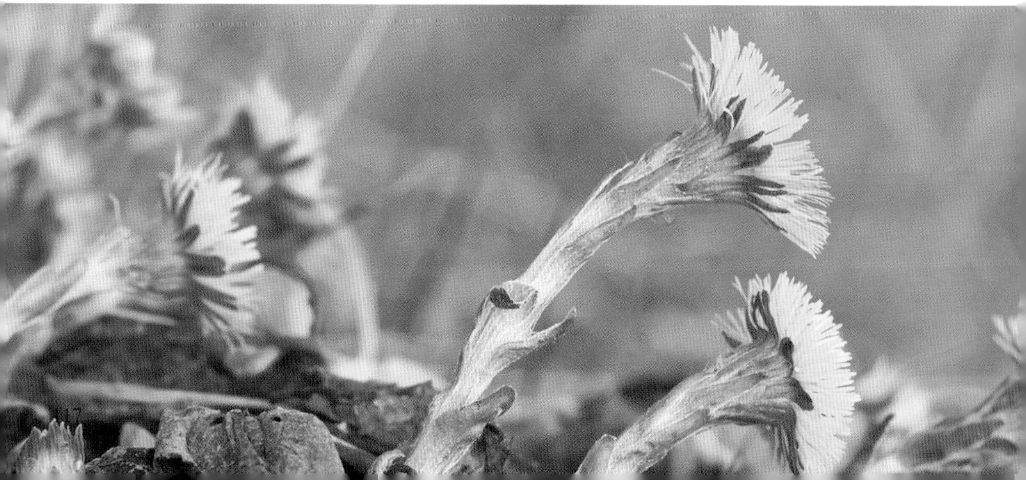

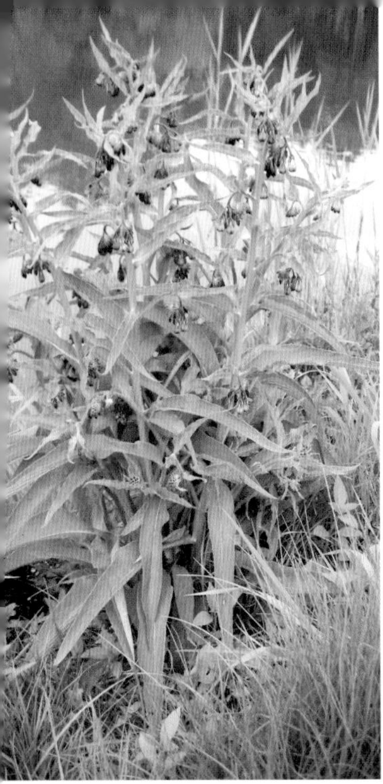

コンフリー

Comfrey

毒性があるので飲用は避けること

学名 *Symphytum officinale*（ムラサキ科ヒレハリソウ属）
別名・和名 ニットボーン、ヒレハリソウ（鰭玻璃草）
原産地 ヨーロッパ、西アジア 利用部位 茎、葉、根
香り・風味 ほのかに甘い、さっぱりとしている
注意 妊娠中、授乳中は避ける。長期服用を避ける。肝障害や外傷があるときは避ける
主な成分 アラントイン、ピロリジジンアルカロイド、タンニン、粘液質、アミノ酸
作用 肉芽形成、創傷治癒

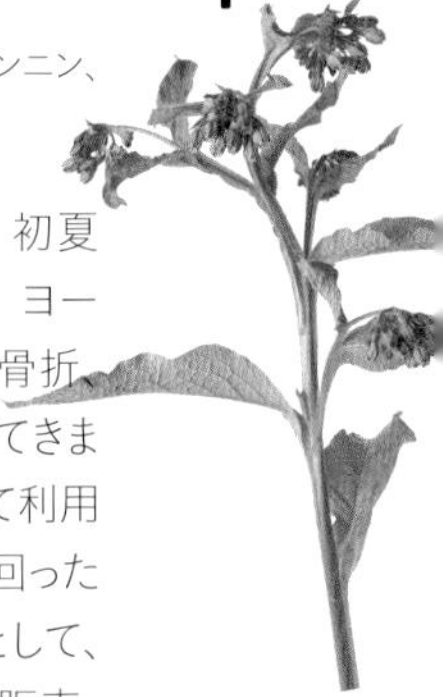

高さ1mほどまで育つ繁殖力の高い植物で、初夏～夏に釣鐘状の白～紫色の花を咲かせます。ヨーロッパでは、古くから根や葉を、打撲や捻挫、骨折、関節炎などの外傷を治すための薬として用いてきました。日本でも、明治時代に家畜の飼料として利用していた歴史があります。かつて食品として出回った時期もありますが、根や葉には肝毒性があるとして、2004年からはコンフリーを含む食品の製造、販売、輸入には自粛が求められています。

コリアンダー

Coriander

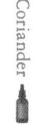

種子には甘いオレンジの香りが

学名 *Coriandrum sativum L.*（セリ科コエンドロ属）
別名・和名 シャンツァイ（香菜）、パクチー、コエンドロ
原産地 地中海地方
利用部位 種子、葉、茎、花／水蒸気蒸留法（種子）
香り・風味 葉、茎、根、未熟果は強い香りだが、熟した実は甘くスパイシーな香りに
注意 特になし
主な成分 リナロール、カンファー、α－ピネン、フラボノイド、クロロゲン酸、β－カロテン、ビタミンC、カリウム
作用 鎮静、鎮痙、駆風、健胃、抗酸化

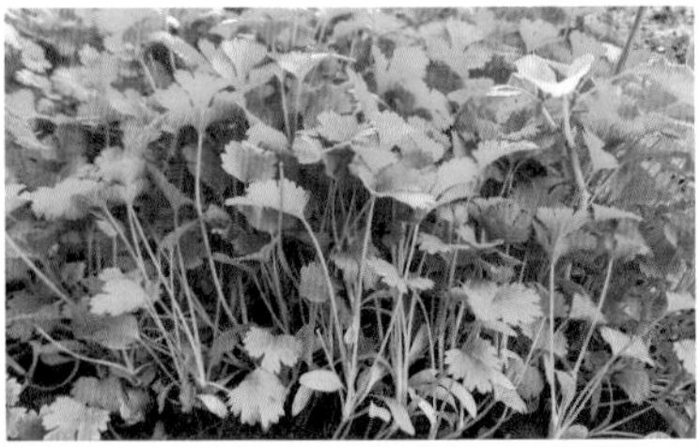

ローマ人によってイギリスやフランスに持ち込まれたハーブで、今や世界中で料理に使われています。葉、根、茎には、カメムシにも例えられる独特の香りを持ちますが、熟した種子にはオレンジに似た甘い香りがあります。コリアンダーシードはインドのカレー粉に欠かせないスパイスで、中近東でもひき肉や豆料理、卵料理に使われ、欧米ではピクルスやマリネの香りづけとして人気があります。精油成分には、消化を促し、お腹に溜まったガスを排出する働きがあるといわれています。

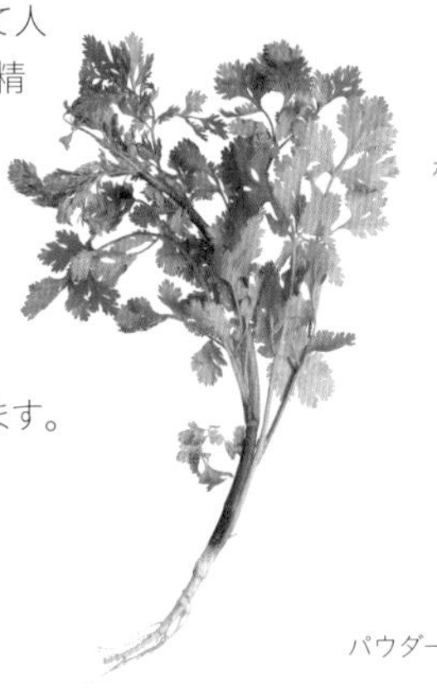

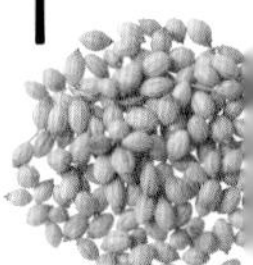

ホール

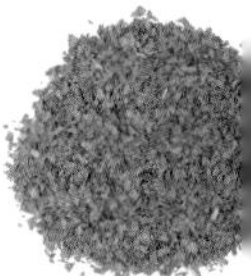

葉

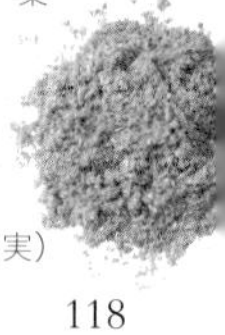

パウダー（実）

サイプレス

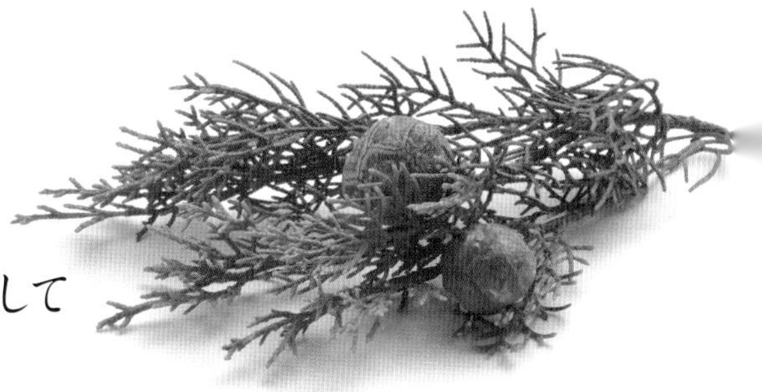

滞りをスムーズに流して引き締める

学名 *Cupressus sempervirens*（ヒノキ科イトスギ属）
別名・和名 イトスギ 原産地 地中海沿岸、中東
利用部位 葉、球果／水蒸気蒸留法 香り・風味 森の中にいるようなさわやかな木の香り
注意 妊娠中およびエストロゲンにより助長される症状がある場合は使用しない
主な成分 α－ピネン、δ－3－カレン、α－テルピネオール、テルピネン－4－オール
作用 収れん、デオドラント

主に地中海沿岸や中東に生育する樹高20～30 mの針葉樹。南フランスでは防風林として植えられています。属名のCupressusは手足の長いクプレッソスという美少年を、種小名のsempervirensは「常緑」や「永遠の生」を意味します。そのため、聖木として、寺院や墓地などに植えられたり、棺の材料に用いられました。精油には引き締める作用があることから、気持ちのゆるみや集中力が低下したときのほか、リンパのうっ滞、むくみ、静脈瘤、失禁などにも使われます。

サイリウム

腸内で膨れて状態を改善する

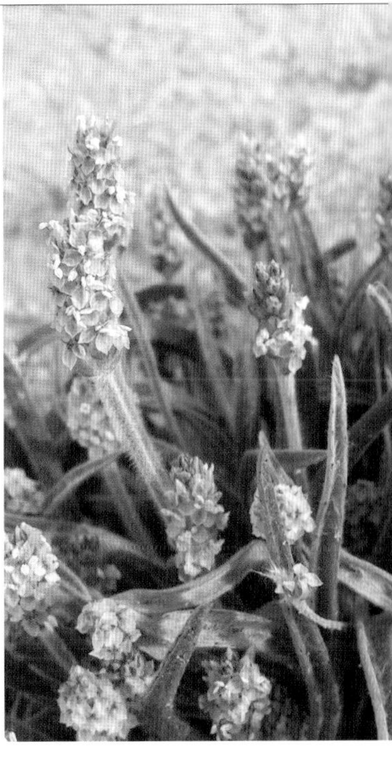

学名 *Plantago ovata*（オオバコ科オオバコ属）
別名・和名 インドオオバコ
原産地 地中海、北アフリカ、西アジア
利用部位 種子、種皮
香り・風味 渋味があり後味は少し甘味が残る
注意 医薬品を服用した場合には1時間以上あけてから使用。腸閉塞の人は禁忌
主な成分 粘液質（アラビノキシラン）、油脂、アウクビン
作用 膨潤および腸内フローラの改善による緩下、脂質の吸収抑制

花茎が日本のオオバコに似ていて、別名でインドオオバコとも呼ばれます。種子は粘液質を10～30%含むため、水を加えるとゼリーのように膨らんで、これが腸を刺激して便秘改善や排便時の苦痛の軽減に働きかけると考えられています。また、腸管からの糖の吸収を抑え、血糖値の急上昇を抑える働きもあるといわれています。生薬の「車前子（しゃぜんし）」は同種の植物で、去痰、鎮咳、利尿効果があるとされます。

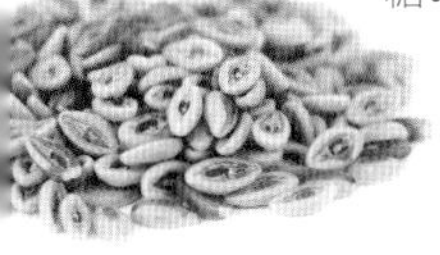

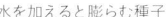

水を加えると膨らむ種子

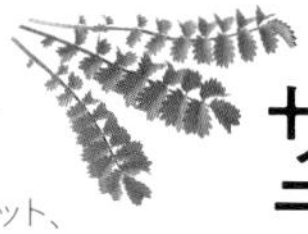

サラダバーネット

Salad burnet, Garden burnet

学名 *Sanguisorba minor*
（バラ科ワレモコウ属）
別名・和名 ガーデンバーネット、ガーデンバネット、オランダワレモコウ（和蘭吾亦紅）
原産地 アジア、ヨーロッパ、北アフリカ
利用 花、茎、葉
香り・風味 キュウリに似た味わい
注意 特に知られていない
主な成分 タンニン、ビタミンC
作用 収れん、抗酸化

ギザギザとした形の葉が特徴で、きゅうりに似たやや青っぽい風味が特徴です。生葉は食用としてサラダやハーブバターに使われます。学名は、ラテン語の「傷口や内出血を癒やすもの」という意味で、古くから血のための薬用ハーブとして、止血、収れん、消化促進、利尿などの目的で使われてきました。

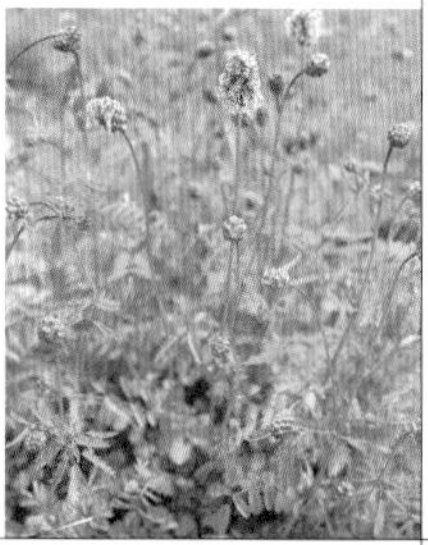

サッサフラス

Sassafras

学名 *Sassafras albidum*
（クスノキ科サッサフラス属）
原産地 北米東部 利用 葉、根
香り・風味 ほのかなレモンのような香り、辛味がある
注意 妊娠中、授乳中は避ける。長期服用を避ける。精油は一部で入手可能だが発がん作用があるため使用しない

根や樹皮に含まれるサフロールという成分に神経毒性があるため、現在はサフロールを含まないもののみの利用が認められています。サフロールフリーの葉を砕いたものはフィレパウダーと呼ばれ、アメリカ南部ではとろみづけのスパイスとして使われています。

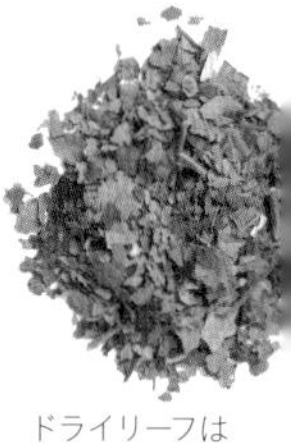

ドライリーフはスパイスとして利用

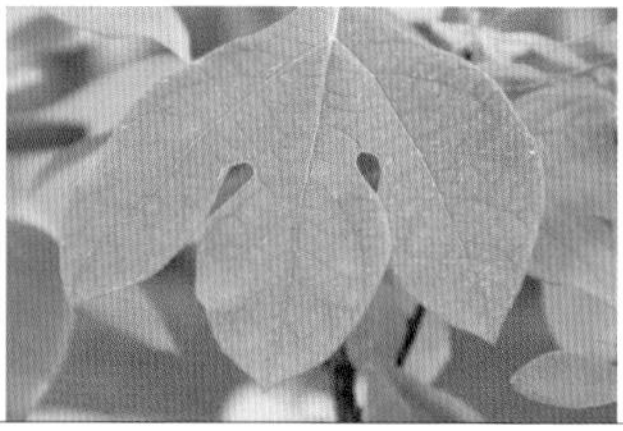

サルサパリラ

Sarsaparilla

学名 *Hemidesmus indicus*
（キョウチクトウ科ヘミデスムス属）
別名・和名 インディアンサルサパリラ
原産地 インド、スリランカ
利用 根 香り・風味 スパイシーな香り
注意 大量に長期利用は控える
主な成分 サポニン、タンニン、ステロール
作用 血液浄化、利尿、発汗、鎮痙

インド、スリランカに分布する常緑木質のつる性植物で、乾燥させた根にはスパイシーな香りがあります。最近では日本でもサルサパリラエキスを含む健康食品や化粧品が輸入されています。アメリカ発祥の炭酸飲料「ルートビア」の原料として使われていたこともあります。

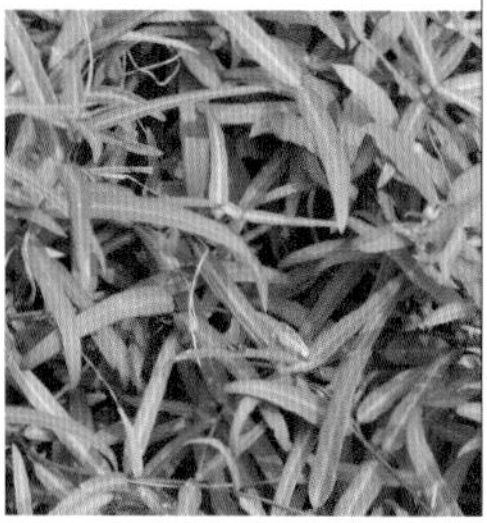

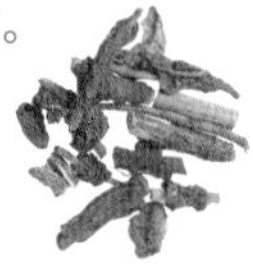

乾燥させた根

サマーサボリー

Summer savory

学名 *Satureja hortensis*
（シソ科キダチハッカ属）
別名・和名 セイボリー・サマー、セボリー、キダチハッカ（木立薄荷）
原産地 ヨーロッパ、北アフリカ
利用 花、茎、葉／水蒸気蒸留法
香り・風味 タイムに似た清涼感のある香り、ピリッとした刺激的な苦味
注意 精油は皮膚刺激あり。敏感肌、2歳以下の子どもには使用しない
主な成分 カルバクロール、γ-テルピネン、粘液質、タンニン
作用 収れん、去痰、駆風、消化促進

草丈30～60cmの1年草で、夏に薄紫色の小さな花を咲かせます。タイムを思わせる清涼感のある香りを持ちます。別名を「豆のハーブ」といわれるほど豆料理との相性がよく、ぴりっとした刺激的な香りと苦味が食欲をそそります。食欲不振の改善や健胃のほか、利尿、冷え性改善などに効果があるといわれています。

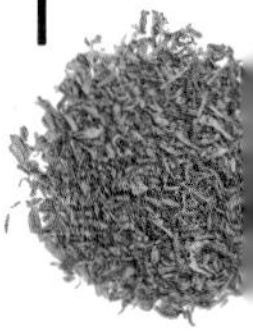

ドライリーフ

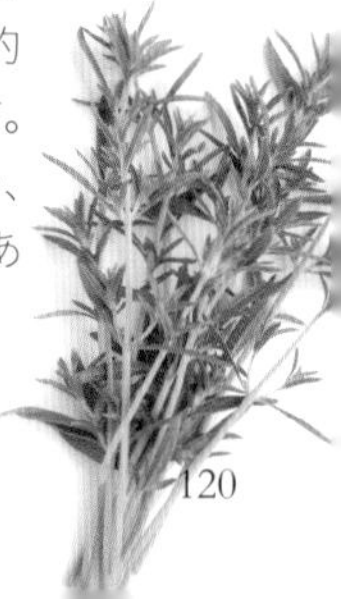

Saffron

サフラン

得意分野は婦人科領域

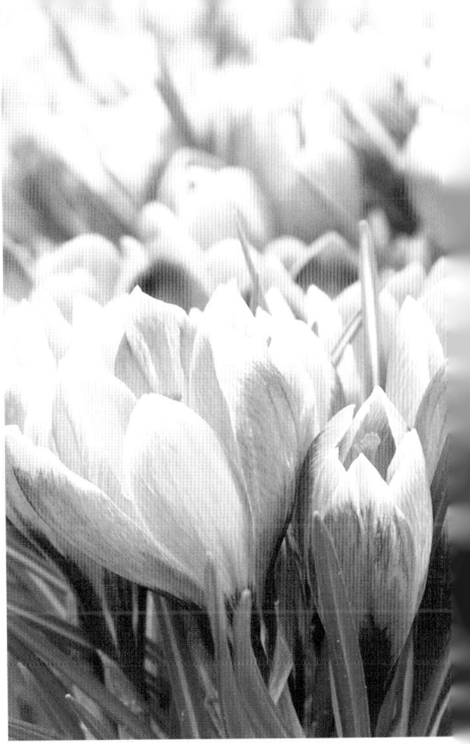

(学名) *Crocus sativus*(アヤメ科クロッカス属)
(別名・和名) 薬用サフラン (原産地) 地中海沿岸
(利用) 柱頭(メシベ)
(香り・風味) 薬のような独特な香り
(注意) 妊娠中は使用しない
(主な成分) クロシン(水溶性黄色色素)、ピクロクロシン、サフラナール
(作用) 血行促進、鎮静、鎮痙、通経

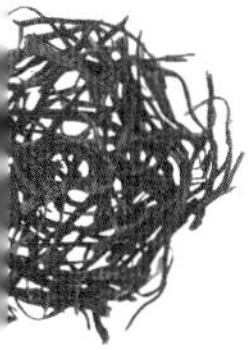

乾燥させたメシベ

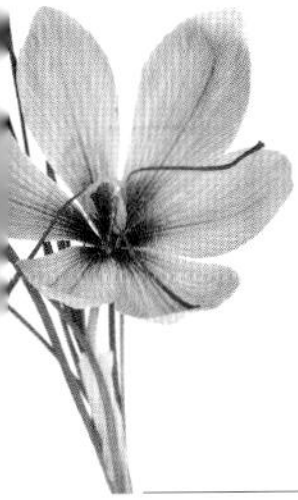

1つの花からわずか3本しか採れないサフランのめしべは、とても高価なスパイスの一つ。古くから香辛料やメディカルハーブとして使われてきました。水溶性の黄色色素は料理の色付けや染料に。また、メディカルハーブとしては、血行の促進や神経を穏やかにする作用から、生理痛や冷え性、自律神経失調症などに用いられます。日本でも古くから血の道症の家庭薬原料として使われてきた歴史があります。

Sandalwood

サンダルウッド

心を解放する甘い香り

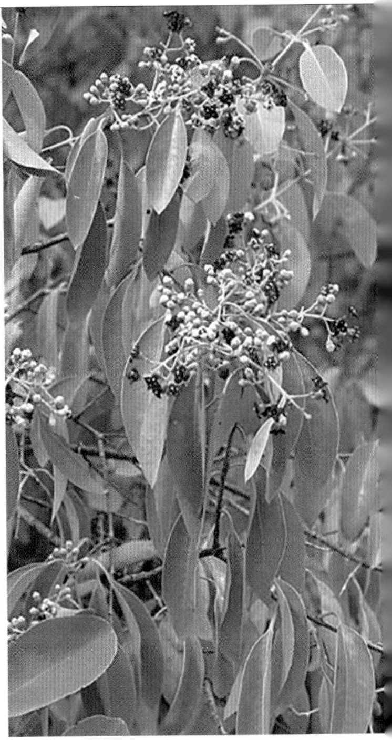

(学名) *Santalum album*(サンダルウッド・インド)、*Santalum spicatum*(サンダルウッド・オーストラリア)(ビャクダン科ビャクダン属)
(別名・和名) ビャクダン(白檀) (原産地) インド
(利用) 幹(心材)/水蒸気蒸留法
(香り・風味) 爽やかな甘い香り (注意) 特に知られていない
(主な成分) α-サンタロール、β-サンタロール(共通)、サンタレン(サンダルウッド・インド)、α-ビサボロール(サンダルウッド・オーストラリア)
(作用) 鎮静、利尿、抗菌

宗教儀式や瞑想のときの香木、寺院の建材として古くから使われてきました。半寄生植物で、生長するにつれてほかの木に寄生するようになります。インドでは「涼を呼ぶ木」とも呼ばれ、その幽玄な甘い香りには、怒りや興奮、物事への執着を断ち、囚われた心を開放する力があると信じられてきました。精油に含まれるサンタロールという成分には、殺菌、利尿作用があるため、膀胱炎や尿道炎など、泌尿器系の感染症に用いられます。また、肌に潤いを与える作用から化粧品にも使われ、インドではローズとのブレンドが有名です。

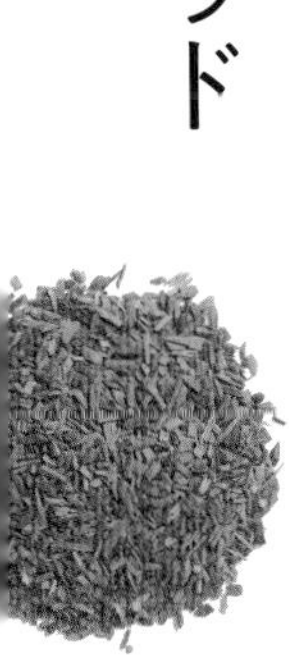

扇子にも使われる甘い香りの心材

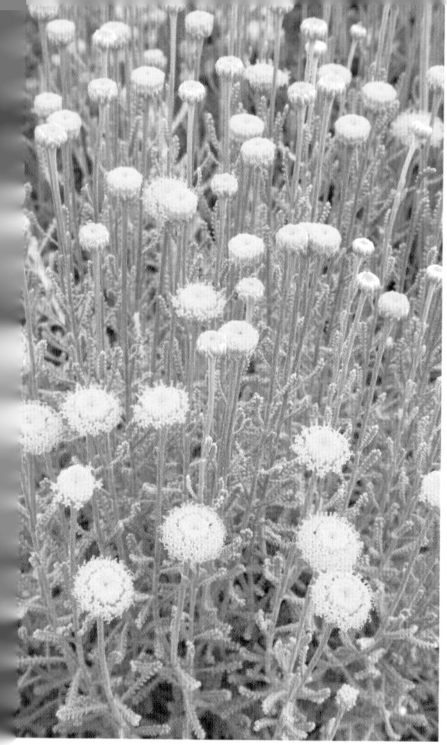

サントリナ

Santolina, Cotton lavender

ガーデンに映える シルバーリーフ

(学名) *Santolina spp.*（キク科サントリナ属）
(別名・和名) コットンラベンダー、ラベンダーコットン、ワタスギギク（綿杉菊）
(原産地) 南フランス、北地中海沿岸
(利用部位) 花、茎、葉
(香り・風味) キクに似た独特の強い香りがする
(注意) 特に知られていない

別名を「コットンラベンダー」といい、細かい綿毛に覆われた肉厚の銀葉を持ち、ポンポンのような丸い花を咲かせます。菊に似た独特の香りを持ち、地中海沿岸では空気を清浄にするハーブといわれてきました。ブーケやアレンジメント、生け垣などに使われるほか、防虫効果もあるので、ドライにしてサシェなどにも利用されます。

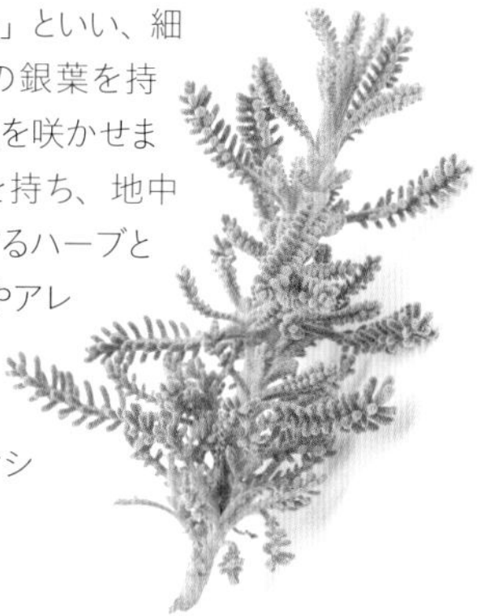

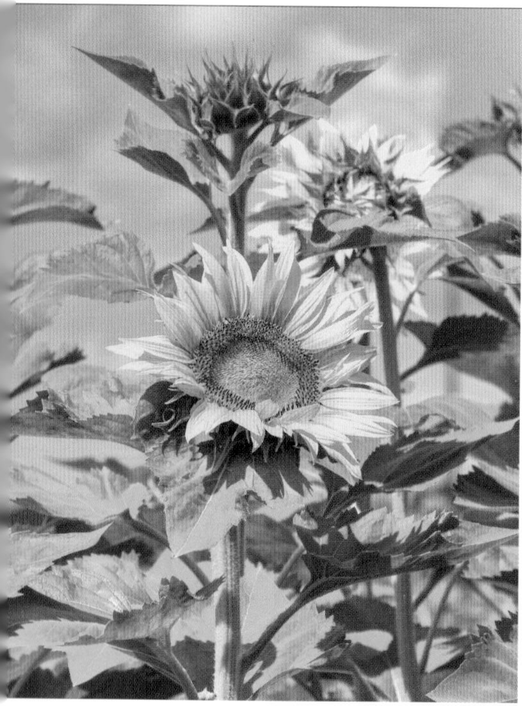

サンフラワー

Sunflower

料理にもアロマにも 使いやすいオイル

(学名) *Helianthus annuus*（キク科ヒマワリ属）
(別名・和名) ヒマワリ、ニチリンソウ、ヒグルマ、ヒグルマソウ、ソレイユ
(原産地) 北アメリカ (利用部位) 種実
(香り・風味) クセがなく、わずかに甘い香り
(注意) 過剰摂取に注意
(主な成分) リノール酸、リノレン酸、ビタミンE、ビタミンA、ビタミンD
(作用) 動脈硬化予防

ひまわりの油には、植物油独特の油臭さが少ないことから、幅広い料理に使いやすいのが特徴です。また、リノール酸を豊富に含むことから健康によい油ともいわれ、動脈硬化の予防や免疫強化、乾燥肌の改善にも役立つといわれています。

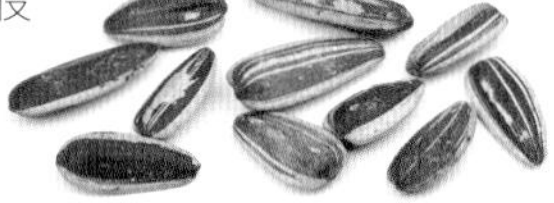

種実

シスタス

呼吸系によく免疫力も高める

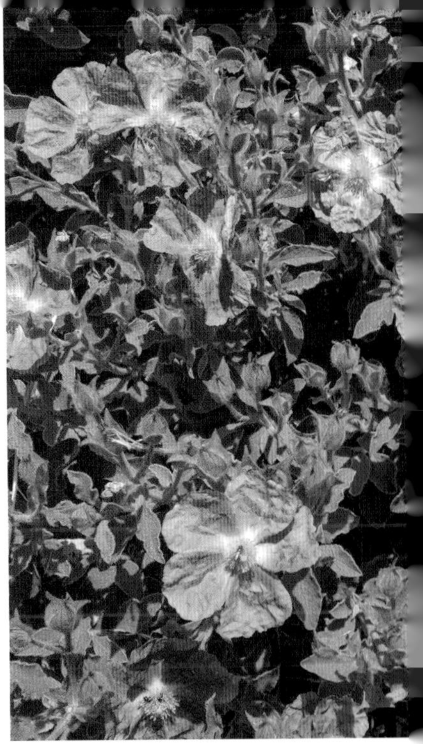

(学名) *Cistus creticus*（別名 *Cistus ladaniferus*）（ハンニチバナ科ゴジアオイ属）
(別名・和名) ゴジアオイ、ロックローズ、ラブダナム（精油）
(原産地) 地中海沿岸
(利用部位) 花、葉、枝からの樹脂／水蒸気蒸留法
(香り・風味) 甘く濃厚な香り
(注意) 妊娠中は使用しない。免疫力を高めるとして、特にドイツでは広く知られているが、エビデンスが足りないともいわれている
(主な成分) α－ピネン、カンフェン
(作用) 抗菌、免疫賦活

美しい花を咲かせることから、欧米では広く栽培されている花木のひとつ。開花時間が8時間程度の半日花ですが、最盛期にはたくさんの花をつけます。和名の「ゴジアオイ（午時葵）」は正午ごろにアオイに似た花を咲かせることが由来です。花から採れる精油はシスタス、葉や茎の樹脂から採れる精油はラブダナムと呼ばれます。呼吸器系のトラブルによいとされています。

シトロネラ

蚊よけだけでなく集中力アップにも

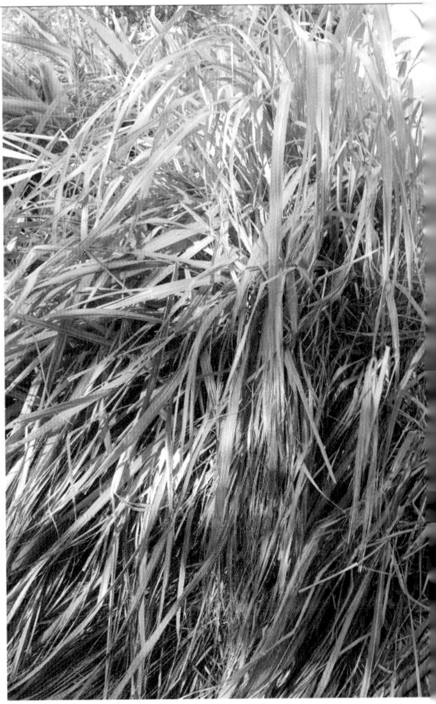

(学名) *Cymbopogon nardus*（イネ科オガルカヤ属）
(別名・和名) コウスイガヤ（香水茅） (原産地) スリランカ
(利用部位) 葉／水蒸気蒸留法
(香り・風味) レモンのような香りの中に甘さと草の香り
(注意) 皮膚刺激があるため、使用量や濃度に注意
(主な成分) シトロネラール、ゲラニオール、シトロネロール、リモネン
(作用) 賦活、抗菌、忌避

スリランカ原産のイネ科の多年草で、細くて長い葉にはレモンのような香りがあります。古くから虫よけに使用され、特に蚊よけ効果に優れています。そのため、精油はスプレーや虫よけキャンドルなどで使われます。また、フレッシュな香りは、疲労感や抑うつな気分を払い去り、リフレッシュさせ、集中力を取り戻すのに効果があります。ダニ除けにも有効とされ、高温多湿な梅雨シーズンにファブリックスプレーとして活用されます。

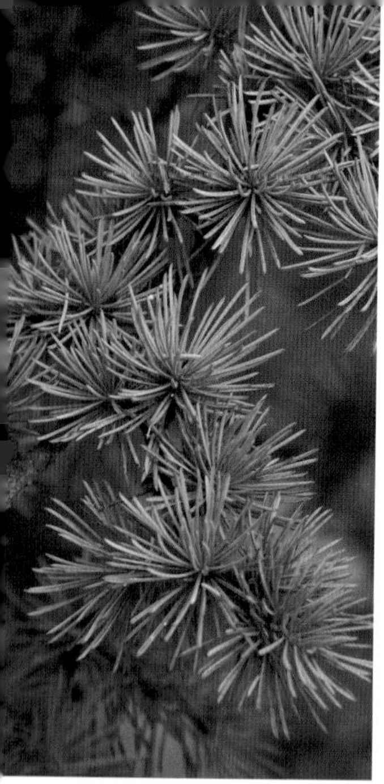

シダーウッド・アトラス

抗菌作用に優れた心地よい樹木の香り

学名　*Cedrus atlantica*（マツ科ヒマラヤスギ属）
別名・和名　アトラススギ　原産地　北アフリカ
利用部位　木部（心材）／水蒸気蒸留法
香り・風味　甘さとスパイシーさがある樹木の香り
注意　乳幼児、妊産婦、授乳中、てんかん患者には使用しない
主な成分　ヒマカレン、アトラントン、デオダロン
作用　去痰、抗菌、抗真菌、循環促進

シダーウッド・アトラスはマツ科の高木で、シダーはヒマラヤスギ属をさすことから、ヒマラヤスギに似たアトラス産の常緑針葉樹という意味。木に含まれる精油には防腐、防虫作用があるため、古代エジプト人のミイラづくりの布や棺に、神殿や寺院の建材や宗教儀式に使う薫香の原料として利用されてきました。静脈やリンパの流れをよくしたり、咳をしずめる働きがあることから、むくみ、肥満、肩こり、足の疲れのほか、咳をともなう風邪や気管支炎などの呼吸器系トラブルに活用されます。

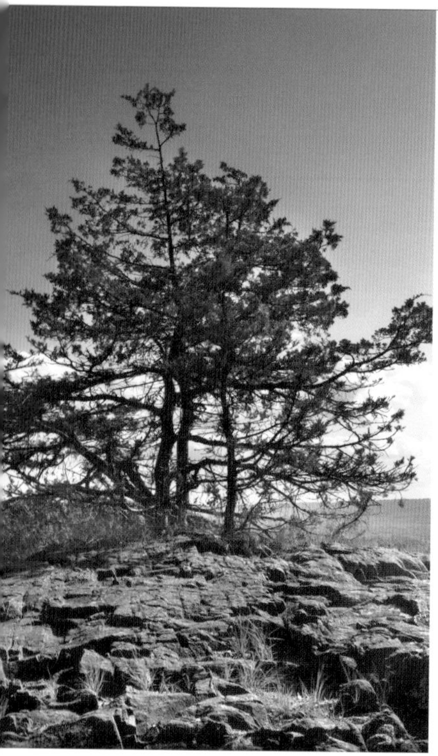

シダーウッド・バージニア

針葉樹の香りがリンパの流れを改善

学名　*Juniperus virginiana*（ヒノキ科ビャクシン属）
別名・和名　エンピツビャクシン、アメリカアカスギ
原産地　北アメリカ
利用部位　木部／水蒸気蒸留法
香り・風味　エンピツを思わせる針葉樹の香り
注意　乳幼児、妊産婦、授乳中、てんかん患者には使用しない
主な成分　セドロール、セドレン、ツヨプセン
作用　鎮静、リンパの循環促進

北アメリカ原産のヒノキ科の常緑針葉樹で、マツ科のシダーウッド・アトラスとは違う植物です。木は削りやすいので、鉛筆の材料に用いられてきました。日本ではエンピツビャクシンと呼ばれています。甘さのある森林の香りはリラックス効果をもたらし、不眠に有効とされ研究が続けられています。また、精油にはリンパの流れを促す作用があるため、むくみやリンパのうっ滞などの改善にオイルマッサージなどで使われます。

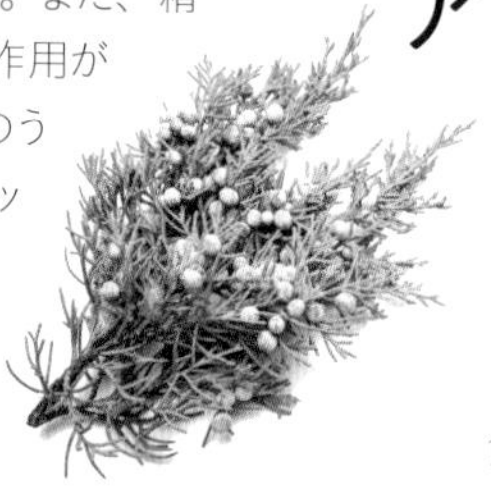

シナモン

幅広く利用できる重宝なスパイス

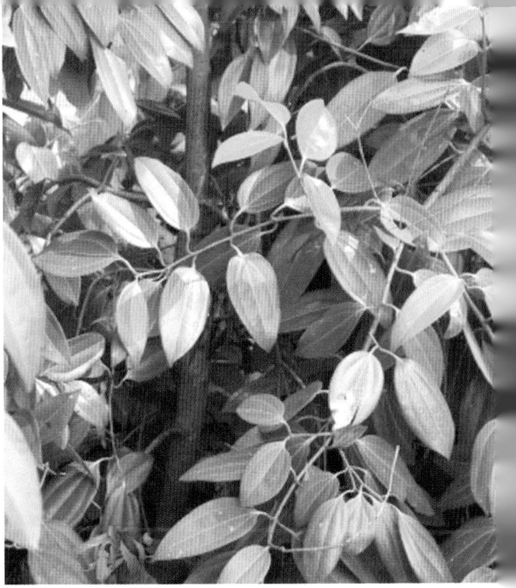

学名 *Cinnamomum verum*
（別名 *C.zeylanicum*）
Cinnamomum cassia（別名 *C.aromaticum*）
Cinnamomum sieboldii
（クスノキ科ニッケイ属）

別名・和名 ニッケイ（肉桂）、ニッキ、桂皮

原産地 スリランカ

利用部位 樹皮、枝、葉／水蒸気蒸留法

香り・風味 木のようなデリケートながら独特の香りでやさしくほのかな甘み

注意 多量に摂取した場合、吐き気や嘔吐する場合がある。妊娠中は使用しない。長期の使用は不可。精油には皮膚刺激、皮膚感作物質を含むため、アロマトリートメントでは使用しない。シナモンアレルギーのある人は使用しない

主な成分 桂アルデヒド、オイゲノール、リナロール、安息香酸ベンジル

作用 消化促進、駆風、抗菌、血糖調整

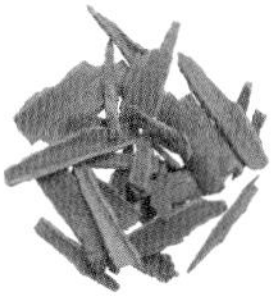

バーク

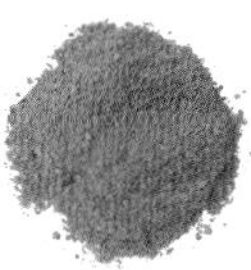

パウダー

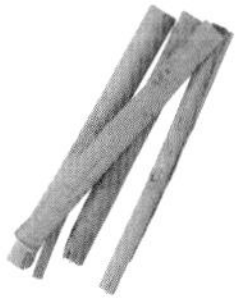

スティック

クスノキ科の木の樹皮を利用するスパイスで、甘みのある独特の香りを持ちます。15～16世紀の大航海時代に探検家たちが求めた最初のスパイスのひとつといわれ、古代エジプトで使われていたという記録も。料理やお菓子、飲み物、ポプリ、お香など、幅広い用途で用いられます。「桂皮」という呼び名で漢方薬にも使用されます。不安感の緩和や婦人科系由来の代謝不全の改善、鎮痛などに効果があるとされ、風邪薬や解熱鎮痛剤、強壮薬、婦人薬などに配合されます。

糖尿病によいの?

シナモンの香り成分には血糖降下や脂質減少などの効果があったとする結果報告がありますが、反対の結果も報告されており、有効性を謳うには十分とはいえない状態です。

3つのシナモン

本来、シナモン（またはニッケイ）と呼ばれるのはセイロンシナモンですが、インド原産のカッシアシナモン（シナニッケイまたはケイヒ）や日本在来のニッケイ（ニッキ）もシナモンと呼ばれるため、これらはしばしば混同されています。いずれも近縁種でよく似ていますが、カッシアは香りが強く、渋みがありますし、ニッケイは樹皮より香りが強い根皮を使います。共通する成分を多く含みますが、その含有量については品種によってかなり違いがあるものもあります。
セイロンシナモンよりも安価なカッシアは、シナモンとして多く流通しています。シナモン精油はカッシアの樹皮、葉、枝から採られています。

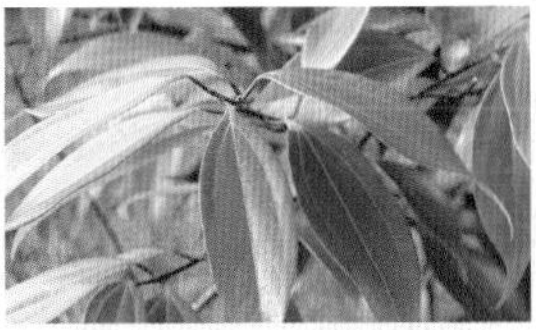

カッシア

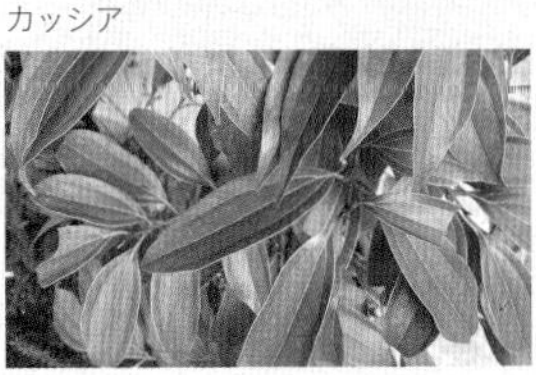

ニッケイ

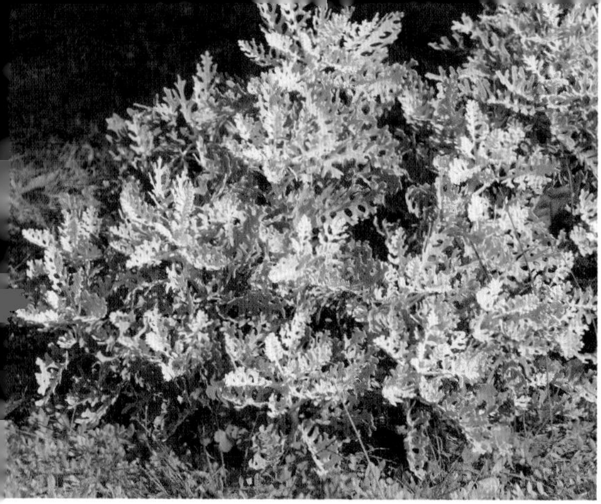

シロタエギク

Dusty miller

学名 *Jacobaea maritima*
（別名 *Senecio cineraria*）
（キク科キオン属）
別名・和名 ダスティーミラー
原産地 地中海沿岸
利用部位 花、茎、葉
注意 特に知られていない

美しいシルバーの葉を持ち、強健で育てやすいことから、ガーデニングで人気があります。主に鑑賞用に使われますが、強壮、殺菌、防腐作用もあるといわれています。

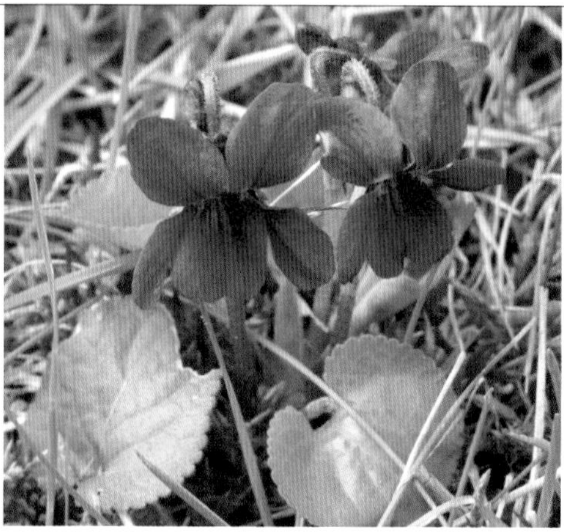

スイートバイオレット

Violet, sweet violet

学名 *Viola odorata L.*
（スミレ科スミレ属）
別名・和名 ニオイスミレ、バイオレット
原産地 ヨーロッパ西部
利用部位 花、葉／溶剤抽出法
香り・風味 甘い香り 注意 特になし
主な成分 （葉）9,12- オクタデカジエン酸、2,6- ノネジエナール
作用 去痰、抗炎症、鎮静

花によい香りがあり、古くから香料や薬用のほか、菓子にも利用されてきました。葉にも同様の香りがあり、精油は葉から抽出されます。

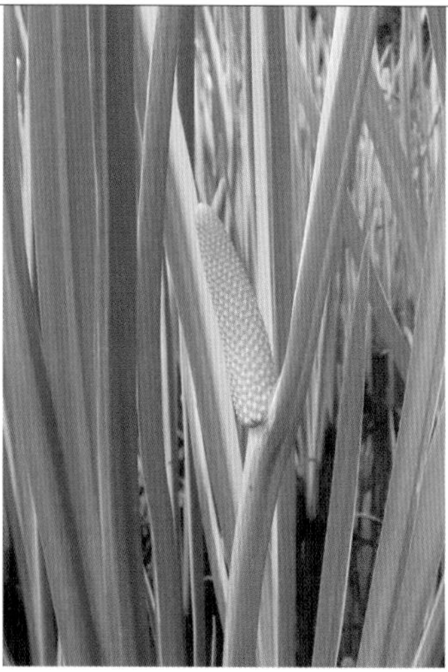

スイートフラグ

Sweet flag

学名 *Acorus calamus*（ショウブ科ショウブ属）
別名・和名 ショウブ（菖蒲） 原産地 アジア東部
利用部位 根茎
香り・風味 ショウノウのようなさわやかな強い香りがある
注意 多量に服用すると吐き気を催すため、一般的には1カップの水に対して2g使用。ショウガとハチミツを一緒に混ぜて飲む
主な成分 β - アサロン 作用 鎮静

ショウノウのような強い香りのある根茎を利用します。古くから頭をよくする薬草として、健忘症などに用いられてきました。アーユルヴェーダでも、脳や神経系を浄化して再活性化し、若返り作用があるとされています。抗菌作用もあることから、咳止め薬や健胃剤として利用されることもあります。日本のショウブも同じ種類ですが、薬効成分は異なります。

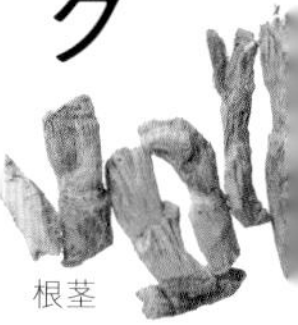

根茎

Jasmine

ジャスミン

ホルモンに働きかける上品な香り

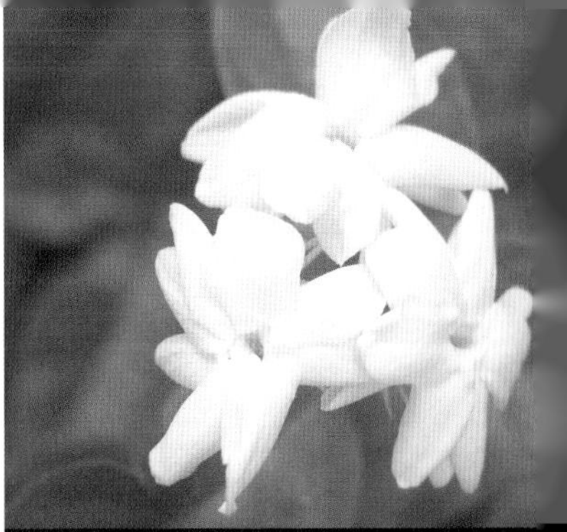

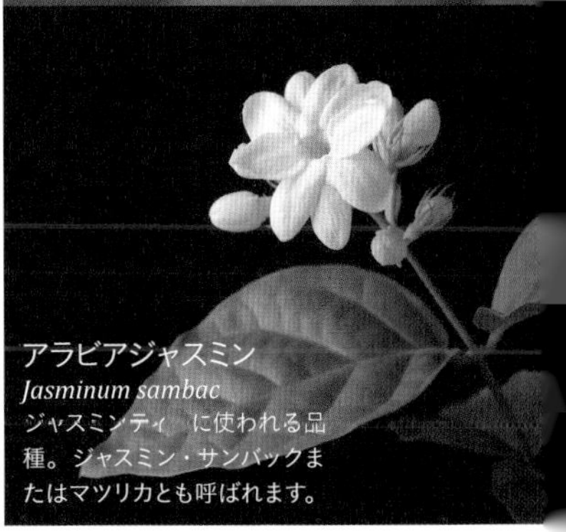

アラビアジャスミン
Jasminum sambac
ジャスミンティーに使われる品種。ジャスミン・サンバックまたはマツリカとも呼ばれます。

学名 *Jasminum grandiflorum*, *Jasminum officinale*（モクセイ科ソケイ属）
別名・和名 ポエツ・ジャスミン、オオバナソケイ（大花素馨）、マツリカ（茉莉花）
原産地 カシミール、ヒマラヤ **利用部位** 花／溶剤抽出法
香り・風味 上品な甘い香り、クセのないあっさりした味
注意 妊娠中は精油の使用は避ける。香りが強いので濃度に注意。皮膚刺激の可能性もあり
主な成分 酢酸ベンジル、安息香酸ベンジル、リナロール、フィトール、cis-ジャスモン、ジャスモンラクトン
作用 高揚、ホルモン分泌調整

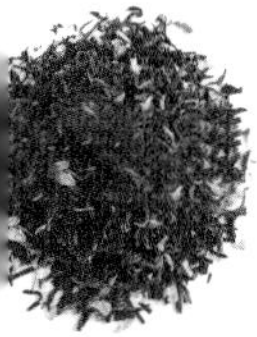

ジャスミン茶

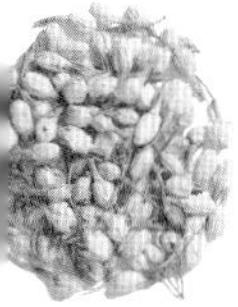

ホール（花）

エキゾチックな甘い香りは「香りの王」とも呼ばれ、香水やジャスミン茶の原料になります。白い花は月の光に例えられますが、夜になると一層強い香りを放つ性質があります。ジャスミンの精油には、いらだちを鎮め、憂鬱や悲しみを取り除いて、明るさを取り戻してくれる作用があるといわれます。心因性の性機能障害にも有用とされます。肌に潤いとハリを与えることから、化粧品にも用いられます。

Juniper

ジュニパー

浄化作用があり滞りの改善も

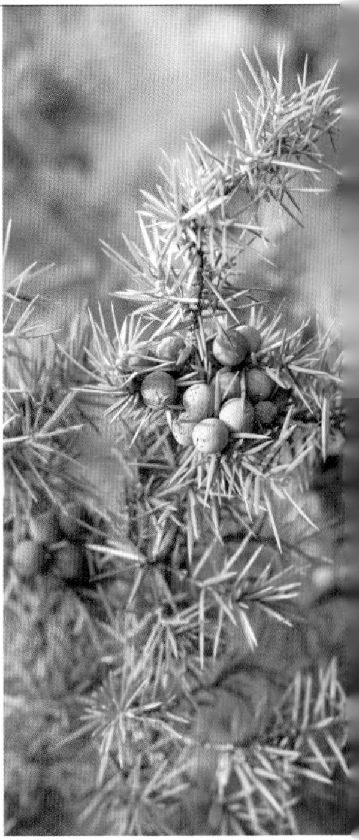

学名 *Juniperus communis*（ヒノキ科ビャクシン属）
別名・和名 セイヨウネズ（西洋杜松）、セイヨウビャクシン（西洋柏槙）
原産地 ヨーロッパ、北アメリカ各地 **利用部位** 果実／水蒸気蒸留法
香り・風味 ジンの香りそのもので甘みを感じた後、苦みが残る
注意 4~6 週間の継続的な使用は不可。ハーブとして処方する際は妊娠中や腎臓疾患のある人は使用を避けること。大量摂取では毒性がある。精油は妊娠中や授乳中、腎臓疾患の場合、使用に注意
主な成分 α-ピネン、ミルセン、δ-カジネン、ボルネオール、リモネン
作用 利尿、鎮痛、抗菌

森のようなさわやかな香りで、ジンの香りづけには欠かせないスパイスです。ジビエ料理など、クセの強い肉の臭み消しとして利用されることが多く、ガーリックやマジョラム、ローズマリーなど、香りの強いほかのハーブとのブレンドしてもうまく調和してくれます。メディカルハーブとしての歴史も古く、利尿作用や抗炎症作用がある薬草として、気管支炎などの呼吸器系疾患、リウマチ、関節炎、筋肉痛、むくみなどに処方されてきました。フランスの病棟では昔、ローズマリーとともに小枝を焚いて、空気を浄化したといわれています。芳香浴では、森林浴のような効果を得ることもできます。

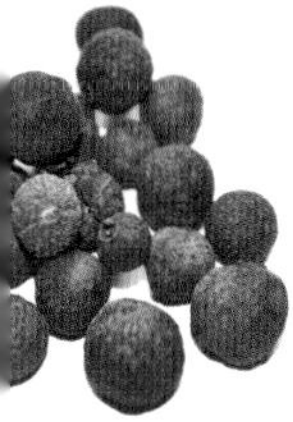

果実のドライ

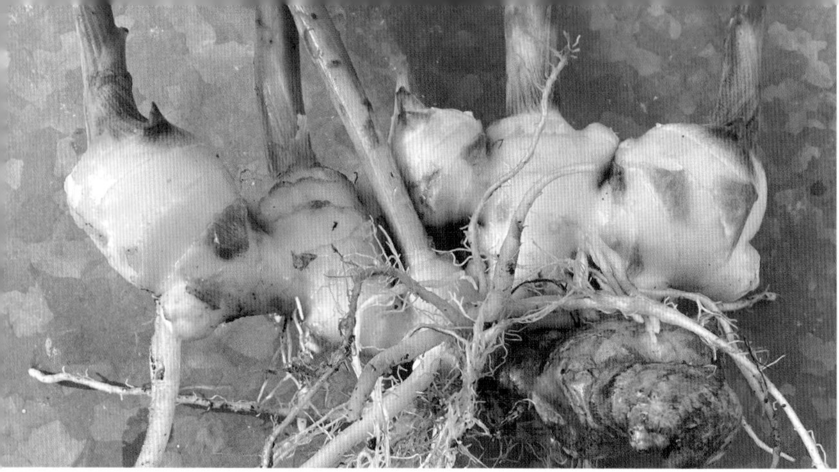

ジンジャー

Ginger

体を温め
血行促進をはかる

学名 *Zingiber officinale*（ショウガ科ショウガ属）
別名・和名 ショウガ（生姜） **原産地** インド、中国
利用部位 根茎／水蒸気蒸留法
香り・風味 ウッディで豊かな香りで舌にピリッとくるホットな味わい
注意 皮膚炎、高熱、出血症状がある場合は使用を控える。胆石のある人は医師に相談すること
主な成分 ジンギベレン、α－クルクメン、1,8-シネオール、ボルネオール、ジンゲロール、ショウガオール
作用 消化機能促進、利胆、制吐、消炎、鎮痛、血行促進、殺菌、抗菌

熱帯アジア原産で、世界中で料理に使われるスパイスです。アジア諸国ではにんにくと一緒に使われることが多く、日本でも薬味や下味に欠かせません。アラブ諸国や欧米諸国では、生よりも乾燥したものが多く使われています。辛味成分のショウガオールとジンゲロンには、血流をよくして体を温める作用があります。料理だけでなく、古代から医療に使われてきた歴史もあり、ジンジャーティーは、消化不良や乗り物酔い、化学療法剤による吐き気を抑えるためにも使われます。日本では、風邪の引き始めに生姜湯を飲むと症状が軽くなるといわれています。乾燥させることで鎮痛成分が増えるので、リウマチや関節炎などの痛みには、市販のドライハーブや生のジンジャーを乾燥させたものを使います。

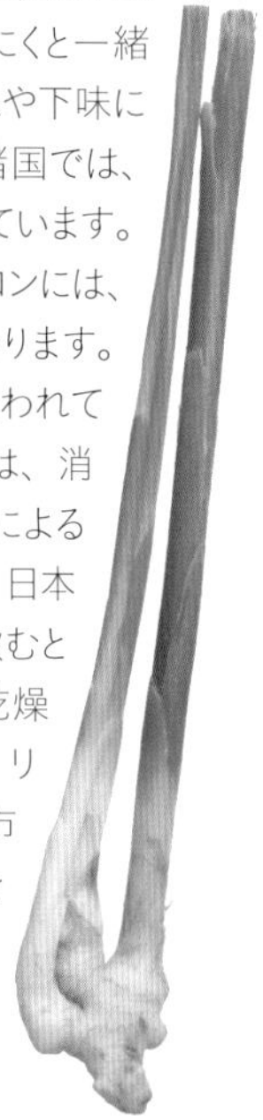

葉ショウガ

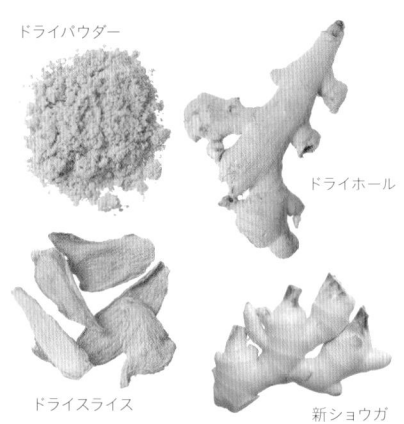

ドライパウダー

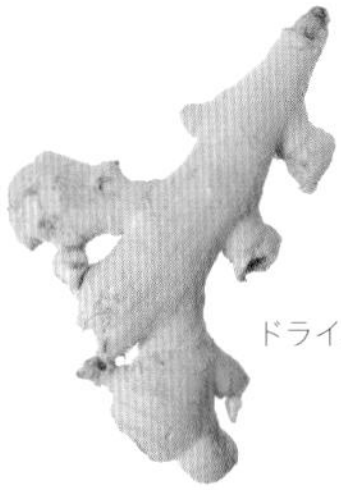

ドライホール

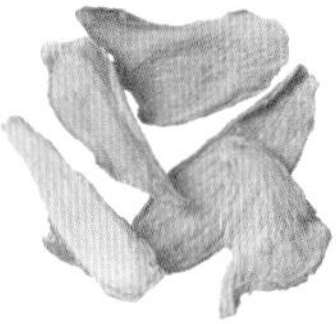

ドライスライス

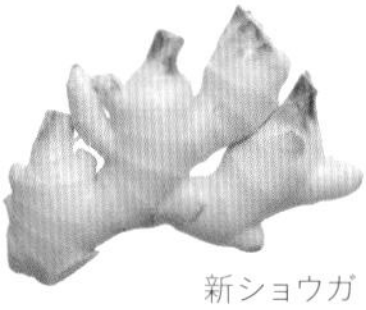

新ショウガ

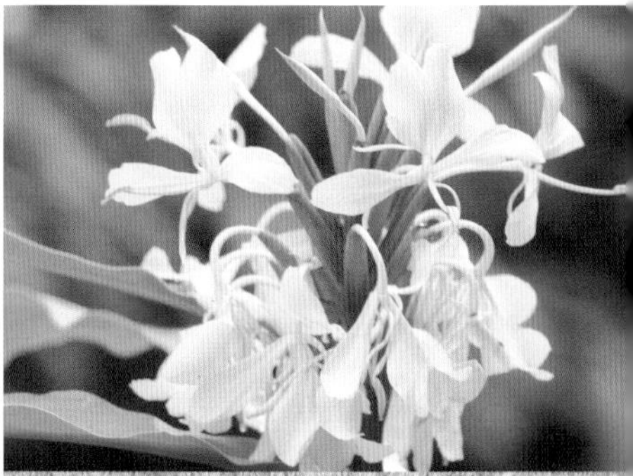

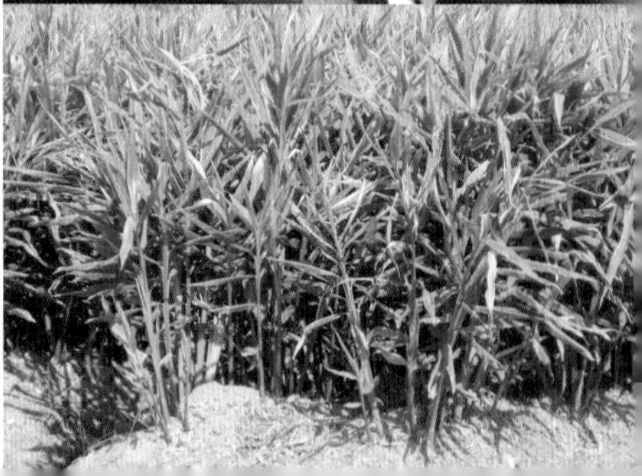

スイートマジョラム

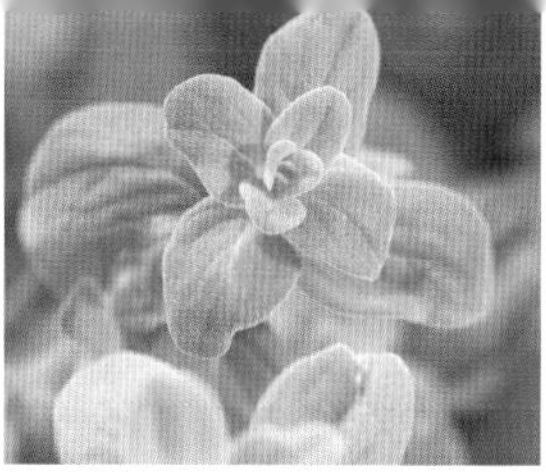

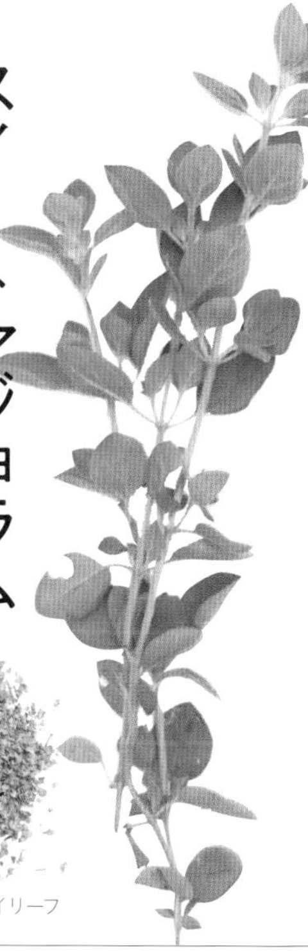

さわやかな香りで気持ちを穏やかに

学名 *Origanum majorana*（シソ科ハナハッカ属）
別名・和名 フレンチマジョラム、マヨラナ 原産地 地中海沿岸
利用部位 種、花、茎、葉、根／水蒸気蒸留法
香り・風味 オレガノとよく似ているが、より甘みが強く、香りは繊細。わずかな苦みもある
注意 妊娠中は避ける。心臓に持病にある人は医師と相談のこと
主な成分 テルピネン-4-オール、テルピネン、リナロール、タンニン
作用 消炎、鎮痛、抗菌

見た目はオレガノによく似ていますが、香りはより甘く繊細です。わずかな苦味もあり、肉料理の風味づけやバターソースに使われます。東地中海沿岸地方のミックスハーブ「ザータ」の主原料としても知られています。ハーブティーには鎮静作用があるとされ、頭痛、不眠症、不安症状の改善などに用いられます。また、緩下剤として、消化促進、腸管内に溜まったガスを排出する働きもあります。精油はスパイシーで温かみのある香りで、心理的・身体的なこわばりをやさしくほぐす働きがあり、ストレスによる肩こりや腰痛、便秘、頭痛などの症状を和らげるといわれています。

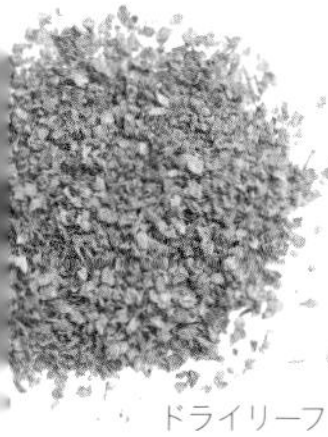

ドライリーフ

スギナ

利尿作用抜群でミネラルも豊富

学名 *Equisetum arvense*（トクサ科トクサ属）
別名・和名 ツクシ、ツギマツ（接松）、モンケイ（問荊）、ホーステイル
原産地 西地中海沿岸 利用部位 葉、茎
香り・風味 クセがないお茶のような風味
注意 心臓や腎臓の機能不全の人には禁忌
主な成分 ケイ素、二酸化ケイ素、カリウム、クエルセチン
作用 利尿、ケイ素補給

緑茶のようなさわやかな香りがあり、他のハーブにはあまり含まれない、シリカ（二酸化ケイ素）やケイ素などの成分を豊富に含んでいます。古くから緩和な植物性利尿剤として使われ、膀胱炎や尿道炎、外傷後のむくみなどに処方されます。ケイ素は骨や軟骨の発育や、コラーゲンなどの結合組織の強化に関与することから、もろくなった爪、白斑、ハリやコシを失った髪などをコーティングしてくれます。近年は、花粉症を緩和するハーブとしても注目されています。

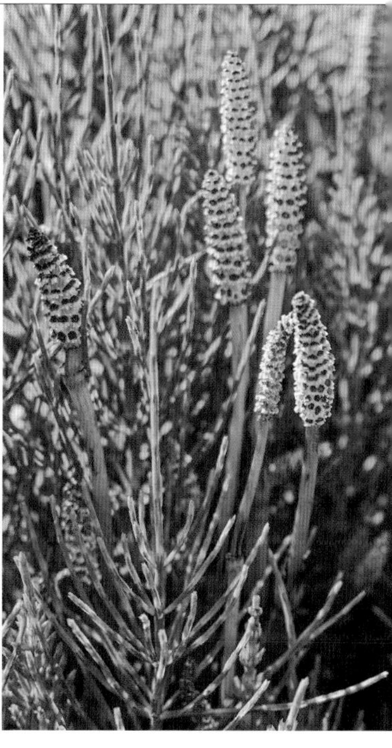

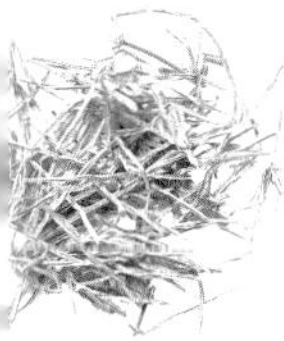

ドライリーフ

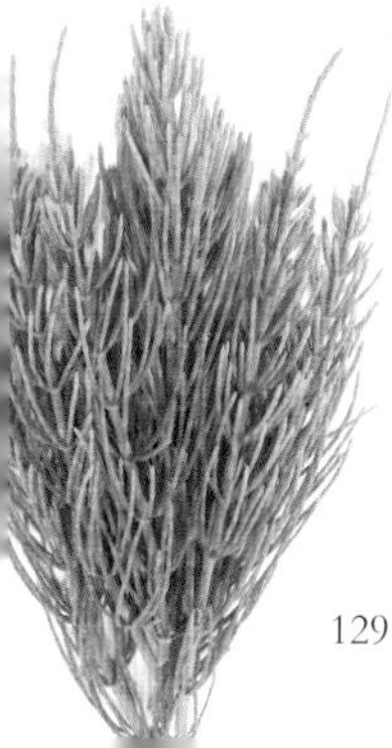

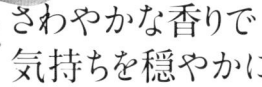

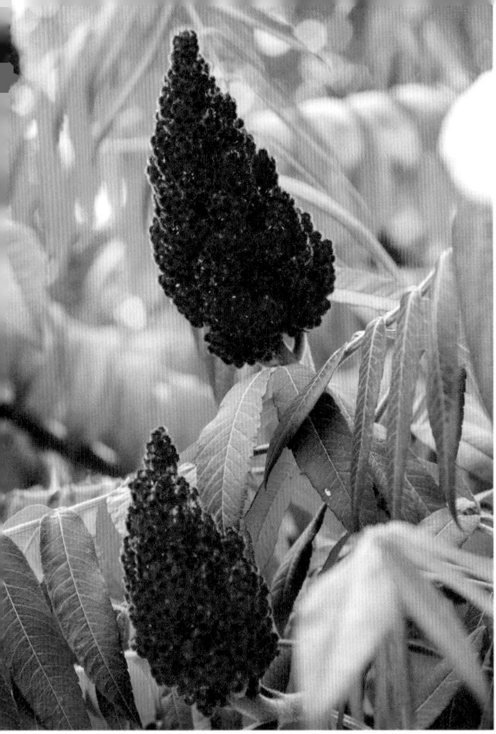

スーマック

Sumac

酸味が特徴の中近東ハーブ

（学名）*Rhus coriaria*（ウルシ科ヌルデ属）
（別名・和名）ウルシ（漆）（原産地）中近東
（利用部位）種子、果実
（香り・風味）あまり芳香はないがフルーティーな酸味がある
（注意）特に知られていない
（主な成分）タンニン（作用）収れん

高さ3mほどになるウルシ科の植物で、主に使われるのは赤い実です。フルーティーな酸味があり、中近東一帯では、柑橘果汁や酢のように、料理に酸味を与える食材として利用します。レバノンやシリアでは魚料理に、イラクやトルコではサラダに、イランやジョージアでは肉料理によく使われます。サワードリンクとして飲むと、お腹の調子が悪いときに症状を楽にしてくれるといわれています。

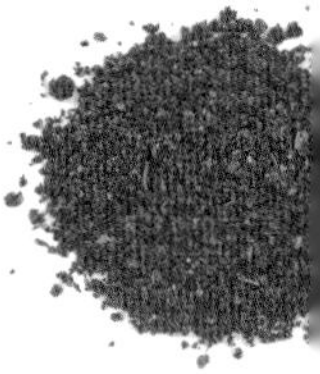

パウダー

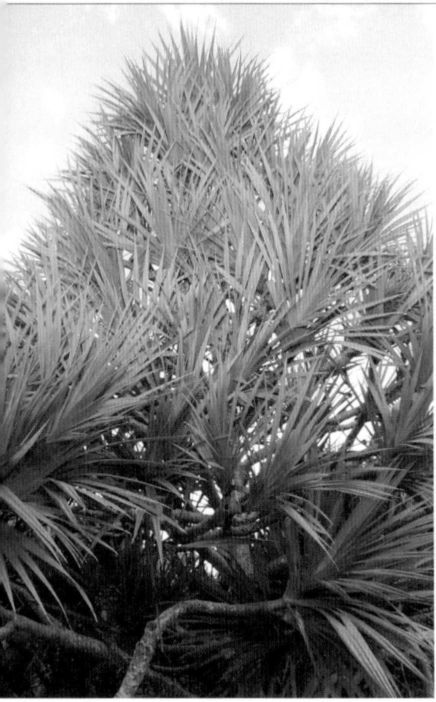

スクリューパイン

Screwpine

どこか懐かしい草を蒸したような香り

（学名）*Pandanus odorifer*
（別名 *Pandanus fascicularis*）（タコノキ科タコノキ属）
（別名・和名）アダン、ニオイアダン、パンダン、キューダ、キーワ、パタング、パンダヌス
（原産地）南アジア
（利用部位）花、葉／水蒸気蒸留法（花）
（香り・風味）ご飯を炊いたときのような香り、笹のような香り
（注意）特に知られていない
（主な成分）フェニルエチルメチルエーテル、テルピネン-4-オール
（作用）抗菌

香り米を炊いたときのような香りがあり、米料理や肉料理、デザートなど、幅広い料理の香りづけに使われます。マレーシアやタイ、インドネシアでは、軒先でもよく見かける大変ポピュラーな木です。マレーシアには、葉からとった緑色の色素で色づけた伝統菓子もあります。

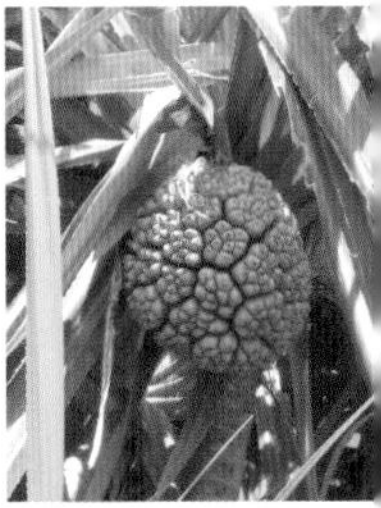

Star anise , Chinese star anise

スターアニス

八角とも呼ばれるオリエンタルなスパイス

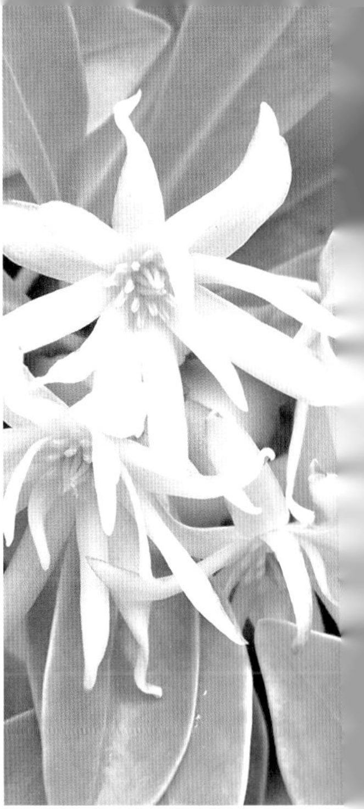

(学名) *Illicium verum*（シキミ科シキミ属）
(別名・和名) ハッカク（八角）、トウシキミ（唐樒）、ダイウイキョウ（大茴香）
(原産地) 中国南部、ベトナム (利用部位) 果実／水蒸気蒸留法
(香り・風味) アニスやフェンネルによく似た香りでリコリス（p187）のような独特の甘み
(注意) 乳幼児、妊娠中や授乳中の女性は精油の使用に注意。乳腺炎や乳がん患者への使用を控える
(主な成分) アネトール、エストラゴール、シネオール、メチルカビコール、リモネン、フェランドレン、ピネン
(作用) 去痰、駆風、健胃

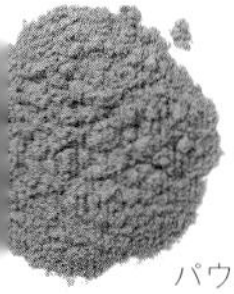

パウダー

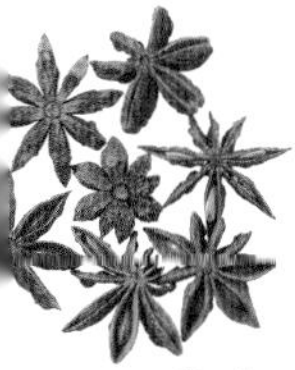

ホール

八角の星形をしていて、中国では「八角（はっかく）」と呼ばれるスパイスです。アニスやフェンネルに似た甘みのある香りが特徴で、肉料理によく合います。中国では鶏肉や豚肉料理に、ベトナムではポーという牛肉のスープに使われます。精油にはアネトールという成分が含まれ、東洋医学では疝痛やリウマチに利用されます。アーユルヴェーダでは興奮刺激作用、駆風作用があるといわれています。なお、近縁種のシキミは有毒なので注意しましょう。

Sweetleaf

ステビア

低カロリーの甘味料として利用

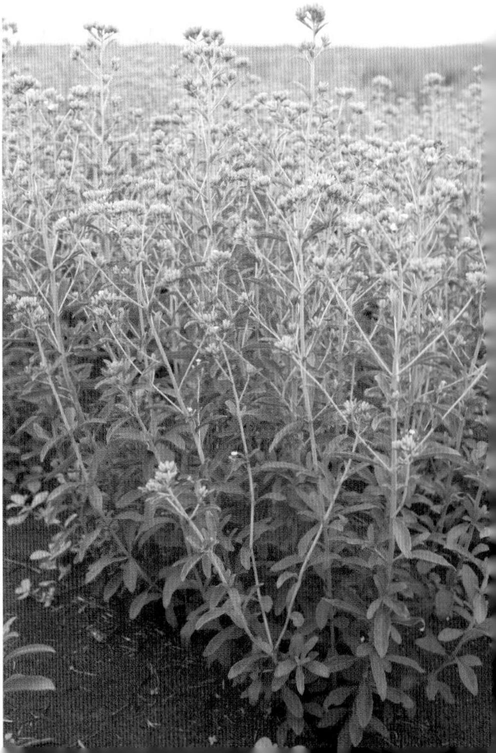

(学名) *Stevia rebaudiana Bertoni*（キク科ステビア属）
(別名・和名) アマハステビア
(原産地) パラグアイ (利用部位) 茎、葉、花
(香り・風味) 砂糖の 200 ～ 300 倍の甘味がある
(注意) 多量の摂取は控える。キク科アレルギーのある人は使用しない
(主な成分) ステビオシド (作用) 矯味

葉に含まれるステビオサイドという成分には、砂糖の 200 ～ 300 倍もの甘味がありますが、低カロリーなため、糖尿病やダイエット向けの甘味料としても使われる植物です。夏～秋には小さな白い花を咲かせ、その頃に葉を採取します。パラグアイの先住民族の間では崇拝の対象にもなる伝承ハーブです。

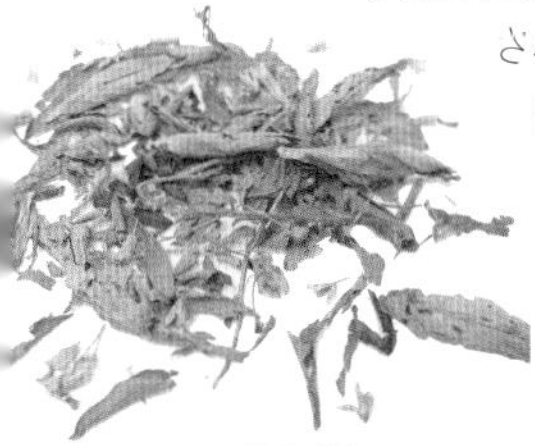

ドライリーフ

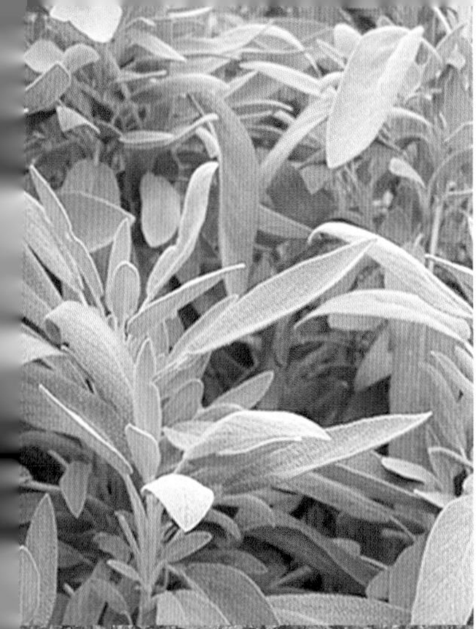

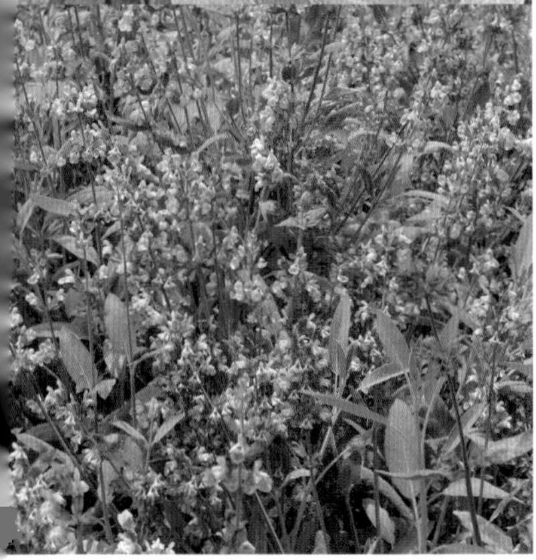

セージ

Common Sage

クセのある香りには多くの作用が

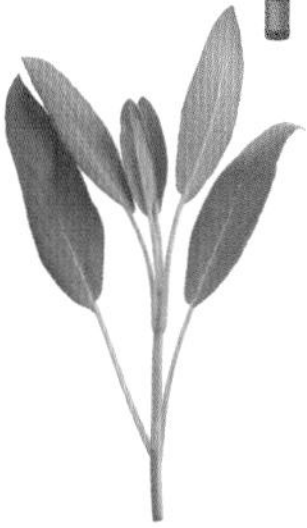

学名 *Salvia officinalis*（シソ科サルビア属）
別名・和名 コモンセージ、ヤクヨウサルビア（薬用サルビア）
原産地 地中海沿岸、北アフリカ
利用部位 全草／水蒸気蒸留法
香り・風味 しょうのうに似たすっきりした香りと苦み
注意 ハーブは妊娠中は使用しない。また長期の服用は不可。精油は乳幼児、妊産婦、授乳中の女性、てんかん患者は使用しない
主な成分 ルテオリン、ロスマリン酸、カルノソール、シネオール、カンファー、ツヨン
作用 抗菌、抗真菌、抗ウイルス、収れん、発汗抑制、母乳分泌抑制

葉はベルベットのようになめらかな手触りで、ショウノウに似たさわやかな香りがあります。古代ギリシアの時代からメディカルハーブとして重宝され、ラテン語で「救う」という意味の Salvare（サルバーレ）がその名の語源です。「セージを植えた家には死人が出ない」ということわざがあるほど、強い抗酸化力と殺菌、強壮効果があり、歯肉炎や口内炎、風邪などによる粘膜の炎症や、更年期の諸症状に用いられます。貧血の改善や発汗抑制、月経過多を抑える効果もあるとされます。肉の臭みをカバーするのにも適していて料理にも使いやすいほか、ティーやマウスウォッシュとしても用いられます。

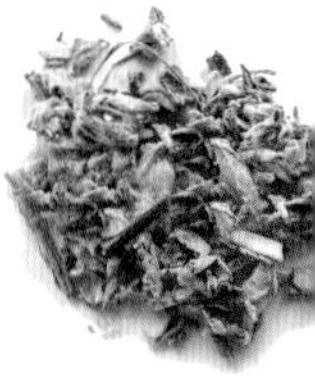

ドライリーフ

セージの変種

薬用に使われるセージの変種には「ゴールデンセージ」「パープルセージ」「トリカラーセージ」があり、ハーブとして利用されます。

園芸品種がたくさん

チェリーセージやメドウセージなど、セージと名がつく園芸品種は色とりどりの花をつけるのが特徴。初夏から晩秋まで、長い期間花を楽しむことができるため、人気があります。ちなみに、メディカルハーブとして利用するセージの開花は春だけです。

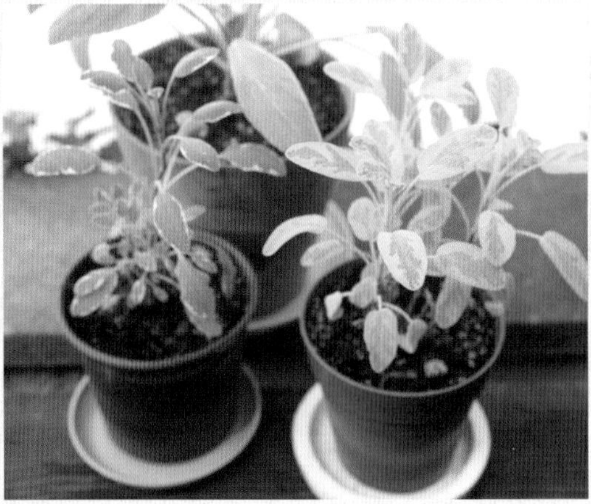

左／トリカラーセージ　右／ゴールデンセージ

Scented geranium

ゼラニウム

ローズに似た香りでバランスを整える

学名 *Pelargonium graveolens*
（フウロソウ科テンジクアオイ属）
別名・和名 ニオイテンジクアオイ
原産地 南アフリカ
利用部位 葉／水蒸気蒸留法
香り・風味 バラの花によく似た香り
注意 妊娠中や授乳中の人は使用しない。乳幼児の利用も避ける
主な成分 シトロネロール、ゲラニオール
作用 緩和、ホルモン分泌調整、防虫、消炎

ローズに似た香りをもつ多年草の植物。南アフリカ原産で、17 世紀初めにヨーロッパに渡りました。ローズの精油と共通する成分を含むため、古くから香水の原料などに使われてきました。精油にはバランスを調節する働きがあることから、ホルモン分泌や皮脂分泌、消化液の分泌などのバランス、精神的なバランスの調整など、心と身体のさまざまなバランスを整えるのに有効とされます。美容にもよく用いられるほか、蚊などの虫除けにも使用。近年の研究では、消炎作用があることがわかってきたため、リウマチや関節炎などへの効果も期待できます。

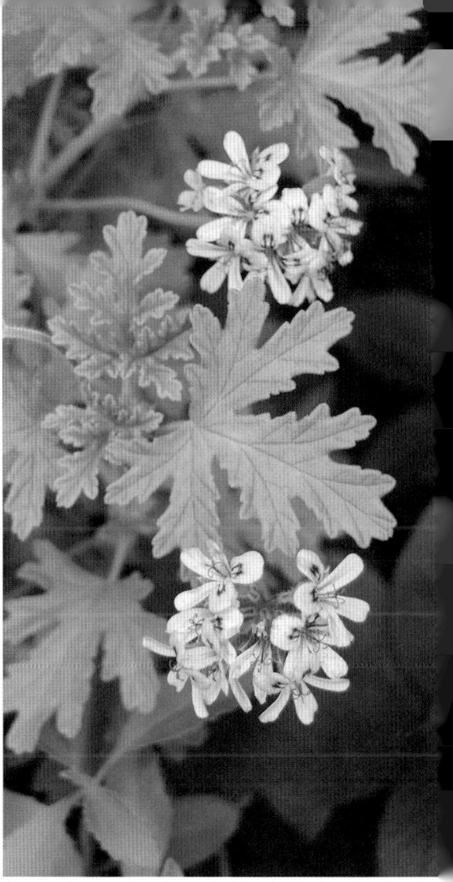

センテッド・ゼラニウム

園芸種としてよく知られるゼラニウムは同じテンジクアオイ属の仲間ですが観賞用です。ゼラニウムには多くの品種がありますが、メディカルハーブとして利用されるのは葉に芳香を持つ「センテッドゼラニウム」と呼ばれるもの。バラに似た香りのローズゼラニウムを筆頭に、アップルゼラニウム、ココナッツゼラニウム、クローブゼラニウムなど、花や果物、スパイスに似た香りがあるのが特徴です。

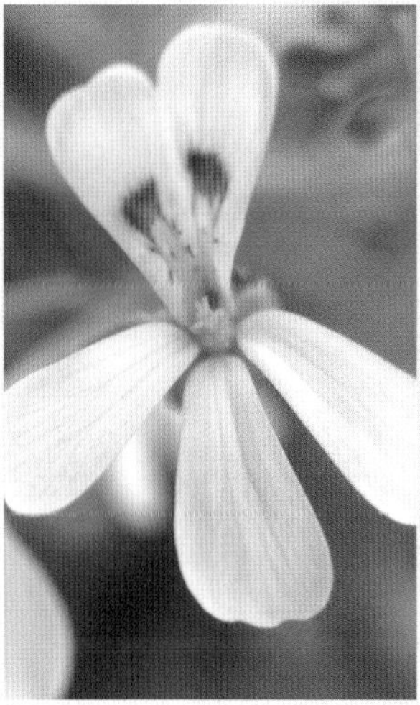

サザンウッド

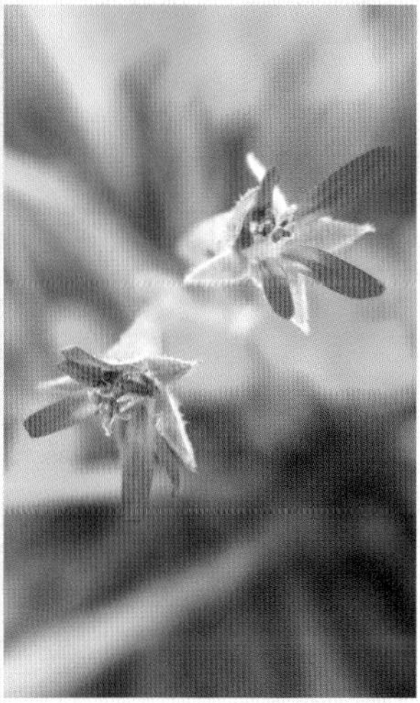

ココナッツゼラニウム

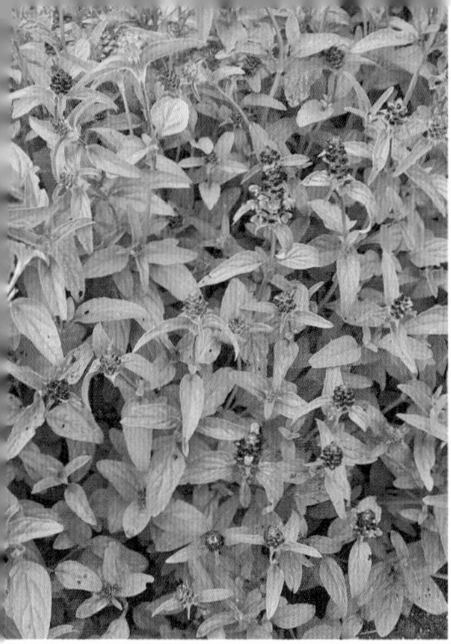

セルフヒール

Seif heal

(学名) *Prunella vulgaris*
(シソ科ウツボグサ属)
(別名・和名) カーペンターズハーブ、ヒールオール、セイヨウウツボグサ（西洋靫草）
(原産地) 北米、ユーラシア大陸
(利用部位) 花穂、茎、葉
(香り・風味) 匂いは特にないが、ほのかな苦味がある
(注意) 特に知られていない

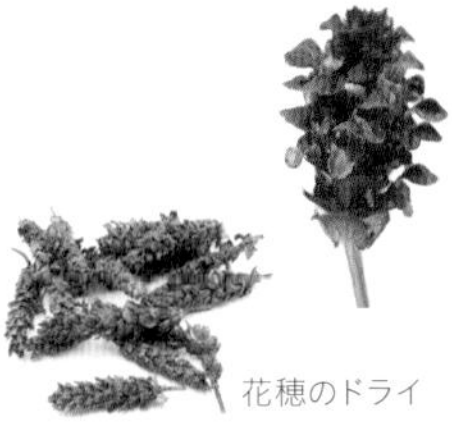

花穂のドライ

繁殖力が強く、紅紫色の花を穂状に咲かせます。セルフヒールとは「自然治癒」という意味で、高い止血効果と消炎作用を持ち、古くから傷薬として使われてきました。また、ハーブティーには抗菌、利尿作用があるといわれています。日本在来種のウツボグサ（P.207）と比べると花穂がやや短いようです。

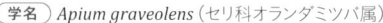

セロリ

Celery

(学名) *Apium graveolens*（セリ科オランダミツバ属）
(別名・和名) オランダミツバ（和蘭三つ葉）
(原産地) 南ヨーロッパ (利用部位) 種子、茎、葉／水蒸気蒸留法（種子）
(香り・風味) 穏やかなほろ苦さがあり、ナツメグやパセリの香りを感じる
(注意) 妊娠中に使用しない。腎障害がある場合は注意して用いる（セロリシード）。精油は皮膚感作を起こす可能性あり
(主な成分) *d*-リモネン、*β*-セリネン、アピイン、ピラジン
(作用) 強壮、駆風、抗アレルギー、血行促進

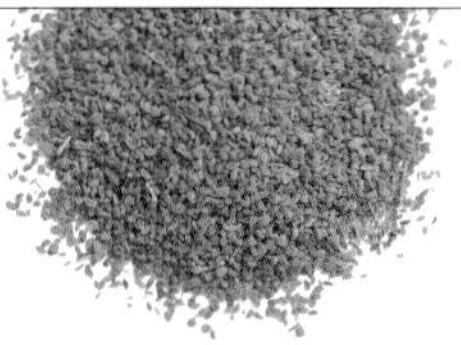

シードホール

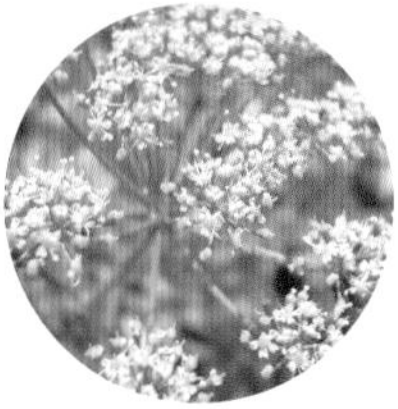

花

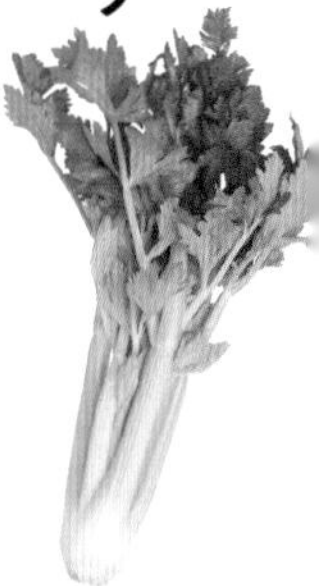

野菜として食べられるほか、種を乾燥させたセロリシードは、スパイスとして利用され、ピクルスやトマトケチャップの香りづけによく使われます。セロリシードを入れたカップに熱湯を注いで3～4分抽出したティーには、心を落ち着かせ、安眠を促す効果があるといわれています。喘息によいという研究結果もあり、肝臓病や気管支炎に処方されることもあります。

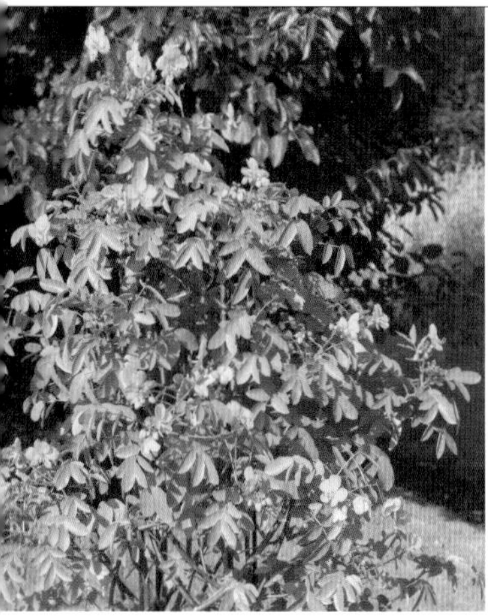

センナ

Alexandrian Senna

(学名) *Senna alexandrina*（別名 *Cassia angustifolia*）
(マメ科センナ属)
(原産地) アフリカ (利用部位) 種子、葉、茎
(香り・風味) 香りはほとんどない、苦味がある
(注意) 腸閉塞、妊娠中、授乳中、慢性便秘には使用しない。炎症を伴う症状、状態にも禁忌。12歳以下の小児には禁忌。また8～10日を越える長期使用不可
(主な成分) センノシド、アロエエモジン、レイン、ケンフェロール、粘液質
(作用) 瀉下

腸管を刺激して腸内を浄化する強力な作用があるとされ、ヨーロッパでは古くから緩下剤として広く使われてきました。強い働きで大腸の筋力を衰えさせる場合があるため、8～10日を超える長期使用は避けます。炎症を伴う症状には禁忌とされています。

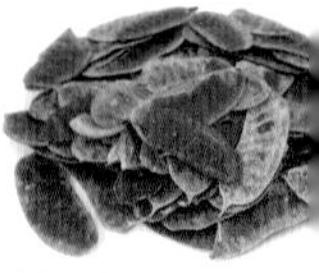

種子が入ったサヤ

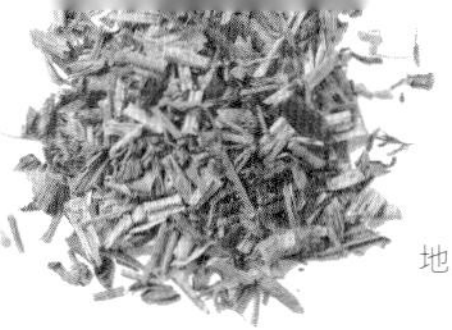

地上部のドライ

セントジョンズワート

St. John's wort

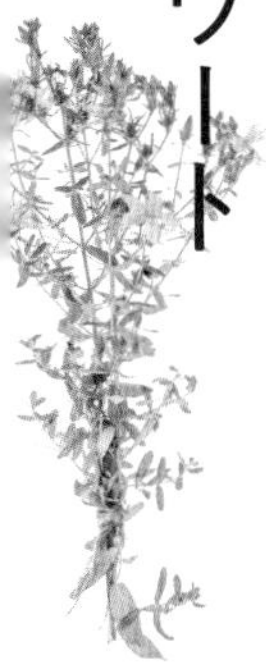

沈んだ気分を引き上げる抗うつハーブ

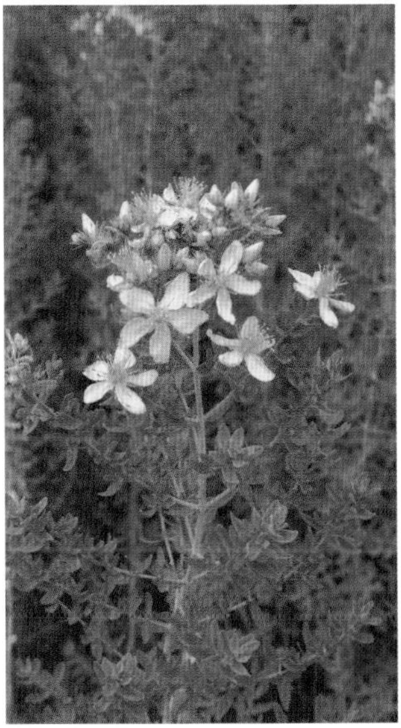

学名 *Hypericum perforatum*（オトギリソウ科オトギリソウ属）
別名・和名 ヒペリカム、セイヨウオトギリソウ（西洋弟切草）
原産地 ヨーロッパ〜アジア
利用部位 花、茎、葉／水蒸気蒸留法（花、全草）
香り・風味 土っぽい香り、泥臭い味
注意 抗うつ薬、強心薬、免疫抑制薬、気管支拡張薬、脂質異常症治療薬、抗HIV薬、血液凝固阻止薬、経口避妊薬などの薬を服用している場合は避ける。光毒性がある成分を含むので、特に色白の人は注意
主な成分 ヒペリシン、ソイドヒペリシン、ルチン、ヒペロシド、ハイパーフォリン、タンニン
作用 抗うつ、消炎、鎮痛

サンシャイン・サプリメントとも呼ばれ、抑うつや季節性感情障害、不眠症の治療に用いられるハーブ。古代ギリシャの時代から、傷の手当てや月経困難などに使われてきました。花や地上部を植物油に浸してヒペリシンを含む赤色色素を溶出させたセントジョーンズワート油には、外傷や火傷を癒やす効果があるといわれ、チンキ剤は消炎、鎮痛の目的で使われます。

ソウパルメット

Saw palmetto

男性ホルモンのバランスを調整

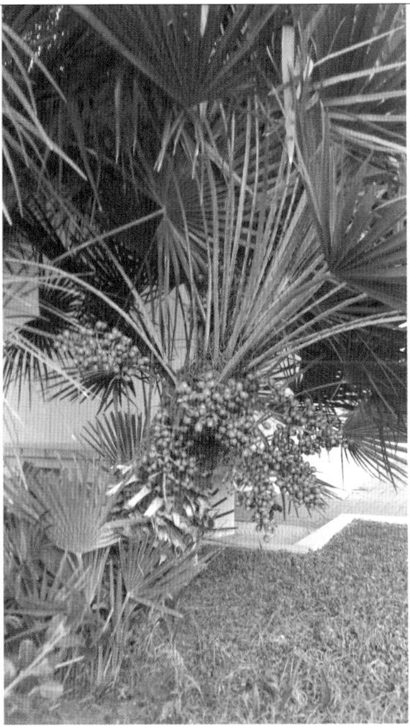

学名 *Serenoa repens*（ヤシ科ノコギリヤシ属）
別名・和名 ノコギリヤシ（鋸椰子）
原産地 北米 利用部位 果実
香り・風味 発酵性の香り、味はほとんどない
注意 まれに胃障害の報告あり
主な成分 β－シトステロール、スティグマステロール、オレイン酸、リノール酸、フラボノイド
作用 酵素阻害、消炎、利尿

「植物性のカテーテル」の別名を持ち、北米の先住民の間では前立腺炎や前立腺肥大による残尿感や頻尿の改善に用いられてきました。男性ホルモンのバランスを調整し、男性機能の低下も見られないことから、良性の前立腺肥大の初期段階では、薬物・外科的処置よりも優先して採用されるほどです。また、男性型脱毛症にも効果を発揮します。有効成分は脂溶性なため、サプリメントで摂るのが効果的です。

ソープベリー

Western soapberry, Wild chinatree

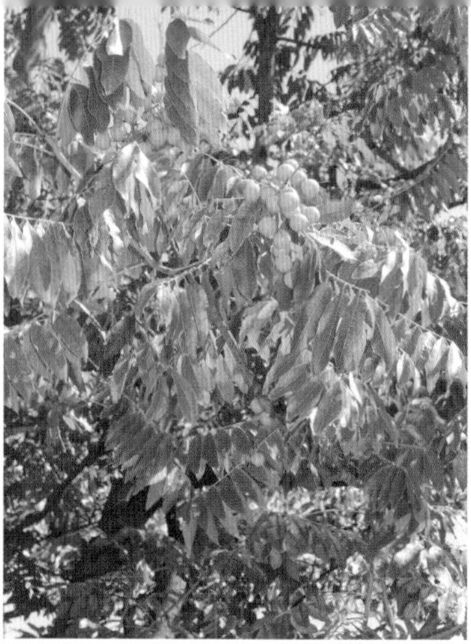

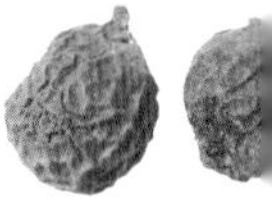

(学名) *Sapindus drummondii*（ムクロジ科ムクロジ属）
(別名・和名) ソープナッツ、ウォッシュナッツ、リタ、ムクロジ（無患子）
(原産地) アメリカ、メキシコ (利用部位) 果実
(香り・風味) 甘酸っぱい香り、ナッツのような味
(注意) サポニンには溶血作用があるため内用は禁止
(主な成分) ムクロジサポニン、ムクロジオシド
(作用) 界面活性

果皮に天然の界面活性剤であるサポニンを含むことから、古くから洗剤として利用されてきました。水1リットルにソープベリー50gを入れ、中火で15分ほど煮るとさらっとしたきめ細やかな泡の立つ液体石けんができます。

ソープワート

Saponaria, Soapwort, Bouncing bet

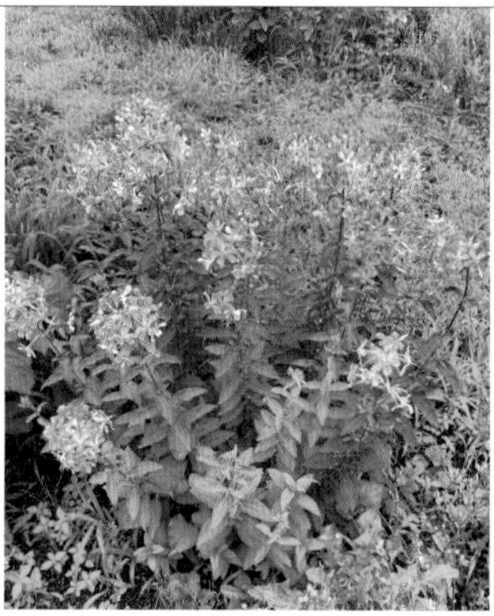

(学名) *Saponaria officinalis*（ナデシコ科サポナリア属）
(別名・和名) サポナリア、サボンソウ
(原産地) 西アジア〜ヨーロッパ
(利用部位) 花、茎、葉、根 (香り・風味) わずかに甘い香り
(注意) 根に有毒成分を含むので誤飲しない
(主な成分) サポニン (作用) 界面活性

ナデシコに似た姿で、わずかに甘い香りを持ちます。天然の界面活性剤であるサポニンを全草に含み、古くから石けんになるハーブとして使われてきました。葉や根を煮出すと石けん液になり、体や髪の洗浄のほか、博物館などの貴重な織物に使う洗浄剤としても使われます。

ソレル

Common sorrel, Garden sorrel, Dock

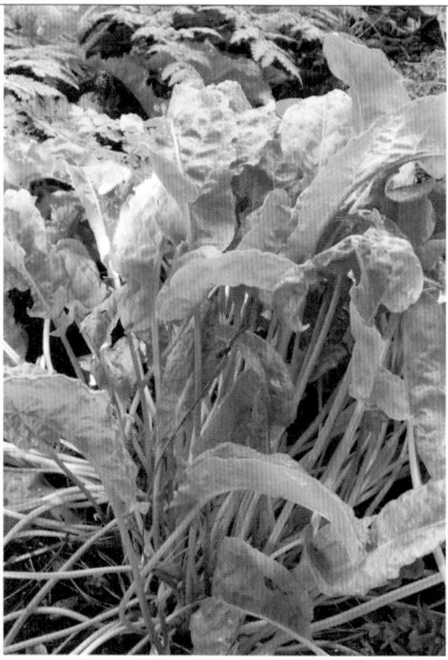

(学名) *Rumex acetosa*（タデ科スイバ属）
(別名・和名) リトルビネガープラント、ガーデンソレル、スイバ（蓚・酸い葉）、スカンポ、ギシギシ
(原産地) ヨーロッパ、アジア、北アメリカ
(利用部位) 茎、葉、根 (香り・風味) 独特の酸味
(注意) 多量摂取は控える。小児、高齢者は摂取を控える。腎臓結石の既往歴がある場合は注意
(主な成分) シュウ酸、ビタミンC、タンニン、アントラキノン類
(作用) 緩下

野菜として食べられるハーブですが、葉や茎にシュウ酸を含むため、かつては銀器の汚れ取りとして使われてきました。独特の酸味とアクがあるので、食用にする場合は一度ゆでてから利用します。すりおろした根や葉の絞り汁は、皮膚病の薬としても使われます。

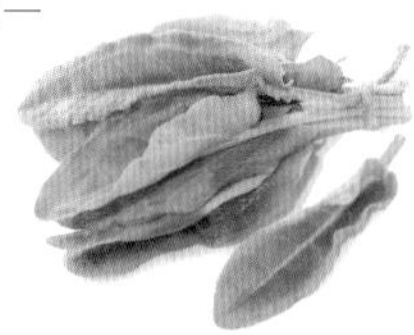

Turmeric

ターメリック

カレーのスパイスであり 強肝ハーブの代表

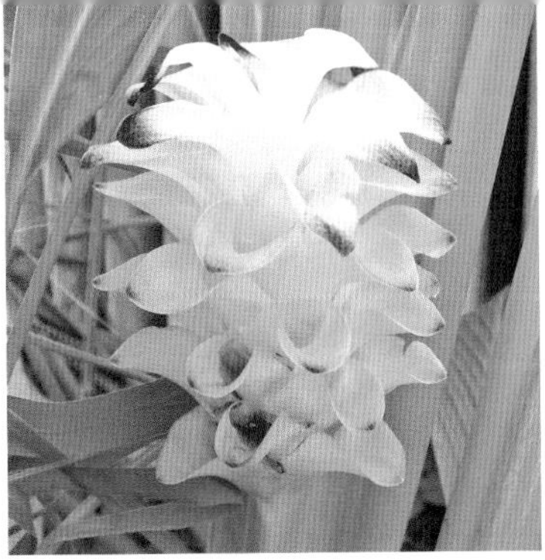

（学名）*Curcuma longa*（ショウガ科ウコン属）
（別名・和名）秋ウコン（秋鬱金）
（原産地）熱帯アジア（利用部位）根茎／水蒸気蒸留法
（香り・風味）オレンジとジンジャーが混じったような香りでピリッとして苦味がある
（注意）妊娠中または授乳中に使用しない。胃潰瘍、胃酸過多、胆道閉鎖症の場合は使用しない。胆石の場合は医師に相談のこと。過剰摂取、または長期にわたる大量摂取は控える
（主な成分）クルクミン、クルクメン、ジンギベレン、ターメロン、シネオール、カンファー
（作用）利胆、強肝、消炎

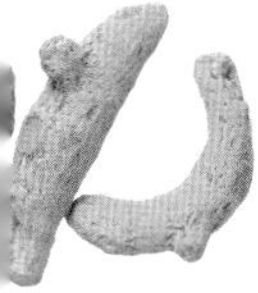

秋に白い花を咲かせるショウガ科の植物で、根茎をスパイスや染料として利用します。独特の苦味は、カレーのスパイスとして欠かせない風味です。カレーの黄色はターメリックによるもので、染料の目的で使われることもあります。単体では苦味が強くて食べにくいですが、コリアンダーやクミンなどとブレンドするとよい風味が引き立つため、インド料理全般によく使われます。色素成分はクルクミンといい、高い抗酸化力を持つため、アジアでは強壮剤や肝臓病の改善などに用いられます。皮膚疾患にも効果があるとされ、軟膏薬に配合される場合もあります。漢方では「鬱金（うこん）」といい、気を巡らせて精神症状を緩和し、血流障害を改善する働きがあると考えられています。

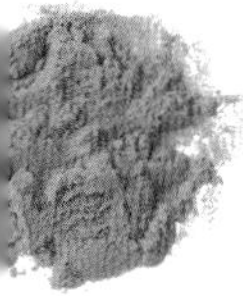

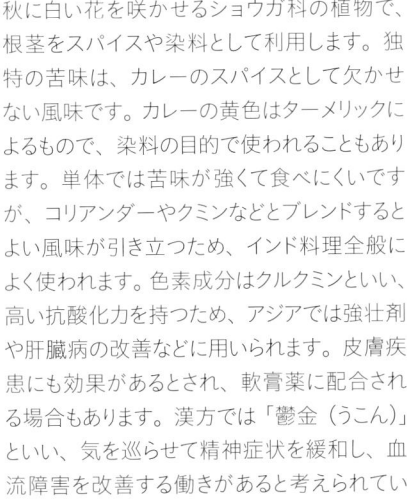

ターメリックパウダー

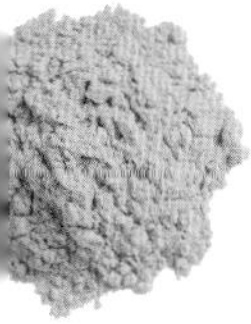

国産の秋ウコンパウダー

国産の紫ウコンパウダー

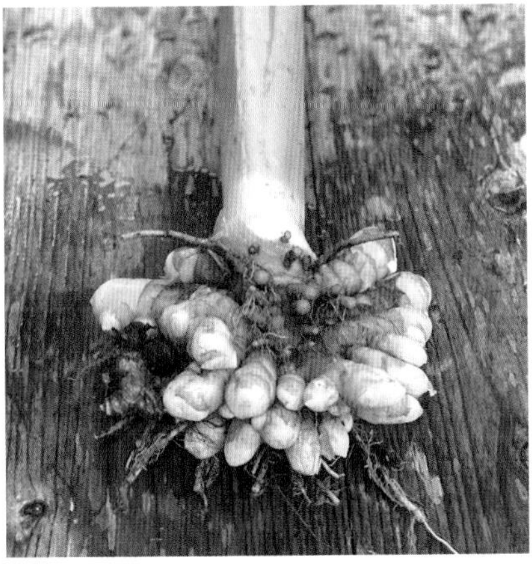

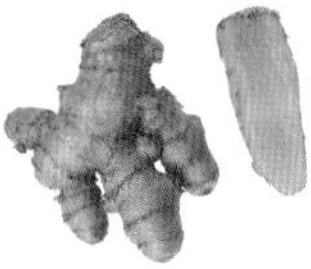

ターメリック（秋ウコン）

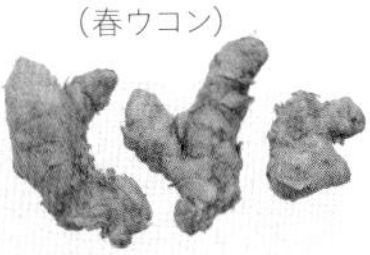

ワイルドターメリック（春ウコン）

ターメリックの種類

ワイルドターメリック
(*Curcuma aromatica*)
春にピンク色の花を咲かせるため春ウコンとも呼ばれます。精油成分を多く含み香りがよいのが特徴。わずかにクルクミンを含みます。漢方ではキョウオウ（姜黄）という生薬で芳香性健胃薬として利用されています。

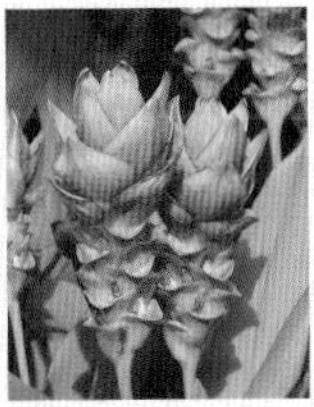

ゼオドリー（*Curcuma zedoaria*）
夏に赤紫色の花を咲かせるゼオドリーは紫ウコンとして知られています。クルゼレノンやクルクメノンなど精油成分が多く、クルクミンはほとんど含みません。生薬名はガジュツ（莪迷）といい、健胃・駆風・通経作用があります。

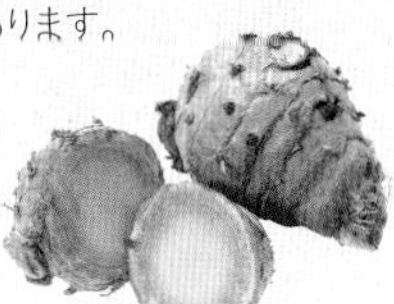

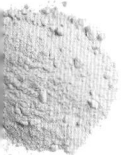

肝機能障害がある人の場合は、ターメリック（ウコン）を過剰摂取したり長期摂取したりすることにより症状が悪化することがあります。特にサプリメントや飲料として内用する場合は、過剰に摂りやすくなるので注意が必要です。分量や用法を守りましょう。

タイム

強力な抗菌作用は呼吸器系に役立つ

学名 *Thymus vulgaris*（シソ科イブキジャコウソウ属）
別名・和名 コモンタイム、タチジャコウソウ（立麝香草）
原産地 ヨーロッパ、北アフリカ、アジア
利用部位 全草／水蒸気蒸留法
香り・風味 キリッとすがすがしい香りとほろ苦い味
注意 妊娠中や高血圧の人は長期常用、大量の使用は避ける。精油は皮膚刺激の可能性
主な成分 チモール、カルバクロール、アピゲニン、ルテオリン、タンニン、サポニン
作用 抗菌、去痰、気管支鎮痙

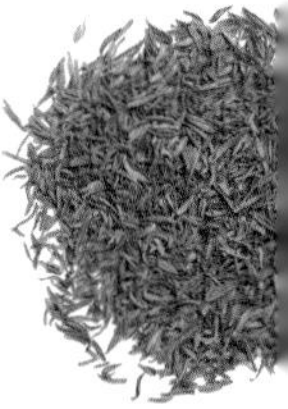

数あるハーブの中でも最も強い抗菌力で知られ、中世ヨーロッパでペストなどの疫病が流行した際は、タイムの枝を焚いて空気を浄化し、人々が感染を免れたといわれています。悪魔の仕業と考えられた疫病に立ち向かうことから、勇気の象徴ともいわれ、「タイムの香りのする人」は、男性にとって最大の称賛とされていました。精油成分のチモールやカルバクロールには抗菌・防腐作用があり、その力は病院で消毒に使われるフェノールの 20 倍ほどともいわれます。ハーブティーには鎮咳・去痰作用があってアレルギー症状の緩和に役立つほか、胃腸の働きを活発にして消化促進したり、うつ病や頭痛、神経系が原因の疲労回復にも効果があると考えられています。料理の香りづけや動物性食品の臭み消しとしても人気があり、優れた抗菌効果もあることから、ソーセージやピクルス、ソースなどの保存食によく利用されます。

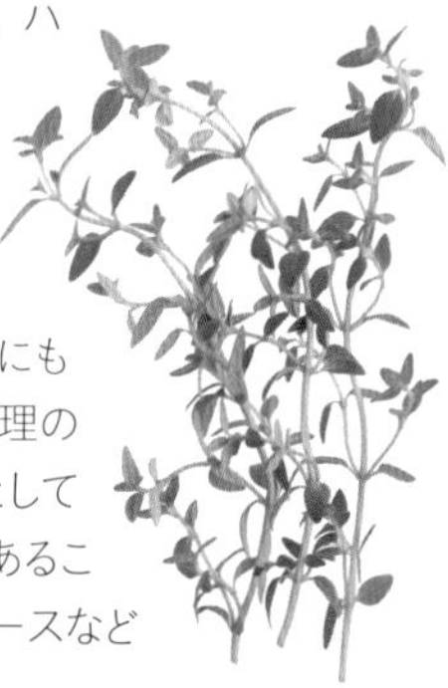

ケモタイプのタイム精油

含まれる化学成分の違いによって、香りも作用も変わります。学名にも表記されているので確認して選びましょう。

・ゲラニオールタイプ
（*T.vulgaris ct.geraniol*）
甘い香りがあり、スキンケアによく用いられます。抗菌作用のほか、収れんや皮膚を強化する働きがあります。

・リナロールタイプ
（*T.vulgaris ct.linalool*）
甘くて優しい香りがあり、ゲラニオールタイプよりもスッキリしています。呼吸器のケアのほか、スキンケアにも使われます。

・チモールタイプ
（*T.vulgaris ct.thymol*）
薬品のような強い香りがあり、最も殺菌作用が強いのがチモールタイプです。鎮咳、去痰、浄化作用に優れています。皮膚刺激があるので、濃度に十分注意しましょう。

品種がたくさん

上に伸びる立ち性と、横に這うように伸びるほふく性（クリーピングタイプ）の品種があります。また、葉に斑が入るもの、銀葉のもの、レモンの香りやスパイシーな香りがするものなど、多くの品種が出回っています。

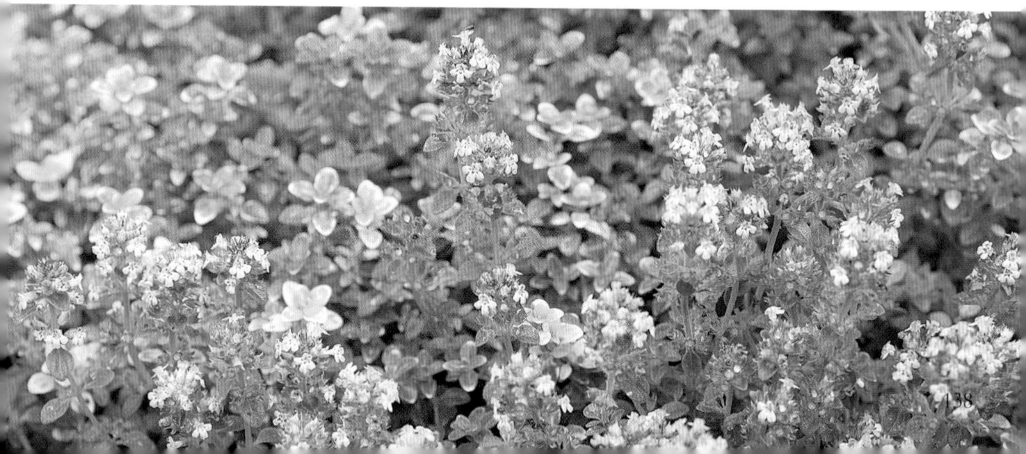

Tamarind

タマリンド

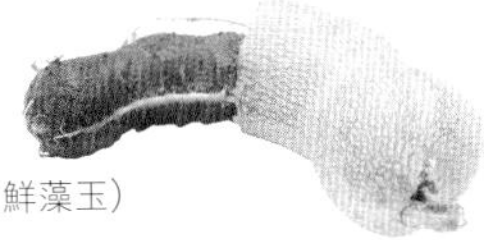
タマリンドのさやのホール

学名 *Tamarindus indica*
（マメ科ジャケツイバラ亜科タマリンド属）
別名・和名 インディアンデート、チョウセンモダマ（朝鮮藻玉）
原産地 東アフリカ 利用部位 果実、種子
香り・風味 ほのかに甘い香りとフルーツのような心地よい酸味
注意 特に知られていない
主な成分 タマリンドガム、酒石酸、クエン酸、ビタミン B_1、B_2、カリウム、マグネシウム、リン、鉄
作用 疲労回復、整腸

ほのかな甘い香りと酸味が特徴で、東南アジアではそのままフルーツのように食べられるほか、料理に酸味を加える調味料としても使われます。タイではトムヤムクンなどのスープに、インドではレンズ豆の煮込みやスープ、チャツネなどによく利用されます。効き目が穏やかな下剤としても使われ、ビタミンが豊富なことから肝臓や腎臓にもよいとされています。

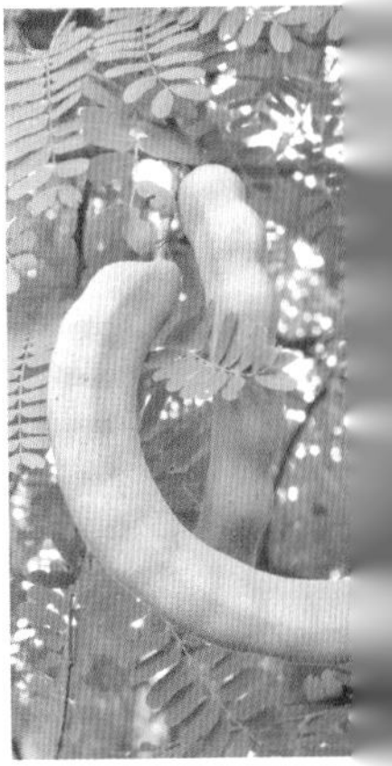

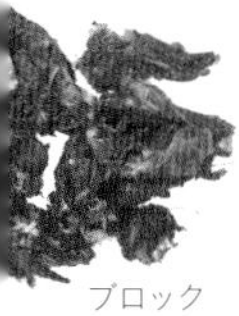
ブロック

Tarragon

タラゴン

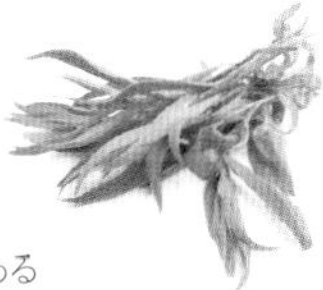

学名 *Artemisia dracunculus*（キク科ヨモギ属）
別名・和名 エストラゴン（仏）
原産地 シベリア、北アメリカ、南ヨーロッパ
利用部位 茎、葉／水蒸気蒸留法
香り・風味 アニスに似た甘い香りで、若干苦味がある
注意 精油には肝毒性、発がん性をもつ成分を含むため、アロマセラピーには使用しない
主な成分 アネトール、エストラゴール、ファルネセン、リモネン、ミルセン、ビタミンC、β－カロテン
作用 抗菌、消化促進、健胃

アニスに似た甘い香りが特徴で、フランス料理では定番のハーブです。ロシアンタラゴンとフレンチタラゴンの２種類があり、料理にはより香り高いフレンチタラゴンがよく使われます。肉や魚、卵、トマト料理との相性が特によいとされます。健胃、食欲増進、強壮などの健康効果もあると考えられています。

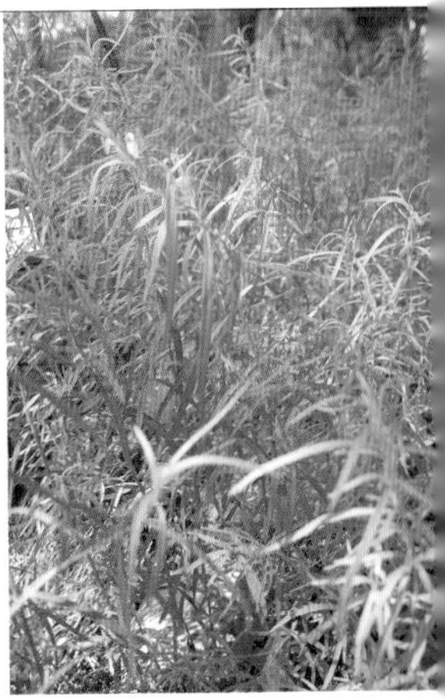

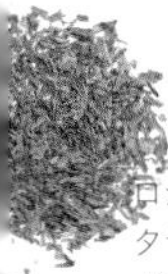
ロシアンタラゴンのドライリーフ

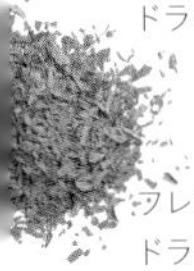
フレンチのドライリーフ

Tansy

タンジー

学名 *Tanacetum vulgare*（キク科ヨモギギク属）
別名・和名 ゴールデンボタンズ、ヨモギギク（蓬菊）
原産地 ヨーロッパ 利用部位 種子、花、茎、葉
香り・風味 独特な強い匂い
注意 弱い毒性があるので食用はしない。妊娠中に使用しない
主な成分 カンファー、1,8-シネオール、タンニン、タナセチン
作用 防虫、駆虫、殺菌

ボタン状の黄色い花をたくさんつける、キク科の植物です。独特の強い香りには防虫効果があるため、西洋では台所の入り口などに植えられ、アリなどの害虫から家を守る役割を果たしていました。体内の寄生虫の駆除剤として使われていたこともありますが、毒性があることから現在は内用せず、ポプリやドライフラワー、染色用などにのみ使われます。

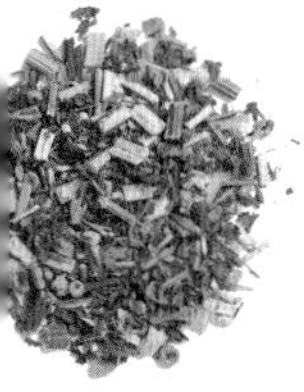
地上部のドライ

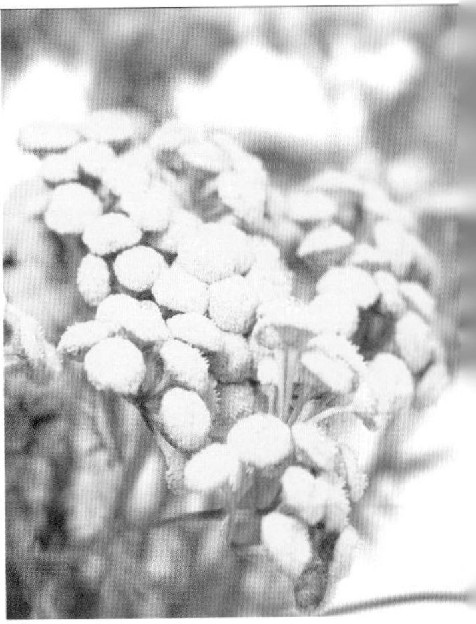

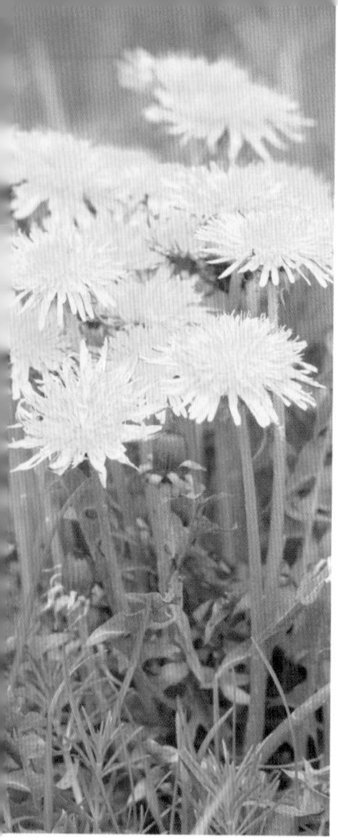

ダンデライオン

Dandelion

強肝や利胆作用に優れた「自然の薬局」

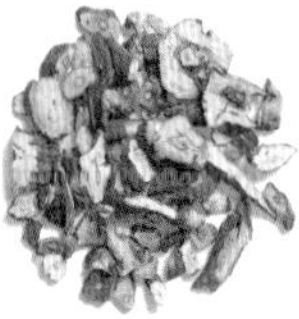

ドライルート

学名 *Taraxacum officinale*（キク科タンポポ属）
別名・和名 ショクヨウタンポポ、クロックフラワー、セイヨウタンポポ（西洋蒲公英） 原産地 北半球温暖地域
利用部位 花、茎、葉、根
香り・風味 コーヒーに似た香りと苦味がある
注意 胆道閉鎖、腸閉塞、重篤な胆のう炎などに禁忌。チコリ根の混入に注意する。キク科アレルギーのある人は使用しない
主な成分 イヌリン、タラキサステロール、苦味質、カフェ酸、ミネラル
作用 強肝、利胆、緩下、利尿、浄血、催乳

いわゆるセイヨウタンポポのこと。ありふれた植物のようにも思えますが、欧米では古くから「自然の薬局」といわれて重宝されてきた歴史のある、有用なハーブです。鉄やカリウム、ビタミンを豊富に含むことから、健胃、強壮、利尿に効果があるとされます。アーユルヴェーダやアラビアのユナニ医学では肝臓や胆嚢の不調、リウマチなどに処方されてきました。日本でも、根を生薬として健胃剤や利胆、緩下、催乳の目的で使ってきました。若葉はサラダやハーブティーに、乾燥・焙煎した根はタンポポコーヒーとして利用できます。

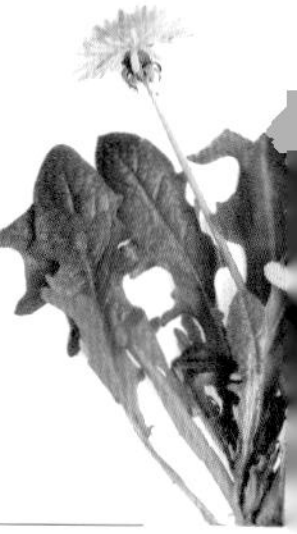

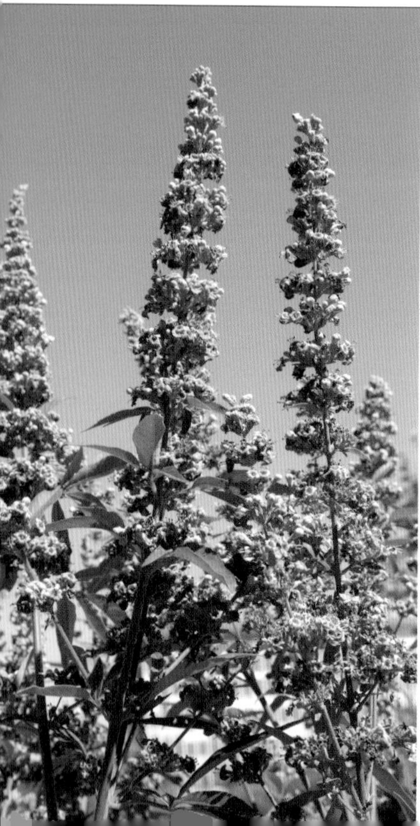

チェストツリー

Chaste berry, Chaste tree fruit

ホルモン分泌を調整する女性のためのハーブ

学名 *Vitex agnus castus*（クマツヅラ科ハマゴウ属）
別名・和名 セイヨウニンジンボク（西洋人参木）、イタリアニンジンボク
原産地 南ヨーロッパ 利用部位 果実
香り・風味 スッとする独特の香り、かすかな苦味
注意 妊娠中は避ける。経口避妊薬の効果を下げることがある
主な成分 アウクビン、アグヌシド、カスティシン、ビテキシン、1,8- シネオール
作用 ホルモン分泌調整

チェストツリーの実をチェストベリーといい、古くから女性特有の不調を改善するのに有用とされ、婦人科系疾患に処方されてきました。科学的には、ホルモン中枢である脳下垂体に直接作用し、女性ホルモンの分泌を調整する働きがあることがわかっており、生理痛や生理前症候群、更年期障害、子宮筋腫や子宮内膜症、黄体機能不全による不妊治療にも適用が試みられています。

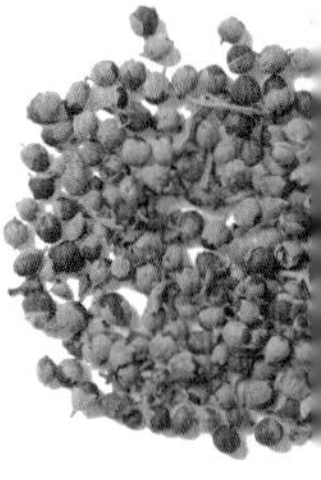

Chicory

チコリ

ほのかな苦味が クセになる

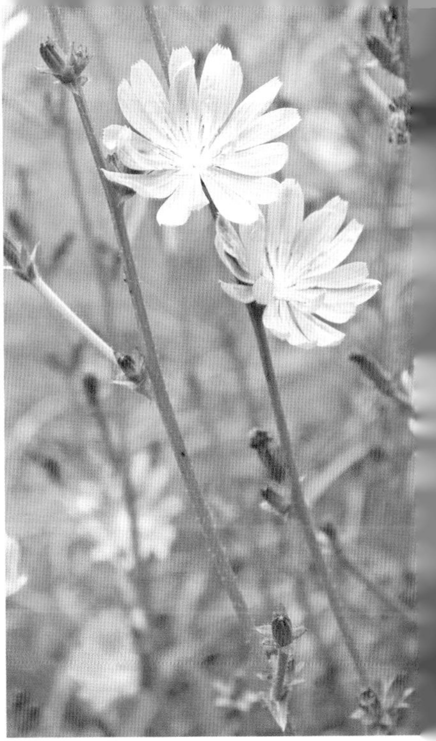

学名 *Cichorium intybus*（キク科キクニガナ属）
別名・和名 アンディーブ（仏）、スッコレイ、キクニガナ（菊苦菜）
原産地 西アジア、ヨーロッパ、北アフリカ
利用部位 花、茎、葉、根
香り・風味 かすかに甘い香りで、あっさりしたコーヒーのような味わい
注意 キク科アレルギーのある人は使わない
主な成分 チコリ酸、イヌリン、タンニン、タラキサステロール
作用 強肝、利尿、整腸

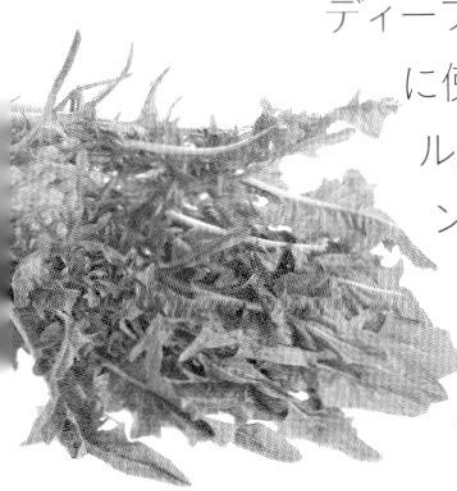

葉はさわやかな苦味が特徴で、チコリやアンディーブの名で野菜として出回り、サラダなどに使用されます。根茎はビタミンやミネラルが豊富で、薬効成分としては天然のインスリンといわれるイヌリンを含みます。根を焙煎してできるチコリコーヒーは、食欲増進、肝臓強化、糖尿病の改善に効果があるとされています。

Chervil

チャービル

風味のよい グルメのパセリ

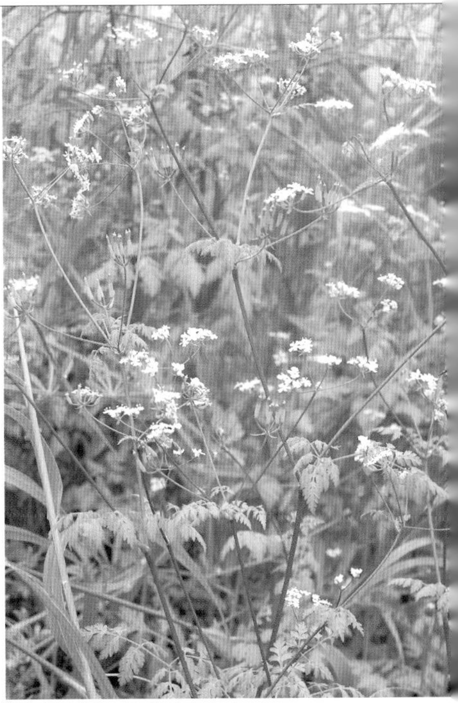

学名 *Anthriscus cerefolium*（セリ科シャク属）
別名・和名 ガーデンチャービル、セルフィーユ、ウイキョウゼリ（茴香芹）
原産地 ヨーロッパ中部〜アジア西部
利用部位 茎、葉 香り・風味 パセリより甘い芳香
注意 特に知られていない
主な成分 α－ピネン、β－フェナンドレン、ビタミンC、β－カロテン、鉄、マグネシウム
作用 抗酸化、消化促進、血液浄化

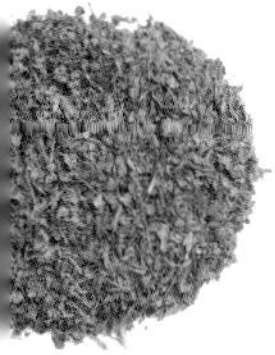

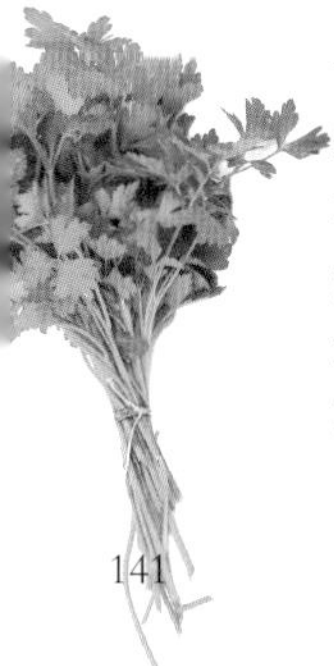

香りはパセリに似ていますが、パセリよりも甘くマイルドで、フランスでは「美食家のパセリ」とも呼ばれます。チャイブなどとブレンドしてつくられるミックスハーブ「フィヌゼルブ」の主材料としても知られ、魚や肉、卵料理の風味づけや、スープ、ドレッシングなど、幅広い料理に使われます。ビタミン、鉄やマグネシウムなどのミネラル、カロテンが含まれ、抗酸化作用を持つことから、免疫力の強化に働くと考えられています。

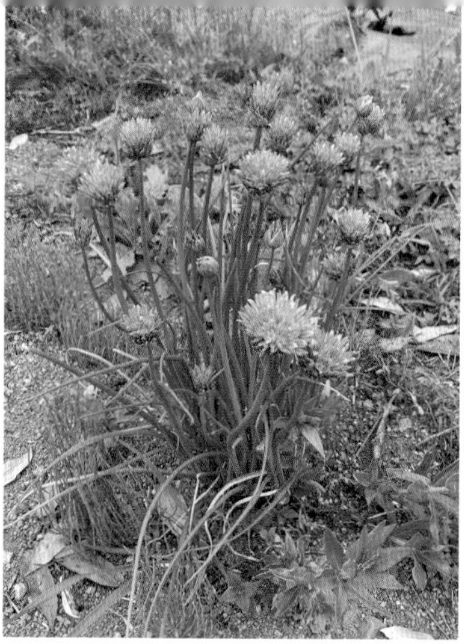

チャイブ

Chives

（学名）*Allium schoenoprasum*（ヒガンバナ科ネギ属）
（別名・和名）シブレット、セイヨウアサツキ（西洋浅葱）
（原産地）中央アジア、温帯地域（利用部位）花、葉、茎
（香り・風味）繊細なネギの香り（注意）特に知られていない
（主な成分）アリイン、カルシウム、鉄、β－カロテン
（作用）抗酸化、殺菌、血行促進、食欲増進

ネギの仲間で、繊細な香りが特徴です。フランスではシブレットと呼ばれる人気のハーブ。オムレツやスープ、サラダに散らすなど、花も葉も日本のあさつきと同様の使い方をします。β－カロテン、ビタミンＣや辛味成分の硫化アリルを含むため、消化機能を整えたり、疲労回復効果も期待できます。

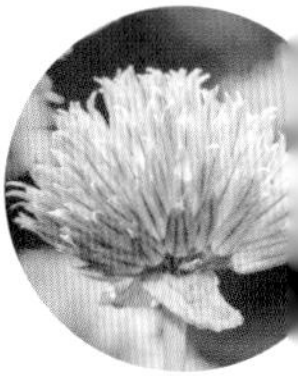

チューベローズ

Tuberose

（学名）*Polianthes tuberosa*（リュウゼツラン亜科ゲッカコウ属）
（別名・和名）ゲッカコウ（原産地）メキシコ
（利用部位）花／溶剤抽出法（香り・風味）濃厚な甘い香り
（注意）敏感肌、皮膚に疾患がある場合、乳幼児には使用しない
（主な成分）メチルイソオイゲノール、サリチル酸メチル、安息香酸ベンジル、安息香酸メチル
（作用）抗うつ、抗不安、抗炎症、鎮静

長い茎の先に白い花を連なるように咲かせます。魅力的な香りは香水の原料としても利用され、夜になるとさらに強い香りを放ちます。

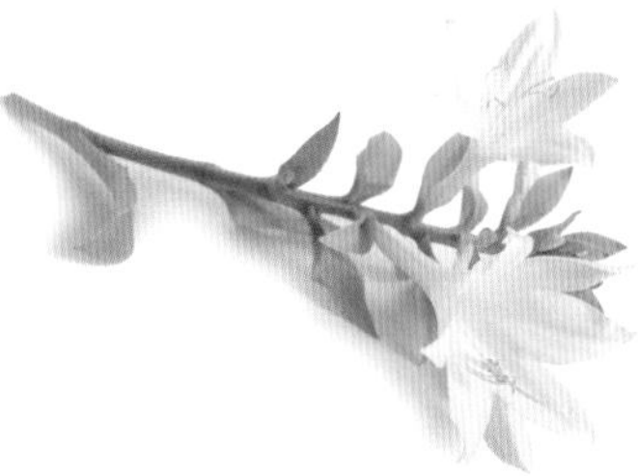

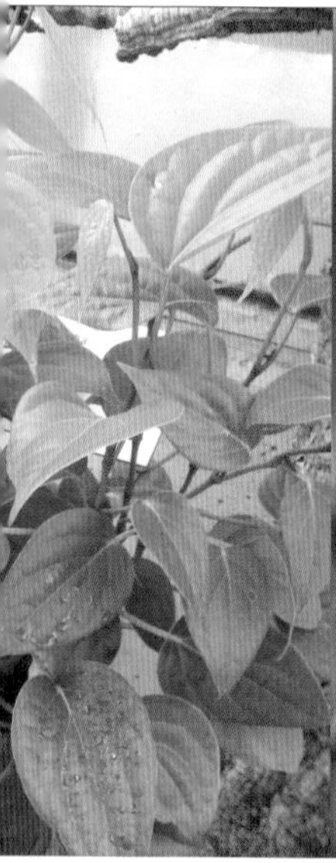

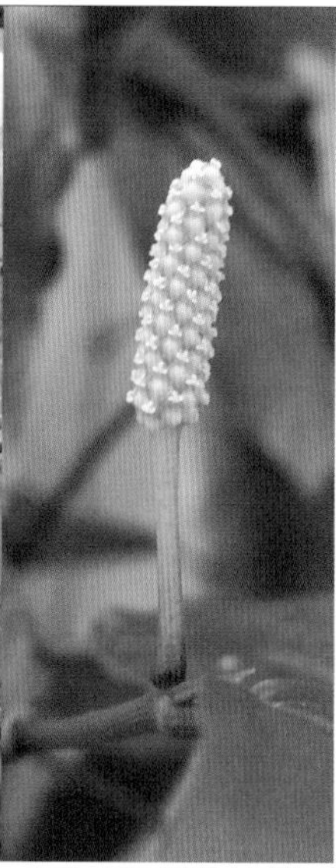

チュバブ

Cubeb

（学名）*Piper cubeba*（コショウ科クベバ属）
（別名・和名）クベバ、ジャワコショウ（ジャワ胡椒）、ヒッチョウカ
（原産地）インドネシア（利用部位）実
（香り・風味）松やにのような刺激的な香りで鋭い辛味がある
（注意）特に知られていない
（主な成分）サビネン、サビノール、クベベン、クベノール、ピペリン
（作用）健胃、利尿、去痰

オールスパイスに似た味と香りを持ちます。肉や野菜を使った幅広い料理と相性がよく、モロッコや北アフリカ、インドネシアなどでよく使われます。実の形から「シッポがついたペッパー」とも呼ばれ、胡椒の代わりとして用いられることもあります。呼吸を楽にする効果があるとして、アジアでは古くから薬用としても使われてきました。

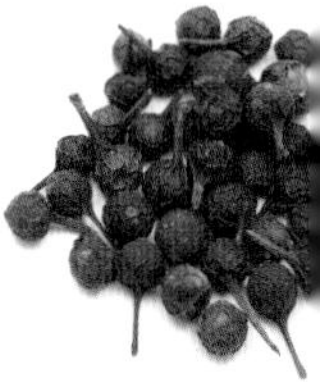

チョウセンニンジン

Chinese ginseng, Korean ginseng

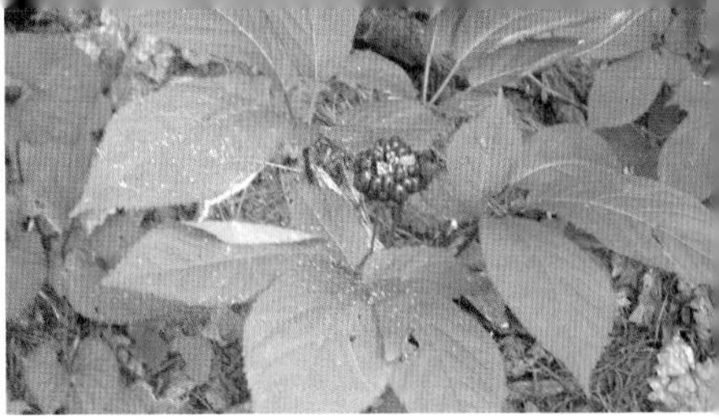

免疫力を取り戻す強壮の生薬

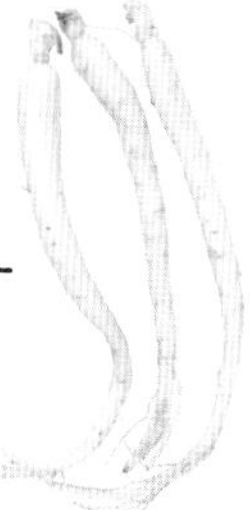

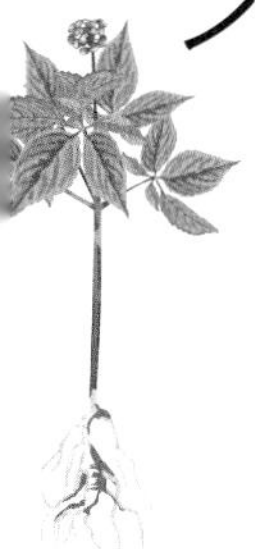

学名 *Panax ginseng*
（ウコギ科トチバニンジン属）
別名・和名 コウライニンジン（高麗人参）、オタネニンジン（御種人参）
原産地 中国東北部、朝鮮半島北部
利用部位 根、根茎
香り・風味 初めはやや甘いがそのあとにわずかな苦味がある。香りは甘い
注意 高血圧には禁忌。生薬として用いる場合は漢方医に相談のこと
主な成分 ジンセノシド、リモネン、テルピネオール、パナキシノール
作用 免疫賦活、強壮、新陳代謝促進

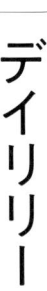

枝分かれした根の形が人間のように見えることから「人参」と呼ばれ、古くから東洋を代表する強壮食材として親しまれてきました。中枢興奮作用などがあり、精神と肉体の両面から活力を増強させる働きがあり、衰弱していない人が摂取すると興奮作用の強さから鼻血や頭痛を引き起こすこともあるほどです。その高い効能から、漢方でもさまざまな処方に配合され、胃腸系や呼吸器系を活性化させる生薬として知られています。野生の朝鮮人参の採取は非常に難しく、現在出回るものの70%以上は韓国と中国で栽培されたものです。収穫できるくらいの大きさになるまでに4～6年ほどかかるうえ、畑の栄養を目一杯吸収してしまって、15～50年あけないと次の栽培ができないことから、非常に高値で取引されます。

デイリリー

Daylily

つぼみや若葉にはほんのり甘みも

学名 *Hemerocallis hybrida*
（ススキノキ科ヘメロカリス属）
別名・和名 ヘメロカリス
原産地 アジア東部の温帯地
利用部位 種、花、茎、葉、根
香り・風味 強い芳香を持つ
注意 品種によって有毒なものもあるので食用に注意
主な成分 コハク酸、β－シトステロール、鉄
作用 解熱、利尿、安眠、造血

草丈30cm～1mほどの常緑多年草で、花には強い芳香があります。朝に花を開き、夜に閉じることがその名の由来です。たくさんの品種があって育てやすいため、主に観賞用として楽しまれていますが、若葉やつぼみ、花は食用にも利用できます。鉄やカルシウムなどのミネラルを含むため、風邪や貧血の予防に効果があるとされています。

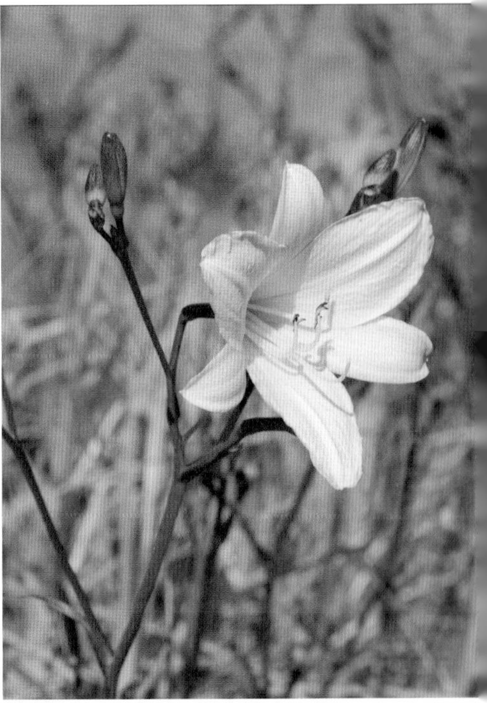

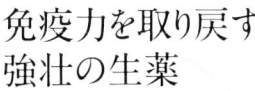

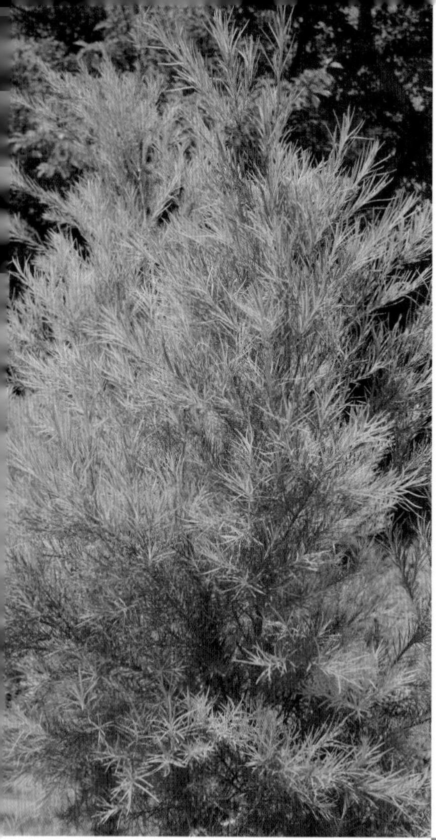

ティーツリー

抗菌作用に優れた
オーストラリア生まれの高木

学名 *Melaleuca alternifolia*
（フトモモ科メラレウカ属）
別名・和名 メラレウカ 原産地 オーストラリア
利用部位 葉／水蒸気蒸留法
香り・風味 強く鋭いスパイシーな香り
注意 特に知られていない
主な成分 テルピネン-4-オール、1,8-シネオール、テルピネン
作用 抗菌、抗真菌、抗ウイルス、消炎鎮痛

オーストラリアに自生するフトモモ科の植物で、高さ8mほどまで成長する木に白い花を密集して咲かせます。先住民であるアボリジニの間でお茶の原料として親しまれていたことがその名の由来です。抗菌作用が非常に強いことで知られ、葉を蒸留して得られる精油は殺菌消毒薬である石灰酸の13倍も強いという報告もあります。強力な抗菌作用がありながら皮膚や粘膜に対する刺激が少ないのも特徴で、にきび用ローション、フケ止めシャンプー、湿布剤など、さまざまな形で利用されています。

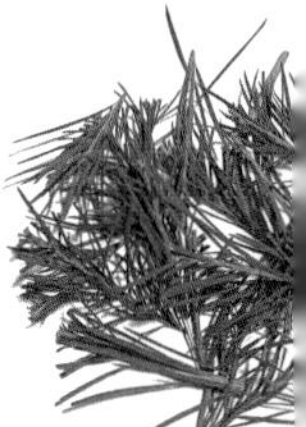

オージープランツが人気

育てやすさから、庭木として人気が高まっているのがオーストラリア原産の植物。メラレウカ属やレプトスペルマム属がその代表です。ティーツリーやカユプテ、ニアウリはメラレウカ属の仲間で、どれも抗菌作用が高く、ブラシのような花をつけるのが特徴です。
一方、レモンティーツリーは、ティーツリーの名がついていますがレプトスペルマム属の植物。抗菌のほか、防虫作用もあり、虫除けにも使われます。ハチミツでおなじみのマヌカ（p175）も同じくレプトスペルマム属の仲間。どちらもウメの花によく似た5弁花をつけます。レモンティーツリーの精油も流通しています。

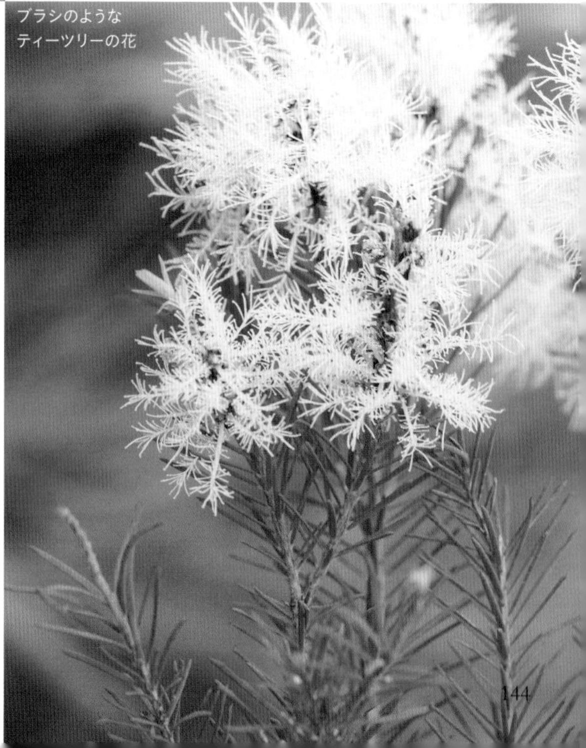

ブラシのような
ティーツリーの花

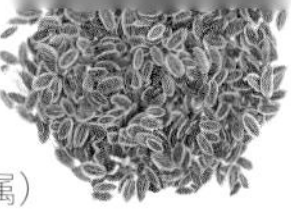

ディル

Dill

(学名) *Anethum graveolens*（セリ科イノンド属）
(別名・和名) イノンド (原産地) 西南アジア、中央アジア
(利用部位) 種子、葉／水蒸気蒸留法（種子）
(香り・風味) キャラウェイに似た香りで、辛くてピリッと鋭い味
(注意) 精油には皮膚刺激があるため、乳幼児、妊娠中や授乳中の女性、てんかん患者への使用は注意
(主な成分) リモネン、d-カルボン、ピネン、カンファー
(作用) 抗酸化、抗菌、鎮痙、駆風、利尿

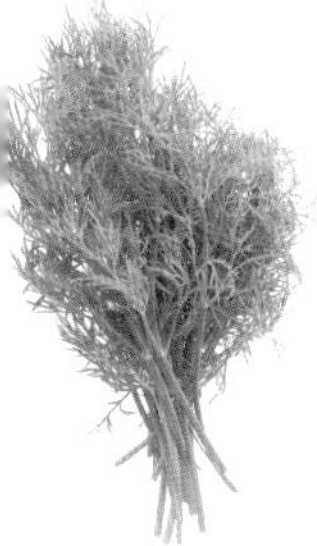

「魚のハーブ」とも呼ばれ、「ディル」という名前は、「なだめる」という意味のバイキング語「ディラ」に由来しています。香りにはリモネンやカルボンが含まれ、神経を落ち着かせたり、消化器系の働きを整える作用があるといわれています。西洋では昔、赤ちゃんの夜泣きやしゃっくりを止めるためにも使ったそうです。

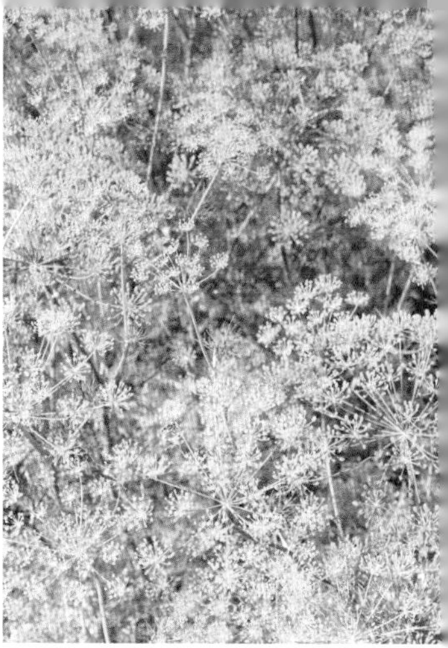

デビルズクロウ

Devil's claw

(学名) *Harpagophytum procumbens*（ゴマ科ハルパゴフィツム属）
(別名・和名) ライオンゴロシ (原産地) アフリカ南西部
(利用部位) 二次貯蔵根（側根の塊茎）
(香り・風味) 苦味、渋味がある
(注意) 胃潰瘍、十二指腸潰瘍の人には禁忌
(主な成分) ハルパゴシド、桂皮酸、多糖類
(作用) 消炎、鎮痛

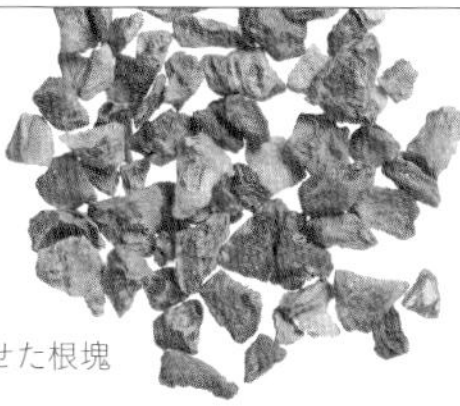

乾燥させた根塊

アフリカ南西部原産のハーブで、木化した果実に鉤状の棘がついていることから「デビルズクロウ」と呼ばれます。先住民は、芋のように太った地下茎を、苦味強壮剤として消化不良などに用いてきました。リウマチや関節の痛みの緩和、血液浄化の効果があるとされています。今日では、消炎鎮痛作用を利用して、リウマチや関節炎、運動器官の退行性疾患に処方されます。

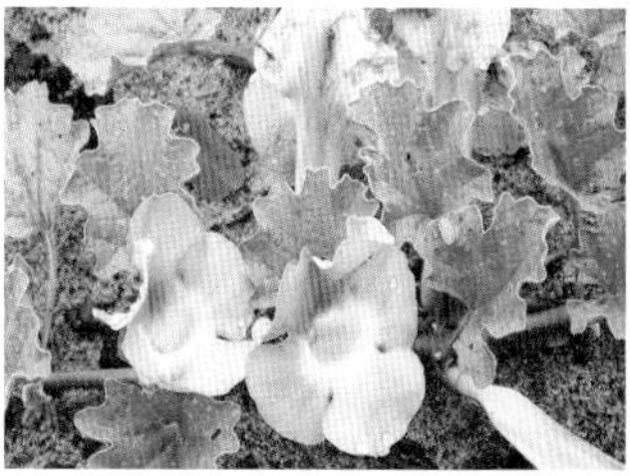

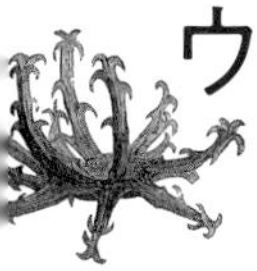

テンチャ

Chinese sweet tea plant

(学名) *Rubus suavissimus*（バラ科キイチゴ属）
(別名・和名) テンヨウケンコウシ（甜葉懸鈎子）
(原産地) 中国南西部 (利用部位) 葉
(香り・風味) 香りはほどんどなく、甘味がある
(注意) 特に知られていない
(主な成分) エラジタンニン、ルブソサイド
(作用) 抗炎症、抗アレルギー

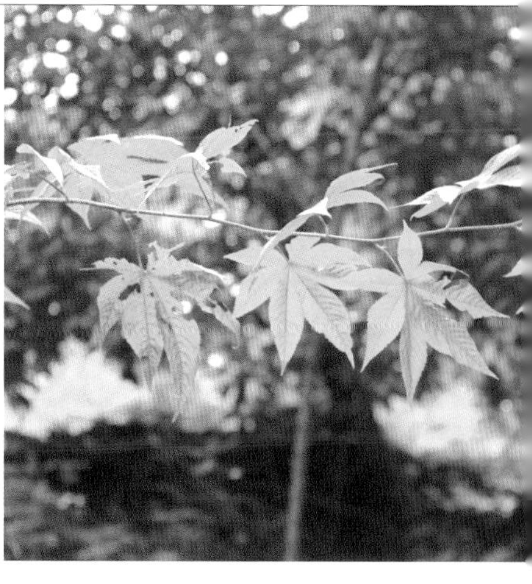

ブラックベリーの葉とよく似た葉を、主に茶剤として利用します。甜茶のポリフェノールは、動脈硬化や花粉アレルギーに効果があるといわれています。砂糖の70倍以上もあるとされる甘味成分を含み、それが体内で消化吸収されないことから、糖尿病患者や肥満症患者向けの甘味料としても使われます。

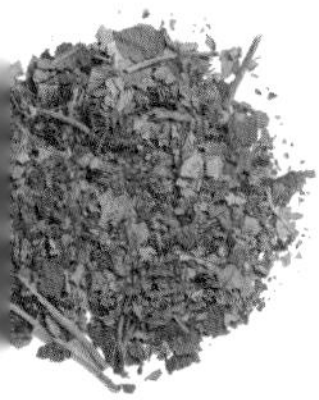

トウガラシ

消化や血行を促進する辛み成分

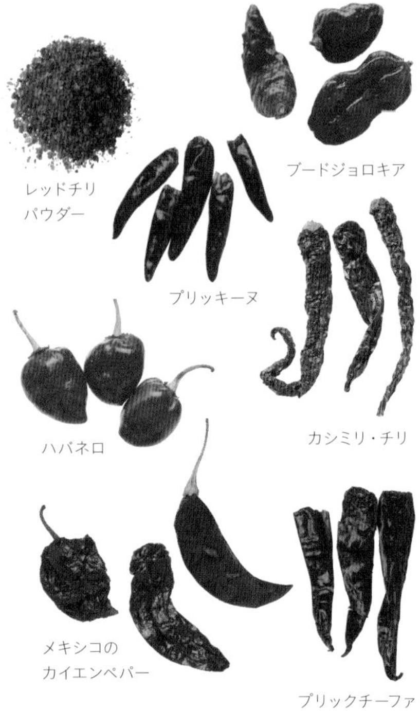

学名 *Capsicum annuum*
(別名 *Capsicum frutescens*)
(ナス科トウガラシ属)
別名・和名 コウライコショウ(高麗胡椒)、チリペパー、ナンバン(南蛮)、カイエンペパー
原産地 南アメリカ 利用部位 成熟果実
香り・風味 強い辛味がある
注意 潰瘍、胃炎、腸炎、消化管の炎症、粘膜の炎症、などの症状がある場合は使用を控える
主な成分 カプサイシン、カプサンチン、β-カロテン、サポニン、ビタミンC
作用 健胃、鎮痛、血行促進、発汗、殺菌

強い辛味を持ち、料理の辛味づけや臭み消しに用いられます。その辛味はカプサイシンという成分によるもので、食欲増進や消化促進のほか、末梢血管を拡張して新陳代謝をよくする働きがあるといわれます。かつてヨーロッパで高値で取引された黒胡椒の代用品として普及した歴史を持ちます。

カプサイシンの鎮痛効果

カプサイシンは交感神経を刺激し、痛みの神経伝達に関与して鎮痛効果をもたらします。温感タイプの消炎パップ剤にはトウガラシのカプサイシンが使われています。粘膜や皮膚に対して強い刺激があるので、注意が必要です。

色素成分・カプサンチン

赤色色素カプサンチンはカロテノイドの一種で、高い抗酸化作用があります。赤ピーマンにも含まれています。

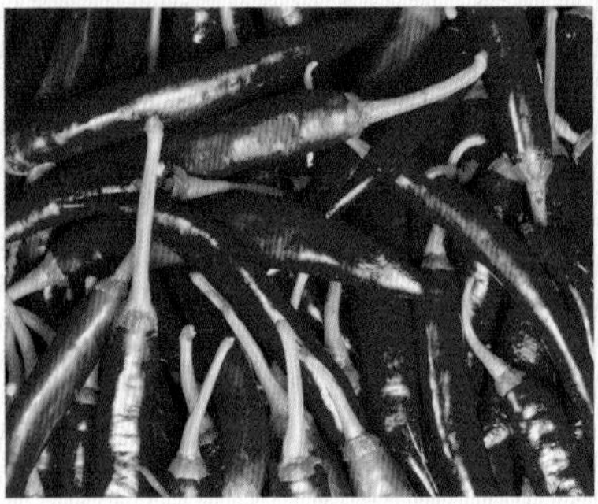

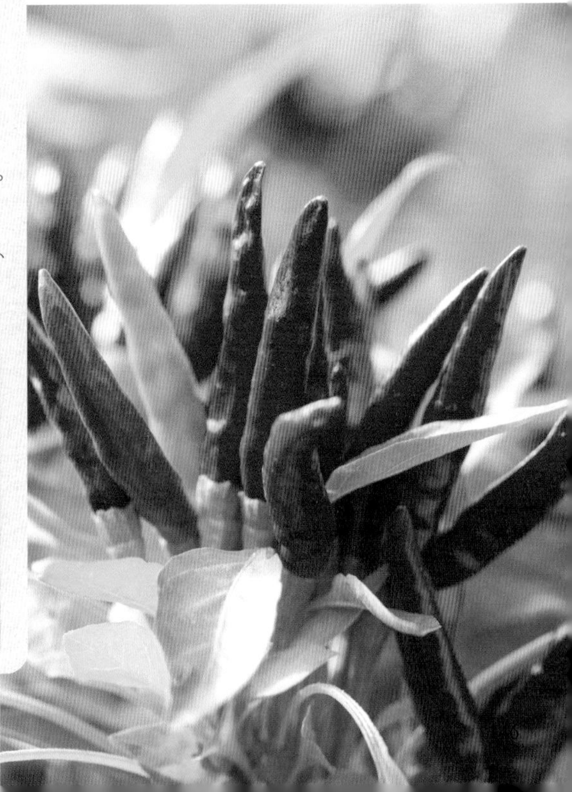

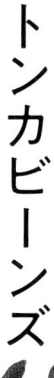

トチュウ

Hardy rubber tree

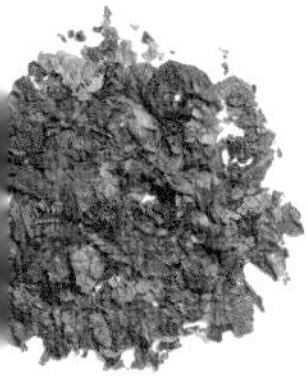

学名 *Eucommia ulmoides*（トチュウ科トチュウ属）
原産地 中国 **利用部位** 葉、樹皮
香り・風味 わずかに青臭く、少し苦味と渋味がある
注意 特に知られていない
主な成分 グッタペルカ、リグナン類、ゲニポシド
作用 血圧降下、抗ストレス、利尿、糖代謝改善

成長すると20mにもなる落葉高木。樹皮は植樹から15年以上経たないと採取できないため、古くから大変重宝され、中国では5000年以上前から幻の薬木として格別な扱いを受けてきました。葉に含まれるネバネバした「グッタペルカ」という成分には、活性化酸素を取り除いて血管を強化する作用があるといわれています。また、肥満や高血圧などの生活習慣病を予防する成分も多く含まれています。

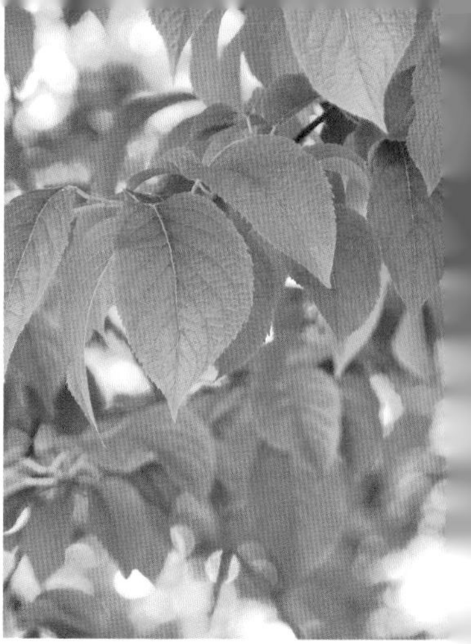

ドラゴンヘッド

Dragon's head, dragonhead

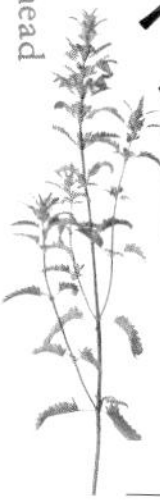

学名 *Dracocephalum moldavica*（シソ科ムシャリンドウ属）
別名・和名 ホザキムシャリンドウ（穂咲武佐竜胆）、タチムシャリンドウ（立武佐竜胆）
原産地 ロシア、中央ヨーロッパ **利用部位** 種子、花、茎、葉、根
香り・風味 レモンのような香り、緑茶に似た渋味
注意 特に知られていない
主な成分 シトラール、ゲラニオール、酢酸ゲラニル、リノレン酸、イリドイド配糖体
作用 鎮痛、健胃、肝障害改善

龍の頭に似た花を咲かせることがその名の由来で、レモンのような香りと緑茶に似た渋味を持ちます。一般的には園芸用として楽しまれていますが、花はエディブルフラワーとしても利用でき、蜜源植物として扱われることもあります。葉や茎には痛みを和らげる効果があるといわれ、頭痛薬や風邪薬にも使われます。

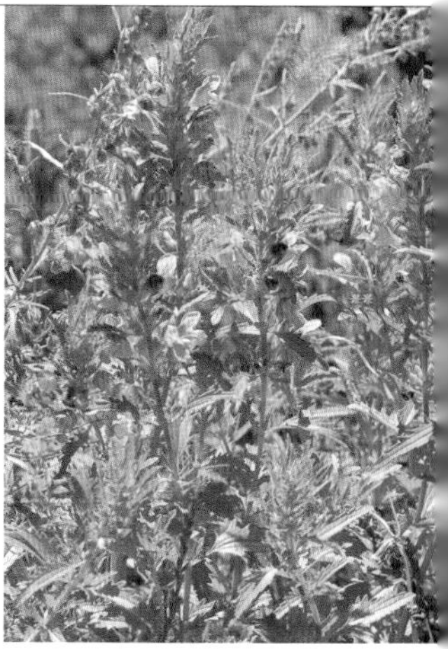

トンカビーンズ

Tonka bean, Cumaru

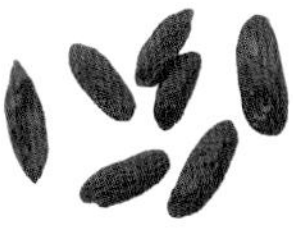

学名 *Dipteryx odorata*
（別名 *Coumarouna odorata*）（マメ科トンカマメ属）
原産地 中米〜南米
利用部位 種子／溶剤抽出法、水蒸気蒸留法
香り・風味 桜餅のような香りの中にバニラやキャラメルのような甘い香り
注意 光毒性、肝毒性あり。妊娠中、幼児、高齢者は使用を避ける
主な成分 クマリン
作用 鎮静、抗凝血（抗血栓）、抗痙攣、ホルモン調整、血圧降下

以前はタバコの香りづけに使われていましたが、今は主に香料として使われています。主成分のクマリンには強いリラックス作用とともに光毒性や肝毒性もあり、注意が必要です。

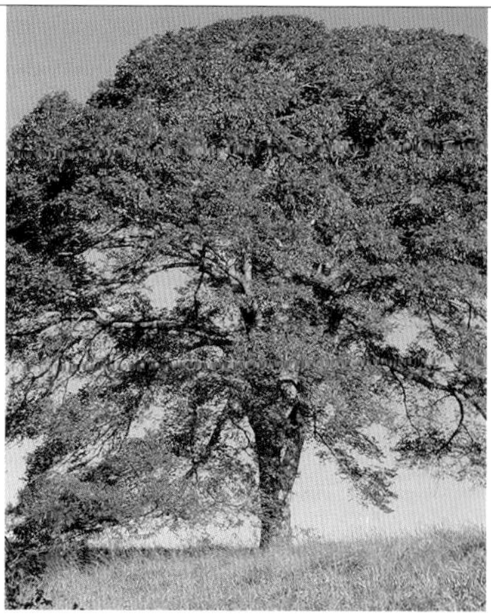

ナスタチウム
Nasturtium

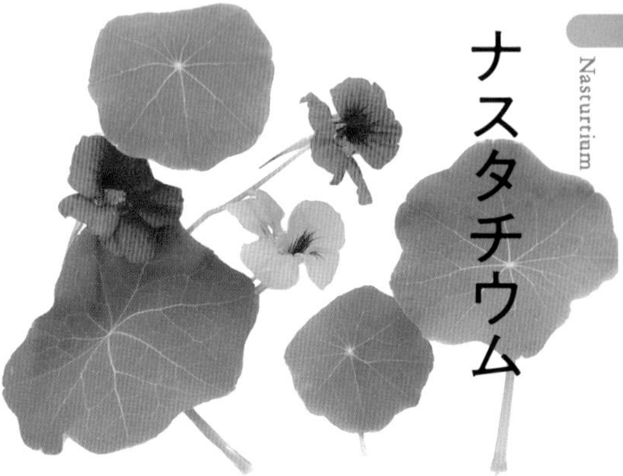

学名 *Tropaeolum majus*
（ノウゼンハレン科ノウゼンハレン属）
別名・和名 ノウゼンハレン、インディアンクレス、キンレンカ（金蓮花）
原産地 コロンビア 利用部位 花、葉、実
香り・風味 ワサビに似た辛味がある
注意 特に知られていない
主な成分 グルコシノレート、カロテノイド、アントシアニン、ビタミンC、鉄
作用 抗酸化、抗菌、強壮

鑑賞用として人気のある植物ですが、花や葉、実にはわさびに似た辛味があり、食用にも利用されます。ビタミンCや鉄を多く含むため、抗酸化作用や強壮作用も期待できます。

ニゲラ
Nigella

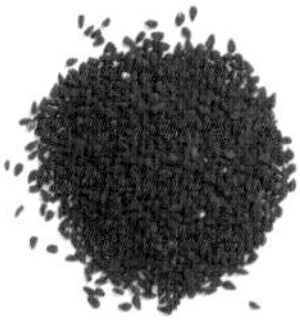

学名 *Nigella sativa*（キンポウゲ科クロタネソウ属）
別名・和名 ラブ・イン・ア・ミスト、ブラッククミン、カロンジ（インド）、スモールフェンネル、ニオイクロタネソウ（匂い黒種草）
原産地 西アジア、南ヨーロッパ、中近東 利用部位 種子
香り・風味 オレガノに似た香りで味はケシの実とペパーの中間のような苦味
注意 特に知られていない 主な成分 リノレン酸、β－シトステロール、チモキノン、パラシメン
作用 鎮痛、抗炎症、抗酸化、抗ヒスタミン

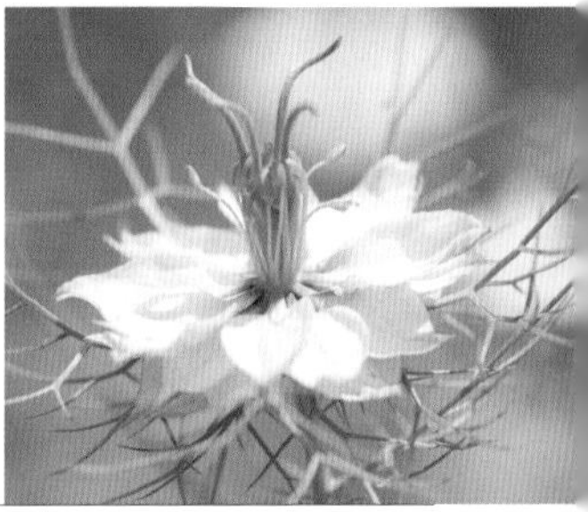

種にはケシの実とペッパーの中間のような苦味とオレガノに似た香りがあり、ミックススパイスとしてよく利用されています。フランスでは、シナモン、クローブ、ナツメグとブレンドした「カトル・エピス」が、東インドではクミン、フェンネル、フェヌグリーク、マスタードシードと合わせた「パンチフォロン」がポピュラーです。抗酸化作用がある種子の圧搾油はキャリアオイルとして利用されることもあります。

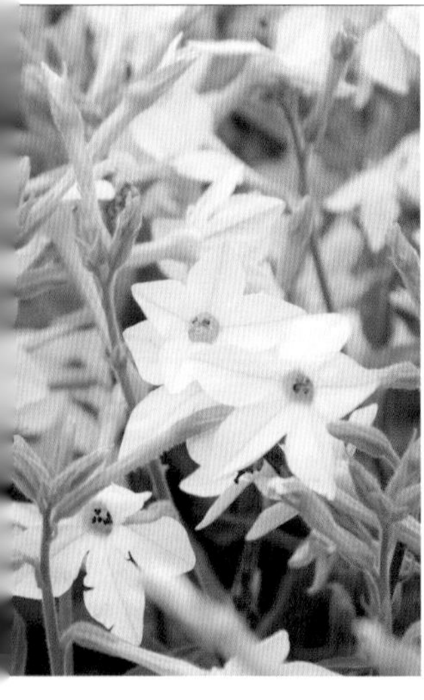

ニコチアナ
Flowering Tobacco, Jasmine Tobacco

学名 *Nicotiana alata*（ナス科タバコ属）
別名・和名 ハナタバコ（花煙草）
原産地 アメリカ、ポリネシア、オーストラリアの亜熱帯
利用部位 種子、花、葉
香り・風味 白い花にはジャスミンのような香りがある
注意 特に知られていない
主な成分 ニコチン、ノルニコチン、アナバシン、アナタビン
作用 興奮、覚醒

葉たばこの原料となる植物で、ジャスミンのような香りを持つ白い花を咲かせます。かつては専売公社しか栽培できませんでしたが、民営化されたのをきっかけに、観賞用の花は一般でも栽培できるようになりました。根と葉にはニコチンというアルカロイドを含み、神経毒として作用します。喫煙すると、ドーパミンやアドレナリンなどの脳内物質によって、興奮や覚醒が促されます。たばこを吸うと頭がクラクラするのは、毛細血管の収縮作用などが起こるためです。

Nutmeg

ナツメグ

肉料理を引き立てる強い風味のスパイス

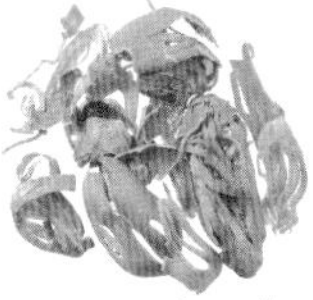
メース片

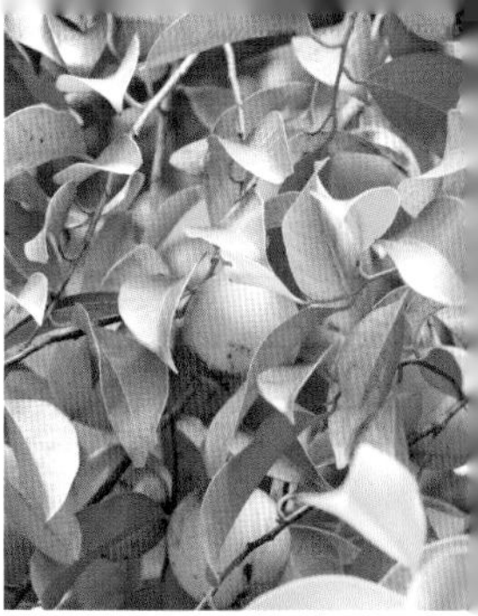

学名 *Myristica fragrans*（ニクズク科ニクズク属）
別名・和名 ニクズク（肉荳蔲） 原産地 東インド諸島、モルッカ諸島
利用部位 種子の仁／水蒸気蒸留法
香り・風味 フレッシュでキレのいい豊かな芳香があり甘く強い味
注意 大量に服用すると幻覚を見たり眠気をもよおすことがあるので注意。妊娠中には使用しない。精油は使用濃度に注意する。特に、乳幼児、妊娠中や授乳中の女性は使用しない
主な成分 ピネン、サビネン、テルピネン -4- オール、β - フェランドレン
作用 強壮、駆風、消化促進、鎮痙、鎮痛

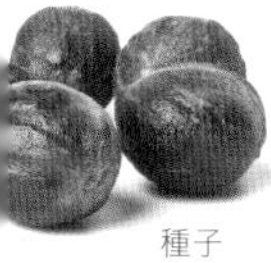
種子

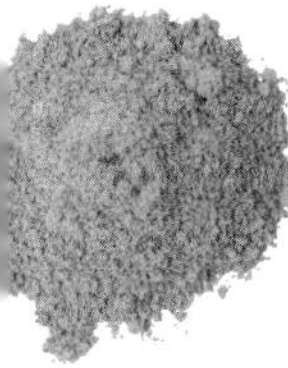

ニクズク科の常緑高木ニクズクの種からナツメグとメースという2種類のスパイスが得られます。ナツメグは種子の中心にある仁で、フレッシュでキレのいい香りが特徴。メースは種子を覆うレース状の仮種皮と呼ばれる部分で、ナツメグよりも穏やかな甘い香りが特徴です。どちらも肉料理との相性がよく、臭みを消すとともに旨味を増幅させます。ハンバーグなどのひき肉料理に加えるのがポピュラーですが、マッシュポテトやオムレツ、野菜の煮込み、グラタンなどの乳製品と合わせてもおいしいです。東洋医学では気管支炎やリウマチ、胃腸炎、お腹のハリなどの薬として処方されます。

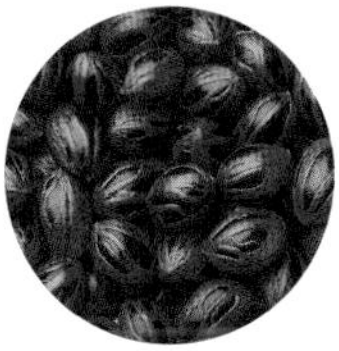
仮種皮（メース）がついた種子

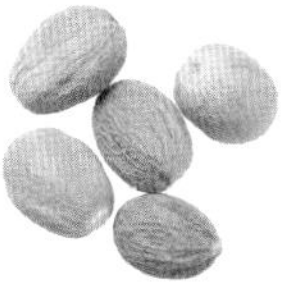
殻をむくと出てくるのがナツメグ

Niaouli

ニアウリ

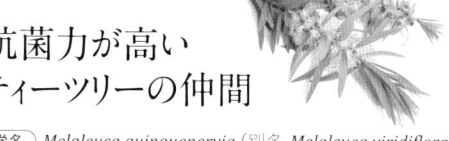

抗菌力が高いティーツリーの仲間

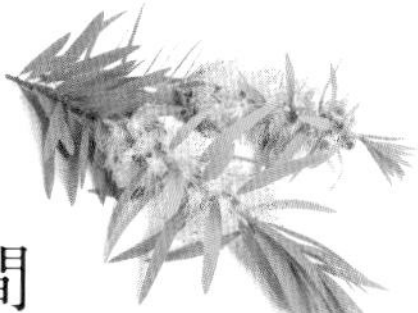

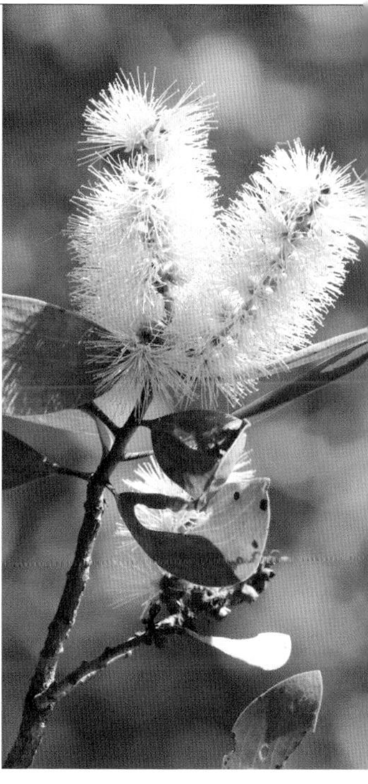

学名 *Melaleuca quinquenervia*（別名 *Melaleuca viridiflora*）（フトモモ科メラレウカ属）
原産地 オーストラリア、ニューカレドニア
利用部位 葉、小枝／水蒸気蒸留法
香り・風味 スッキリしたクールな香り。ティーツリーよりも軽い
注意 妊娠初期は使用しない
主な成分 1,8- シネオール、α - テルピネオール、α - ピネン
作用 消炎、抗菌

オーストラリアやニューカレドニアなどに生育する常緑低木。ティーツリーの近縁種で、見かけや作用もよく似ていますが、香りはよりクール。比較的安価なためとても使いやすい精油です。古くから風邪による咳や傷の消毒に用いられてきました。抗菌作用や炎症を抑える働きがあるため、インフルエンザなどの呼吸器の感染症、リウマチ、神経痛などに有効とされます。すっきりした清涼感のある香りがあり、ストレスで気持ちが落ち込んで不安定なときの心身の回復にも効果が期待できます。

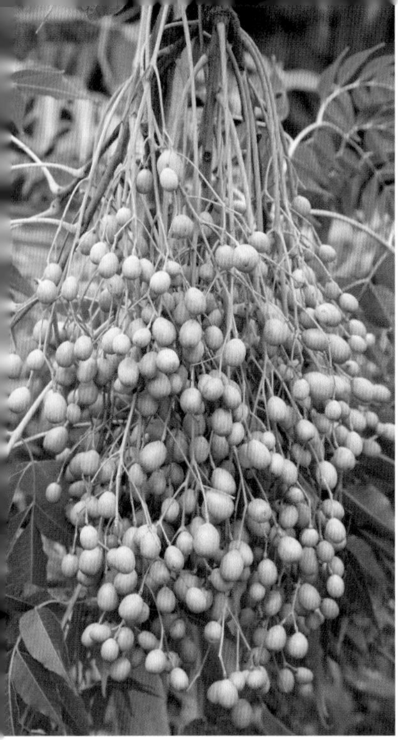

ニーム

Neem

用途が幅広い インドの奇跡の木

学名 *Azadirachta indica*（センダン科インドセンダン属）
別名・和名 インドセンダン（印度栴檀） 原産地 インド
利用部位 種子 香り・風味 苦味がある
注意 妊娠中、また妊娠を望む女性は避ける。小児の使用は不可
主な成分 オレイン酸、ステアリン酸、アザディラクティン、カテキン、シトステロール
作用 抗菌、抗ウイルス、昆虫忌避

インドでは「奇跡の木」「村の薬局」と呼ばれ、生活のなかで利用される植物です。若い小枝を噛んで歯ブラシ代わりにしたり、葉を煎剤にして胃潰瘍の治療に、根を水虫やマラリヤの治療に、果肉を泌尿器系感染症の治療に使ったりします。防虫効果があることから、インドでは農園の周囲にニームを植えています。特に種子の抽出液には、強力な害虫駆除効果があります。また、環境に優しい肥料としても効果が高く、土壌改良材や植物活性剤として利用されます。

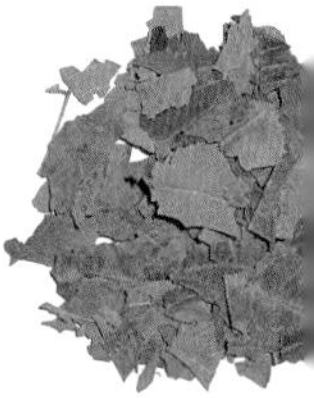

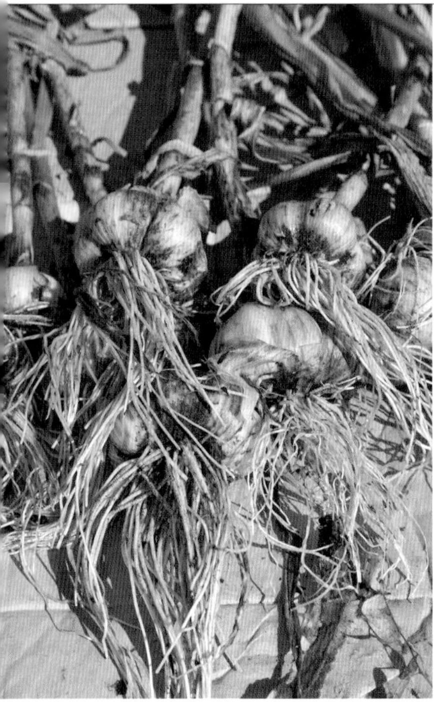

ニンニク

Garlic

抗酸化成分アリインには 血栓予防作用も

学名 *Allium sativum*（ヒガンバナ科ネギ属）
別名・和名 ガーリック 原産地 アジア
利用部位 根茎
香り・風味 砕くと強烈で独特な香りを発し、甘味、ほのかな苦味がある
注意 胃酸過多や血液の汚れによる発熱症状がある場合は使用を控える。外科手術の術前には禁忌
主な成分 アリイン、アミノ酸
作用 強壮、抗酸化、抗菌、コレステロール低下、血小板凝集抑制

古代エジプトから使われてきた歴史の古いスパイスです。強い香りを持つため、香りづけとして幅広い料理に使われます。強力な抗菌作用、抗ウイルス作用、抗酸化作用があることから滋養強壮の目的で使われるほか、高血圧や動脈硬化の予防、感染症予防にも用いられます。最近の研究ではがん予防にも効果を発揮することがわかり、注目を集めています。

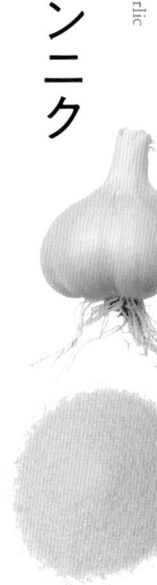

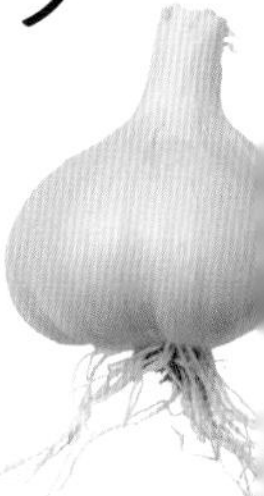

ニンニクパウダー

ネトル

Nettle

抗アレルギー作用が注目される浄血のハーブ

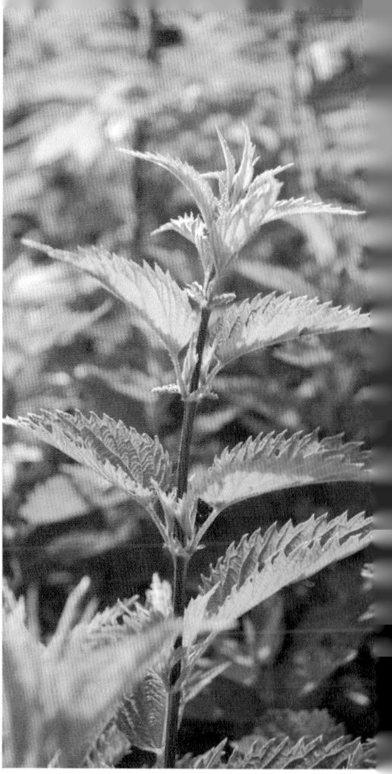

学名 *Urtica dioica*（イラクサ科イラクサ属）
別名・和名 スティンギングネトル、セイヨウイラクサ（西洋刺草）
原産地 ヨーロッパ、アジア
利用部位 葉、茎 香り・風味 緑茶のような風味
注意 心臓病、腎臓病からの浮腫があるときは禁忌
主な成分 クエルセチン、ルチン、クロロフィル、β－シトステロール、ケイ素、β－カロテン、苦味質
作用 利尿、浄血、造血

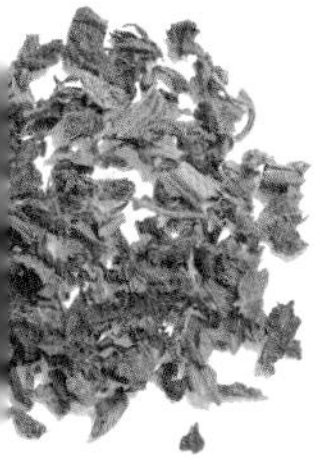

古くから浄血と造血の目的で使われてきた植物です、茶には緑茶のような風味があります。クロロフィルを豊富に含むことから、血行を促進する植物として知られ、アレルギー疾患やリウマチの緩和、血中コレステロールの減少などに用いられてきました。鉄も多いことから、貧血対策にもなると考えられています。ドイツでは、花粉症などのアレルギー症状を抑えるために、春先にネトルティーを飲む習慣があります。体内の老廃物や尿酸を排出する、利尿作用も強く持っています。

バーチ

Silver Birch, White Birch

利尿ハーブとして泌尿器系の症状緩和に

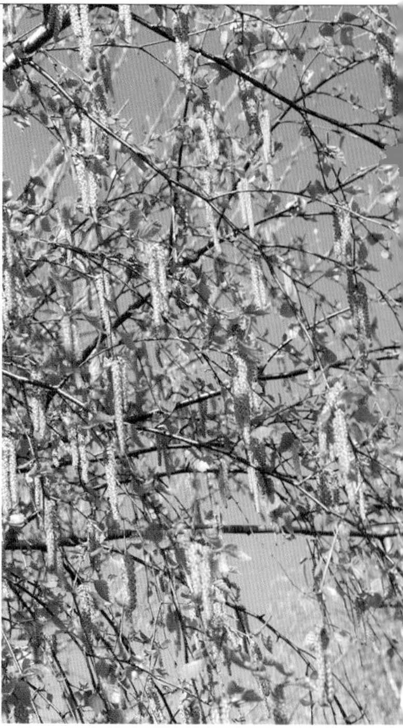

学名 *Betula pendula*（カバノキ科カバノキ属）
別名・和名 シダレカンバ（枝垂樺）、ヨーロッパシラカンバ
原産地 北ヨーロッパ
利用部位 葉、樹皮、幹／水蒸気蒸留法
香り・風味 消毒薬のような刺激のある香り
注意 サリチル酸塩を含むため、精油の使用には注意。アロマセラピーには使用しない
主な成分 ヒペロシド、サポニン、サリチル酸塩、シラカバタール
作用 利尿、浄血

主に寒冷地で生育する樹木で、建物や家具に木材として利用したり、精油や樹液を化粧品に配合したりと、古くから生活に欠かせない植物として親しまれてきました。木材としては、反りや狂いが少なく、美しい艶があることで人気があります。また、樹液には殺菌・消毒作用があることが知られ、ローション剤にしてニキビや頭皮湿疹などの治療や、うがい薬などに用います。葉には利尿作用があり、結石の予防に効果があると考えられています。

バーベイン

Vervain; Dakota vervain; Prairie verbena

宗教的儀式で使われた聖なるハーブ

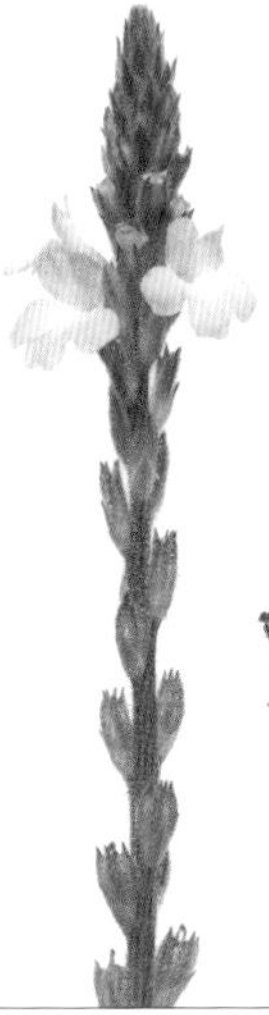

学名 *Verbena officinalis*（クマツヅラ科クマツヅラ属）
別名・和名 ホーリーウォート、クマツヅラ、バベンソウ（馬鞭草）、バーベナ
原産地 南ヨーロッパ、アジア 利用部位 花、茎、葉
香り・風味 やや苦味と渋みがある
注意 高血圧の人、子ども、妊娠中の人は飲用しない
主な成分 ベルベナリン、ベルベニン
作用 消炎、鎮痛、利尿、止血、催乳

園芸用としても人気のある植物ですが、古くは神聖なハーブとして祭壇を清めたり、お守りに入れたりして使われていました、母乳の分泌を促進させたり、不安や緊張をやわらげる効果があるとされ、ハーブティーとしても飲まれます。

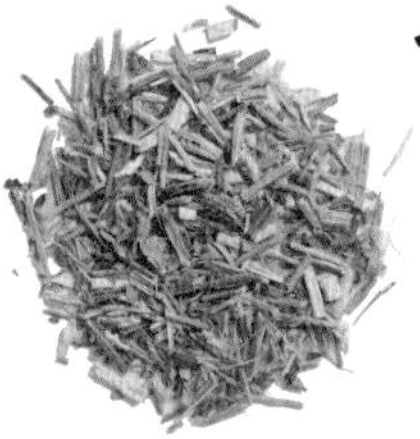

地上部のドライ

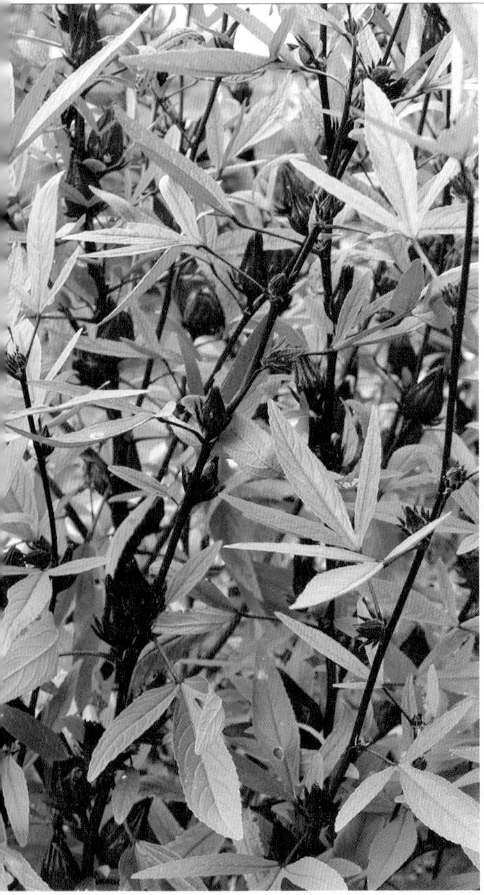

ハイビスカス

Hibiscus

代謝を促進する疲労回復の特効薬

学名 *Hibiscus sabdariffa*（アオイ科フヨウ属）
別名・和名 ローゼル、ロゼリ草
原産地 西アフリカ
利用部位 がく、総苞片、葉
香り・風味 梅干に似た香りで、弱い酸味がある
注意 特に知られていない
主な成分 クエン酸、ハイビスカス酸、ヒビスシン（アントシアニン）、粘液質、ペクチン
作用 代謝促進、消化機能促進、利尿

古代エジプトの美の女神「ヒビス」が語源とされ、美容効果と疲労回復効果に優れたハイビスカスティーは天然のスポーツドリンクとも称されます。1964 年の東京オリンピックで金メダルを獲得したマラソンのアベベ選手が飲んでいたことから、日本でも一躍有名になりました。鮮やかなルビー色と酸味が特徴で、ビタミン類やクエン酸を豊富に含むことから、疲労回復を助け、健康的な肌や髪の生成を促すといわれています。カリウムも多く、むくみや便秘の解消、二日酔いの緩和にも効果が期待できます。

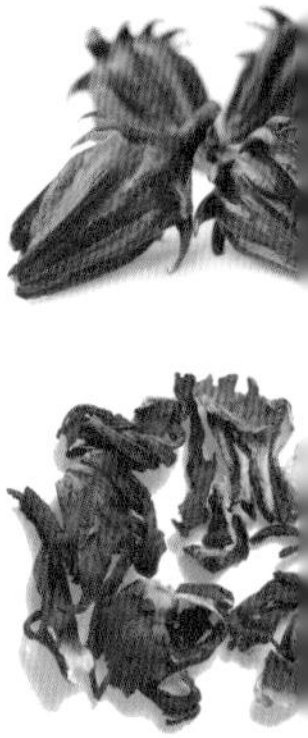

がくのドライ

Pau D'Arco, Ipe Roxo, LaPacho, Trumpet tree

パウダルコ

中南米の先住民が感染症対策に用いたハーブ

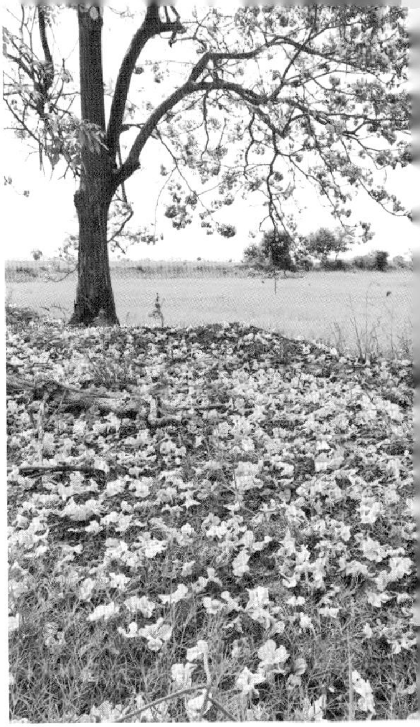

(学名) *Handroanthus impetiginosus*
(別名 *Tabebuia impetiginosa*)
(ノウゼンカズラ科ギンヨウノウゼン属)
(別名・和名) ムラサキイペ（紫イペ）(原産地) 南米
(利用部位) 樹皮
(香り・風味) 香りはほとんどなく、少々の苦味がある
(注意) 過剰に摂取しない
(主な成分) ナフトキノン、フラノナフトキノン、イリドイド
(作用) 抗菌、抗真菌、抗ウイルス、免疫賦活

熱帯雨林に生育する高木で、高さは20m以上にもなります。紫色の大輪の花を咲かせ、その形がトランペットに似ていることから、英名では「トランペットツリー」とも呼ばれます。樹皮には強い抗菌、抗ウイルス、抗炎症作用があることがわかっており、古くインカの時代から、マラリアやカンジダなどの感染症、呼吸器疾患、リウマチなどに用いられてきました。

Lotus

ハス

地下茎は食材、葉は健康茶種子は生薬として利用

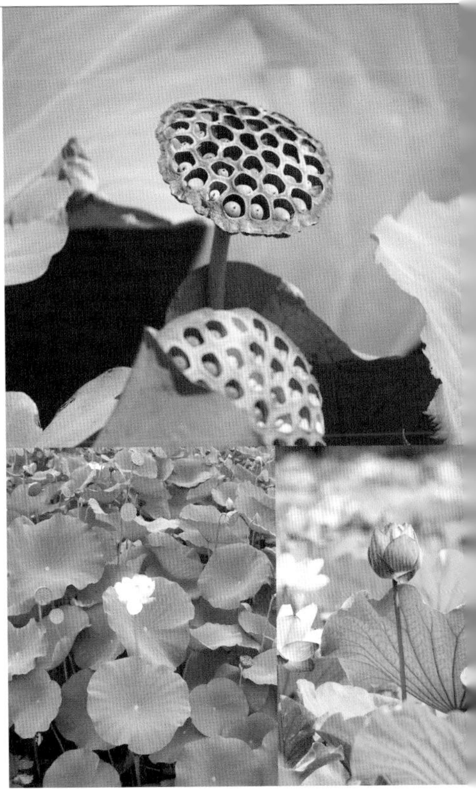

(学名) *Nelumbo nucifera*（スイレン科ハス属）
(別名・和名) ロータス、インディアンロータス
(原産地) インド
(利用部位) 葉、花、地下茎、種子
(香り・風味) さわやかな香りと、ほのかな甘みがある
(注意) 便秘と胃膨張には禁忌、消化不良や便秘の人は控える
(主な成分) イソキノリン、ベンジルイソキノリン（種子） ネフェリン、リエンシニン、ヌシフェリン（根）
(作用) 鎮静、滋養強壮、止瀉、健胃、収れん、抗酸化

葉は「荷葉（かよう）」といい、血中のコレステロールを減らし、脂肪や老廃物の排出を促す効果があるといわれています。中国では楊貴妃の時代から美容痩身の健康茶として飲まれてきました。種子は食材としても使われますが、生薬で「蓮肉」もしくは「蓮実」と呼ばれ、体を温めて活力を高めて精気を蓄えるとされ、鎮静、滋養強壮、止瀉、健胃のために処方されます。

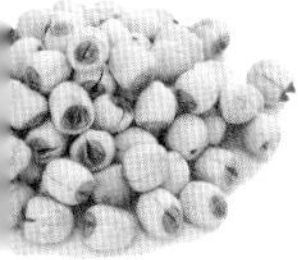

種子

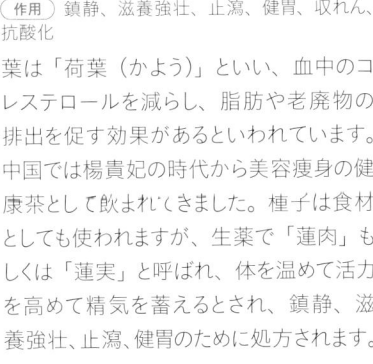

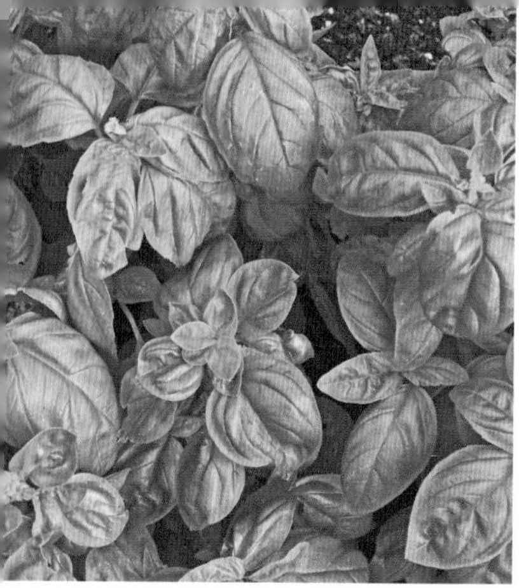

バジル

Sweet basil, Common basil

食べても飲んでもよい聖なるハーブ

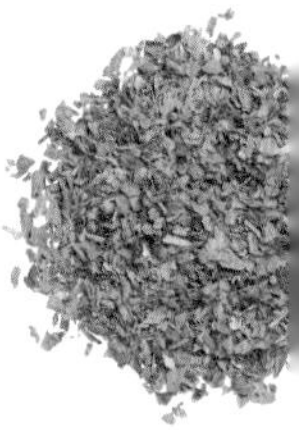

(学名) *Ocimum basilicum*（シソ科メボウキ属）
(別名・和名) スイートバジル、コモンバジル、メボウキ（目箒）
(原産地) インド、熱帯アジア
(利用部位) 葉、茎、花、種子／水蒸気蒸留法（花、茎、葉）
(香り・風味) クローブに似たさわやかな甘い香り
(注意) 妊娠中や授乳中のハーブの使用は避ける。妊娠中は精油の使用は禁忌。メチルカビコールの含有量が多いタイプの精油は皮膚刺激があるため注意が必要
(主な成分) リナロール、オイゲノール、1,8- シネオール、テルピネン -4- オール
(作用) 消化機能促進、抗酸化

原産地のインドでは、聖なる植物とされて神事には欠かさず用いられるハーブです。約 150 種の栽培種があり、さまざまな国で料理用のハーブとしてよく使われます。イタリアではバジリコと呼ばれ、バジルの葉とモッツァレラチーズとトマトをトッピングしたピザのマルゲリータは定番です。ハーブティーとしても飲まれ、消化促進作用、自律神経やホルモンバランスの乱れなどが原因のイライラを改善する働きがあるといわれています。日本にははじめ、種子が漢方薬として輸入されました。バジルの種はグルコマンナンを含み、水を加えるとゼリー状の物質で覆われることから、目の汚れを取り除くために用いられ、そこから「目箒（めぼうき）」という和名がついたのです。種子には食物繊維が豊富なことから、ダイエット補助食品としても利用されます。

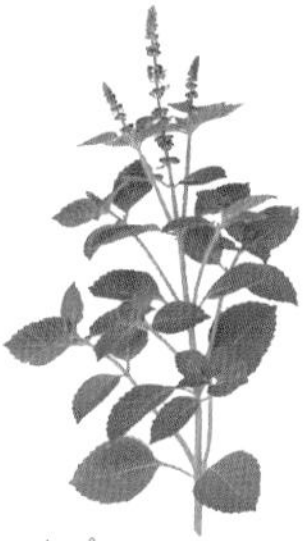

カプーア

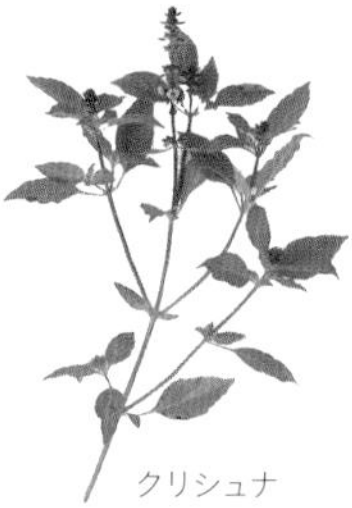

クリシュナ

ホーリーバジル（トゥルシー）

(学名) *Ocimum tenuiflorum*

インドの伝承医学アーユルヴェーダで用いられる品種群で、薬効が最も強いといわれています。ストレスに対する適応力を高め、免疫を強化する作用があり、不老不死のハーブの名も。風邪、頭痛、胃痛に。香りはスパイシー。

シナモンバジル

(学名) *Ocimum basilicum 'Cinnamon'*

紫色の枝や花穂が特徴。シナモンに似た甘い香り。

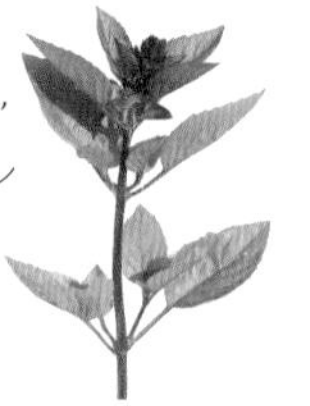

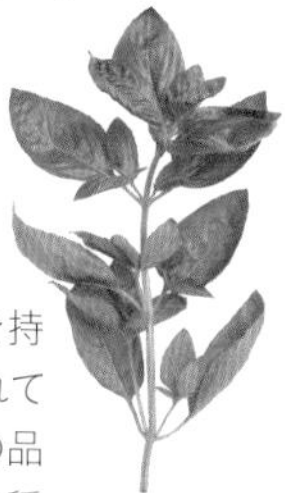

スイートバジル

(学名) *Ocimum basilicum*

クローブに似た甘い香りを持つ品種。食用として売られているのはこの品種。紫色の品種‘ダークオパール’は改良種。

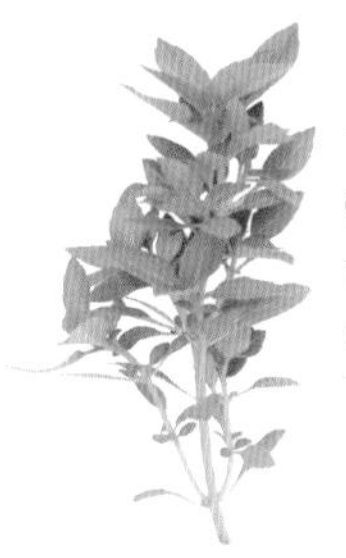

ブッシュバジル

(学名) *Ocimum minimum*

全体に小さくこんもり茂る品種。葉が小さく使いやすい。

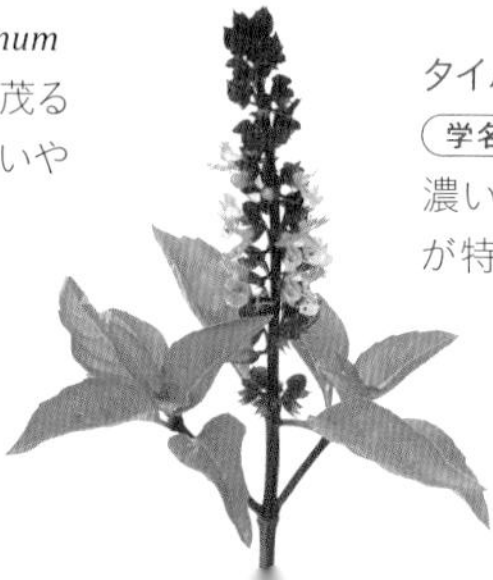

タイバジル

(学名) *Ocimum basilicum 'Thai'*

濃い紫色の花がこんもり咲くのが特徴。アニスのような香り。

パセリ

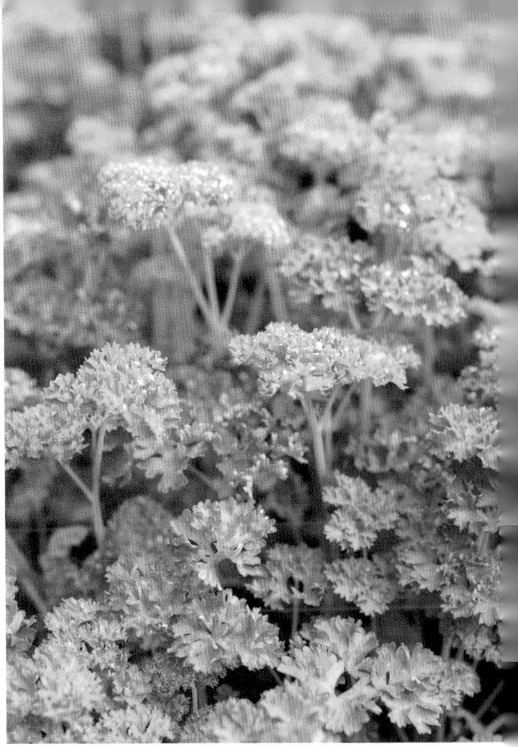

栄養豊富なうえ 香りには抗菌作用も

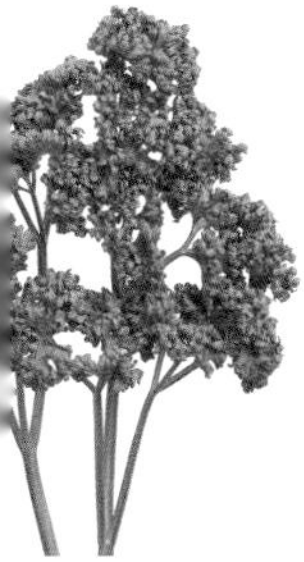

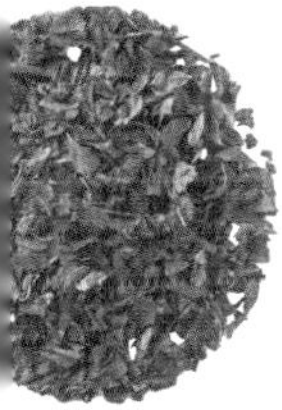

学名 *Petroselinium crispum*（セリ科オランダゼリ属）
別名・和名 パースリー、オランダゼリ（和蘭芹）
原産地 地中海沿岸 利用部位 茎、葉
香り・風味 独特の青臭い香り、苦味と辛味がある
注意 妊娠中には使用しない。炎症を伴う腎臓病には禁忌
主な成分 アピオール、ピネン、ビタミンC、β－カロテン、カルシウム、鉄
作用 抗酸化、駆風、利尿、健胃、造血

独特の青っぽい香りが特徴で、カーリー種とイタリアン種がよく知られています。ビタミンC、カロテン、カルシウム、鉄などの微量栄養素を豊富に含み、美肌や貧血予防、生理不順に効果があると考えられています。

パチュリ

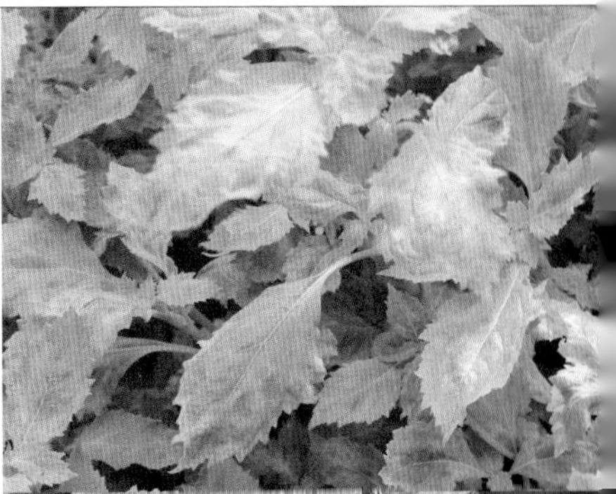

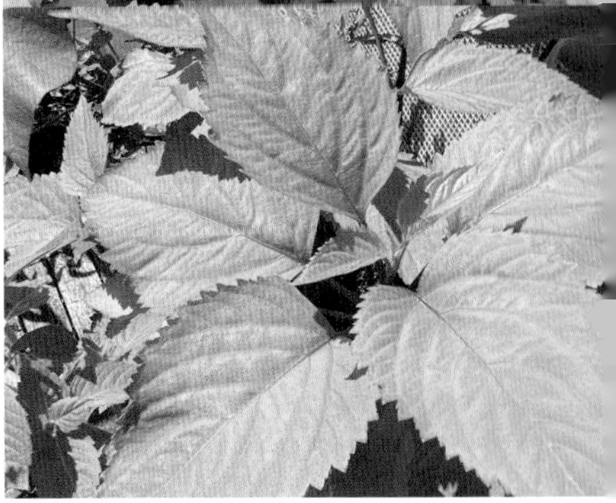

香水にも使われている スモーキーな香り

学名 *Pogostemon cablin*（シソ科ミズトラノオ属）
別名・和名 パチョリ、カッコウ（藿香）
原産地 インドネシア、フィリピン
利用部位 葉／水蒸気蒸留法
香り・風味 土っぽさの中にスモーキーな香り
注意 特に知られていない
主な成分 パチュリアルコール、ノルパチュレノール、β－カリオフィレン
作用 精神安定、消炎、防虫

熱帯アジア原産で、株立ちになる生育力旺盛な多年草で高さ1mにもなります。毛のある茎と葉があり、こすると強い香りがします。暗褐色の精油はスモーキーでオリエンタル調の香り。揮発しにくいので、香りを長くとどめておく保留剤として香水などに利用されます。インドのカシミール地方では衣類の虫除けとしてパチュリの葉を布の間に入れていました。消炎作用もあるため、皮膚のトラブルに活用されます。

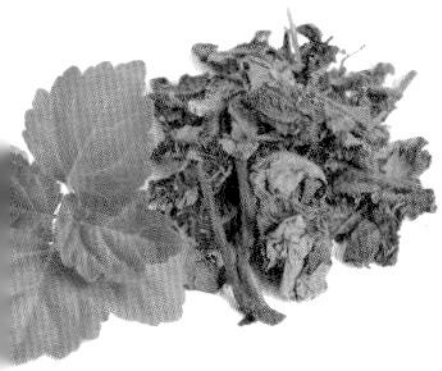

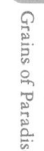

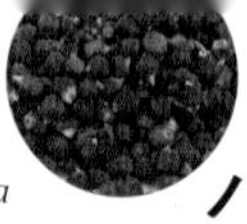

パラダイスグレイン

Grains of Paradise

学名 *Aframomum melegueta*（ショウガ科アフラモムム属）

別名・和名 グレイン・オブ・パラダイス、メレゲータ・ペパー

原産地 西アフリカ　利用部位 種子

香り・風味 カルダモンに似た弱い香りで、味はペパーに似てピリッとしている

注意 特に知られていない

主な成分 ショウガオール、ジンゲロール

作用 消炎、消化促進

カルダモンに似たほのかな香りと、こしょうに似た辛味があり、ヨーロッパでこしょうが入手しにくかった時代には代替品として使われていました。すりつぶした種には、気管支炎やリウマチ、消化不良を改善する効果があるとされ、西アフリカでは便秘の刺激剤や利尿剤としても利用されています。

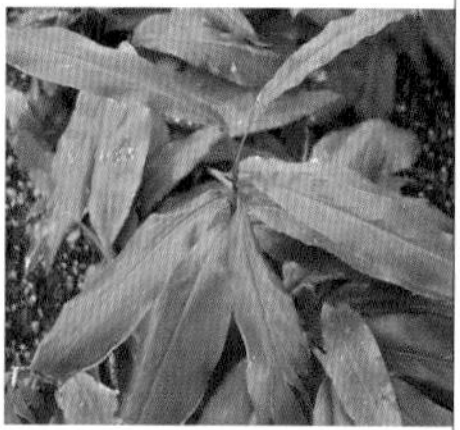

バターバー

Butterbur

学名 *Petasites hybridus*（キク科フキ属）

別名・和名 ウスベニブキ（薄紅蕗）、セイヨウフキ（西洋蕗）

原産地 ヨーロッパ、北・西アジア

利用部位 葉、根茎

香り・風味 苦みがある

注意 厚生労働省よりバターバーを含む食品摂取と重篤な肝障害の関係が報告され、当面摂取を控える通達が出ている

主な成分 ピロリジジンアルカロイド、セスキテルペン類、イヌリン

作用 鎮痛、抗アレルギー

高さ1mほどになる多年草で、藤色の小頭花をつけます。片頭痛や気管支炎、花粉症等のトラブルを改善するとされていますが、肝毒性があり、重篤な肝障害の可能性があるため、日本では当面摂取を控えるよう通達されています。

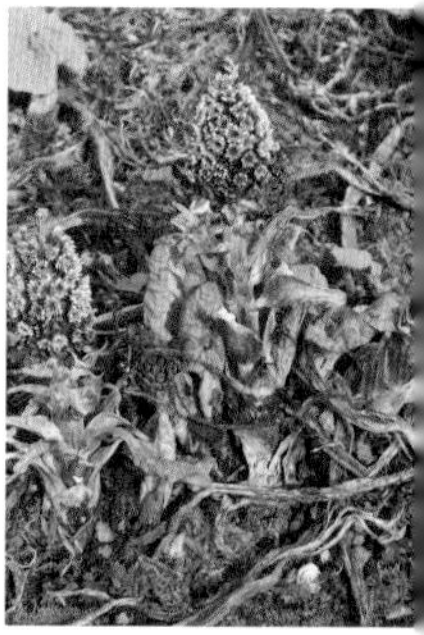

パルマローザ

Palmarosa

学名 *Cymbopogon martini*（イネ科オガルカヤ属）

別名・和名 インディアンゼラニウム、ロシャグラス

原産地 インド

利用部位 葉／水蒸気蒸留法

香り・風味 ローズに似た優雅な香り

注意 妊娠中や授乳中の使用は避ける

主な成分 ゲラニオール、ファルネソール、リナロール

作用 抗菌、抗真菌、収れん、鎮静

インド原産のイネ科の植物ですが、ローズに含まれるゲラニオールを多く含み、精油は石鹸や化粧品などに広く利用されています。皮膚の弾力の回復や肌を引き締める作用があるため、スキンケアによく使用されるほか、抗菌、抗真菌効果による感染症の予防に期待できます。

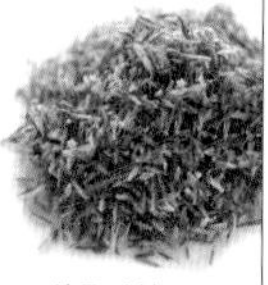

ドライリーフ

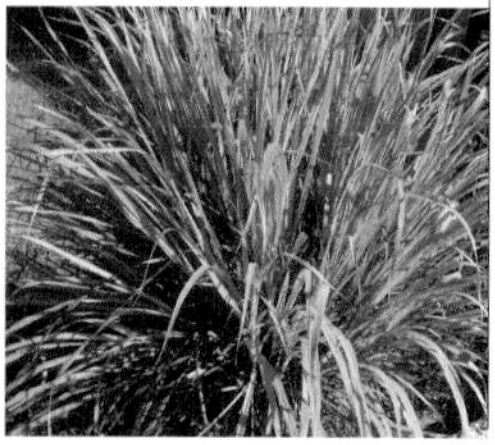

バニラ

Vanilla

学名 *Vanilla planifolia*（ラン科バニラ属）

原産地 中央アメリカ、西インド諸島

利用部位 さや、種子／溶剤抽出法

香り・風味 甘く芳醇な香り

注意 特に知られていない

主な成分 バニリン、4-ヒドロキシベンズアルデヒド

作用 抗うつ、抗酸化、鎮静

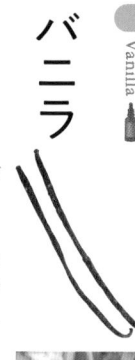

原産地では16世紀後半からチョコレートドリンクの香りづけ、デザートのほか、タバコや香水などに使われています。特有の香りは、バニリンという成分によるもので、未熟な果実を収穫し、特殊な熟成法を経ることで生じます。香りには気分を高揚させるほか、熱病や月経不順などを改善する効果もあるとされています。バニラの香りが甘みを強く感じさせるので、砂糖の使用量を減らせるという副次的な効果もあります。

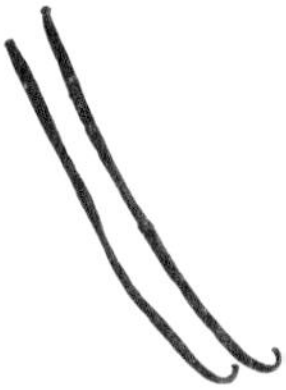

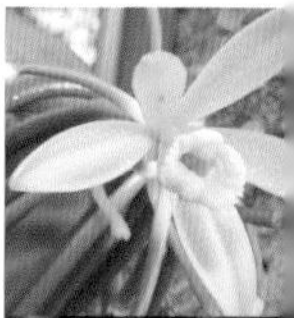

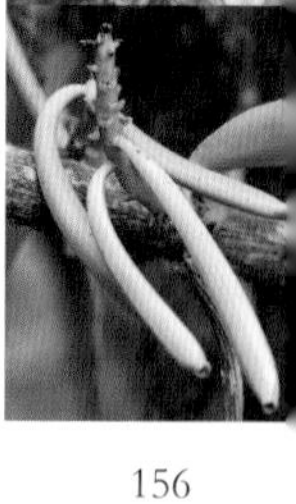

Passion flower

パッションフラワー

緊張を抑え 高ぶる気持ちを鎮めてくれる

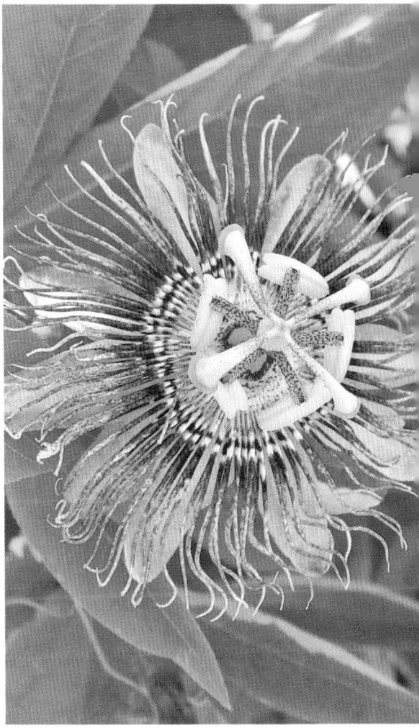

(学名) *Passiflora incarnata*（トケイソウ科トケイソウ属）
(別名・和名) チャボトケイソウ（矮鶏時計草）、トケイソウ（時計草）
(原産地) ブラジル (利用部位) 花、茎、葉
(香り・風味) 干し草の香り、さっぱりした味
(注意) 特に知られていない
(主な成分) アピゲニン、ビテキシン、ハルマン、ハルモール
(作用) 中枢性の鎮静、鎮痙

パッションとは「情熱」ではなく「キリストの愛」の意味で、花の中央部の形がキリストが処刑されたときにかぶっていた冠に似ていることが由来です。植物性の精神安定剤として知られ、過度な緊張や精神不安、これらがもたらす不眠や高血圧、喘息、過敏性腸症候群などの症状に効果があるといわれています。作用が穏やかで子どもや高齢者、更年期の女性などにも安心して処方できるため人気があります。寝る前にパッションフラワーティーを飲むと、目覚めがすっきりするといわれています。

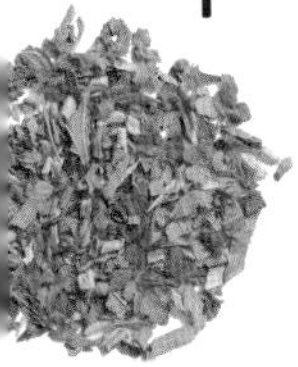

地上部のドライ

Common valerian

バレリアン

独特の香りには 眠気を誘う作用が

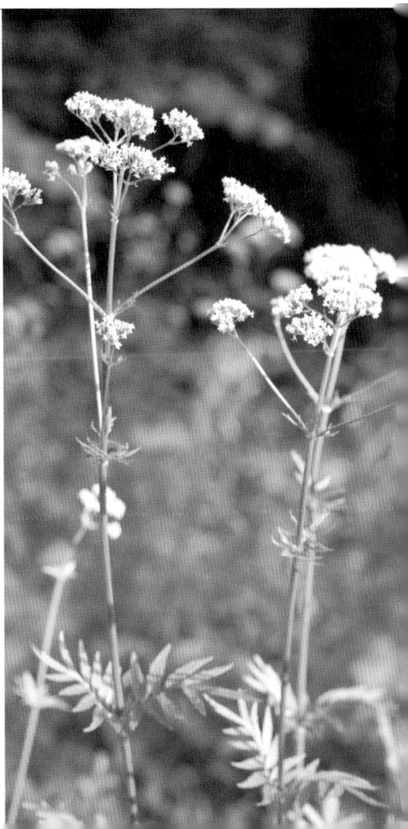

(学名) *Valeriana officinalis*（スイカズラ科カノコソウ属）
(別名・和名) セイヨウカノコソウ（西洋鹿子草）
(原産地) ヨーロッパ (利用部位) 根、根茎／水蒸気蒸留法
(香り・風味) 独特の強い臭み、少し苦味がある
(注意) 妊娠中および授乳中の使用は避ける。摂取後、眠気を催す場合があるので車の運転や機械の操作は注意。過剰摂取はしびれなどを引き起こす場合があるので避ける。精油は皮膚感作の可能性あり
(主な成分) 酢酸ボルニル、バレレン酸、β－カリオフィレン、バレポトリエイト
(作用) 鎮静、鎮痙

ヒポクラテスの時代から不眠症の改善に使われてきた植物で、精神を安定させて安眠に導く薬草として知られています。日本には江戸後期の1800年ごろにオランダから渡来してきました。中枢神経に働きかけて筋肉の緊張を解くといわれ、片頭痛などの不安や緊張からくる諸症状に用いられます。日本では非医薬品に分類され、サプリメントなどに配合されます。過剰摂取や長期間の習慣的利用は避けましょう。

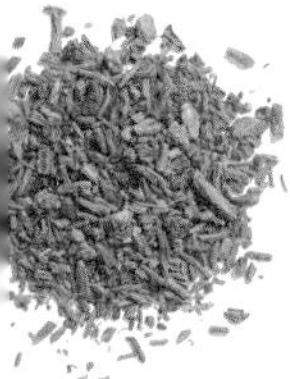

ドライルート

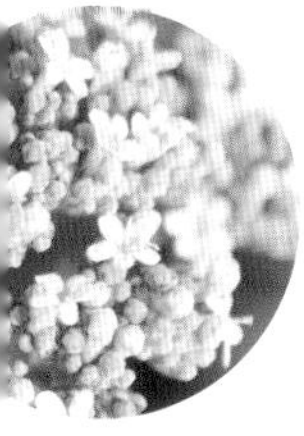

パンプキンシード

Pumpkin seed

ドイツの薬局では排尿障害に処方される

(学名) *Cucurbita pepo*（ウリ科カボチャ属）
(別名・和名) セイヨウカボチャ（西洋南瓜）
(原産地) アメリカ大陸 (利用部位) 種子
(香り・風味) ほんのりとした甘味がある
(注意) 特に知られていない
(主な成分) フィトステロール、ビタミンE、リグナン、ペクチン、リノール酸、リノレン酸
(作用) 消炎、利尿

カボチャの種はビタミンとミネラルが豊富で、特にカロテンは果肉よりも多く含まれます。動脈硬化予防に効果が期待できるリノール酸を含み、ナッツのような扱われ方で、パンやお菓子のトッピングなどにも用いられます。栄養価が高いうえに、利尿作用や消炎作用があることから、北米先住民族の時代から、失禁や頻尿、過敏膀胱などの改善に処方されてきました。夜尿症の子どもには、セントジョーンズワートとともに処方されることがあります。

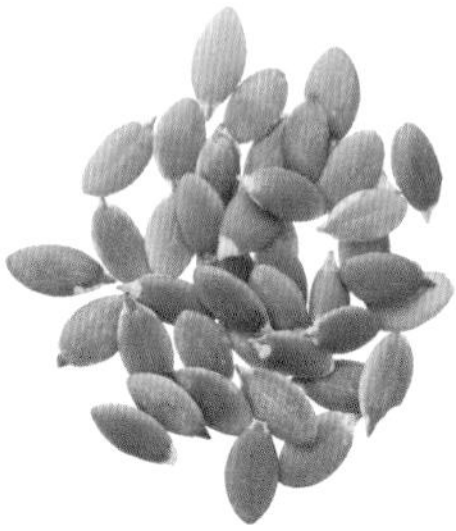

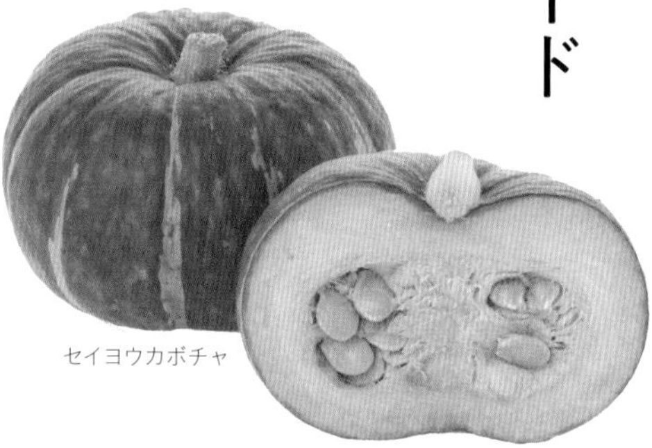

セイヨウカボチャ

ヒース

Heath, Heather

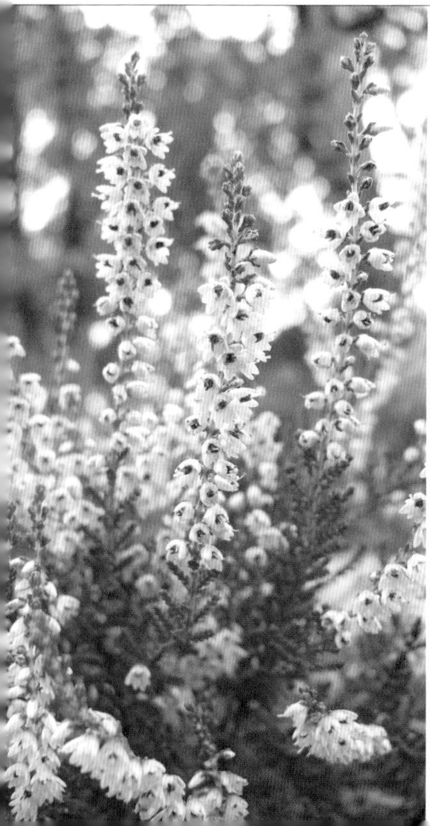

メラニンの生成を抑えるアルブチンを含有

(学名) *Calluna vulgaris*（ツツジ科カルーナ属）
(別名・和名) ヘザー、エリカ、スコッチヘザー、ギョリュウモドキ（御柳擬き）
(原産地) ヨーロッパ (利用部位) 花
(香り・風味) かすかな酸味と塩分があり淡白な風味
(注意) 特に知られていない
(主な成分) アルブチン、フラボノイド、タンニン
(作用) シミやくすみの改善、尿路消毒、抗菌、利尿

ヨーロッパや北米に自生する常緑樹。ピンク色の花を咲かせます。英名の「ヘザー」とは「荒野」という意味で、エミリー・ブロンテの小説『嵐が丘』でも有名になったハーブです。花に含まれるアルブチンには、メラニンの生成に関わる酵素の働きを抑える効果があることから、美白に有効な植物として化粧品などにも用いられます。泌尿器系の感染症や、結石の予防に使われることもあります。

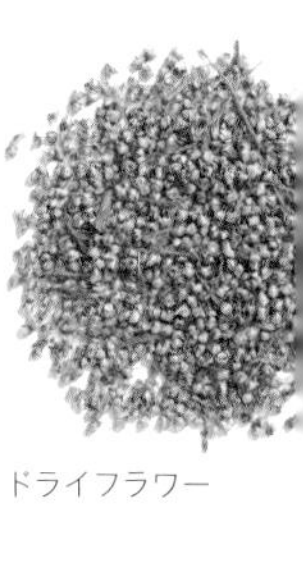

ドライフラワー

Hyssop

ヒソップ

香りがよいハーブで抗菌性にもすぐれている

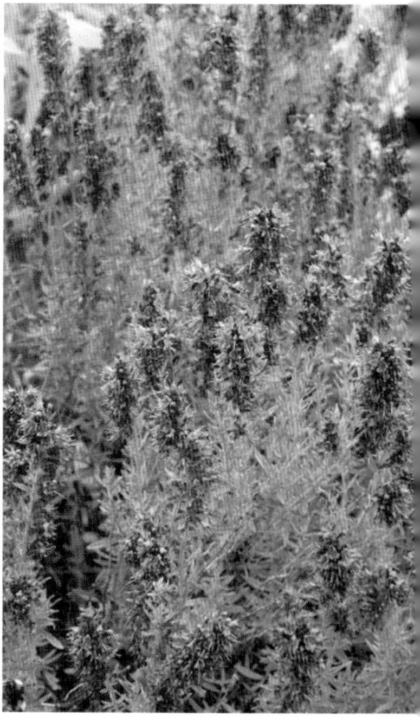

学名 *Hyssopus officinalis*（シソ科ヤナギハッカ属）
別名・和名 ヤナギハッカ（柳薄荷）
原産地 ヨーロッパ南部、西アジア
利用部位 全草／水蒸気蒸留法
香り・風味 タイムを軽やかにしたようなすっきりした風味
注意 妊娠中は避ける。高血圧やてんかん患者は使用しない
主な成分 タンニン、フラボノイド、リナロール、1,8- シネオール、リモネン
作用 抗菌、抗炎症、去痰、消化不良

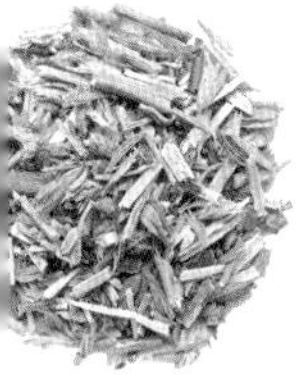

花と葉を乾燥させたもの

シソ科のハーブで、タイムを軽やかにしたようなさわやかな香りを持ちます。初夏には花穂を伸ばして紫色の花を咲かせます。花と葉の両方に香りがあり、花はポプリに、葉は料理の香りづけやハーブティーに利用されます。葉には抗生物質の一種であるペニシリンを産出するカビが繁殖することがわかっています。それによって高い抗菌性を持つと考えられていることから、咳や気管支炎、リウマチ、消化不良などの症状に処方されます。

Bilberry

ビルベリー

抗酸化力が高いアントシアニンがたっぷり

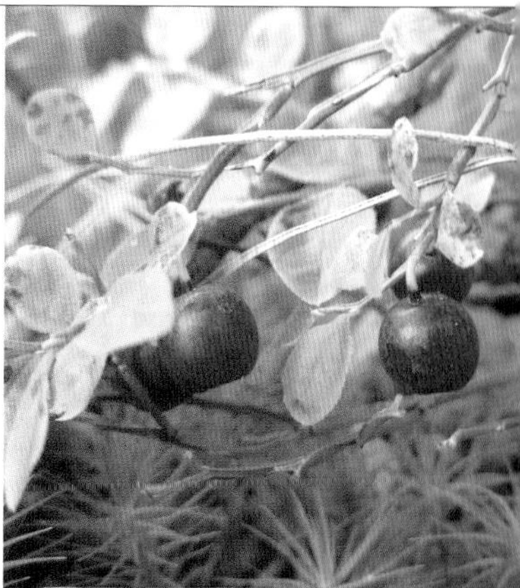

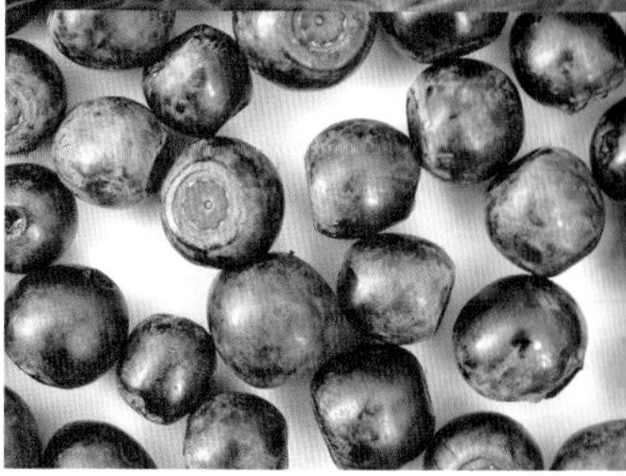

学名 *Vaccinium myrtillus*（ツツジ科スノキ属）
別名・和名 ヒメウスノキ（姫臼の木） 原産地 北ヨーロッパ
利用部位 果実 香り・風味 実は酸味がある
注意 特に知られていない
主な成分 アントシアニン、フラボノイド、ペクチン
作用 収れん、止瀉、視覚機能向上、毛細血管保護

ブルーベリーの近縁種で、夏に黒紫色の甘酸っぱい果実をつけます。色素成分のアントシアニンには抗酸化作用があり、視覚機能を改善したり眼病を予防する働きがあるといわれています。第二次世界大戦時、イギリス空軍のパイロットがビルベリージャムを食べていると視界がよいと証言したことがきっかけで科学的な研究が進み、現在では目によいハーブとして広く親しまれるようになりました。また、毛細血管を強化したり、血管を活性酸素の攻撃から守る働きもあるといわれています。ヨーロッパでは中世から、この植物の持つ収れん作用を、下痢や赤痢、糖尿病などの治療に用いてきました。

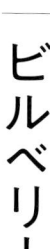

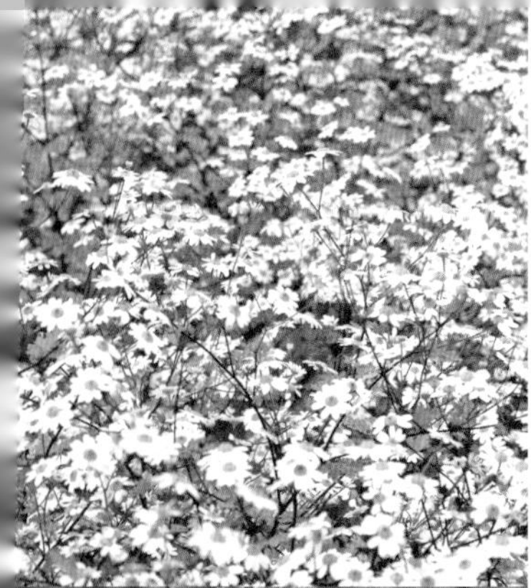

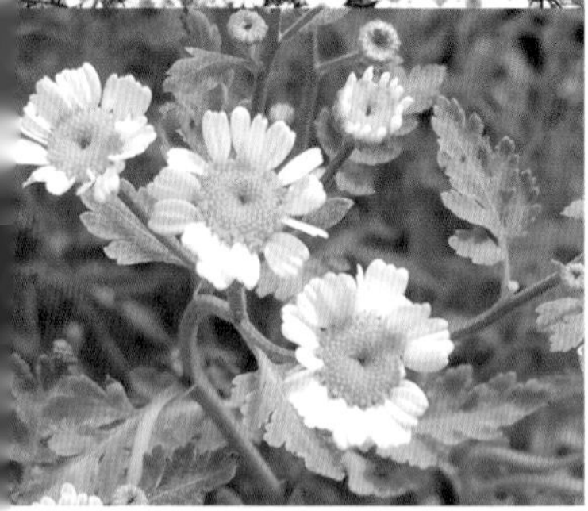

フィーバーフュー

Feverfew

痛みを取るハーブとして古くから使われた

（学名）*Tanacetum parthenium*（キク科ヨモギギク属）
（別名・和名）マトリカリア、ワイルドカモミール、ナツシロギク（夏白菊）
（原産地）ヨーロッパ、コーカサス（利用部位）花、茎、葉
（香り・風味）ツンとくる香りがし、苦味がある
（注意）２歳以下の幼児、妊婦、キク科アレルギーのある人は使用しない
（主な成分）パルテノリド、カンファー、ボルネオール
（作用）消炎、鎮痛、血管拡張、抗血栓

デイジーに似た可憐な花をつけます。古代ギリシャ時代から、片頭痛や生理痛などの激しい痛みを緩和する目的で使われてきました。近年の研究では、片頭痛の発作を伴う光過敏症や吐き気などを鎮める効果があることが報告されています。特に、脳血管の血流量の減少に伴う頭痛や、温めると楽になるタイプの頭痛により効果的といわれています。消炎作用も持つことから、リウマチや関節炎など、炎症を伴う痛みの緩和にも使われてきました。

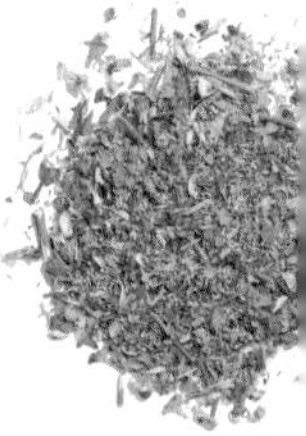

地上部のドライ

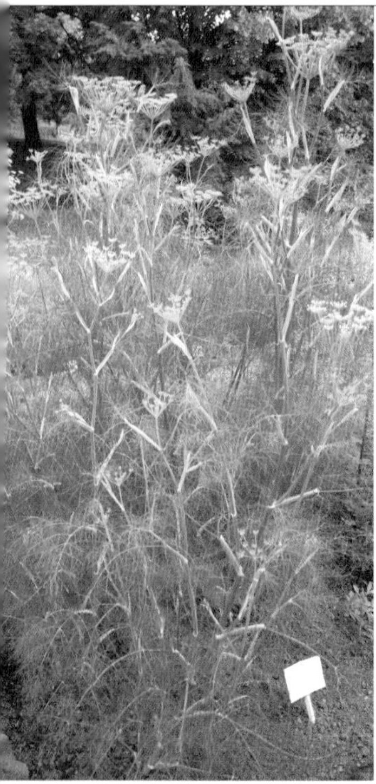

フェンネル

Fennel

甘くてスパイシーな香りで胃を元気づける

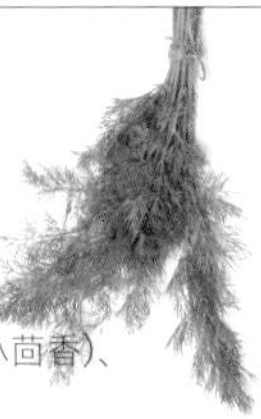

（学名）*Foeniculum vulgare*（セリ科ウイキョウ属）
（別名・和名）ウイキョウ（茴香）、ショウウイキョウ（小茴香）、フヌイユ（仏）、フィノッキオ（伊）
（原産地）地中海地方
（利用部位）葉、種子／水蒸気蒸留法（種子）
（香り・風味）甘みのある香りで、しょうのうのような風味がある
（注意）精油は、てんかん、乳腺炎、ホルモン依存性のがん、乳幼児、妊産婦には使用しない
（主な成分）トランスアネトール、フェンコン、エストラゴール、クエルセチン、ケンフェロール、ルチン
（作用）駆風、去痰

最も古くから栽培されてきたハーブのひとつ。「フィッシュハーブ」とも呼ばれ、魚料理に使うと、生臭さを和らげるとともに風味を上げてくれます。イタリアには根元が太い「フローレンスフェンネル」という品種もあり、野菜のように食します。ティーには甘くスパイシーな香りがあり、芳香性健胃薬として消化を促すとともに、駆風作用によって疝痛や鼓腸を解消するといわれています。精油に含まれるトランスアネトールという成分には、去痰・鎮咳作用があるといわれています。

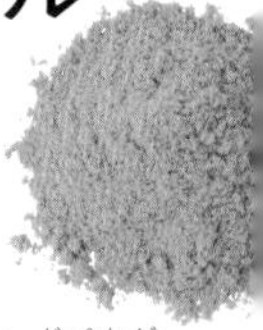

シードパウダー

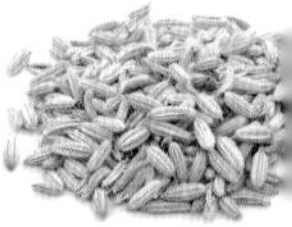

シードホール

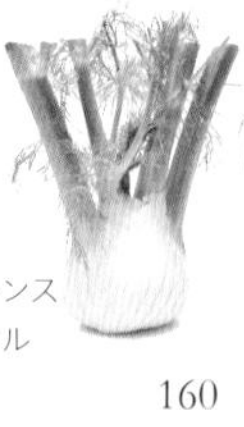

フローレンスフェンネル

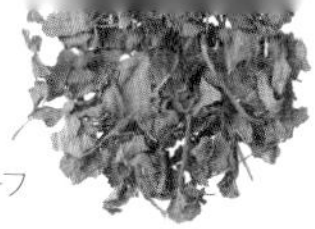

リーフ

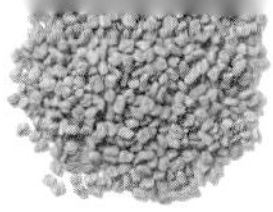

シードホール

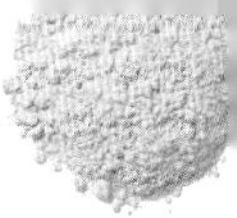

シードパウダー

フェネグリーク

Fenugreek

学名 *Trigonella foenum graecum*
（マメ科フェネグリーク属（レイリョウコウ属））
別名・和名 メッチシード、メティシード、コロハ（胡盧巴）
原産地 中近東、アフリカ、インド 利用部位 種子、葉
香り・風味 セロリやセリに似た強い香りがあり、苦みが強い
注意 妊娠中には使わない
主な成分 粘液質、サポニン、フィトステロール、トリゴネリン、リジン、トリプトファン
作用 滋養強壮、代謝調節、粘骨

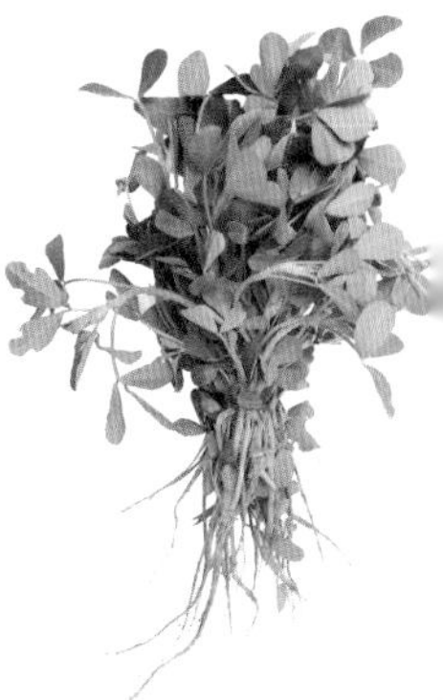

黄色く四角い種にはセロリに似た強い香りと苦味があり、古代から料理のスパイスや薬用植物として用いられてきました。古代エジプトでは、種から作ったペーストを体に塗って熱を取ったり、死体に詰めてミイラづくりにも利用していたといわれています。インドではチャツネやピクルスなどに利用され、中東やアフリカでもミックススパイスに使われます。種を発芽させた新芽を野菜として使うこともあります。

ブラダーラック

Bladderwrack

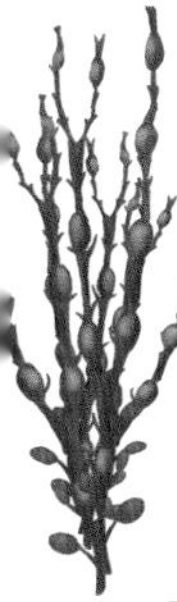

学名 *Fucus vesiculosus*（ヒバマタ科ヒバマタ属）
別名・和名 ヒバマタ 原産地 太平洋、大西洋
利用部位 葉状体 香り・風味 海藻の香りと味
注意 甲状腺機能亢進症への治療目的の使用は不可。
妊娠中、授乳中は避ける。長期にわたる治療目的の使用はしない
主な成分 ヨウ素、アルギン酸、フコイダン、粘液質
作用 ヨウ素の補給

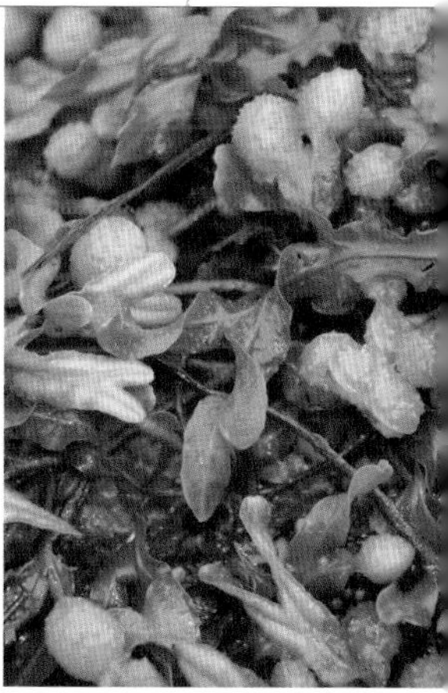

太平洋や大西洋岸の岩礁でみられる藻類ですが、日本で食用にする習慣はありません。今ではあまり使われなくなりましたが、かつてヨーロッパではヨウ素の供給源として甲状腺機能の低下を改善するために用いていました。ダイエット目的や強壮用に、これを材料としたサプリメントの輸入が行われていますが、摂りすぎると甲状腺機能や心臓に負担をかける恐れがあるため、使用は控えたほうがよいとされています。

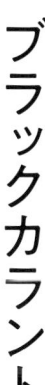

ブラックカラント

Black currant

学名 *Ribes nigrum*（スグリ科スグリ属）
別名・和名 クロフサスグリ（黒酸塊） 原産地 ポーランド
利用部位 葉、果実、種子
香り・風味 果実はカシスなので甘酸っぱい
注意 特に知られていない
主な成分 ケンフェロール、クエルセチン、プロアントシアニジン、オリゴ糖、ビタミンC
作用 発汗、利尿

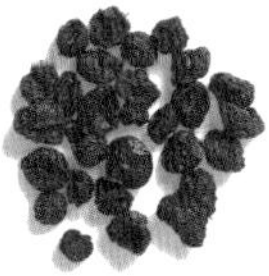

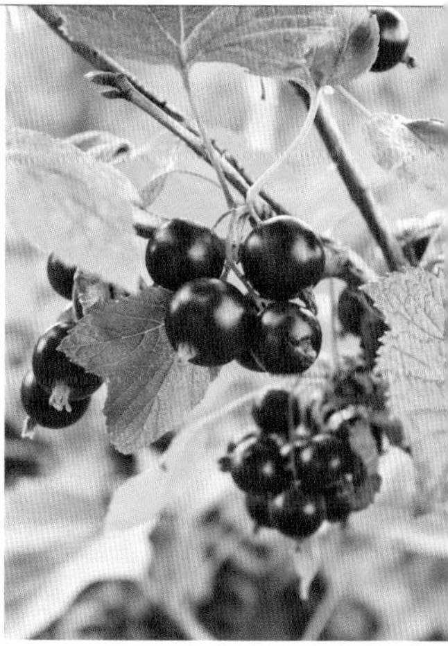

黒紫色の実は「カシス」名で親しまれ、ジャムやデザート、リキュールなどに使われます。ビタミンCやアントシアニンを豊富に含むため、感染症予防や眼精疲労に効果があるといわれています。葉にはフラボノイド類を含み、発汗、利尿、収れん作用があることから、インフルエンザや咳などに処方されてきました。種子から得られる油には、自然界にはあまり見られないγ－リノレン酸が含まれます。

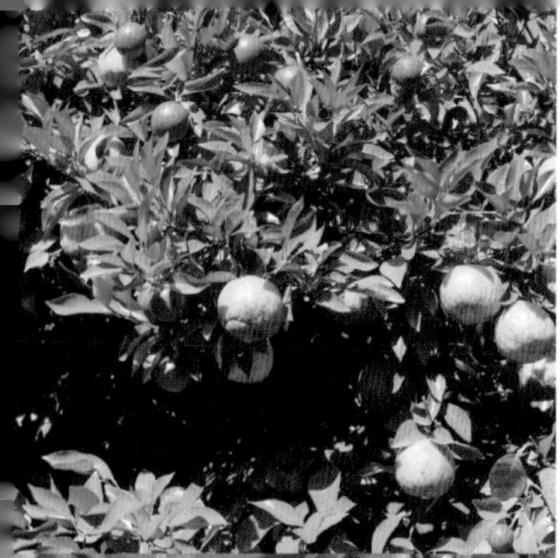

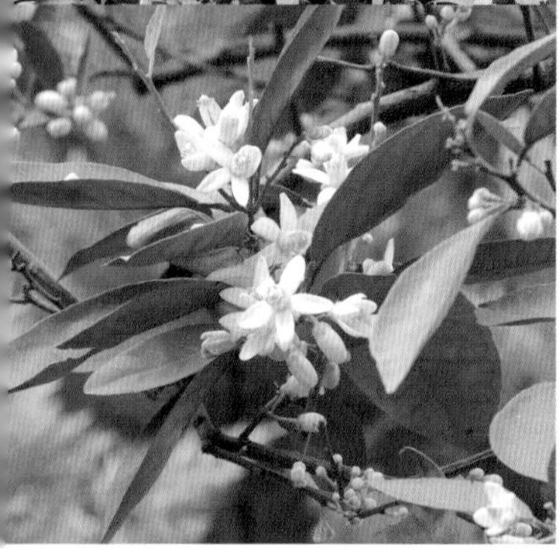

プチグレン

Petitgrain

フレッシュで軽やかなリフレッシュ系の柑橘アロマ

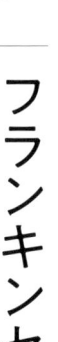

学名 *Citrus aurantium*（ミカン科ミカン属）
別名・和名 ダイダイ 原産地 インド
利用部位 葉部、若枝部／水蒸気蒸留法
香り・風味 さわやかな花の香りとウッディの青っぽい香りが混ざっている
注意 特になし
主な成分 酢酸リナリル、リナロール、α－テルピネオール
作用 血圧降下、抗炎症、抗菌、抗不安、鎮静

プチグレンはオレンジビターの葉や枝から得られる精油。「小さな粒」という意味で、昔未熟な小さい果実をとって精油を抽出していたことに由来しています。香りは、同じオレンジビターの花から採れる精油ネロリと比べて、フレッシュで軽やか。心身の緊張をとり、気持ちをリフレッシュさせる働きがあります。リラックス効果や肌をきれいにする作用もあるため、オイルマッサージなどを使ったボディケアでの効果が期待できます。

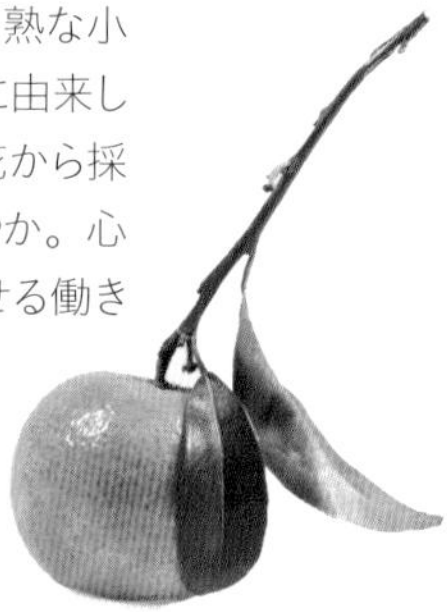

フランキンセンス

Frankincense

神に捧げる香りとして古代より使われた

学名 *Boswellia sacra*（サウジフランキンセンス）
Boswellia serrata（インディアンフランキンセンス）
（カンラン科ボスウェリア属）
別名・和名 オリバナム、ニュウコウ（乳香）
原産地 紅海地方、アフリカ北東部
利用部位 樹皮から採取した樹脂／水蒸気蒸留法
香り・風味 さわやかで甘く、スパイシーな香り
注意 特になし
主な成分 ピネン、ボルネオール、ベルベリン、ベルベノール、オリバノール
作用 鎮静、収れん、緩和、呼吸器系機能調整

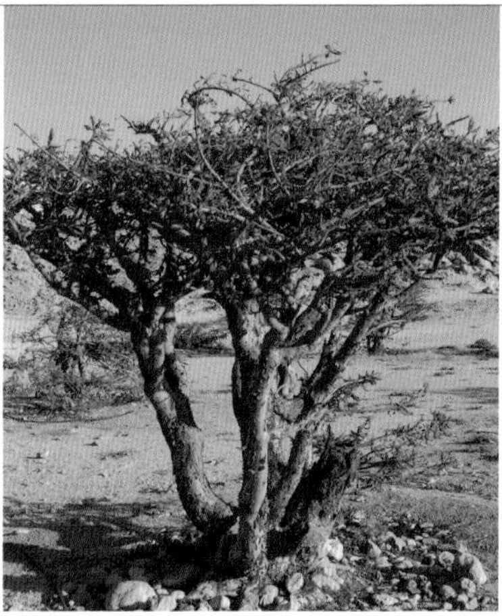

乾燥した地域に生育する落葉性低木。フランキンセンスは聖書の中でイエス・キリストの誕生時、東方の三賢者からの贈り物の一つとされています。樹皮に傷をつけ、そこからしみ出てくる乳白色の樹脂が固まったところを削って採取。古代エジプトでは神殿や儀式で樹脂を焚き、神への捧げものとしていました。浅い呼吸を深くする働きがあるため、痛みやストレスが強いときに使用されるほか、心身の緊張や頭痛、月経時の痛みの緩和などに精油を使った芳香浴が用いられます。また、肌を引き締める作用もあり、しわなどの肌の老化を予防する効果も期待できます。

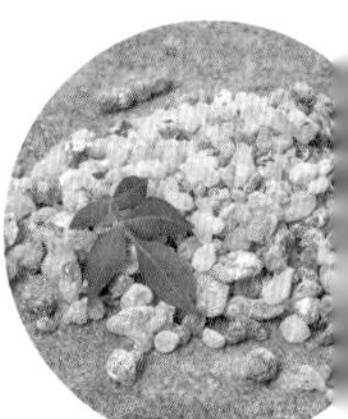

ブラックコホシュ

Black cohosh, black snakeroot

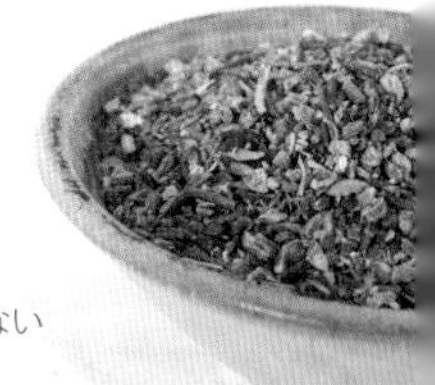

乾燥させた
根と根茎

学名 *Cimicifuga racemosa*（別名 *Actaea racemosa*）
（キンポウゲ科サラシナショウマ属）
別名・和名 アメリカショウマ 原産地 北米 利用部位 根、根茎
香り・風味 さっぱりとして香ばしい
注意 妊娠中、授乳中は避ける。乳がんの人やホルモン感受性の強い人は使用しない
主な成分 アクテイン、シミシフゴシド、イソフラボン、タンニン
作用 ホルモン分泌調整、鎮静

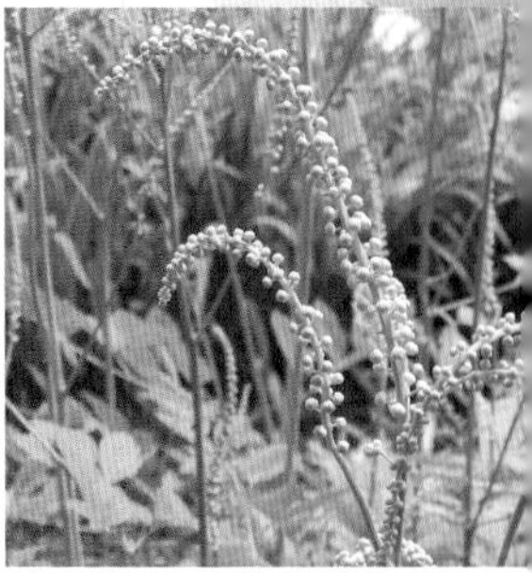

女性ホルモンに似た作用を持つことから、北米の先住民族の間で使われてきたハーブ。天然の女性ホルモン剤ともいわれ、アメリカの薬局方に公式の植物性医薬品として収載されていました。欧米では、更年期のホルモン補充療法の代替法として処方されています。漢方では、同属近縁種の「升麻（しょうま）」があり、発汗、解毒、止血作用があるといわれています。日本では食品衛生法に基づき、厚生労働省より特別な注意を必要とする成分である「指定成分」に指定されています。

フラックスシード

Flaxseed, Linseed

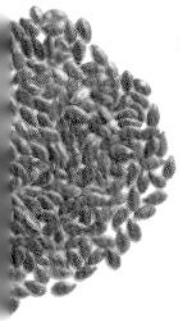

学名 *Linum usitatissimum*（アマ科アマ属）
別名・和名 リンシード、リナム、アマニ（亜麻仁）
原産地 中央アジア 利用部位 種子
香り・風味 香りはなく、かすかな甘味がある
注意 種子は青酸を微量に含むので多用は控える
十分量の水と一緒に摂ること。腸障害には禁忌
主な成分 リノール酸、α－リノレン酸、フィトステロール、リグナン、粘液質、青酸配糖体
作用 生活習慣病予防、緩下、粘膜の保護

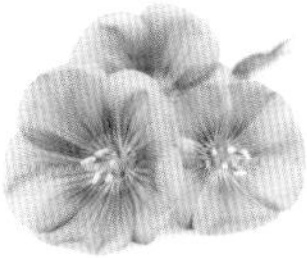

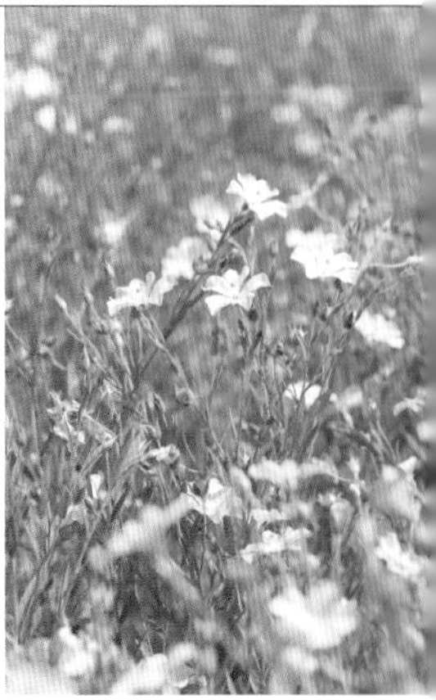

アマニ科の植物で、食物繊維を多く含む種は古くから緩下剤や局所的な炎症の緩和に用いられてきました。女性ホルモンに似た働きを持つリグナンというポリフェノールを豊富に含みます。種子から得られる油には、α－リノレン酸が豊富に含まれ、アレルギー症状の緩和や免疫力アップに効果が期待できます。

フランジュパニ

Frangipani

学名 *Plumeria alba*
（キョウチクトウ科インドソケイ属）
別名・和名 プルメリア、シロバナインドソケイ
原産地 コモロ連合（インド洋コモロ諸島）、インドネシア
利用部位 花／溶剤抽出法
香り・風味 濃厚な甘さのなかにさわやかさも感じる香り
注意 妊娠中および授乳中の使用は控える。低血圧の場合は注意
主な成分 リナロール、ネロリドール、酢酸ベンジル
作用 鎮静、鎮痛、抗うつ、血行促進、ホルモン調整

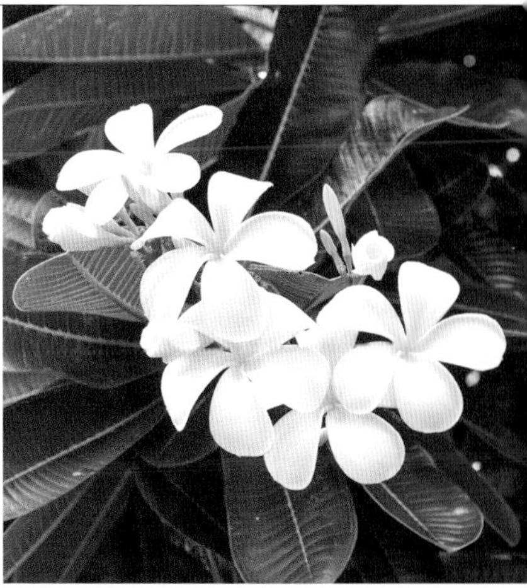

南国ではレイに使われる花で、その濃厚な香りは不安の解消に役立ちます。香水や石けんなどに利用されることが多いですが、大変高価な精油でもあります。

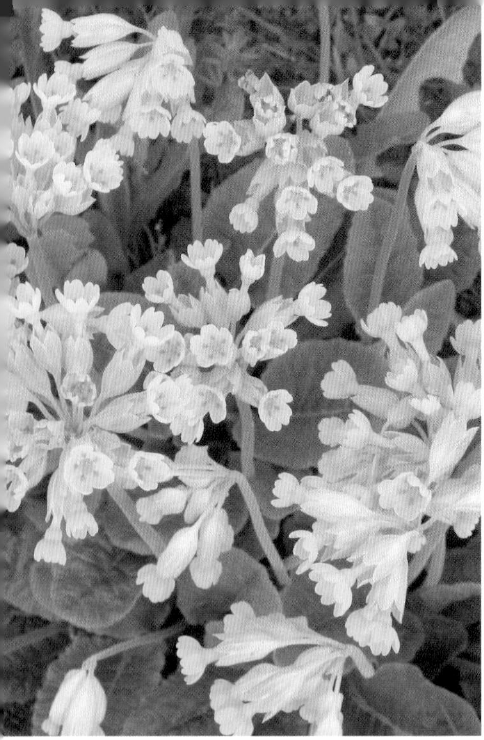

プリムラ

Primrose

のどの痛みや咳によい春の代表花

（学名）*Primula veris*（サクラソウ科サクラソウ属）
（別名・和名）カウスリップ、キバナノクリンザクラ
（原産地）中国、ヨーロッパ〜コーカサス
（利用部位）花、葉、根
（香り・風味）根には特有な匂いがある
（注意）特に知られていない
（主な成分）サポニン、フェノール配糖体、タンニン
（作用）鎮咳、去痰

サクラソウ科の植物で、花や葉も食用にできますが、特有の匂いを持つ根に強い薬効があります。サポニンを含むハーブで、去痰作用や鎮咳作用があるといわれ、気管支炎やのどの腫れなどの症状に使われます。フェンネルやアニス、タイムなどとブレンドしたハーブティーを飲むと、効果はさらに高まるといわれています。

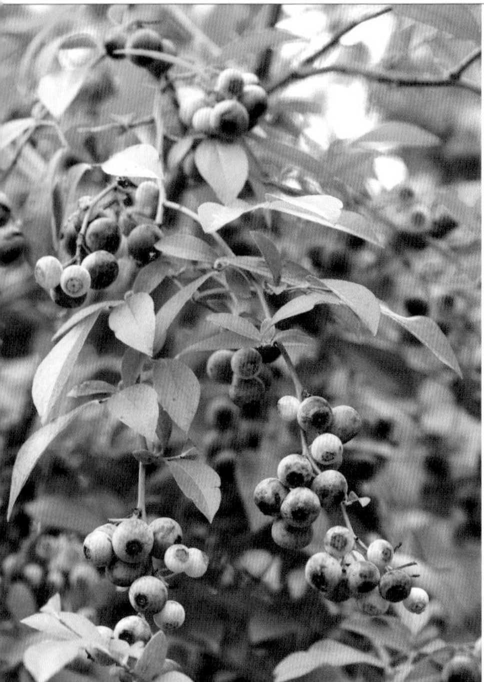

ブルーベリー

Blueberry

アントシアニンが眼精疲労にも作用する

（学名）*Vaccinium spp.*（ツツジ科スノキ属）
（別名・和名）ヌマスノキ、アメリカスノキ
（原産地）北米（利用部位）果実
（香り・風味）ベリー特有の甘酸っぱさ
（注意）特になし（主な成分）アントシアニン
（作用）抗酸化

青い実をつけることがその名の由来。100種類以上の品種があり、日本でもさかんに栽培されています。アントシアニンが豊富で、視覚機能改善、眼精疲労の回復、花粉症予防に効果的です。食物繊維が多く含まれることから、便秘の予防、生活習慣病の改善にも役立ちます。

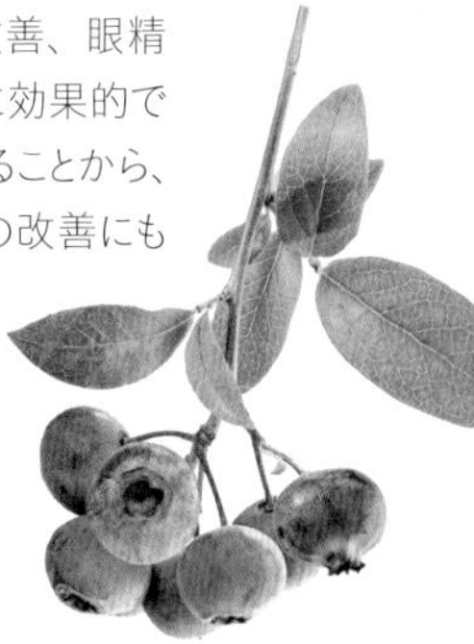

ペリウィンクル
Bigleaf periwinkle

学名 *Vinca major*
（キョウチクトウ科ツルニチニチソウ属）
別名・和名 ソーサラーズバイオレット、ビンカ・マジョール、ツルニチニチソウ（蔓日々草）
原産地 ヨーロッパ 利用部位 花、茎
注意 有毒のため取り扱いに注意
主な成分 ビンカアルカロイド
作用 細胞分裂阻害

春から夏にかけて明るい紫青色の花をつける耐寒性の多年草で、「ペリーウィンクル」は色の名前にもなっています。園芸品種も多く、つる性のグラウンドカバーとして親しまれています。血液浄化用や健脳効果 があるとして内服されたこともありますが、アルカロイドを含むため取り扱いには注意が必要です。

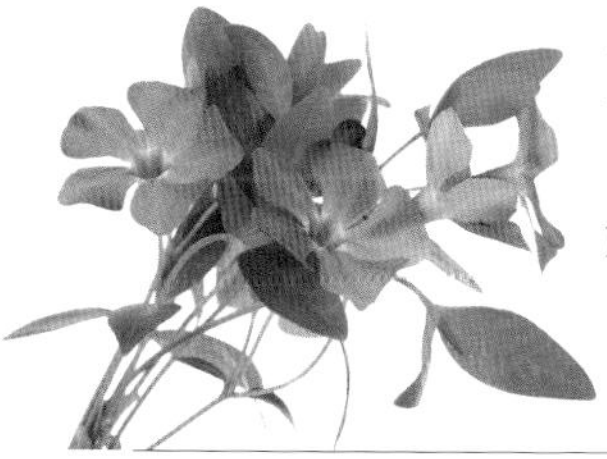

プルモナリア
Common Lungwort

学名 *Pulmonaria officinalis*
（ムラサキ科プルモナリア属）
別名・和名 ラングウォート、エルサレムカウスリップ、セイヨウヒメムラサキ（西洋姫紫）
原産地 ヨーロッパ 利用部位 花、葉
香り・風味 葉には多量の粘液がある
注意 特に知られていない
主な成分 粘液質、サポニン、アラントイン、タンニン、シリカ
作用 去痰、収れん

白い斑点のある葉が特徴で、観賞用の植物としても人気があり、ヨーロッパの庭ではグランドカバーとしても好まれています。花の色はピンク色からグレーに変化していきます。食用もでき、サラダなどの彩りに使われます。利尿、去痰、収れん作用があることから、下痢止めや呼吸器系疾患に用いられることもあります。

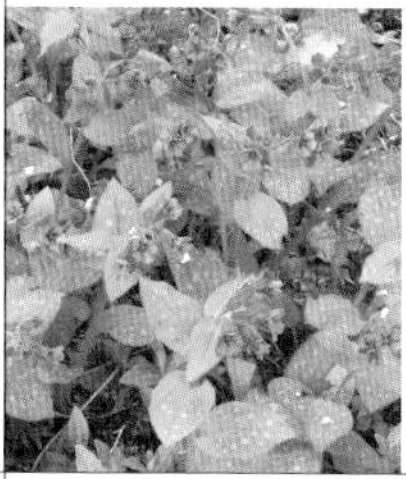

ヘリオトロープ
Cherry-pie, Heliotrope

学名 *Heliotropium arborescens*
（ムラサキ科ヘリオトロピウム属）
別名・和名 キダチルリソウ（木立瑠璃草）
原産地 ペルー、チリ
利用部位 花／冷浸法、溶剤抽出法
香り・風味 花はバニラに似た香り
注意 ヘリオトピウム属は毒性成分ピロリジジンアルカロイドを含むため、食用や飼料としての利用は禁止
主な成分 ヘリオトロピン、バニリン
作用 鎮静

香水草とも呼ばれる植物で、花にはバニラのような甘い香りがあります。精油は香水の原料にもなり、乾燥させてポプリやブーケにしても甘い香りを楽しめます。園芸品種も多く、匂いを抑えたものも出回ります。

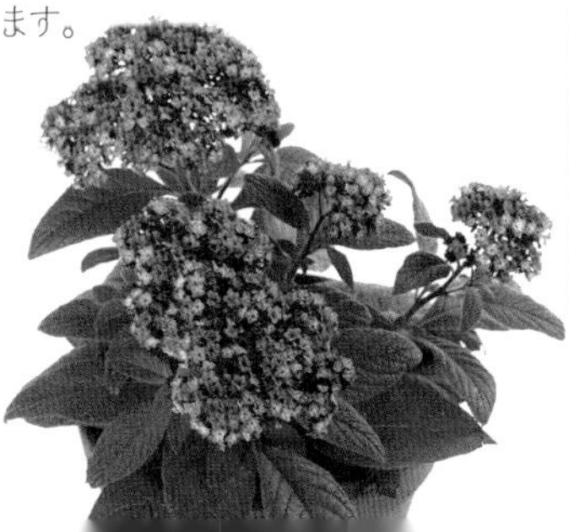

ベトニー
Betony

学名 *Stachys officinalis*
（シソ科イヌゴマ属）
別名・和名 ビショップスウォート、カッコウチョロギ（郭公草石蚕）
原産地 ヨーロッパ、アジア
利用部位 花、茎、葉、根
香り・風味 さわやかな香り
注意 葉や根には毒性がある
主な成分 スタキドリン、トリゴネリン、タンニン、サポニン
作用 鎮静、鎮痛

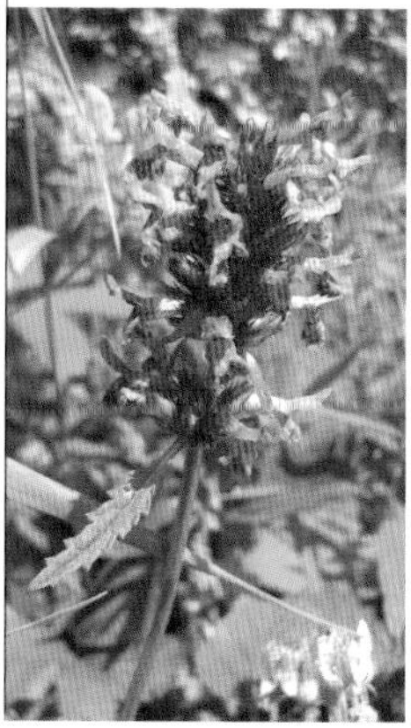

鮮やかな赤紫色の花を穂のように咲かせます。タンニンが含まれることから、頭痛や不眠症、強壮効果があるとして内服されていた時期もありますが、葉や根に毒性があることがわかっているため現在は食用しません。

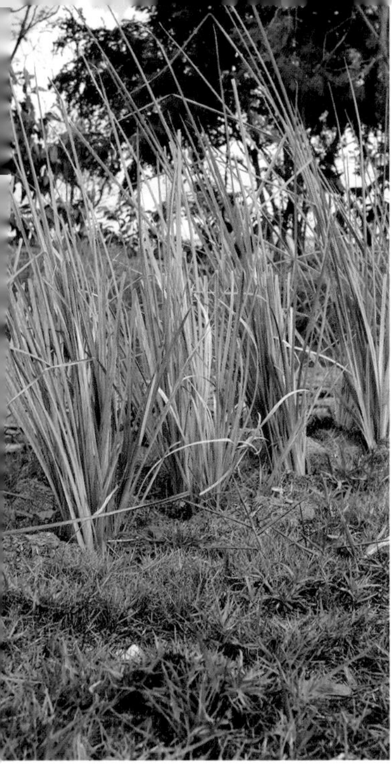

ベチバー

Vetiver

大地のような香りが気持ちを安定させる

学名 *Vetiveria zizanioides*（イネ科オキナワミチシバ属）

別名・和名 カスカスガヤ **原産地** インド、東南アジア

利用部位 根／水蒸気蒸留法

香り・風味 土臭くスモーキーな中に甘さもある香り

注意 特になし

主な成分 クシモール、ベチボン、ベチベロール

作用 精神安定、賦活

熱帯に生育するイネ科の多年草。ススキのような細長い葉は2mにもなります。根を地下深くのばすため、畑や田んぼのあぜ道の土止めとして利用。古くから根を粉にしたものはサシェにして芳香剤や天然の防虫剤として使われてきました。また、根を編んで作られた敷物や日よけのすだれには天然の虫除け効果があります。根から採れた精油は土臭いスモーキーな香り。気分が散漫になって集中できない時に、芳香浴やオイルマッサージで気分を落ち着かせるのに活用されます。

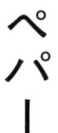

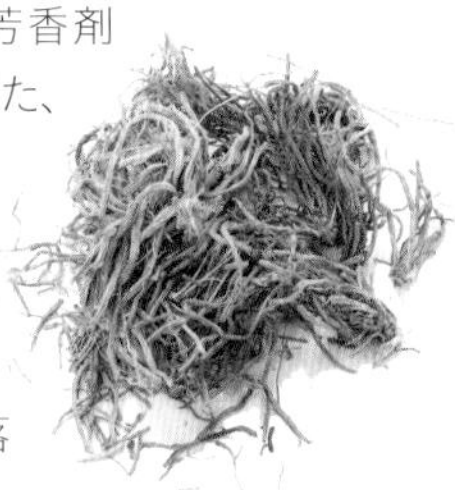

ドライルート

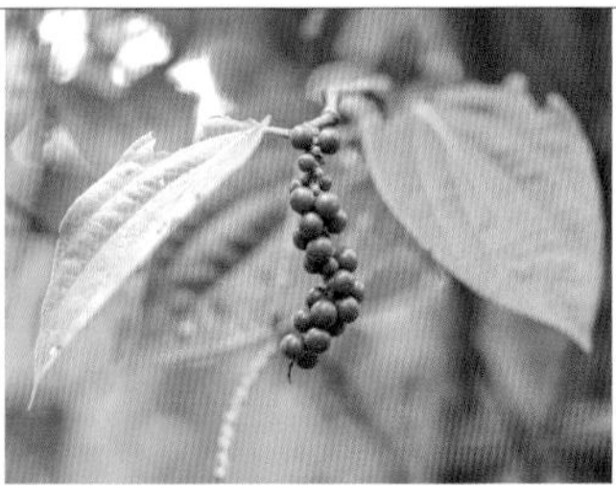

ペパー

Pepper

辛みの刺激で血行や消化を促進

学名 *Piper nigrum*（コショウ科コショウ属 ）

別名・和名 コショウ（胡椒）**原産地** インド南部

利用部位 果実／水蒸気蒸留法（ブラックペパー）

香り・風味 さわやかさと辛さが混ざったような心地よく刺激的な木の香り

注意 医薬品と一緒に摂取する場合、多量に摂取しない。精油は皮膚刺激の可能性があるので、濃度に注意

主な成分 サビネン、リモネン、β－カリオフィレン、ピペリン

作用 血液循環促進、鎮痙、消化機能促進

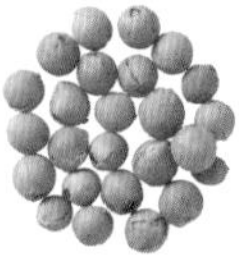

グリーンペパー

緑色の未熟な実をフリーズドライか塩漬けで保存したもの。

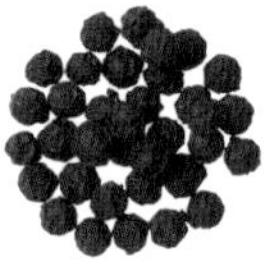

ブラックペパー

未熟果を果皮ごと乾燥させたもの。

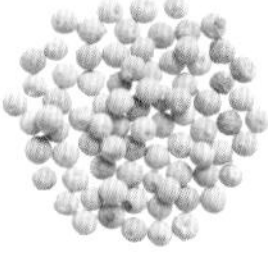

ホワイトペパー

完熟果を半発酵させ、皮をむいて乾燥させたもの。

インド原産のスパイスで、現在は世界中でさまざまな料理に使われるもっともポピュラーなスパイスのひとつです。多年生のつる性植物で、暗緑色の葉と穂状に咲く白い花が特徴。ひと房に50粒ほどの実をつけます。実は、大きくてぎっしり詰まったものが良品。辛味はピペリンという成分によるもので、抗菌・防腐作用があることから、消化不良や腹痛、下痢などの症状に用いられてきました。精油は心身に刺激を与え、元気をとり戻す働きがあります。

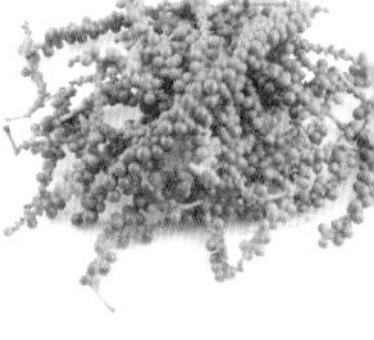

ヘリクリサム

Helichrysum

学名 *Helichrysum italicum*（キク科ムギワラギク属）
別名・和名 イモーテル、エバーラスティング、カレープラント
原産地 地中海沿岸
利用部位 花、葉、茎／水蒸気蒸留法
香り・風味 はちみつを思わせる甘い香り
注意 亜種が多く、成分にはばらつきがある
主な成分 α－ピネン、γ－クルクメン、酢酸ネリル、リナロール
作用 抗炎症、鎮痙、鎮静、皮膚再生

ヘリクリサムの名はラテン語で「太陽の黄金」という意味。乾燥させても姿が変わらないので仏語ではイモーテル（＝不滅）の名も。葉や茎にはカレーのような香りがあります。

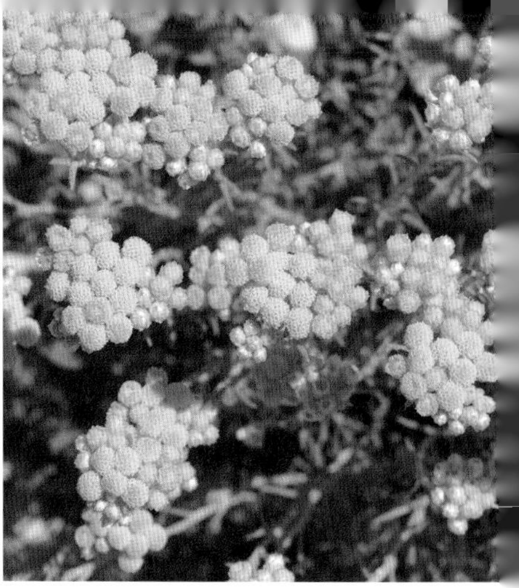

ベルガモット

Bergamot

学名 *Citrus bergamia*（ミカン科ミカン属）
原産地 イタリア、フランス
利用部位 果皮／圧搾法
香り・風味 オレンジよりもスパイシーな柑橘の香り
注意 外用で使う場合は光毒性に注意
主な成分 酢酸リナリル、リナロール、リモネン、ベルガプテン
作用 緩和、消化機能調整、抗菌

その香りは高く、香水や紅茶（アールグレイ）の香りづけにも使われます。ストレスによる食欲不振や消化不良に有効で、不安や抑うつに対しても落ち着きを取り戻す手助けをしてくれます。体を温める作用と抗菌作用を併せ持つことから、泌尿器系の感染症にも用いられます。

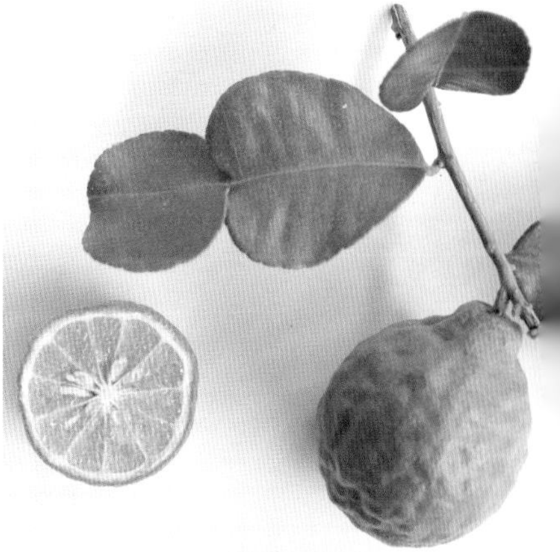

ベンゾイン

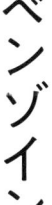

Benzoin

学名 *Styrax benzoin*（スマトラベンゾイン）
Styrax tonkinensis（シャムベンゾイン）（エゴノキ科エゴノキ属）
別名・和名 アンソクコウ（安息香） 原産地 東南アジア
利用部位 樹皮から採取した樹脂／溶剤抽出法
香り・風味 バニラを入れた焼き菓子のような香り 注意 特になし
主な成分 安息香酸、安息香酸ベンジル、ベンジルアルコール、桂皮酸エステル、バニリン
作用 消炎、緩和、収れん、去痰

東南アジア原産で熱帯雨林に生育する高木。安息香という和名のとおり、気持ちを落ち着かせ呼吸を楽にする働きがあります。古くから宗教儀式や伝統医学で使われてきました。バニラと同じ成分が含まれているため、甘い香りがあり、香りを長くとどめる保留剤としても香水などに利用されます。また、呼吸器系に働きかけ、炎症を抑える作用があるため、風邪や咳、気管支炎などのトラブルに効果が期待できます。

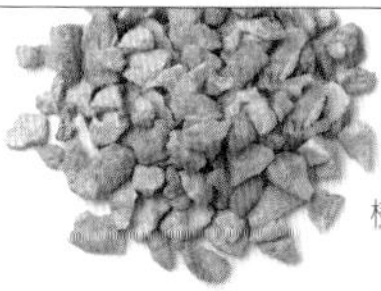

樹脂

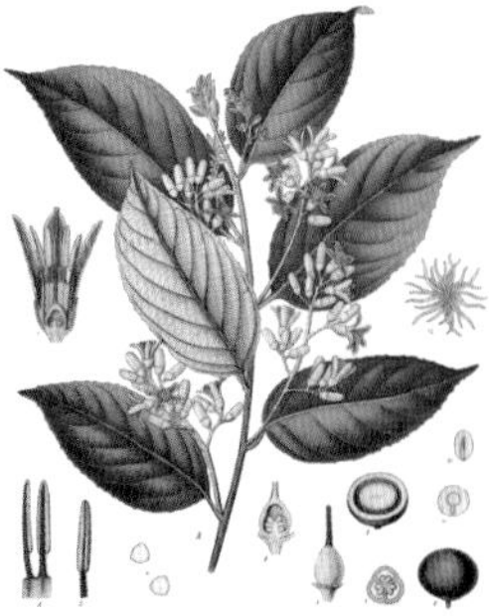

ヘンプ

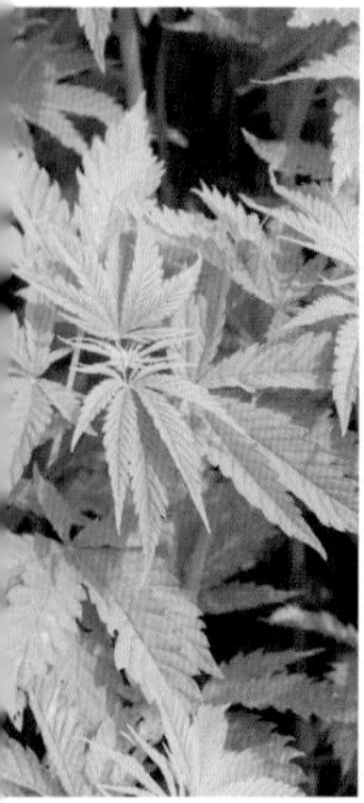

学名 *Cannabis sativa*（アサ科アサ属）
別名・和名 アサ（麻） 原産地 中央アジア
利用部位 種子、茎 香り・風味 種子は香ばしく、ややねっとりしている
注意 花と花穂は幻覚成分テトラヒドロカンナビノールを含むため規制されている
主な成分 リノール酸、α－リノレン酸、γ－リノレン酸、タンパク質、食物繊維
作用 消炎、緩下、血糖調節、タンパク源

第二次世界大戦前までの日本では、米と並んで盛んに栽培される主要農作物でした。花と花穂には幻覚成分を含むため、大麻取締法で厳しく管理されています。種子と茎（繊維）は規制外で、現在でも衣料品や食料品、建築材料などに利用されています。種子を圧搾して得られるヘンプオイルはオメガ３系脂肪酸とオメガ６系脂肪酸をバランスよく含むことから、生活習慣病やアレルギー体質の改善に効果が期待できるとされています。漢方では「麻子仁（ましじん）」という名前で、便通促進に処方されます。

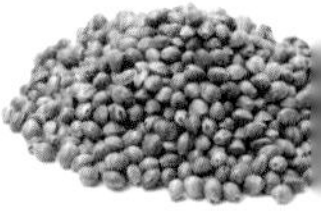

ホースチェスナッツ

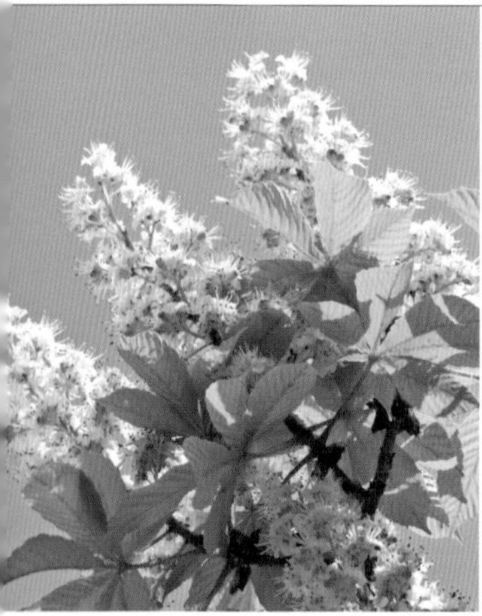

学名 *Aesculus hippocastanum*（ムクロジ科トチノキ属）
別名・和名 セイヨウトチノキ（西洋栃の木）
原産地 ヨーロッパ 利用部位 種、葉
香り・風味 実は渋みがある 注意 特に知られていない
主な成分 サポニン、クマリン配糖体、アラントイン、タンニン
作用 毛細血管の修復・保護

大型の落葉樹で、春に白色で赤い斑点のある花をつけます。ヨーロッパでは古くから血管を修復する民間薬として用いられてきました。実には渋味があり、サポニンの一種であるエスシンという成分を含みます。エスシンには毛細血管の修復・保護効果があることから、静脈瘤、痔、足のむみやつりなどの改善に効果があるとされています。

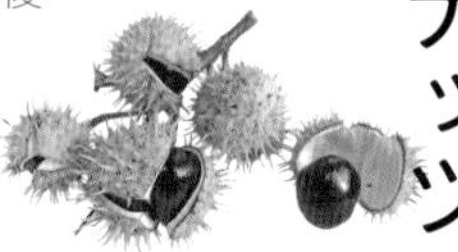

ホースラディッシュ

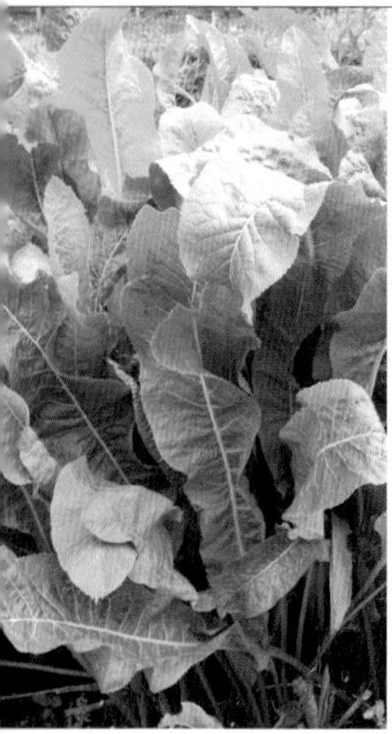

学名 *Armoracia rusticana*（アブラナ科セイヨウワサビ属）
別名・和名 レフォール（仏）、セイヨウワサビ（西洋山葵）、ワサビダイコン（山葵大根）
原産地 東ヨーロッパ 利用部位 葉、根茎
香り・風味 さわやかな香り、ツンと鼻に抜ける辛味
注意 胃粘膜の炎症、腎障害がある場合や、４歳以下の小児には禁忌
主な成分 シニグリン、アリルイソチオシアネート、カリウム、ビタミンＣ
作用 抗菌、防腐、食欲増進

スライスして乾燥させてた根

和名はセイヨウワサビといい、辛味を持つ根をすりおろして薬味などに使います。辛味は、わさびやからしと同じシニグリンという成分によるものです。抗菌作用があることから、生ものに添えると腐敗を遅らせる効果があると考えられています。鉄も多く含むので、貧血予防や食欲増進にも効果が期待できます。葉には消化促進や健胃、去痰などの効果があるといわれ、民間薬としては利尿剤やリウマチの改善などの目的で処方されていました。

ホーソン
Hawthorn

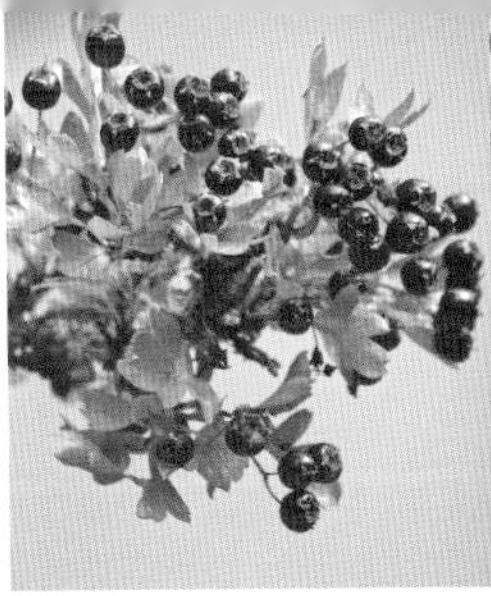

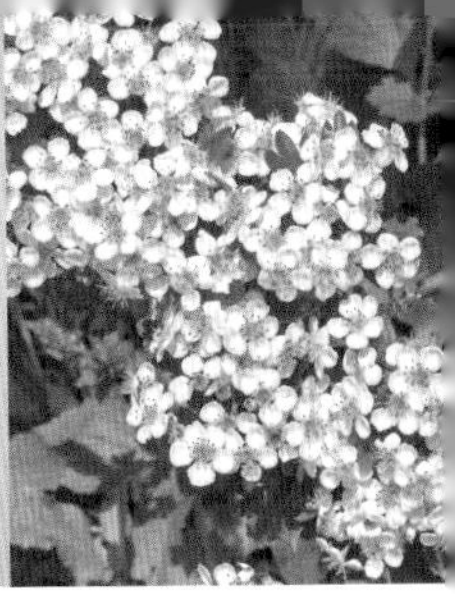

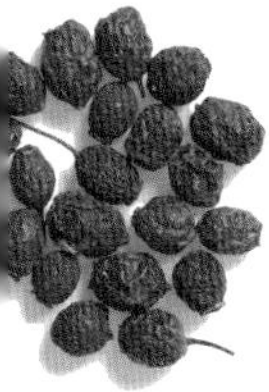

学名 *Crataegus monogyna*（バラ科サンザシ属）
別名・和名 セイヨウサンザシ（西洋山査子）
原産地 アルバニア
利用部位 花、葉、果実
香り・風味 ほのかな甘味と酸味がある
注意 知られていない
主な成分 オリゴメリックプロアントシアニジン、ヒペロシド、ビテキシン、カテキン
作用 陽性変力、冠状血管や心筋の血行促進

欧米やアジアの伝統的な植物療法では、動悸や息切れなど、心臓に関わる諸症状に使われてきた植物です。心臓のポンプ機能を強化させたり、心臓に出入りする血流量を増加させたり、血管そのものを健やかに保つ効果があることがわかっており、現在では循環器系疾患に対する緩和な植物性治療薬として信頼を得ています。高齢者でも安全に使うことができ、うっ血性心不全の初期症状や狭心症などに幅広く利用されています。

ホップ
Hop

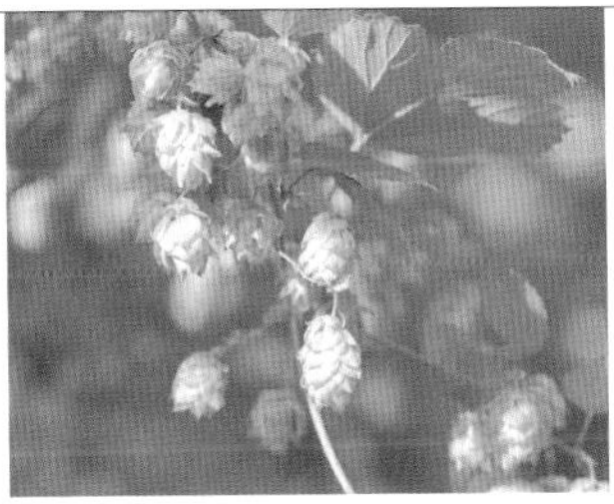

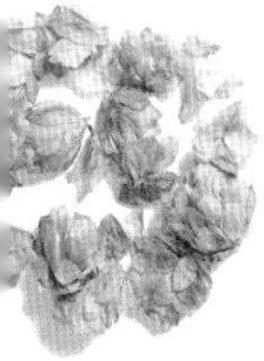

学名 *Humulus lupulus*（アサ科カラハナソウ属）
別名・和名 コモンホップ、セイヨウカラハナソウ（西洋唐花草）
原産地 北米大陸、西アジア
利用部位 毬花（松かさ状の苞）、茎、葉
香り・風味 ビールよりツンとくる香り、ほろ苦い
注意 触ると皮膚炎を起こすことがある。うつ病の症状がある場合は服用を避ける
主な成分 フムレン、フムロン、クエルシトリン
作用 鎮静、健胃、利尿

ビールの原料にもなる植物で、松かさのような苞基部には苦味を分泌する油腺があります。穏やかな鎮静作用があるので就寝前のハーブティーとしても用いられます。体内で女性ホルモンのエストロゲンに似た働きをする成分が含まれるので、月経前症候群（PMS）や、更年期障害の諸症状の緩和にも有効とされています。近年では、花粉症などのアレルギー症状を軽減する効果も報告されています。

ポピーシード
Opium poppy

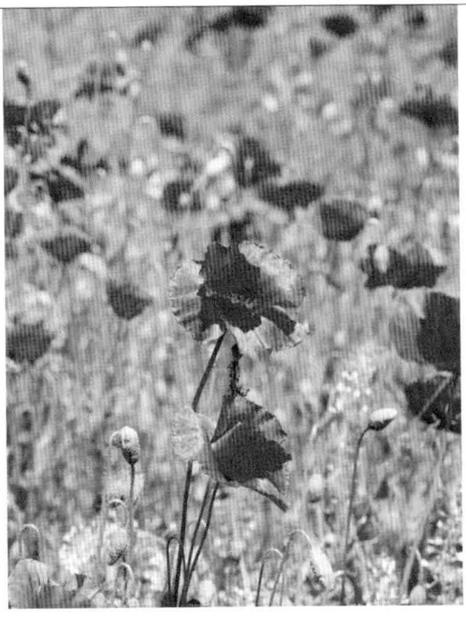

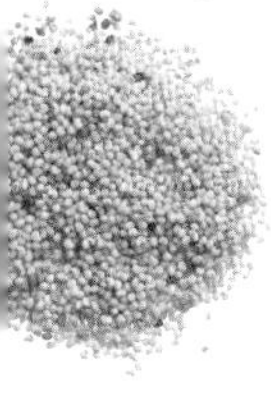

学名 *Papaver somnifeurm*（ケシ科ケシ属）
別名・和名 ケシノミ（芥子の実）
原産地 東地中海地方から中央アジア
利用部位 種子
香り・風味 煎るとナッツに似た芳香
注意 特に知られていない
主な成分 オレイン酸、ビタミンB_2、B_6、カルシウム、マグネシウム、鉄、食物繊維
作用 生活習慣病予防、整腸

ヨーロッパや中近東では、パンやケーキにふりかけたり、砂糖やはちみつと練ったペーストをお菓子に使ったりします。インドでは他のスパイスと一緒に細かく砕き、ソースのとろみづけに用いています。麻薬の一種であるアヘンは、未熟のさやから得られる樹脂で、アヘンを精製したものがモルヒネです。

ポメグラネート

Pomegranate

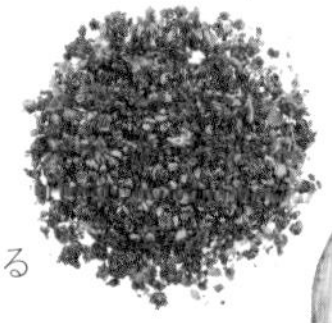

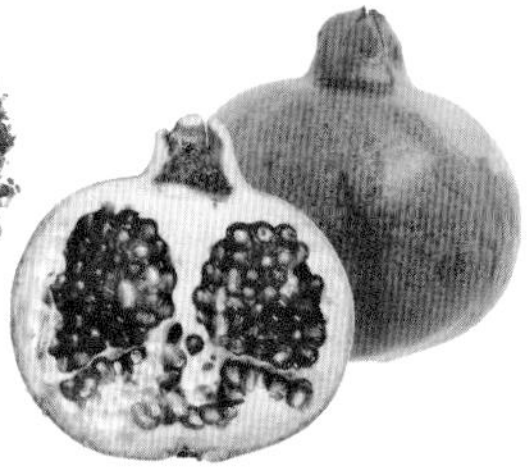

学名 *Punica granatum*（ミソハギ科ザクロ属）
別名・和名 ザクロ（石榴）原産地 南西アジア
利用部位 果実、果皮、根の樹皮
香り・風味 ほのかな酸味を帯びた香り
味は甘い、甘酸っぱい、酸っぱいなど個体差がある
注意 便秘の人は使用を控える
主な成分 タンニン、エラグ酸、アントシアニン、レスベラトロール、ペレチエリン、ビタミンC
作用 抗酸化、抗炎症

日本ではザクロの名で親しまれています。北インドでは、乾燥させたものをアナーダーナと呼び、すりつぶしてチャツネやカレー、パンなどに使います。健胃作用があり、クローブやシナモンとブレンドするとさらに効果が高まるといわれています。種子には抗酸化作用が高いポリフェノールが含まれています。

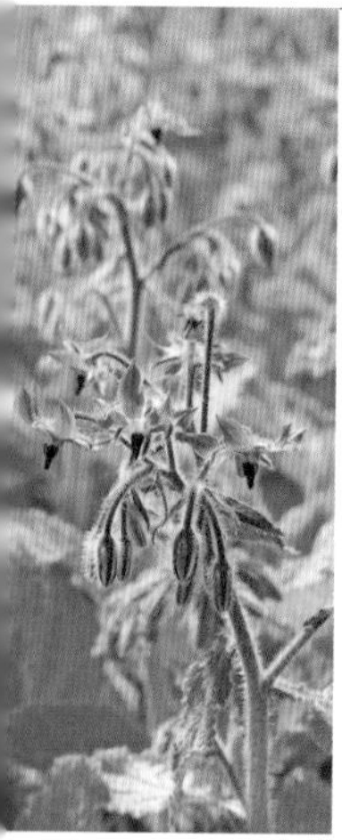

ボリジ

Borage

学名 *Borago officinalis*（ムラサキ科ボラゴ属）
別名・和名 スターフラワー、ルリチシャ
原産地 南ヨーロッパ、地中海沿岸
利用部位 花、茎、葉
香り・風味 若葉はキュウリのような香りがし、ほのかな甘味と苦味がある
注意 妊娠中、授乳中は避ける。小児、肝臓疾患のある人は摂取を控える
主な成分 γ－リノレン酸、粘液質、タンニン、カルシウム、ピロリジジンアルカロイド
作用 強壮、解熱、鎮痛、利尿

若葉にはきゅうりのような香りがあり、葉は野菜として、花はエディブルフラワーとしてサラダや製菓に使われます。ミネラルを豊富に含むことから、消炎、解熱、発汗作用があるといわれ、風邪を引いたときに摂取するとよいとされています。強壮、血液浄化、腎臓強化などの作用も知られています。しかし、肝毒性のあるピロリジジンアルカロイドをわずかに含有するため、長期に渡る摂取は避けるべきです。妊婦や小児、肝臓疾患のある人には用いません。

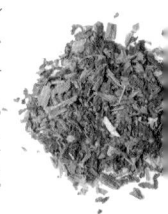

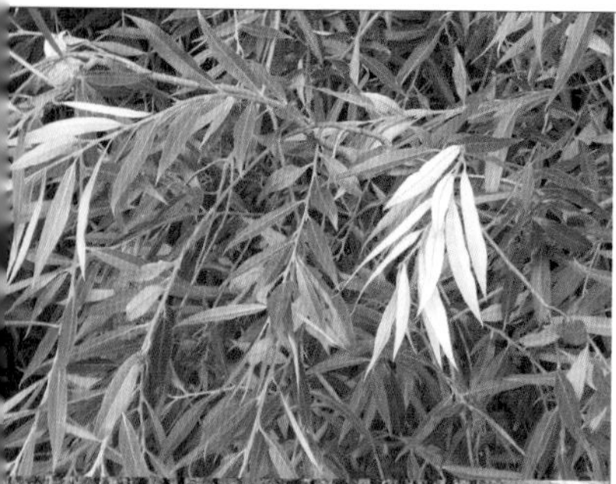

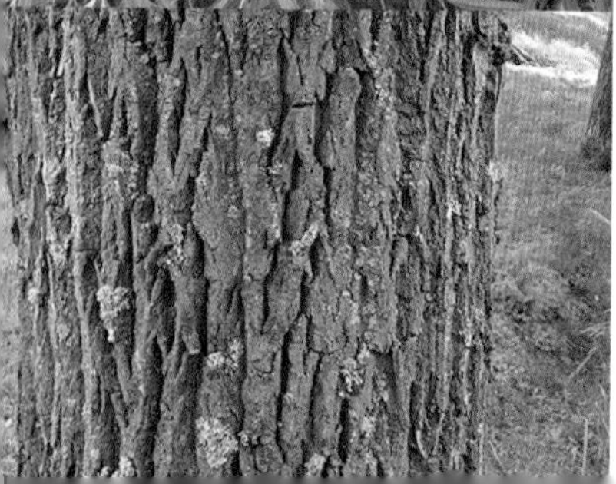

ホワイトウィロウ

White willow

学名 *Salix alba*（ヤナギ科ヤナギ属）
別名・和名 セイヨウシロヤナギ（西洋白柳）
原産地 ヨーロッパ、アジア、北アフリカ
利用部位 樹皮
香り・風味 さわやかな木の香り、すっきりしながらもコクがある
注意 特に知られていない
主な成分 サリシン、フラボノイド、タンニン、カルコン
作用 解熱、消炎、鎮痛

水辺に育つ落葉樹で、裏面が白い葉が特徴です。樹皮に含まれるサリシンという成分に、解熱、消炎、鎮痛作用があることから、インフルエンザ、リウマチ、頭痛、関節炎などに有効とされています。消炎鎮痛剤のアウピリンは、サリシンをもとに作られたので、ホワイトウィロウは「天然のアスピリン」と呼ばれることもあります。

ボルトジンユ

Dog's bane

（学名）*Plectranthus ornatus*
（シソ科プレクトゥラントゥス属）

（別名・和名）オキナワマンジェリコン

（原産地）アフリカ東部 （利用部位）葉

（香り・風味）薬を思わせる独特の香り

（注意）服用により肝障害の事例が報告されています

「奇跡の薬草」と呼ばれ、沖縄ではよく飲まれているハーブ。糖尿病や高血圧などの生活習慣病に効果があるといわれています。同科同属のマンジェリコンとしばしば混同されますが、葉の大きさで区別できます。

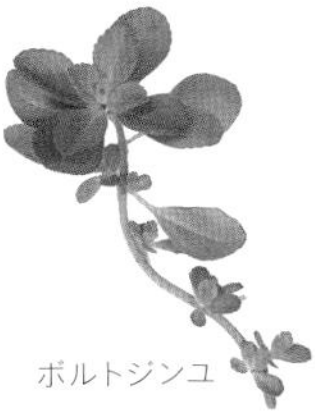

ボルトジンユ

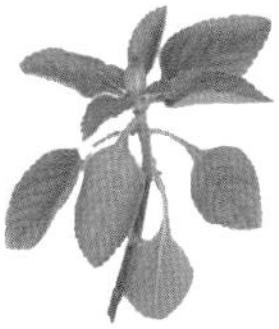

マンジェリコン

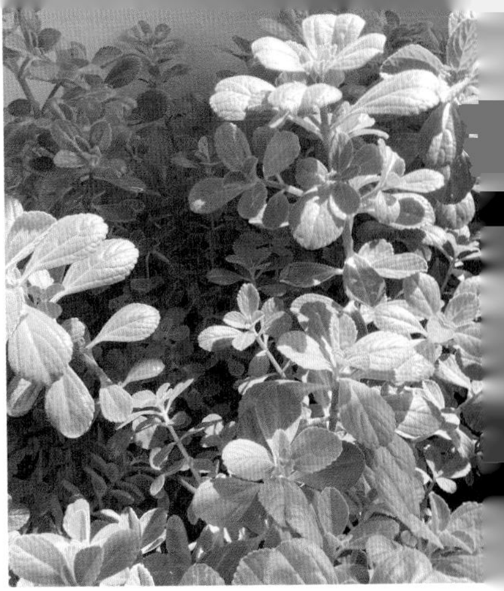

ホワイトジンジャー

Garland lily

（学名）*Hedychium coronarium*
（ショウガ科ハナシュクシャ属）

（別名・和名）ハナシュクシャ（花縮砂）、バタフライジンジャー

（原産地）熱帯アジア （利用部位）花

（香り・風味）バニラのような甘い香り

（注意）敏感肌、皮膚に疾患がある場合、乳幼児は注意

（主な成分）リナロール、イソオイゲノール、インドール、安息香酸メチル

（作用）鎮静

純白の花にはバニラのような甘い香りがあり、香水の原料としても使われます。食用のショウガと違い、根茎を食べることはありません。

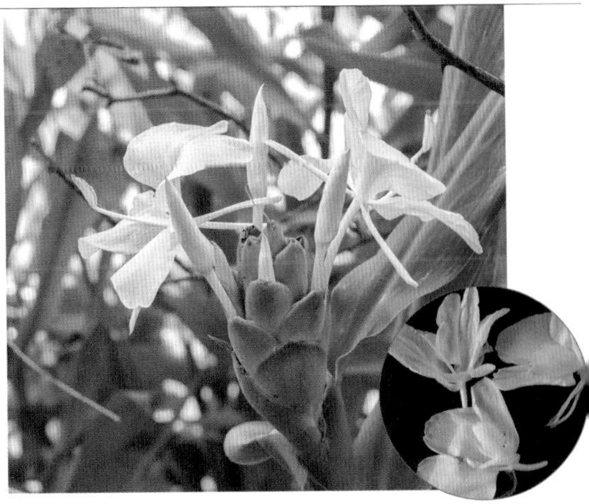

ホワイトセージ

White sage

（学名）*Salvia apiana Jeps.*
（シソ科サルビア属）

（別名・和名）サルビアアピアナ、セイクリッドセージ

（原産地）カリフォルニア～メキシコ

（利用部位）葉、茎

（香り・風味）独特のさわやかな強い香り

（注意）小児の使用は禁止

（主な成分）1,8-シネオール、ピネン、β-ミルセン

（作用）抗菌、免疫力強化

強い浄化力があるとされ、アメリカ先住民は宗教儀式の際に焚いて利用していました。独特の香りが臭みを消すため、肉料理にもよく使われます。

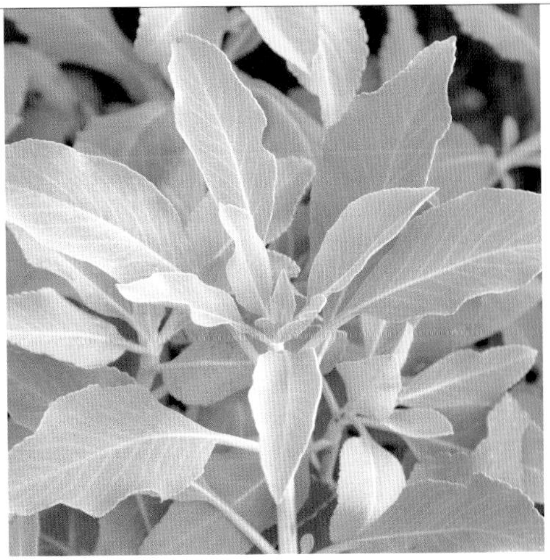

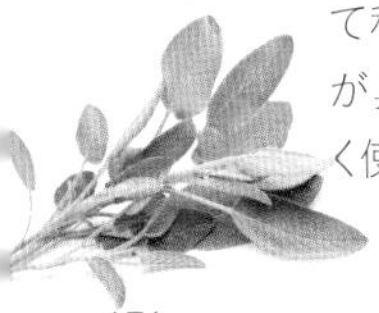

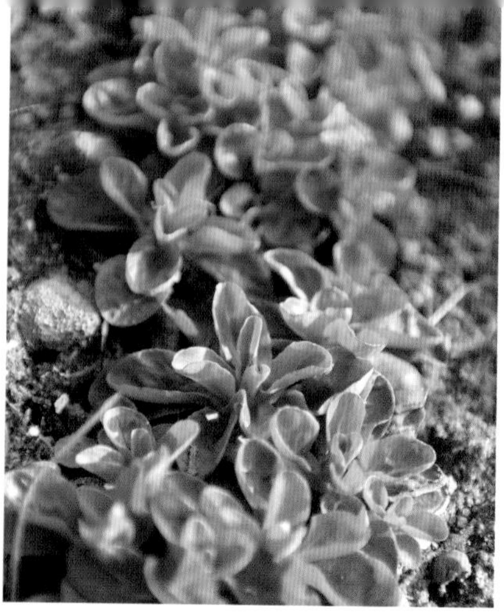

マーシュ

Mache, Cornsalad

学名 *Valerianella locusta L.*（スイカズラ科ノヂシャ属）
別名・和名 ノヂシャ、コーンサラダ
原産地 ヨーロッパ
利用部位 葉
香り・風味 サクサクとした歯応えで、マイルドな癖のない味わい
注意 特に知られていない
主な成分 ビタミンC、B_1、B_2、β－カロテン
作用 消化促進、解毒

英名のコーンサラダは、もともと小麦畑の雑草だったことが由来とされます。ビタミンCが豊富で、粘膜や皮膚を強くする効果があります。

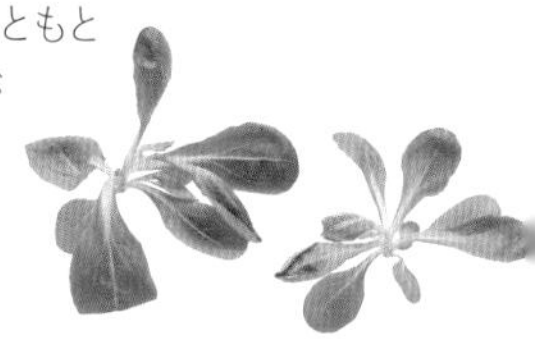

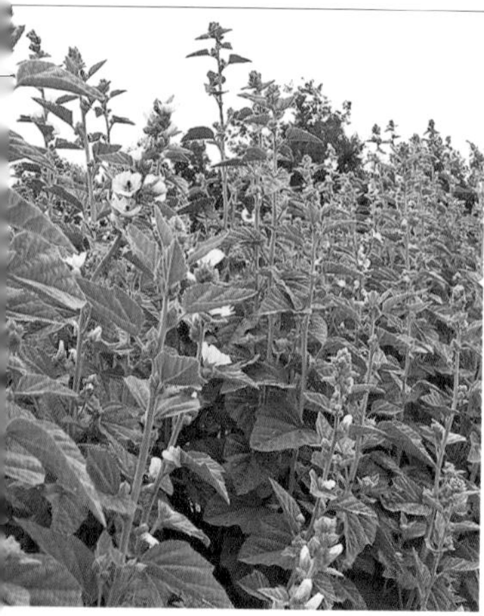

マーシュマロウ

Marshmallow

学名 *Althaea officinalis*（アオイ科タチアオイ属）
別名・和名 アルテア、ウスベニタチアオイ、ビロードアオイ
原産地 ヨーロッパ 利用部位 根 香り・風味 特にクセはない
注意 他の薬剤と同時に服用すると薬剤の吸収がおそくなることがある
主な成分 粘液質、フラボノイド、フェノール酸
作用 粘膜保護、緩和、局所の創傷治癒

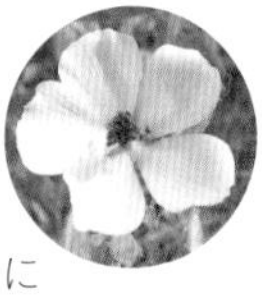

粘液を含むハーブで、お菓子のマシュマロはもともとこの植物を原料としています。ヨーロッパの伝統医学では2000年に渡って使われてきたメディカルハーブで、粘液には粘膜に潤いを与えて刺激から守る働きがあるといわれています。皮膚炎、気管支炎、口内炎、消化器や泌尿器の炎症の緩和などに用いられます。

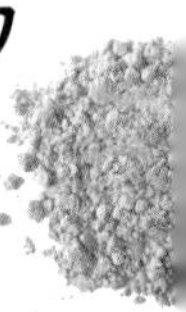

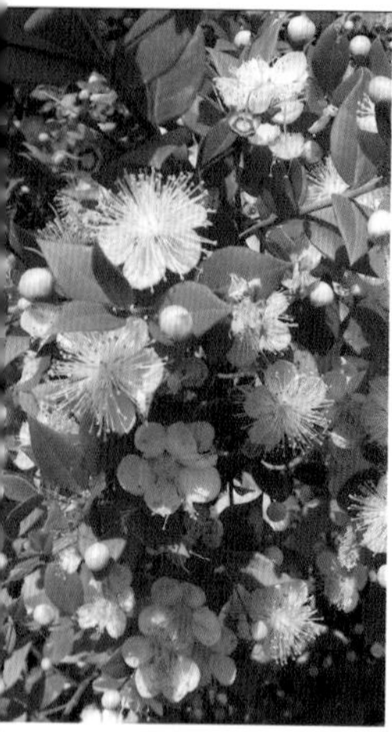

マートル

Common myrtle

学名 *Myrtus communis*（フトモモ科ギンバイカ属）
別名・和名 ミルテ、ミルトス、ギンバイカ（銀梅花、銀盃花）、イワイノキ（祝いの木）
原産地 北アフリカ、イラン
利用部位 花、茎、葉／水蒸気蒸留法
香り・風味 ユーカリの葉に似た香りだが、穏やかな甘さを含んでいる
注意 特に知られていない
主な成分 シネオール、ゲラニオール、リナロール、ネロール、ミルテノール
作用 消炎、鎮静、去痰、抗菌

ユーカリと同じフトモモ科で香りも似ています。ヨーロッパでは古くから抗菌力に優れたことで知られ、空気を清浄にしたりアレルギー症状を緩和する効果があるといわれています。収れん作用があるため、にきびや脂溶性肌、おでき、痔などにも用いられます。また、精油の香りには怒りを鎮める働きがあるといわれます。

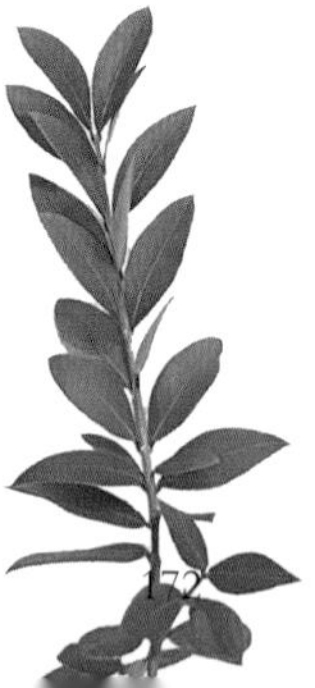

Maca

マカ

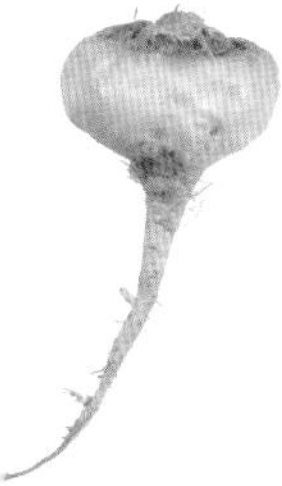

(学名) *Lepidium meyenii*
(アブラナ科レピディウム属)
(別名・和名) ペルー人参 (原産地) ペルー
(利用部位) 塊茎
(香り・風味) 薬草のような香り、ほのかな甘味がある
(注意) 特に知られていない
(主な成分) グルコシノレート類、イソチオシアネート類、マカリジン、リノール酸、フィトステロール
(作用) 滋養強壮、生殖能の向上

インカの時代から重要な栄養源や薬として用いられてきた植物。良質なたんぱく質や必須脂肪酸、ビタミン、ミネラルを豊富に含むため、滋養強壮効果に優れています。中高年の気力や体力の衰え、性機能の低下、更年期の諸症状によく用いられます。

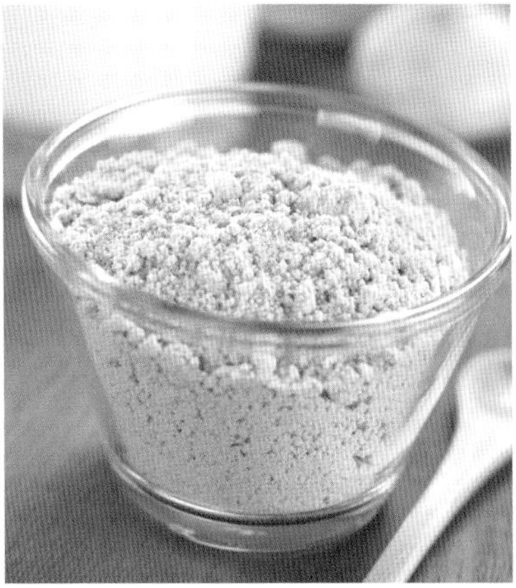

Mugwort, moxa, St john's herb

マグワート

(学名) *Artemisia vulgaris* (キク科ヨモギ属)
(別名・和名) モグサハーブ、オウシュウヨモギ(欧州蓬)
(原産地) ユーラシア大陸、北アフリカ
(利用部位) 花、茎、葉
(香り・風味) 少し青臭く、苦味がある
(注意) 妊娠中、授乳中は避ける
(主な成分) タンニン、苦味質 (作用) 殺菌

高さ2m近くにもなる多年草で、青っぽい芳香があります。日本のよもぎの近縁種で、苦味を持つ葉はサラダやローストビーフの香りづけなどに使えます。葉には月経を正常化して生理痛を緩和し、消化器系のトラブルを鎮める効果もあるといわれています。葉を乾燥させたものは、もぐさにしてお灸に使われます。

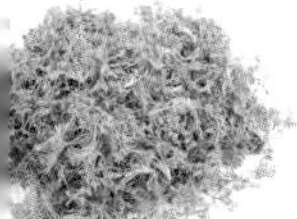

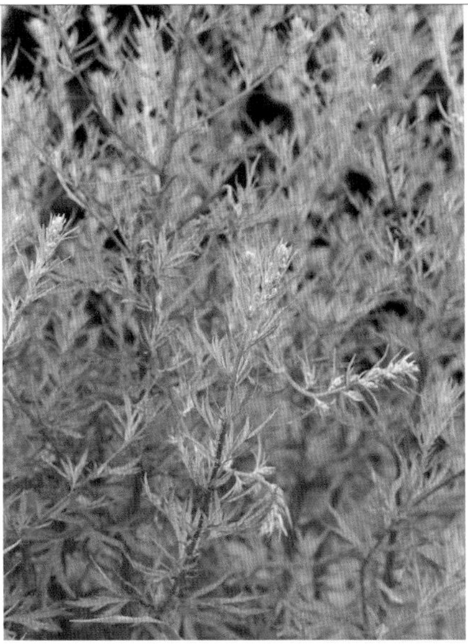

Mahaleb cherry, St.Lucie cherry

マハレブ

(学名) *Prunus mahaleb* (バラ科サクラ属)
(別名・和名) セントルイスチェリー、マハレブザクラ
(原産地) アメリカ東部全域 (利用部位) 種子
(香り・風味) 香ばしい口当たりと苦味を含んだ酸味
(注意) 特に知られていない

ブラックチェリーの実から得られる種のことで、香ばしい口当たりとほの苦い酸味が特徴です。トルコや中近東では、パンやペストリーに使われることが多く、香りが飛びやすいのでその都度すりつぶして使います。

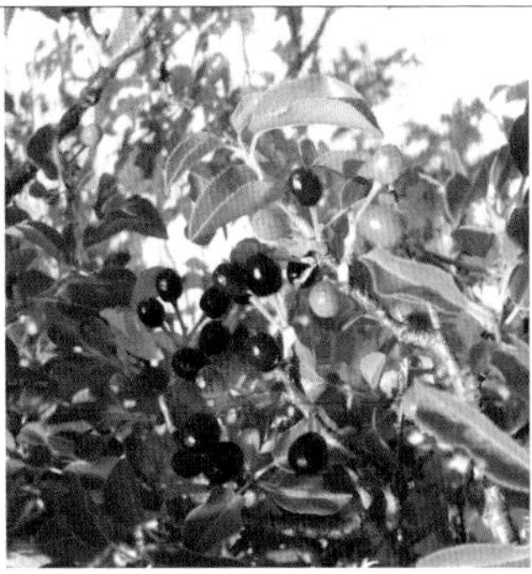

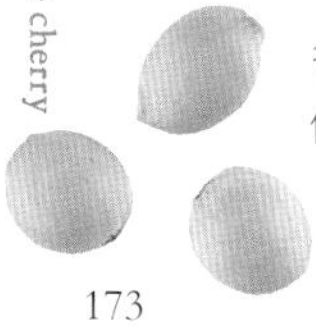

マスタード

Mustard

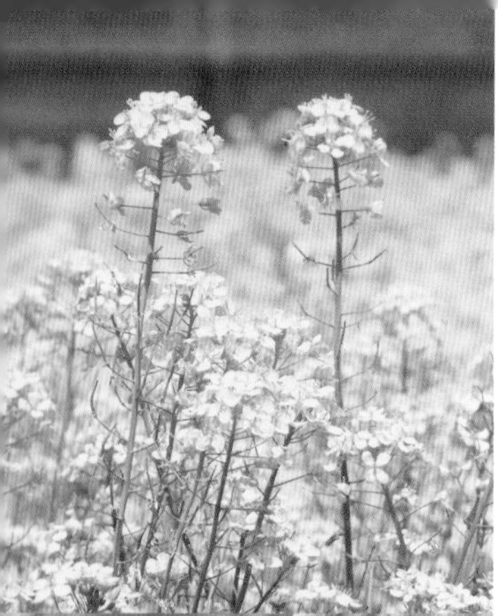

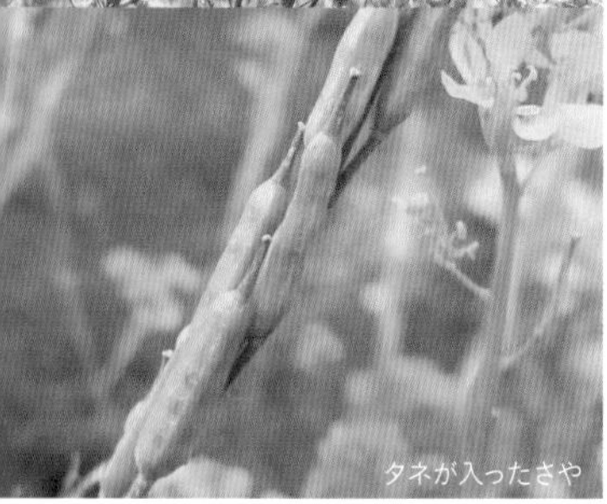

タネが入ったさや

血液循環を整え消化を促進

(学名) *Brassica nigra*（ブラック種）（アブラナ科アブラナ属）、*Sinapis alba*（ホワイト種）（アブラナ科シロガラシ属）

(別名・和名) カラシ（辛子）

(原産地) インド、南ヨーロッパ (利用部位) 種子

(香り・風味) 香りはほぼなく噛むとほのかな苦味の後に刺激のある辛味を感じる

(注意) 肌が敏感な人は外用にしない。外用に用いる場合は2週間を超えて使用しない。6歳以下の小児には用いない

(主な成分) アリルイソチオシアネート、シニグリン、シリルビン

(作用) 抗菌、防腐、殺菌、消化促進

中世ヨーロッパでは庶民がふだんの料理に使える唯一のスパイスだったといわれています。辛味成分には血液の循環を促す作用があり、湿布すると、リウマチなどに効果があるとして用いられてきました。マスタードには「ブラック」と「ホワイト」の２種類があります。漢方ではホワイトマスタードを「白芥子（はくがいし）」と呼び、冷えた胃腸を温めたり、冷えからくる関節痛や筋肉痛を緩和するために処方されます。

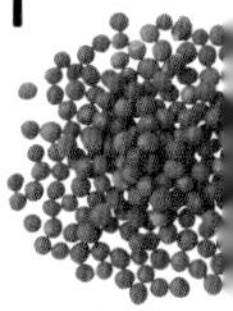

シード（ブラック）

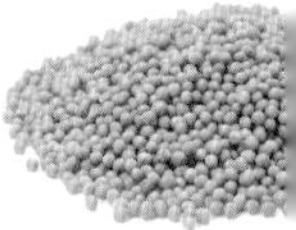

シード（ホワイト）

マテ

Yerba mate

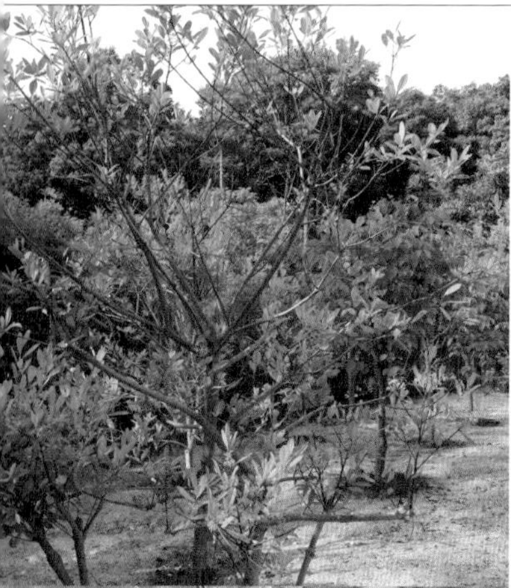

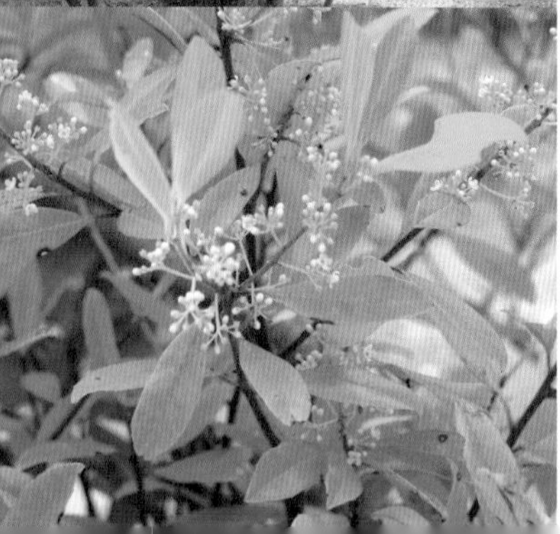

栄養成分も豊富な元気が出るお茶

(学名) *Ilex paraguariensis*（モチノキ科モチノキ属）

(原産地) パラグアイ、ブラジル、アルゼンチン

(利用部位) 葉

(香り・風味) グリーンマテは青臭くコクのある味、ローストマテは香ばしい風味

(注意) 妊娠中、授乳中は避ける。過量、長期の飲用は不可

(主な成分) カフェイン、テオブロミン、テオフィリン、カフェ酸、クロロゲン酸、ビタミンB_2、B_6、C、ミネラル類

(作用) 興奮、利尿、代謝促進、脂肪分解

パラグアイ、ブラジル、アルゼンチンで生育する植物で、マテ茶はコーヒー、東洋の茶と並んで世界三大飲料。溶岩流が風化した特殊な土壌で育つため、カルシウム、鉄、ビタミンＢ群・Ｃが豊富で、「飲むサラダ」とも呼ばれることもあります。カフェインを含むため、中枢神経を賦活させ、尿の排出を促します。疲労回復、頭痛緩和、脂肪燃焼作用もあるため、ダイエットによいお茶としても人気を集めています。

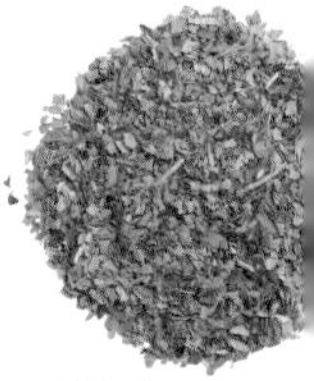

ドライリーフ

Manuka

マヌカ

抗菌・抗炎症作用に優れ「薬用ハチミツ」の別名も

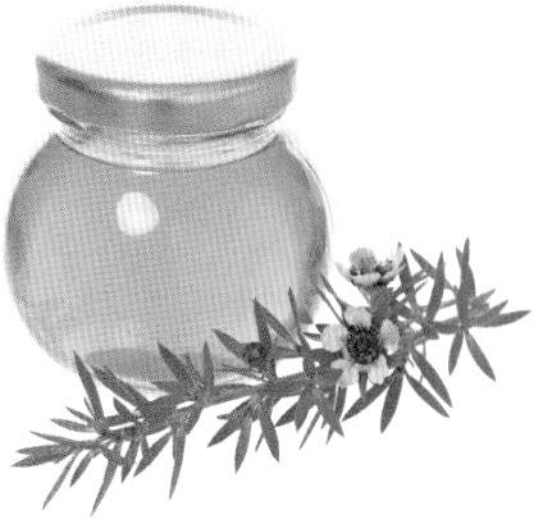

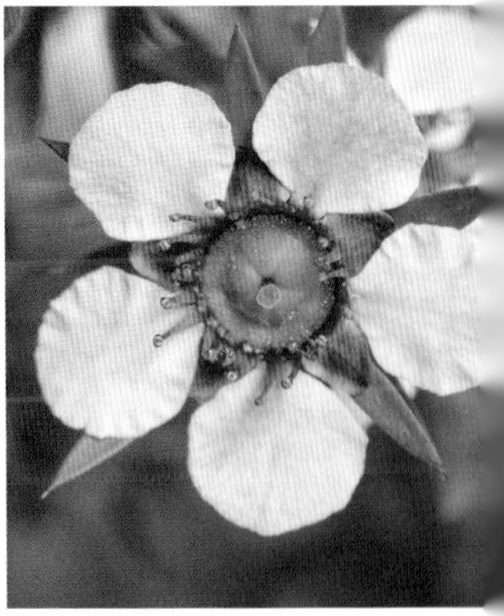

（学名）*Leptospermum scoparium*（フトモモ科レプトスペルマム属）
（別名・和名）ニュージーランドティーツリー、ギョリュウバイ（御柳梅）、ネズモドキ
（原産地）ニュージーランド、オーストラリア南東部
（利用部位）種、花、茎、葉、根／水蒸気蒸留法（葉、枝）
（香り・風味）淡い甘い香り、マヌカハニーは普通の蜂蜜より濃く少し薬っぽい味
（注意）特に知られていない
（主な成分）レプトスペルモン、トランスカラメネン、β－カリオフィレン、フラベゾン
（作用）抗菌、抗真菌、抗フィルス、抗炎症、強壮、皮膚再生

ニュージーランドでは国を代表する花として広く知られる植物で、この花の花蜜からつくられるハチミツの「マヌカハニー」はピロリ菌駆除、胃潰瘍、胃痛などに効果があるといわれています。マヌカハニーは普通のハチミツに比べて色が濃く、やや薬っぽい香りがあるのが特徴です。精油には美肌効果があるとされ、マッサージ用のオイルや化粧品などにも配合されます。また、高い殺菌力から口内炎、火傷、あかぎれなどの症状に使われることもあります。

Mulberry

マルベリー

血糖値の上昇を抑え腸内環境も整える

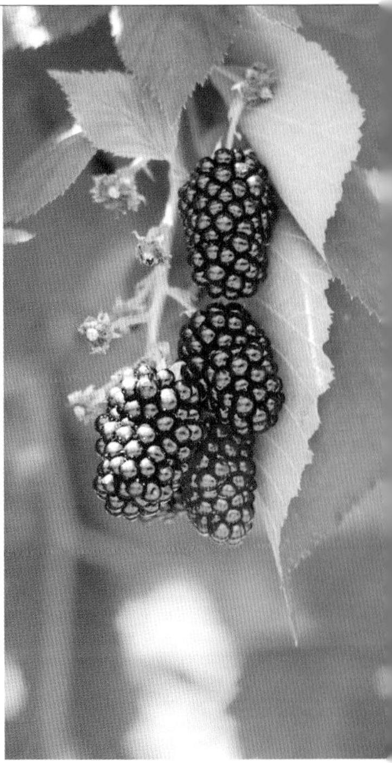

（学名）*Morus alba*（クワ科クワ属）
（別名・和名）クワ（桑）、ヤマグワ（山桑）
（原産地）中国中部、朝鮮半島
（利用部位）葉、果実（香り・風味）草の香り、まろやかな飲み口
（注意）まれに腹部に膨満感が起こる。αグルコシダーゼ阻害薬を服用している場合は注意が必要
（主な成分）デオキシノジリマイシン、γ－アミノ酪酸、クロロフィル、β－シトステロール、ミネラル、クワノン
（作用）血糖調整、整腸、美白

黒紫色に完熟した実は世界中で親しまれ、果実酒やジャムなどに加工されてきました。葉は茶剤として人気があり、含まれるDNJ（デオキシノジリマイシン）には食後の血糖値上昇を抑える働きがあるとして、糖尿病治療や生活習慣病の予防に用いられます。日本でも、鎌倉時代に栄西禅師が著した『喫茶養生記』のなかに、この葉が飲水病（現在の糖尿病）の改善に有効であるという記述があります。また、美白にも効果があるとされるほか、腸内環境を整えて便秘を防ぐ働きもあるといわれています。

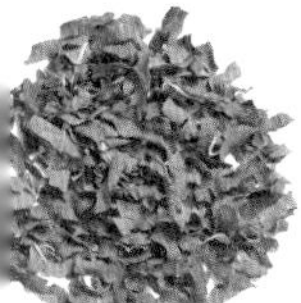

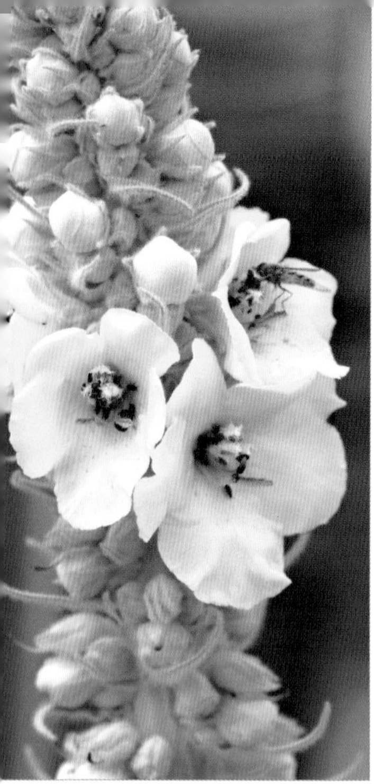

マレイン

Mullein

北米先住民が愛用した のどによいハーブ

学名 *Verbascum thapsus*（ゴマノハグサ科モウズイカ属）
別名・和名 ムーレイン、バーバスカム、コモンマーレイン、キャンドルウィック、ビロードモウズイカ（天鵞絨毛蕊花）、ホザキモウズイカ（穂咲き毛蕊花）
原産地 地中海沿岸、アジア 利用部位 花、茎、葉
香り・風味 烏龍茶のよう香ばしさとほんのりとした甘味がある
注意 特に知られていない
主な成分 アラビノガラクタン、キシログルカン、アウクビン、サポニン、アピゲニン、ルテオリン、フィトステロール
作用 鎮咳、去痰

長い花茎の先にたくさんの黄色い花を咲かせ、「聖母のロウソク」「魔除けのハーブ」などと呼ばれます。北米の先住民族の間では、喘息やけいれん性の咳の治療に用いられてきたといわれ、現在ではしつこい咳や痰を鎮めるために使われています。ドイツの小児科では、呼吸器系疾患の治療にこの花や葉のハーブティーを処方しています。研究室レベルでは、インフルエンザやヘルペスのウイルスに対する効果も報告されており、今後の活用が期待されます。

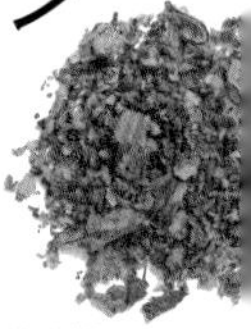

地上部のドライ

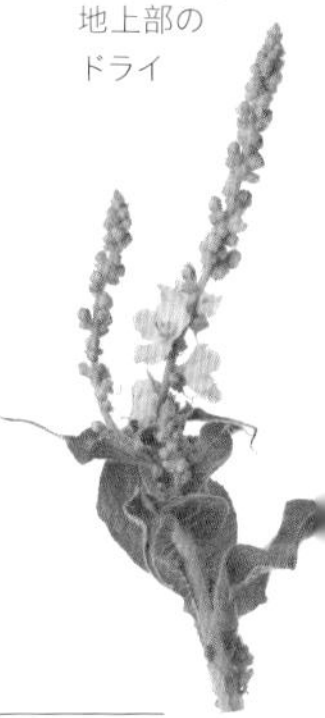

マロウ

Common mallow, high mallow

鮮やかな青いティーは 粘膜にもよい

学名 *Malva sylvestris*（アオイ科ゼニアオイ属）
別名・和名 コモン・マロウ、チージーズ、ウスベニアオイ（薄紅葵）
原産地 ヨーロッパ 利用部位 花
香り・風味 クセがなく、ほのかな甘みがある
注意 特に知られていない
主な成分 粘液質、デルフィニジン、タンニン
作用 皮膚・粘膜の保護、刺激緩和、軟化

夏に淡紅色の花を咲かせます。花のハーブティーはさわやかな青色ですが、レモン汁を加えるとたちまち鮮やかなピンク色になることから、色の代わる茶剤として人気があります。花には粘液成分が含まれていて、炎症を保護したり痰を取り除いたりする効果があることから、呼吸器系疾患の治療に用いられます。

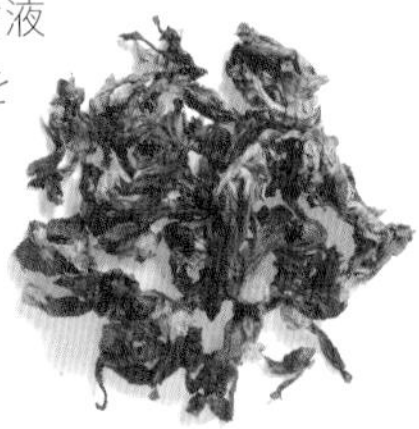

マンゴー

Mango

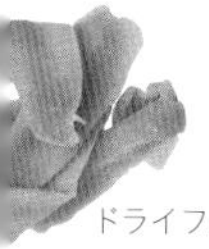

ドライフルーツ

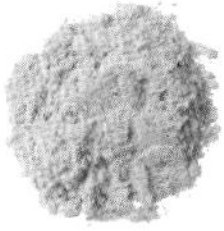

果実のパウダー

学名 *Mangifera indica*（ウルシ科マンゴー属）
別名・和名 アンラ（菴羅）、アンマラ（菴摩羅）
原産地 インドからインドシナ半島 利用部位 果実
香り・風味 無臭だがレモンやライムに似た強い酸味がある
注意 ウルシ科の植物に含まれるマンゴールが接触性皮膚炎（かぶれ）を起こすことがある
主な成分 β－カロテン、ビタミンC、カリウム、フラボノイド、葉酸、食物繊維
作用 抗酸化、造血、整腸

フルーツとして人気があり、日本でも栽培されていますが、未熟な実を乾燥・粉末にしたものは、マンゴーパウダーもしくはアムチュールというスパイスとして、料理に酸味をつけるために使われます。アーユルヴェーダでは体を温める作用があるとされ、マンゴーパウダーは良質の消化剤と考えられています。

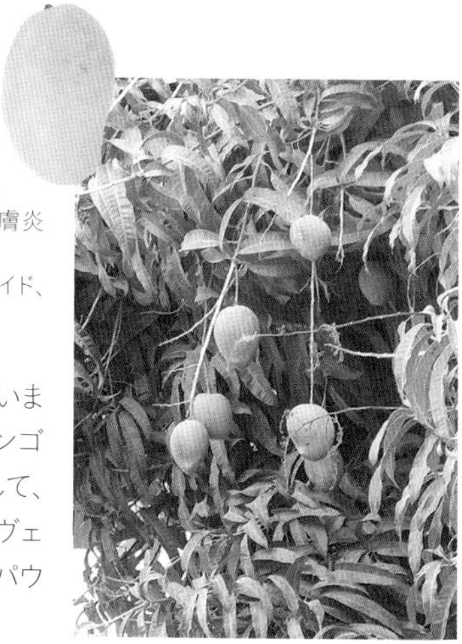

マンダリン

Mandarin

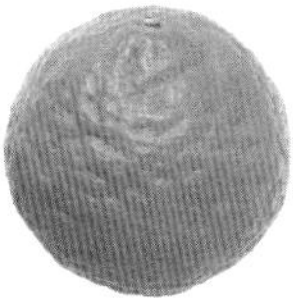

学名 *Citrus reticulata*（ミカン科ミカン属）
別名・和名 マンダリンオレンジ 原産地 中国
利用部位 果皮／圧搾法 香り・風味 オレンジよりも繊細な香り
注意 酸化した精油は皮膚刺激を起こすので注意
主な成分 リモネン、シトラール、シトロネラール、アントラニル酸メチル
作用 緩和、血行促進、鎮静、鎮痙

小ぶりの柑橘類で、果皮は手でむくことが出来るほど薄いのが特徴です。精油にはリモネンなどのほかにエステル類のアントラニル酸メチルという成分が含まれているため、オレンジより繊細で濃厚な甘い香りがあります。作用も穏やかであることから、子どものための精油として知られています。リラックス効果があるため、デリケートな心理状態や子どもが情緒不安定で落ち着きがないときに役立ちます。

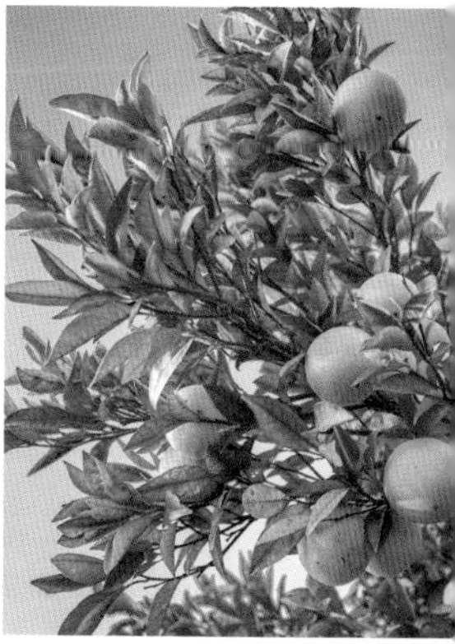

ミスルトウー

Mistletoe

学名 *Viscum album*（ビャクダン科ヤドリギ属）
別名・和名 セイヨウヤドリギ（西洋宿り木）
原産地 ヨーロッパ、北アジア 利用部位 花、茎、葉
香り・風味 熱を加えるとくさみが出る
注意 タンパク過敏症、結核、エイズのような慢性の進行性感染症は禁忌
主な成分 レクチン類、ポリペプチド類、クエルセチン、アラビノガラクタン
作用 緩和な降圧、細胞毒性、免疫賦活

落葉樹に半寄生する常緑植物で、ケルトやゲルマンの樹木神話にも登場します。免疫賦活作用やがん細胞に対する細胞毒性で知られ、全草を冷浸出したものを内服します。また、緩和な降圧効果があることから、循環器系疾患にも処方されます。

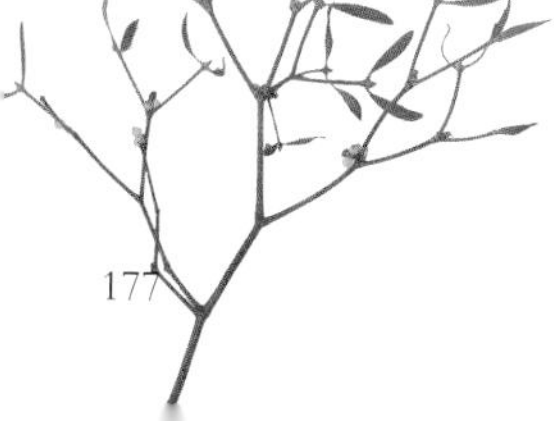

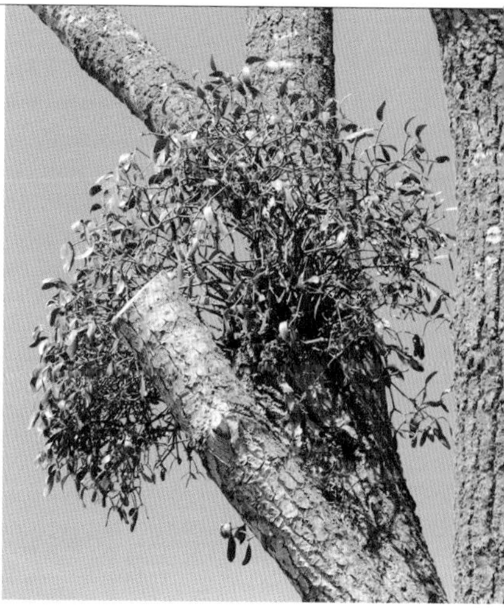

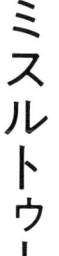

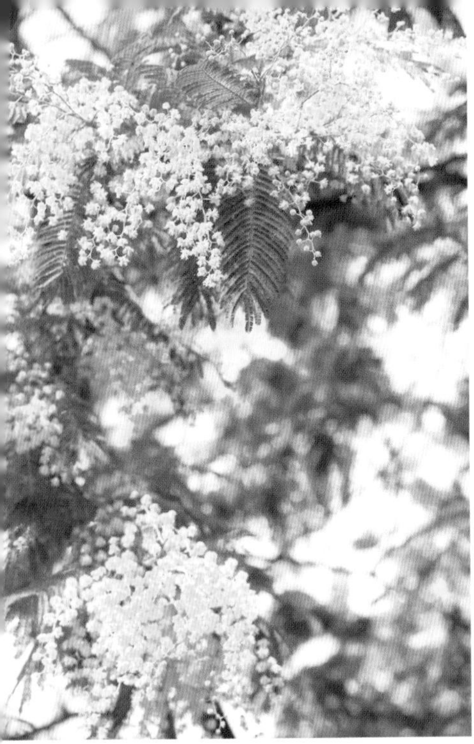

ミモザアカシア

Green Wattle,Early Black Wattle

香水に使われる芳醇な香りの花

学名 *Acacia dealbata*（マメ科アカシア属）
別名・和名 ミモザ、アカシア、フサアカシア（房アカシア）
原産地 南アフリカ
利用部位 花、葉、樹皮／溶剤抽出法（花）
香り・風味 濃厚でフローラルな香り
注意 特に知られていない
主な成分 ルベノン、ルペオール、アニスアルデヒド、ジャスモン、タンニン
作用 抗うつ、抗炎症、鎮静、収れん

マメ科の樹木で、その香りは香水の原料やエッセンシャルオイルでも人気。精神を安定させ、ストレスが原因の不調を緩和させる働きがあると考えられています。また、採蜜植物としても利用されます。葉や樹皮には収れん作用があるタンニンが含まれることから、ニキビや脂性肌に有効とされ、化粧品に使われることもあります。

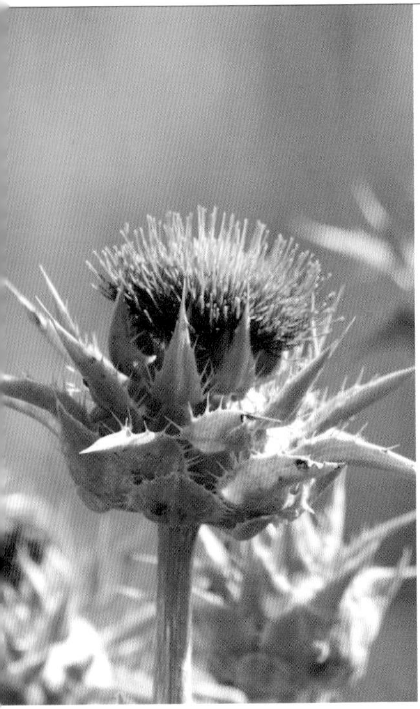

ミルクシスル

Milk thistle

肝臓病の予防や治療に有効とされている

学名 *Silybum marianum*（キク科アオアザミ属）
別名・和名 マリアアザミ、オオアザミ（大薊）
原産地 地中海沿岸 利用部位 種子、葉
香り・風味 ほんのり甘く、かすかな苦味がある
注意 まれに軟便になることがある
主な成分 シリマリン（フラボノリグナン）、フラボノイド、リノール酸、オレイン酸、ビタミンE
作用 抗酸化、細胞膜安定化、タンパク合成促進

紫色の花と白い斑が入った葉が特徴で、ティーにはほんのりとした甘さと苦味があります。その種子は、古代ギリシャ時代から肝臓病に用いられてきました。種子に含まれるシリマリンという成分には、毒物が細胞膜上の受容体に結合するのを防いだり、活性酸素を無毒化して肝細胞の損傷を防ぐ働きがあります。さらに、すでに損傷を受けた肝細胞の修復を促す働きもあることから、慢性肝炎、アルコール性肝炎、脂肪肝などの治療に用いられます。

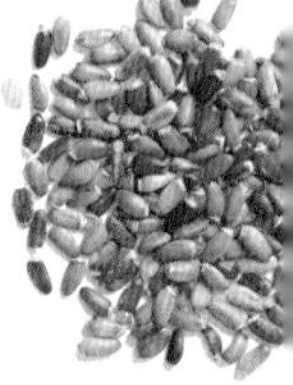

Myrrh

ミルラ

ミイラ作りにも使われた天然の防腐剤

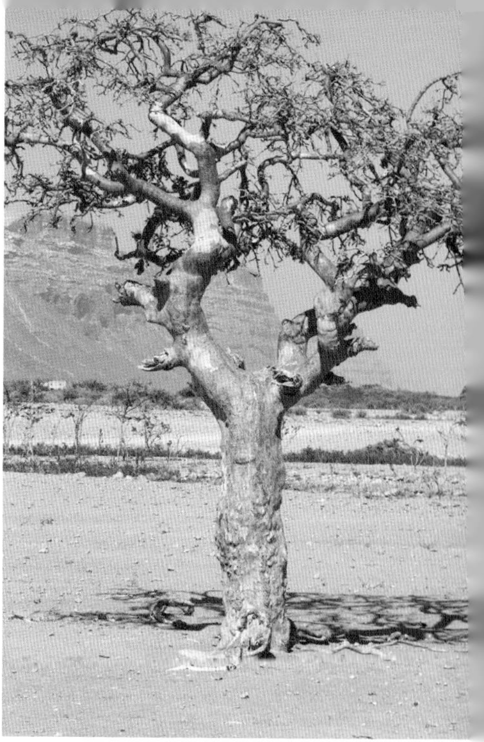

学名 *Commiphora myrrha*（カンラン科コンミフォラ属）
別名・和名 モツヤク（没薬）
原産地 ソマリア、エチオピア
利用部位 樹脂／水蒸気蒸留法
香り・風味 茶剤としては使われない
注意 妊娠中は避ける。月経過多には禁忌
主な成分 β－カリオフィレン、フラノオイデスマ-1,3-ジエン、粗ゴム質、粗粘液質
作用 抗菌、消炎、収れん

天然の防腐剤ともいわれ、古代エジプトでは王の遺体とともに防腐薬として埋葬され、ミイラの語源はミルラからきているともいわれています。利用されるのは樹皮の分泌液を空気中で乾燥させたもので、収れん、抗菌、消炎などの作用があるとされ、古くから歯や口腔内のトラブルに用いられます。日本でも薬用ハミガキの成分として使われています。

Myrobalan

ミロバラン

アーユルヴェーダでは最も重要なハーブの一つ

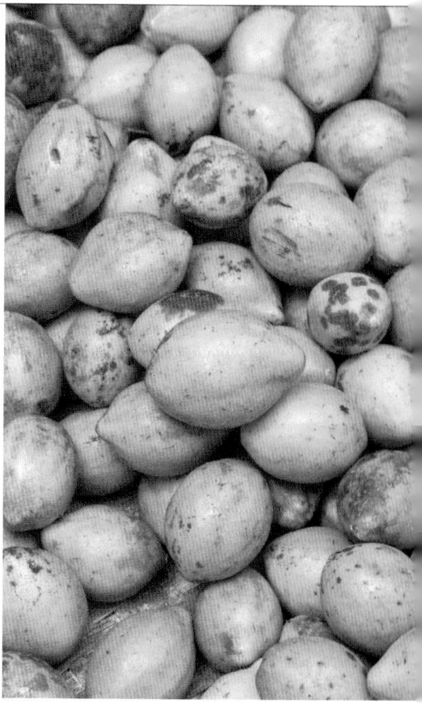

学名 *Terminalia chebula*（シクンシ科モモタマナ属）
別名・和名 ハリータキー（インド）、カリロク（訶梨勒）、カシ（訶子）
原産地 インド、熱帯アジア
利用部位 種、実、樹皮
香り・風味 苦くて酸っぱい
注意 妊娠中は避ける。月経過多には禁忌。過剰摂取すると下痢をするので注意
主な成分 タンニン 作用 収れん、止瀉、鎮咳

インド北部からミャンマーの森林に自生する植物で、実にはタンニンやケブリン酸を多く含みます。実を乾燥させてパウダーにしたものは、染料として用いるほか、アーユルヴェーダでは腸の強壮剤や皮膚や粘膜の潰瘍の治療にも使います。種子から得られる油には、若返り作用があり、若白髪に効くといわれています。漢方では「訶子（かし）」という生薬名で、下から突き上げるような咳の治療に処方されます。

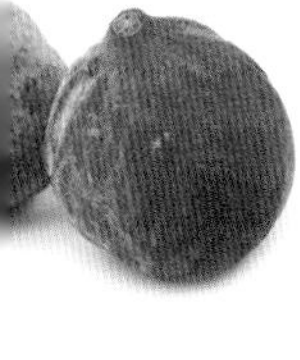

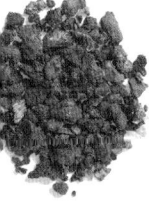

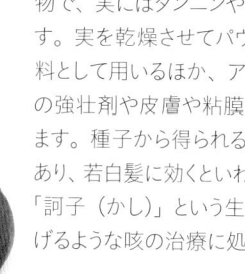

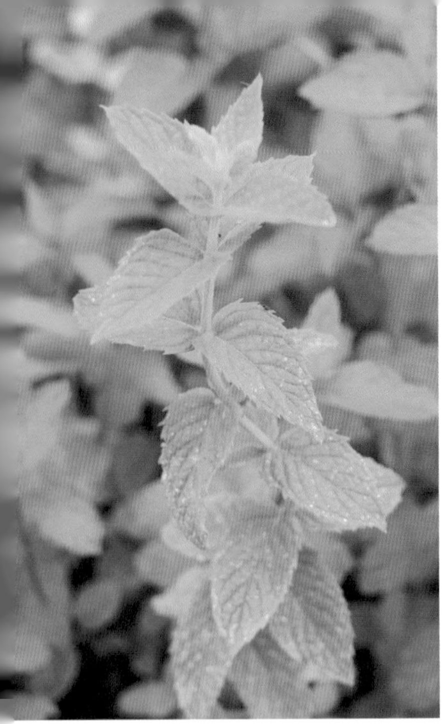

ミント

メンソールの働きで 気分も胃の調子も上々に

ペパーミント

学名 *Mentha x piperita L.*（シソ科メンタ属）
別名・和名 セイヨウハッカ、コショウハッカ
原産地 地中海沿岸
利用部位 葉、茎、花／水蒸気蒸留法
香り・風味 すっとしたさやわかな香り
注意 胆石の人は禁忌。精油は3歳以下の乳幼児、妊娠中や授乳中の女性、てんかん患者、高血圧の人には使用しない。6歳以下の子どもへの使用は注意。刺激が強いので、蒸気吸入や濃度に注意する
主な成分 ℓ-メントール、メントン、アピゲニン、ルテオリン、ロスマリン酸
作用 賦活のち鎮静、鎮痙、駆風、利胆

ミントの仲間は大変種類が多いですが、ペパーミントはメディカルハーブとしてよく利用されています。
さわやかな香りの正体はメントール。中枢神経に働きかけて活性化するので眠気が飛び、集中力がみなぎってきます。ペパーミントのティーは抗酸化作用が高いフラボノイド類を多く含み、古くから食べ過ぎや飲みすぎと言った消化器系の不調に用いられてきました。お腹の張りだけでなく、過敏性大腸炎にも有効との報告もされています。他のハーブとの相性がよく、ブレンドハーブとしても役立ちます。
精油は平滑筋に作用し、筋肉痛やリウマチ、頭痛などにも使われます。
ペパーミントにはブラック種とホワイト種があります。

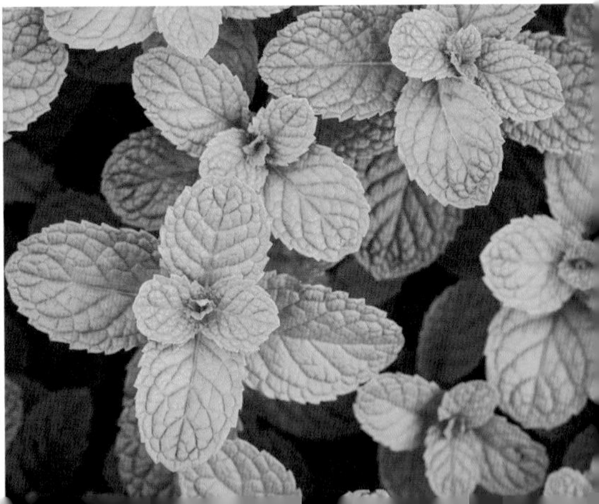

スペアミント

学名 *Mentha spicata L.*（シソ科メンタ属）
別名・和名 ミドリハッカ、オランダハッカ
原産地 地中海沿岸
利用部位 葉、茎、花／水蒸気蒸留法
香り・風味 ペパーミントよりも甘い香り
注意 皮膚や粘膜に対して弱い刺激がある。精油は3歳以下の乳幼児、妊娠中や授乳中の女性には使用をしない。6歳以下の子どもへの使用は注意
主な成分 ℓ-カルボン、d-リモネン
作用 健胃、駆風

葉はペパーミントより縮れていて大きく、そのふちには細かい切れ込みがあります。より刺激が少なく甘い香りが特徴。古代ギリシャ時代から香水や香料に利用されてきました。ヨーロッパではミントティーとしてよく飲まれています。スペアミントには抗菌作用や消化器系の機能を調整する働きがあるため、食欲不振や消化不良などに茶剤として使われます。ハーブティーや精油を使った芳香浴は、眠気覚ましや精神的疲労を回復させるのに効果が期待できます。

ミントの品種

ミントは容易に交雑するため、品種の分類が難しいハーブです。近年では研究が進み、かつては変種とされていたものが同一種とされ、整理されていく傾向にあるようです。

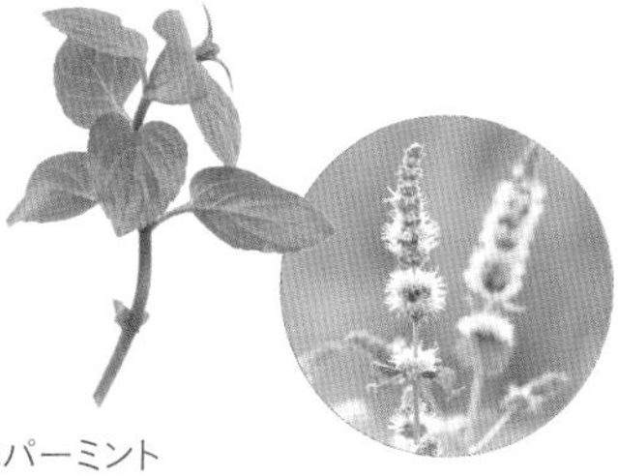

・ペパーミント
ブラック系とホワイト系があり、ブラックペパーミントはアントシアニンを含むため赤紫色を帯びます。香りが強く、香料の原料にも。ホワイトペパーミントは鮮やかな緑色で、香りはおだやか。ブラック系の特徴を持つオーデコロンミントはリナロールを含み、甘い香りを放つミントで、オレンジミント、ベルガモットミント、ラベンダーミントなど、多くの別名を持っています。キャンディミント、チョコミント、スイスリコラミントもブラック系品種。このように、かつては変種とされたものが「ペパーミント」に分類されています。

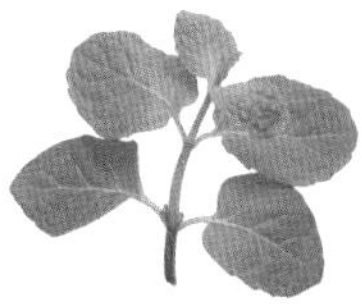

・スペアミント
葉は無毛で細かいシワがあるのが特徴です。茎にアントシアニンを含み、気温が下がると赤みを増します。カーリーミント、チリメンハッカ、モロッコミント、ケンタッキーカーネルミント、ストロベリーミントなどがスペアミントに分類されます。

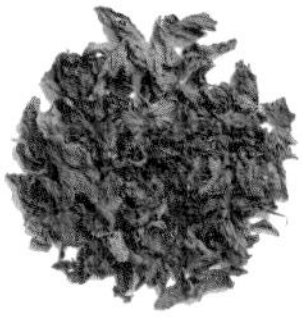

乾燥させた
スペアミントの葉

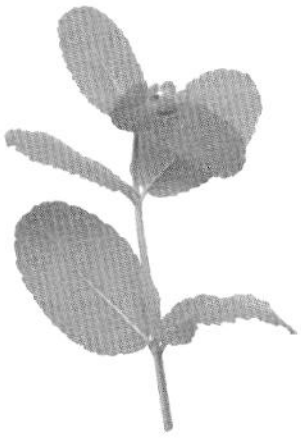

・アップルミント
丸葉で茎や葉に毛があるのが特徴で、薄紫色の花を穂状につけます。他の植物の生育を抑制する力が強く、よく繁るので自生しているところを見かけることもあります。葉にはリンゴのような香りがあります。

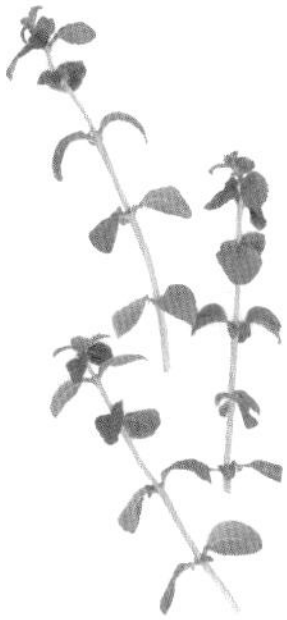

・イエルバブエナミント
モヒートに使われるミントはたくさんありますが、一番人気がこの品種です。キューバや西インド諸島で馴染みが深く、別名はモヒートミント。ただし、ヨーロッパを中心に北米やブラジルで広く栽培されている別種も「モヒートミント」と呼ばれていて、混乱が生じています。

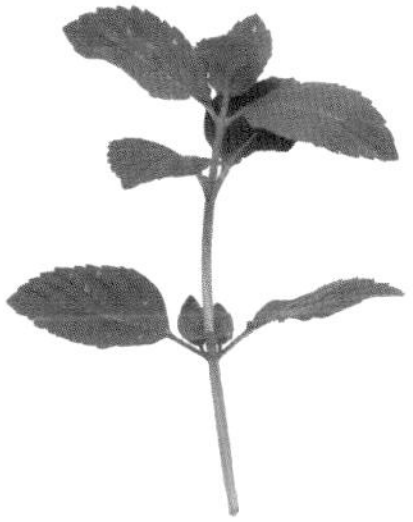

・ペニーロイヤルミント
這うように広がって伸びるほふく性のミント。古くから安眠や風邪の緩和、浄化、精神疾患などに利用されてきたとされています。抗菌や防虫作用があり、ペットのノミ除けにも。

・コルシカミント
イタリアのコルシカ島やサルディーニャ島が原産の小型のミント。まるで苔のように這って横に広がります。観賞用としての利用が多いのですが、ネズミ除けにもなるようです。

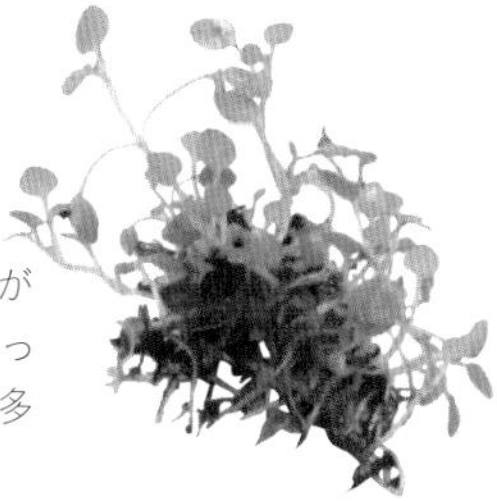

ミントブッシュ

Round-leaved mint bush, Roundleaf mint bush

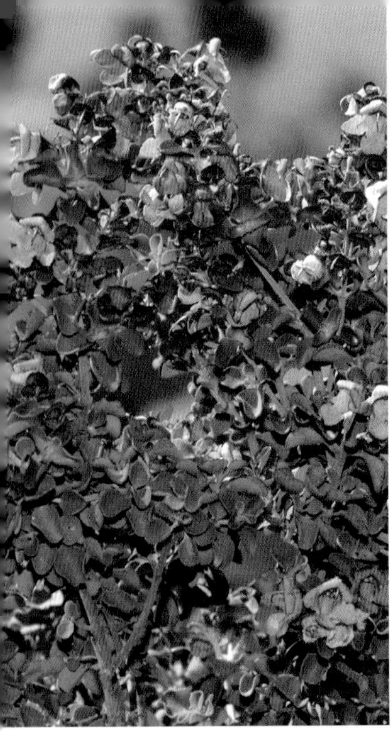

葉も花も香りがよく 庭木でも人気

(学名) *Prostanthera rotundifolia*（シソ科プロスタンテラ属）
(別名・和名) プロスタンテラ (原産地) オーストラリア
(利用部位) 葉、花
(香り・風味) 葉はミントに似た香り。花はクチナシのような甘い香り
(注意) 特に知られていない
(主な成分) シネオール、ピネン、ベルバスコシド、4-メトキシケイ皮酸
(作用) 抗菌、抗真菌、鎮痛、抗炎症

ミントの仲間ではありませんが、葉にミントの香りを持ちます。オーストラリア東南部に自生する常緑低木で、ピンクや白、紫のベル型の花をつけます。葉に豊富に含まれる揮発性オイルには殺菌作用があるといわれ、先住民のアボリジニは風邪や頭痛の外用薬として用いています。園芸種も 90 種類以上と多く、最近ではポプリや入浴剤などで香りを楽しむ植物としても人気があります。

メドウスイート

Meadowsweet

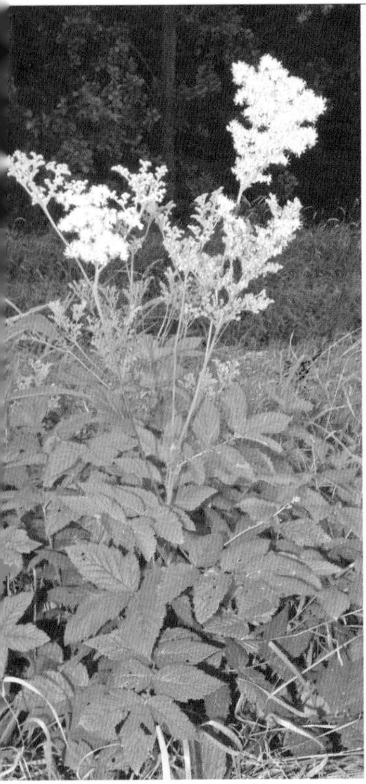

鎮痛成分を含む 清楚な「花嫁の花」

(学名) *Filipendula ulmaria*（バラ科シモツケソウ属）
(別名・和名) クイーン・オブ・ザ・メドー、セイヨウナツユキソウ（西洋夏雪草）
(原産地) 西アジア、ヨーロッパ (利用部位) 花、茎、葉、根
(香り・風味) アーモンドのような甘い香り、若干の苦味がある
(注意) アスピリン、サリチル酸の服用中は避ける。子どもは服用を避ける
(主な成分) サリチル酸、タンニン、粘液質、フラボノイド
(作用) 鎮痛、収れん

耐寒性のあるバラ科の多年草で、枝の先に白く小さい花をたくさん咲かせます。英国では、教会の結婚式でまかれる習慣があったことから、花嫁花とも呼ばれました。全草にアーモンドのような甘い香りがあり、ビールの香りづけや、ストローイングハーブ（地面や床に撒いて踏んだときに漂う香りを楽しむ。殺菌や防虫の効果も）として、主に自然派の園芸家から人気を集めています。19 世紀には鎮痛・解熱剤のアスピリンの原料となるサリチル酸がつぼみから抽出されました。痛みや熱を取り除く効果があるため、風邪のときにハーブティーにして飲むとよいといわれています。

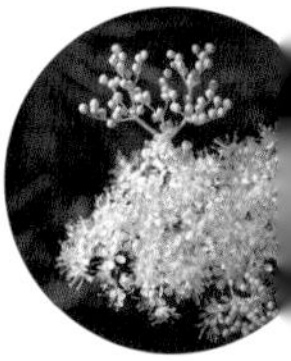

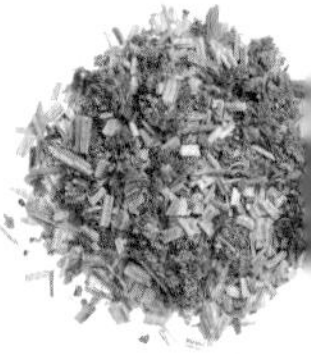

地上部のドライ

Melilot, Sweet Clover

メリロート

学名 *Melilotus officinalis*（マメ科シナガワハギ属）
別名・和名 スイートクローバー、セイヨウエビラハギ（西洋箙萩）
原産地 アジア〜ヨーロッパ 利用部位 種、花、茎、葉、根
香り・風味 スイートグラスに似た甘い香りで、やや苦い味がする
注意 クマリンの過剰摂取は肝障害を誘発する可能性があるので注意
主な成分 クマリン誘導体、クエルセチン、サポニン、タンニン、苦味質
作用 鎮痙、鎮静、去痰、抗血栓

ユーラシア大陸で広く自生し、牧草地や耕作地など、あらゆる場所で見ることのできる植物です。リンパの流れをスムーズにして、水分や老廃物の排出を促す働きがあるとされ、ヨーロッパでは足のむくみやこむら返りなどに効く民間薬として用いられてきました。また、殺菌、消炎、鎮痛作用もあるとされ、外用薬としても使われます。サシェにしてクローゼットに入れておけば、防虫効果も発揮します。

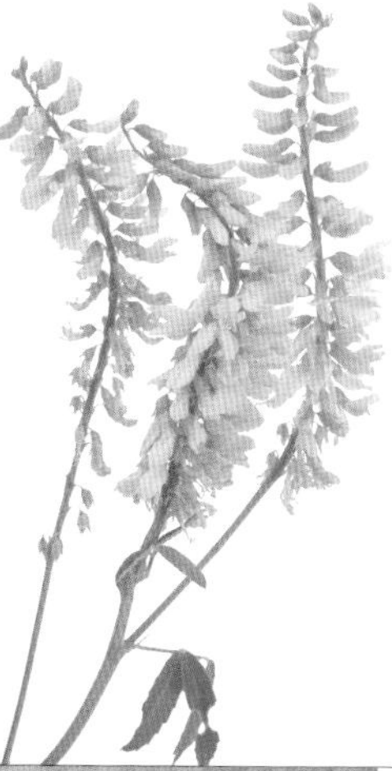

Monarda

モナルダ

学名 *Monarda didyma*
（シソ科ヤグルマハッカ属）
別名・和名 ビーバーム、
タイマツバナ（松明花）
原産地 北米、メキシコ
利用部位 花、茎、葉
香り・風味 レモンに似た香り、かすかな辛味と苦味
注意 青酸を微量に含むので、多用は避ける
主な成分 ルチン、クエルセチン、チモール、γ－テルピネン
作用 殺菌、健胃、駆風

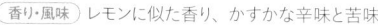

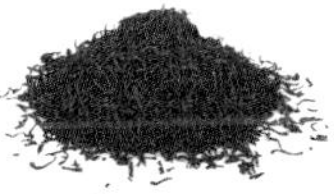
花のドライ

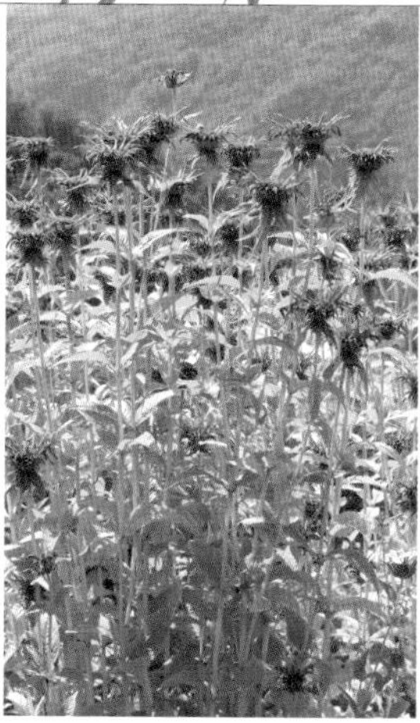

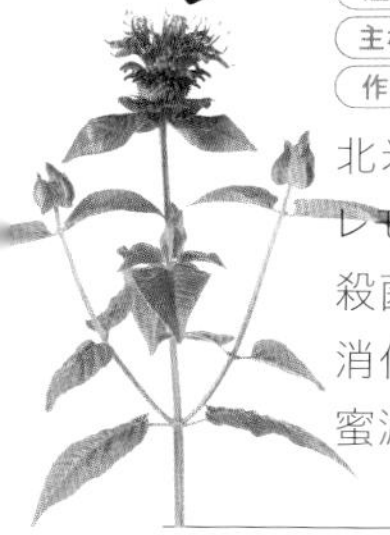

北米の先住民族がティーとして利用していたハーブで、レモンに似た香りとかすかな辛味・苦味が特徴です。殺菌成分であるチモールを含み、のどの炎症や感染症、消化不良に効果があるといわれています。ハチが集まる蜜源植物でもあり、園芸品種も多く出回ります。

Moringa

モリンガ

学名 *Moringa oleifera*
（ワサビノキ科ワサビノキ属）
別名・和名 ワサビノキ（山葵の木）
原産地 インド
利用部位 葉、根、樹皮、種子、花
香り・風味 緑茶や抹茶のような風味
注意 妊娠中は摂取を控える
主な成分 モリンギン、モリンギニン、ラクトン類、グルクロン酸、アラビノース、β－カロテン、カルシウム、パントテン酸、タンパク質
作用 抗菌、利尿

栄養素を多く含むことから「奇跡の木」「薬箱の木」などと呼ばれます。葉にはピリッとした辛味があり、サラダなど幅広い料理に活用できます。

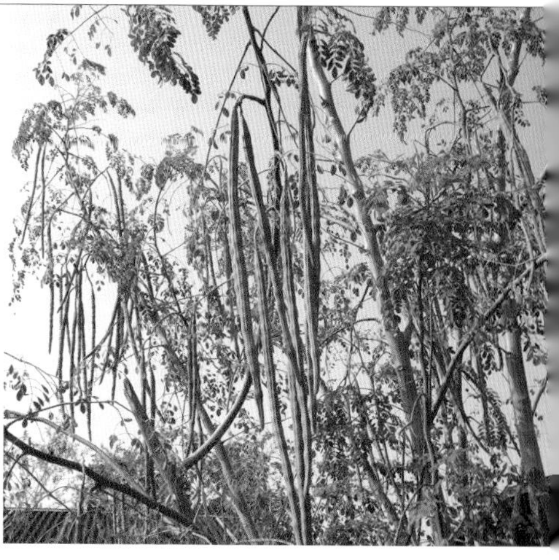

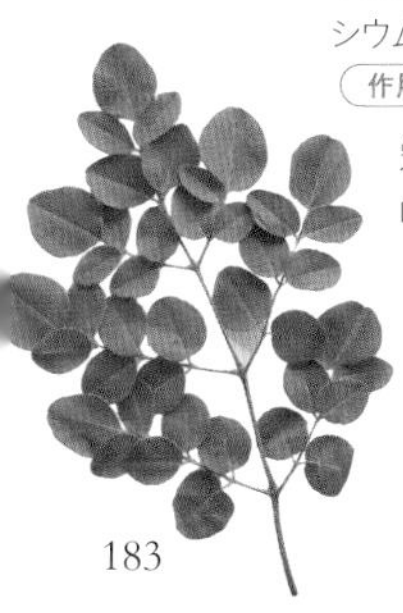

ヤロウ

Yarrow

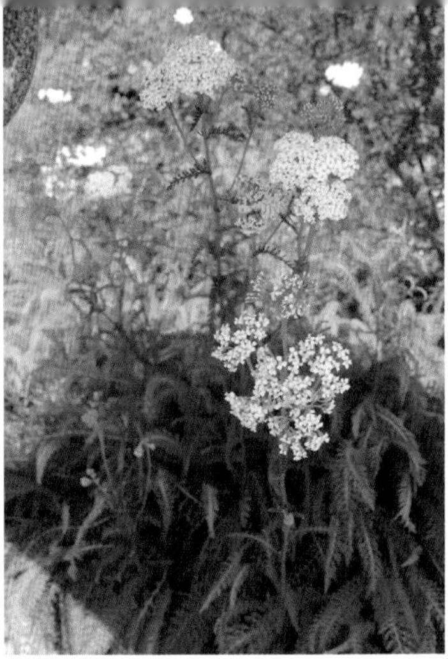

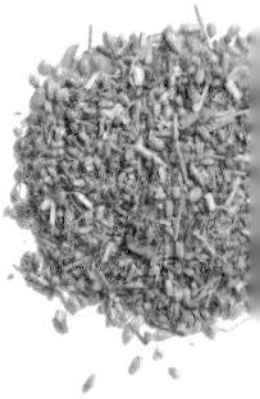

消炎作用に優れ 傷の手当てにも使われた

学名 *Achillea millefolium*（キク科ノコギリソウ属）
別名・和名 アキレア、アキレス、ミルフォイル、セイヨウノコギリソウ（西洋鋸草）
原産地 ヨーロッパ
利用部位 地上部（特に小頭花）／水蒸気蒸留法
香り・風味 薬草のような香り、少し苦味がある
注意 妊娠中は避ける。多量に飲むと頭痛やめまい、光過敏症、アレルギーを引き起こすことがある。キク科植物アレルギーの人は禁忌。精油は乳幼児、妊産婦、授乳中の女性、てんかん患者には使用しない
主な成分 アキリシン、アキレイン、アピゲニン、ルテオリン、クマリン類、タンニン
作用 消炎、鎮静、鎮痙、健胃、利胆、抗菌、収れん、止血、創傷治癒

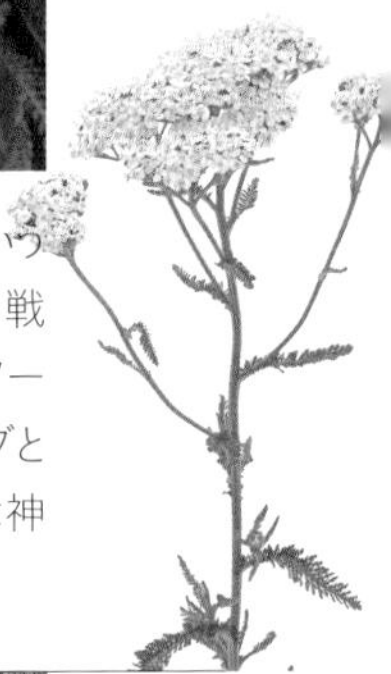

ヨーロッパ原産ですが、日本にも 8 種類の仲間が自生し、葉の形からノコギリソウという名で呼ばれています。学名の Achillea は、ギリシャ神話の英雄アキレスやその部下が戦いで受けた傷を、この植物を使って癒やしたことが由来といわれています。このエピソードの通り、古くから傷の治療や止血剤として用いられ、殺菌・消炎作用のあるハーブとして知られています。食欲不振や消化不良、風邪にはハーブティー、生理痛や自律神経系由来の緊張状態には座浴、傷や皮膚の炎症には外用薬として用います。

ユーカリ

Eucalyptus

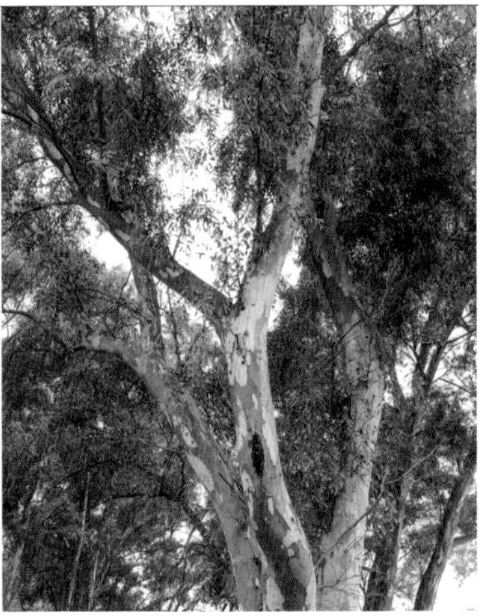

オーストラリア先住民が 利用した強い抗菌力

学名 *Eucalyptus globulus*（フトモモ科ユーカリノキ属）
別名・和名 ガムツリー、ユーカリノキ
原産地 オーストラリア
利用部位 葉／水蒸気蒸留法
香り・風味 刺激のある独特の香り、クセのある草木の味
注意 妊娠中、授乳中は避ける。炎症を伴う胆汁管と消化管および肝疾患には禁忌。過剰摂取は吐き気などを起こす可能性あり。乳幼児には使用しない。皮膚刺激の可能性があるので濃度に注意する
主な成分 1,8- シネオール、α - ピネン、タンニン、フラボノイド
作用 去痰、抗菌、浄化

オーストラリア原産でコアラの木としても親しまれているユーカリ。先住民アボリジニの間でも古くから抗菌作用のある植物として利用されてきました。この木を伐採するとマラリアなどの感染症が流行するといわれることからも、その抗菌力の高さが伺えます。葉に含まれる精油は、医薬品としても利用されます。神経痛やリウマチにはアロマトリートメントが、花粉症や頭痛、鼻詰まりには蒸気吸入がよいでしょう。虫を寄せ付けない力もあることから、虫よけスプレーなどにも使われます。

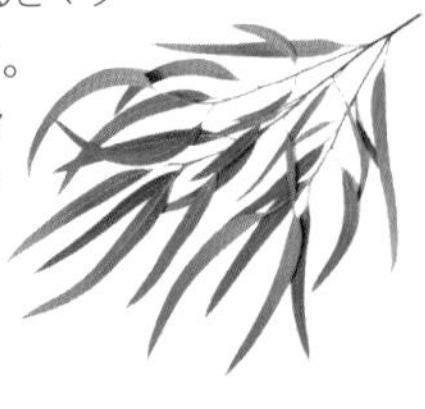

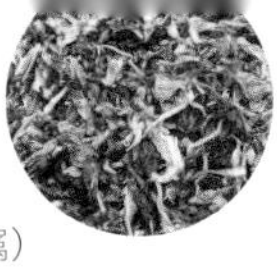

ラークスパー

Larkspur

学名 *Consolida ajacis*
（キンポウゲ科ヒエンソウ属）
別名・和名 チドリソウ（千鳥草）、ルリヒエンソウ（瑠璃飛燕草）
原産地 地中海沿岸　利用部位 花
香り・風味 匂いはほとんどなく、食用にはしない
注意 特に知られていない

1mほどの草丈に小さな青紫色の花をたくさんつけます。一年草ですが、こぼれ種で翌年もまた花を咲かせることから、園芸種としても人気があります。花は乾燥させても鮮やかな色を保つため、ポプリにも使われます。また、種子や花のついた枝は虫除け効果もあるとされています。

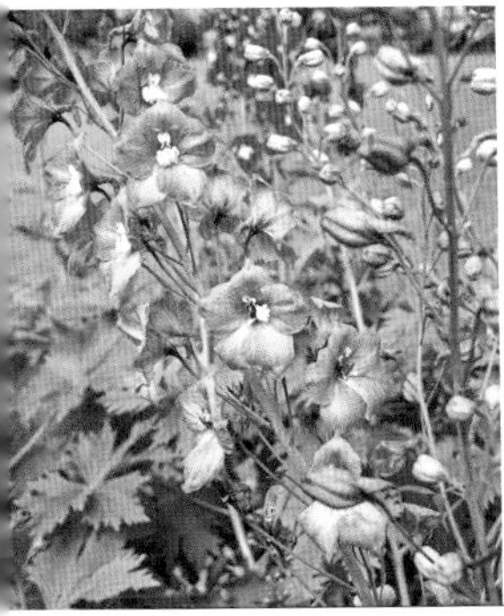

ユカン

Indian gooseberry

学名 *Phyllanthus emblica*
（コミカンソウ科コミカンソウ属）
別名・和名 アンマロク
原産地 インド～東南アジア
利用部位 果実
香り・風味 強烈な酸味の中に渋みと苦味がある
注意 特に知られていない
主な成分 ビタミンC、タンニン
作用 鎮咳、去痰、解毒

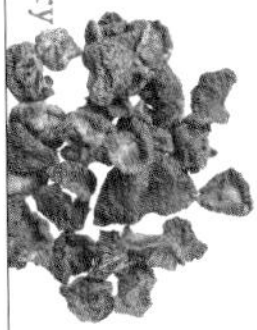

実を乾燥させたもの

3～4cmの実を主に利用します。インドでは古くから栽培されていた植物。ポリフェノール、ビタミンC、ペクチンを豊富に含み、酸味とタンニンによる渋味が強いのが特徴です。インドのアーユルヴェーダでは、炎症、眼病、喘息、便秘、貧血などのさまざまな症状に効果があるといわれています。

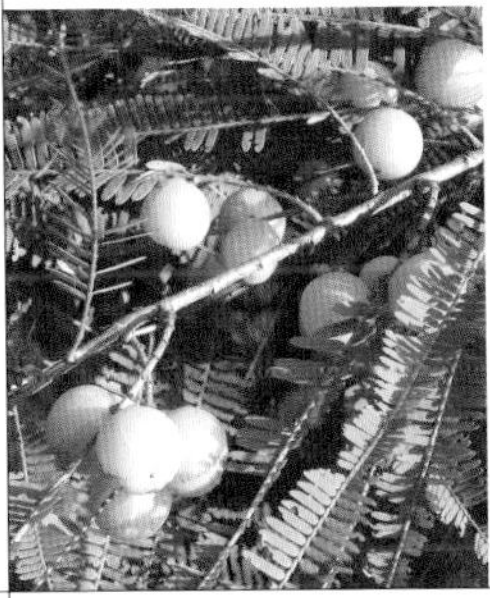

ライラック

Lilac

学名 *Syringa vulgaris*
（モクセイ科ハシドイ属）
別名・和名 リラ、ハナハシドイ、キンツクバネ、ムラサキハシドイ（紫丁香花）
原産地 イラン
利用部位 花／溶剤抽出法
香り・風味 ジャスミンのような香り
注意 特に知られていない

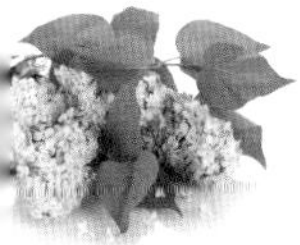

耐寒性のある落葉樹で、日本では北海道の代表的な花木として知られています。木は笛の材料にもなり、学名のSyringaは笛を意味します。春先にはジャスミンに似た香りの花を房状につけます。ライラックの花の精油は抽出が非常に難しいため、市場に出回るものはほとんどが合成されたものです。

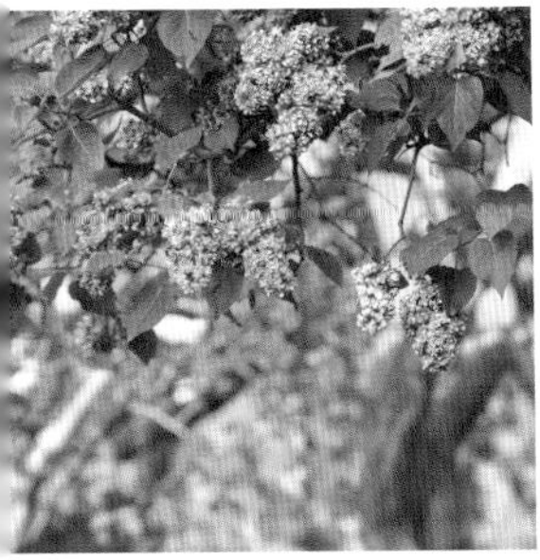

ユキチャ

Snow Tea

学名 *Thamnolia vermicularis*
（ムシゴケ科ムシゴケ属）
別名・和名 雪茶、太白茶
原産地 ヒマラヤ山系の雲南省、チベット
利用部位 地衣体
香り・風味 香りも味もほとんどない
注意 過剰摂取による肝障害の症例が報告されている

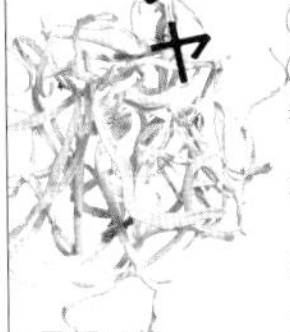

雪解け後、採取して乾燥させたもの

標高3800m以上の極寒の地でしか生息できない大変希少な野草。主に茶剤として利用し、明の時代から皇帝に献上され、宮廷秘茶として飲まれてたといいます。脂肪の分解を促し、新陳代謝を向上させる働きがあることから、高血圧や不眠症に効く生薬としても用いられます。ダイエットや美容によいお茶としても飲まれています。

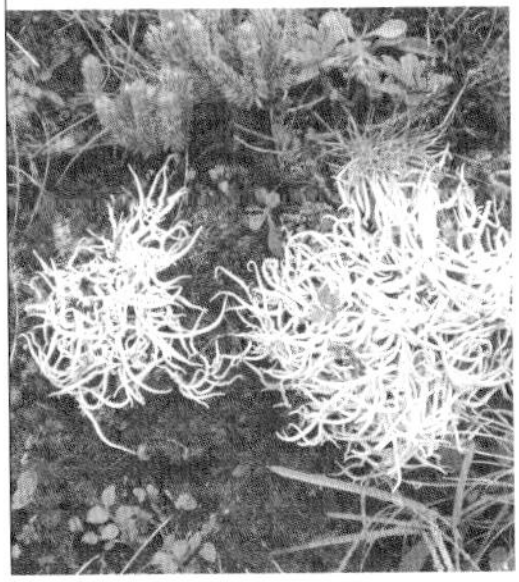

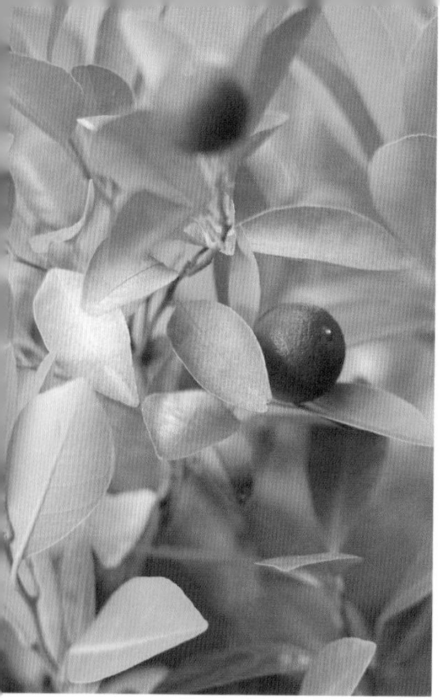

ライム

Lime

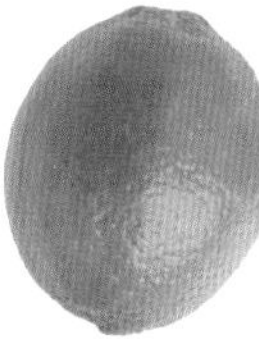

メキシコ料理には欠かせない シャープでくっきりとした香り

学名　*Citrus aurantiifolia*（ミカン科ミカン属）
原産地　熱帯アジア
利用部位　果実、果皮／圧搾法、水蒸気蒸留法
香り・風味　苦味のある柑橘系の香り
注意　精油には光毒性あり
主な成分　ビタミンC、リモネン、β－ピネン、γ－テルピネン、サビネン、α－ピネン、ゲラニアール、ネラール
作用　強壮、抗炎症、抗菌、消化促進、食欲増進

柑橘の一種で、主に果実を食用に使います。果汁には独特の苦味と香りがあり、料理の酸味として用いるほかカクテルにもよく使用されます。日本では、アメリカ産やメキシコ産が広く出回っていますが、国内でも愛媛県、香川県などで栽培されています。精油には、不安や恐れを取り除き、心を明るくする作用があるとされています。

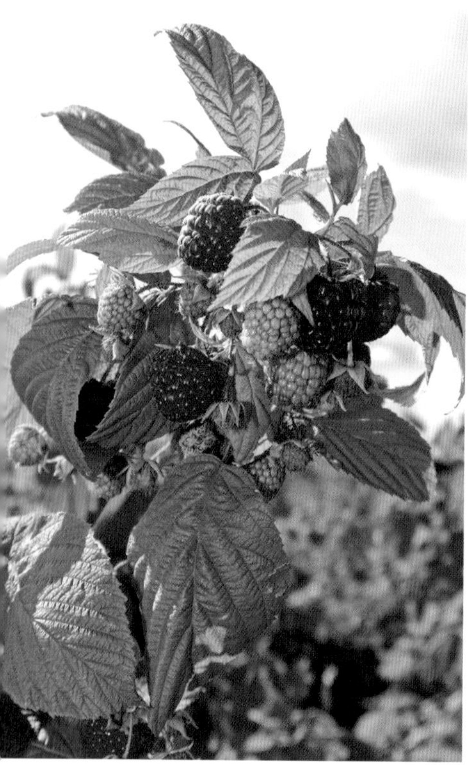

ラズベリーリーフ

Raspberry leaf

別名は安産のハーブティー PMSの予防にも

学名　*Rubus idaeus*（バラ科キイチゴ属）
別名・和名　レッドラズベリー、ヨーロッパキイチゴ、エゾイチゴ（蝦夷苺）
原産地　ヨーロッパ、北アジア　利用部位　葉
香り・風味　干し草の香り、かすかな酸味と塩味でクセはない
注意　妊娠初期は多量に飲用しない
主な成分　フラガリン、タンニン、ビタミンC
作用　鎮静、鎮痙、収れん

ユーラシア大陸から北米まで広く自生する植物で、実は食用として、葉はハーブティーとして古くから利用されてきました。ラズベリーリーフを使ったハーブティーは、ヨーロッパでは昔から安産のためのお茶といわれています。子宮筋の収縮を調整し、陣痛の痛みの緩和や産後の母体の回復に効果があるとされ、生理痛や月経前症候群（PMS）の予防や緩和にも用いられます。カフェインを含まないので、妊娠中や授乳中にも安心して飲むことができます。

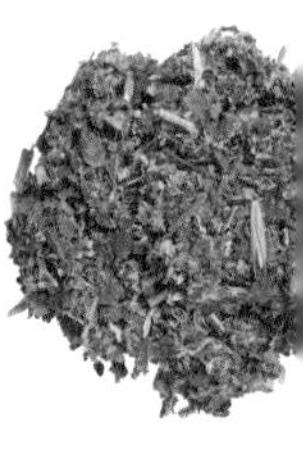

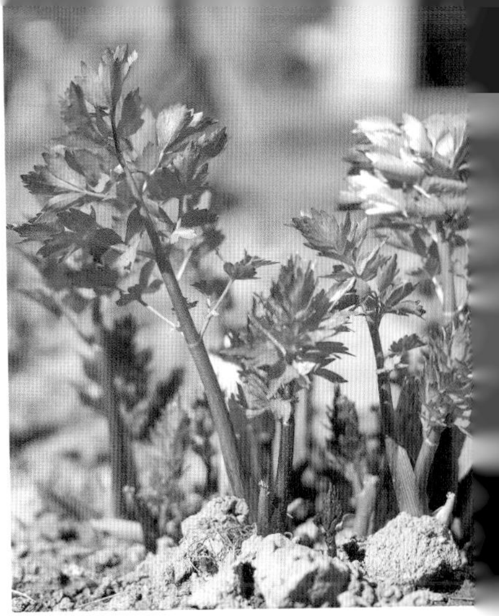

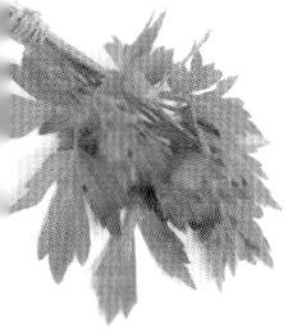

ラビッジ

Lovage,smallage

学名 *Levisticum officinale*（セリ科レビスチカム属）
別名・和名 ロベージ、ラベッジ、ラブパセリ
原産地 ヨーロッパ、アジア南西部
利用部位 種、茎、葉、根／水蒸気蒸留法（根）
香り・風味 セロリに似た風味
注意 妊娠中は使用しない。腎機能障害または腎炎には禁忌
主な成分 シスリグスチリド、ピネン、β－フェランドレン
作用 強壮、強肝、抗菌、抗炎症

ふちがギザギザとした葉が特徴で、セロリに似た食味を持っています。ヨーロッパの食卓では昔から親しまれてきたハーブで、葉はサラダやスープに、種はスパイスとして、根もすりおろして利用されます。風邪による発熱やのどの炎症、消化不良、傷口の治療などに用いられることもあります。

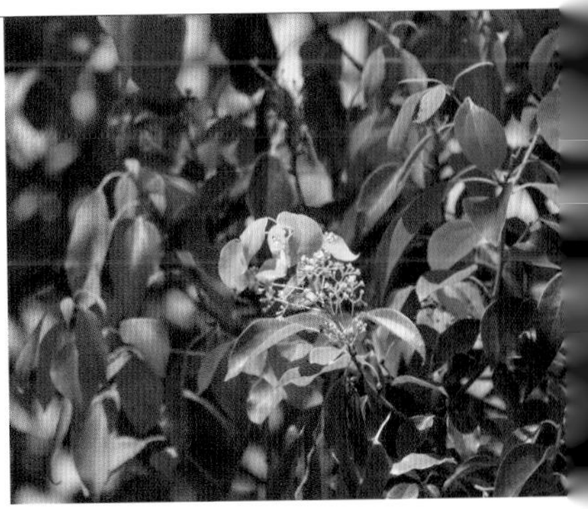

ラベンサラ

Ravensara

学名 *Ravensara aromatica*（クスノキ科ラベンサラ属）
原産地 マダガスカル 利用部位 葉／水蒸気蒸留法
香り・風味 スパイシーで甘い香り
注意 特に知られていない
主な成分 *d*－リモネン、サビネン、β－カリオフィレン
作用 去痰、抗ウイルス、抗カタル、抗菌、鎮静、鎮痛

マダガスカル原産の常緑高木で、日本のクスノキと同種。マダガスカルのラベンサラ精油にはクスノキに含まれる樟脳成分のカンファーはほとんど含まれていないのが特徴。精油はスパイシーでさわやかな香り。

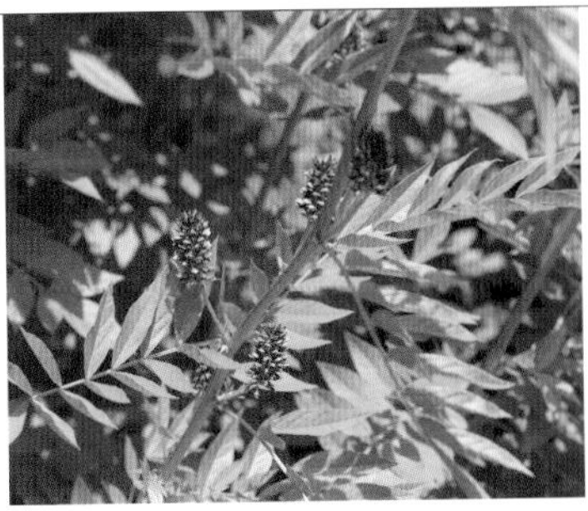

リコリス

Licorice

学名 *Glycyrrhiza glabra*（マメ科カンゾウ属）
別名・和名 セイホクカンゾウ、ヨーロッパカンゾウ
原産地 トルコ 利用部位 根、ほふく枝（ストロン）
香り・風味 マスカットとクルミをあわせたような香りで、後味の残る独特の甘み
注意 肝臓疾患、高血圧症、腎不全、糖尿病の人は適量を守る。妊娠中、授乳中は避ける
主な成分 グリチルリチン、フラボノイド、イソフィラボン類、カルコン類、クマリン類
作用 鎮咳、去痰、消炎、抗アレルギー、免疫賦活、エストロゲン様作用、抗ウイルス、甘みづけ

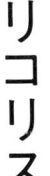

根や枝に砂糖の50倍の甘さを含むことから、日本では「甘草（かんぞう）」と呼ばれています。生薬として多くの漢方薬に処方されていることでも知られています。マスカットとくるみをブレンドしたような香りと独特の甘みが特徴で、ハーブティーとしても利用。園芸種のリコリス（ヒガンバナ）は、まったく別のもので毒を持つので、誤って服用しないよう注意が必要です。

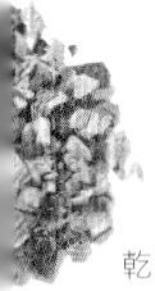

乾燥させて砕いた根

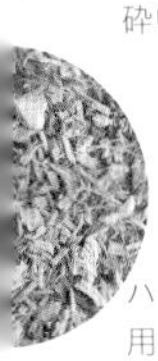

ハーブティー用の茶剤

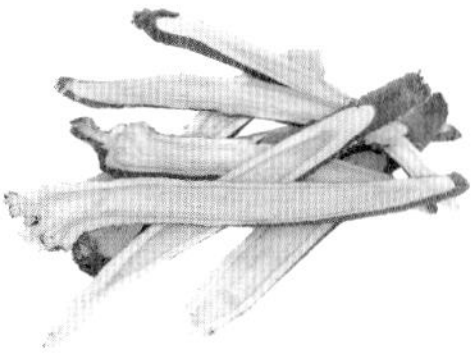

ラベンダー

誰からも愛される「香りの庭の女王」

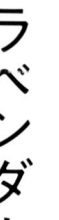

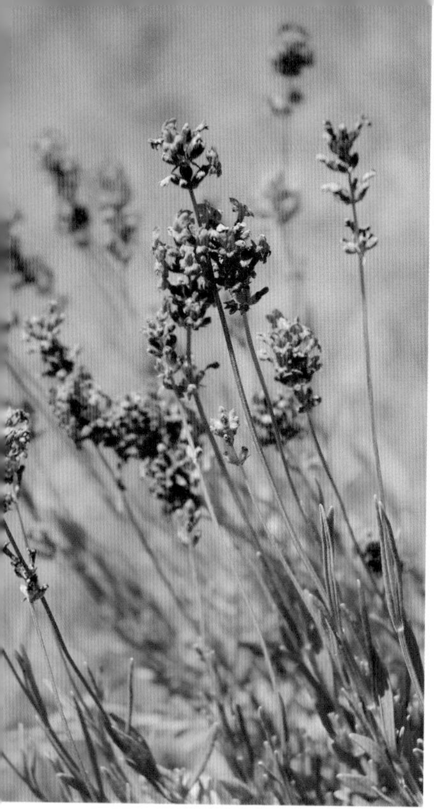

学名 *Lavandula angustifolia*
（別名 *Lavandula officinalis, Lavandula vera*）
（シソ科ラベンダー属）

別名・和名 イングリッシュラベンダー、コモンラベンダー、真正ラベンダー

原産地 地中海沿岸

利用部位 花、葉／水蒸気蒸留法

香り・風味 シャープですがすがしい香り

注意 妊娠中は使用量に注意

主な成分 酢酸リナリル、リナロール、フラボノイド、タンニン

作用 鎮静、鎮痙、抗菌

ラテン語で「洗う」という意味の「ラワーレ」が語源といわれ、古代ギリシアの時代から心身を浄化し、怒りや執着を鎮めるハーブとして使われてきました。中世ドイツの女子修道院長ヒルデガルドにより、ヨーロッパ全土に広められたといわれています。数多くの栽培品種がありますが、その中で精油を採取できるのは主にイングリッシュ・ラベンダーです。生産地としてはプロヴァンスやタスマニアが有名ですが、日本では富良野のラベンダー畑がよく知られています。抗菌・抗真菌作用があり、皮膚への刺激が少ないことから、化粧品などにもよく用いられます。ハーブティーにはストレスを和らげて緊張をほぐす働きがあるため、片頭痛や生理不順などにも効果があるとされています。紫や白、ピンクなどの花を咲かせるため観賞用としても人気があり、ポプリやサシェなどにも使えます。

ラベンダーの湿布

疲れ目にはラベンダーの温湿布が有効です。目を閉じてまぶたに乗せましょう。眼精疲労による肩こりの緩和にもなります。ストレスや緊張による胃腸のトラブルには、ラベンダーとローマンカモミールの精油を使い、腹部の温湿布を行います。精油の作用と温湿布の温め効果により、緊張がほぐれて消化機能が整います。軽いやけどや虫さされにはラベンダーの冷湿布で患部をクールダウン。痛みやかゆみが和らぎます。

精油の塗布

通常、精油を原液のまま使うことはありませんが、皮膚刺激が弱いラベンダーやティーツリーの精油は例外です。やけどや水虫の場合、ラベンダー精油を1滴、綿棒などを使って患部に直接塗布します。水虫にはティーツリー精油を使うことも可能です。

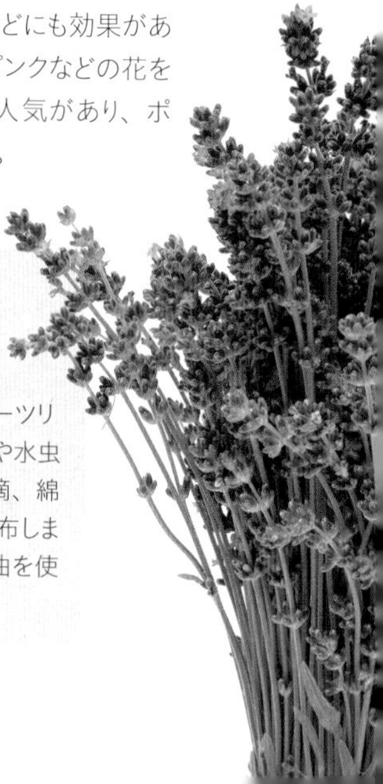

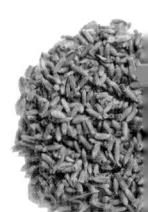

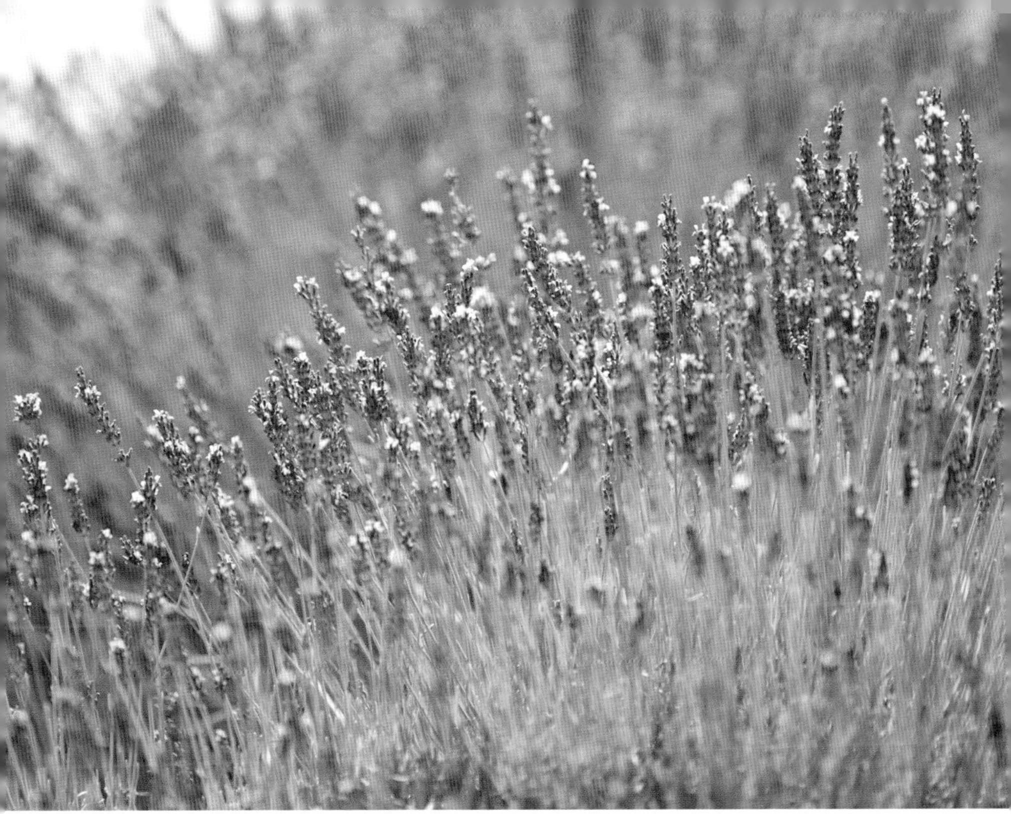

ラベンダーの品種

たくさんの品種がありますが、大きく3つの系統に分けられます。

・イングリッシュ系

188ページの真正ラベンダーの他に2種あります。

ラティフォリア種（*L.latifolia*）はスパイクラベンダーとも呼ばれる品種で、カンファーが強く香ることから男性のラベンダーともいわれます。精油としての流通もありますが、油絵の具の溶剤にも使われています。

ラバンディン種（*L.x intermedia*）は真正ラベンダー（アングスティフォリア）とラティフォリアの交雑種で、暑さに強く、収油量が多いのが特徴。日本のハーブ園にもグロッソという品種がよく植えられています。

ラベンダーグロッソ

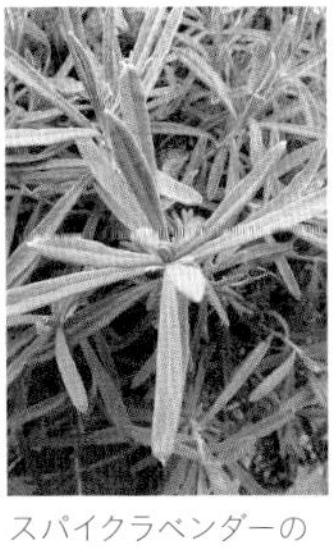

スパイクラベンダーの葉はやや幅広

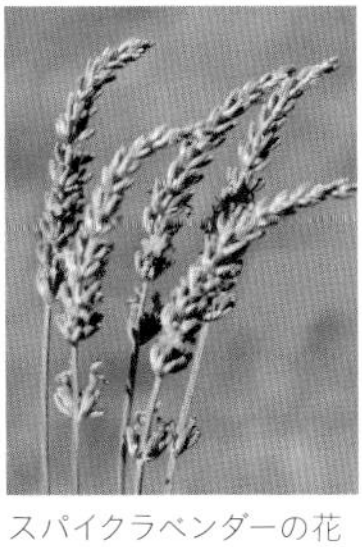

スパイクラベンダーの花

・フレンチ系

花穂の先にうさぎの耳のような苞葉がつくストエカス種（*L.stoechas*）は、暑さに強く、丈夫で栽培しやすいのが特徴。香りはやや弱めです。

デンタータ種（*L.dentata*）は葉の縁に切れ込みがあるのが特徴で、フリンジドラベンダーとも呼ばれます。香りは弱く、観賞用の品種です。

・プテロストエカス系

レースラベンダーの別名もあるムルティフィダ種（*L.multifida*）。葉の縁に細かい切れ込みがあり、やわらかな印象があります。花期が長く、観賞用として人気です。

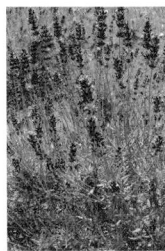

リンデン

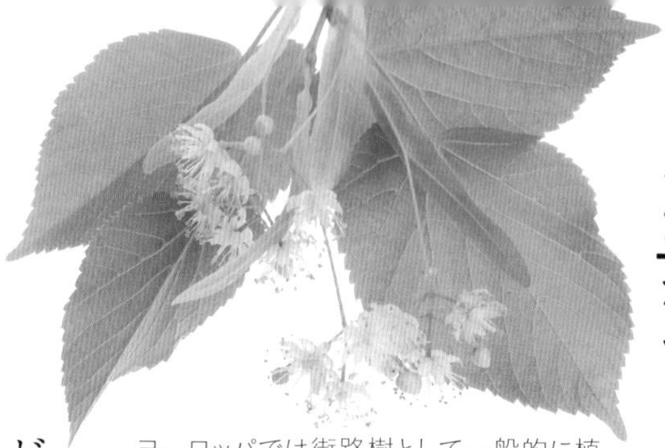

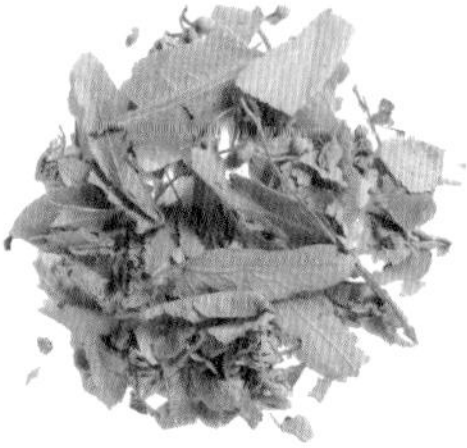

ほのかな甘みととろみが子どもにも人気のハーブ

学名 *Tilia × europaea*（アオイ科シナノキ属）
別名・和名 ライム、セイヨウボダイジュ（西洋菩提樹）、セイヨウシナノキ（西洋科の木）、ティヨル
原産地 ヨーロッパ、中国
利用部位 花（苞も）／溶剤抽出法
香り・風味 甘みがありすっきりとしている
注意 特に知られていない
主な成分 ルチン、ヒペロシド、ティリロシド、アラビノガラクタン、タンニン、カフェ酸、クロロゲン酸、ファルネソール
作用 発汗、利尿、鎮静、鎮痙、保湿（外用）

ヨーロッパでは街路樹として一般的に植えられる木で、古代から神聖な木と呼ばれてきました。葉には鎮静、発汗、利尿作用があることから、ヨーロッパの伝統的な植物療法でも使われ、風邪や不眠、インフルエンザ、高血圧に用いられてきました。「グッドナイトティー」とも呼ばれ、花を使ったハーブティーにはストレスを緩和して自然な睡眠を促す働きがあるとされています。ドイツの小児科では子どもの風邪にペパーミントとのブレンドティーが処方されます。

ルイボス

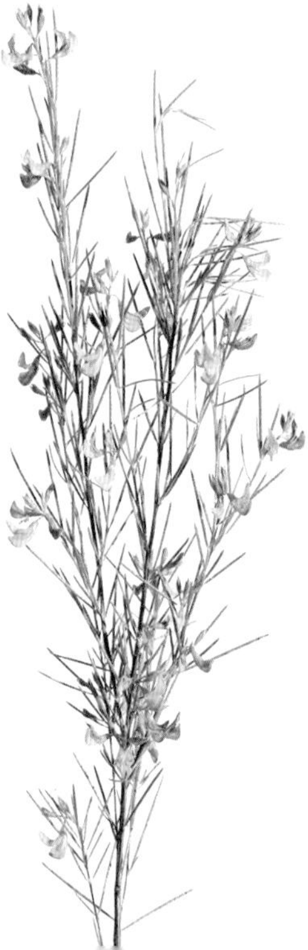

南アフリカの不老長寿のお茶

学名 *Aspalathus linearis*
（マメ科アスパラトゥス属）
原産地 南アフリカ **利用部位** 葉
香り・風味 かすかにオレンジを思わせる香り、すっきりしたさわやかな味
注意 特に知られていない
主な成分 ルテオリン、アスパラチン、タンニン、カフェ酸
作用 抗酸化、代謝促進

南アフリカ共和国特産で、喜望峰に近いジェンダーバーグ山脈にしか自生しないマメ科の植物。その地の先住民から「不老長寿のお茶」として飲まれており、かすかにオレンジを思わせるような香りとさわやかなほの甘さが特徴です。活性酸素を取り除く力が高く、毛細血管を丈夫にすることから、冷え性や便秘、アレルギーの諸症状にも効果があるといわれています。

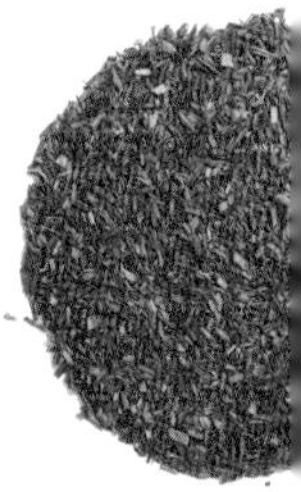

Rue

ルー

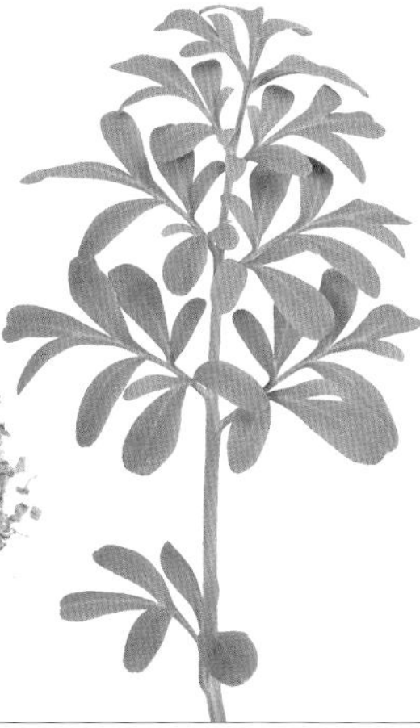
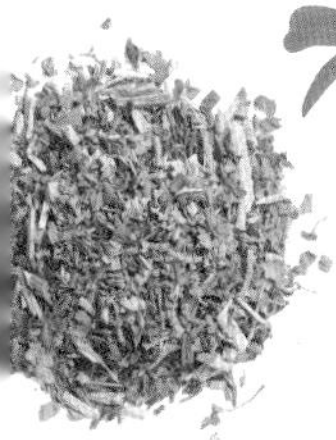
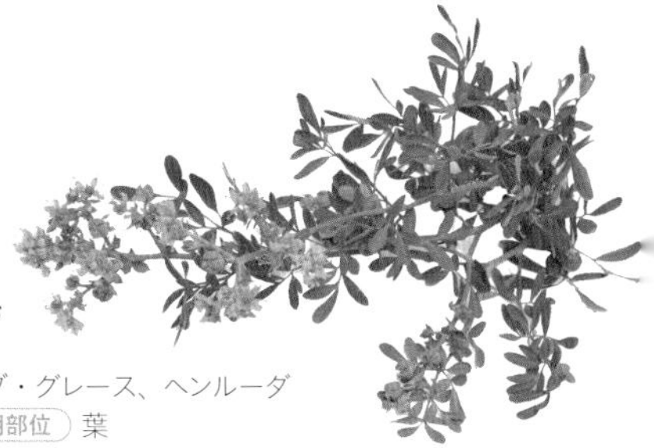

学名 *Ruta graveolens*（ミカン科ヘンルーダ属）
別名・和名 ハーブ・オブ・グレース、ヘンルーダ
原産地 ヨーロッパ 利用部位 葉
香り・風味 強い香りがあり、食用には適さない
注意 妊娠中には使用しない。葉や茎の汁は皮膚炎を起こすことがあるので注意。腎機能不全には禁忌

へら形の葉が特徴で、茎葉に強い香りがあるため防虫剤として強い効果を発揮します。ドライフラワーや染色剤として使われることもあります。以前は食用もされていましたが、毒性を含むことがわかり、現在は利用しません。

Rhubarb

ルバーブ

学名 *Rheum rhabarbarum*（タデ科レウム属）
別名・和名 マルバダイオウ（丸葉大黄）、ショクヨウダイオウ（食用大黄）
原産地 シベリア南部 利用部位 葉柄
香り・風味 香り高く、酸味がある
注意 葉は食用にしない。妊娠中、痔核、腎臓疾患、尿路結石、関節炎、冷え性の人は使用を控える。腸閉塞や原因不明の腹痛には禁忌。慢性の下痢や炎症を伴う腸の症状にも禁忌。12歳以下の小児にも禁忌
主な成分 カリウム、カルシウム、食物繊維、センノシド、レイン
作用 整腸、緩下

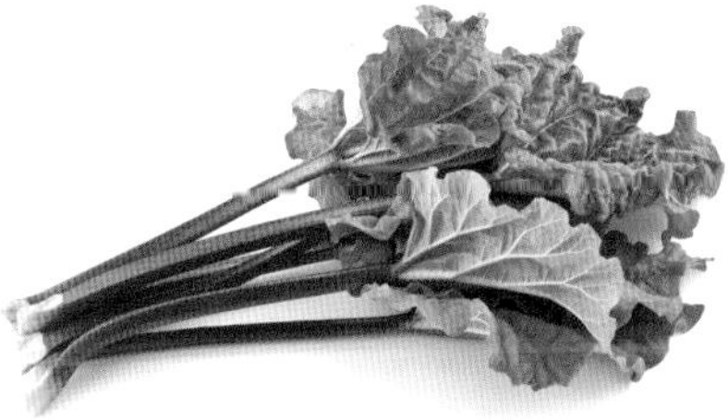

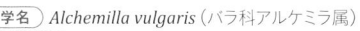

フキのような姿で、若い葉柄を甘く煮て食べるのが一般的です。葉はシュウ酸を多く含むので食用にはしません。同族近縁種の大黄（だいおう）の根は、漢方の生薬として、便通を良くしたり、胃腸の炎症を抑えたり、血の巡りを良くする働きがあるとされています。

Lady's mantle

レディースマントル

学名 *Alchemilla vulgaris*（バラ科アルケミラ属）
別名・和名 アルケミラ・モリス、セイヨウハゴロモグサ（西洋羽衣草）
原産地 東ヨーロッパ 利用部位 花、茎、葉
香り・風味 マイルドな香り、クセのないさわやかな味
注意 妊娠中は避ける
主な成分 没食子酸、クロロゲン酸
作用 収れん、通経、整腸

葉の形が聖母マリアのマントに似ていることがその名の由来です。葉はマイルドでさわやかな香りでクセがないので、生のものはサラダに、乾燥させたものはハーブティーに使われます。女性のためのハーブとも呼ばれ、更年期の異常出血や産後の母体回復、月経異常などに効果があるとされています。

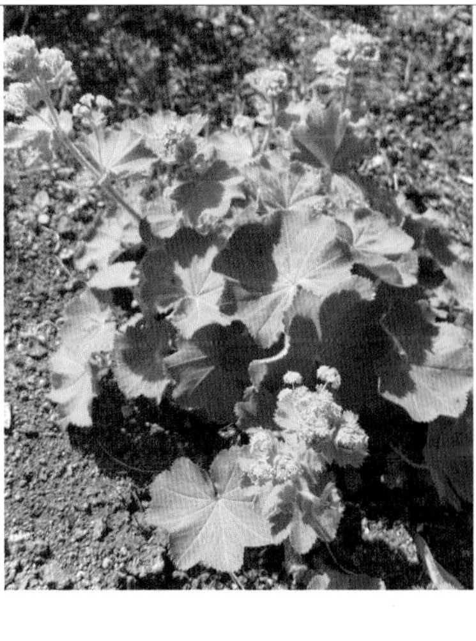
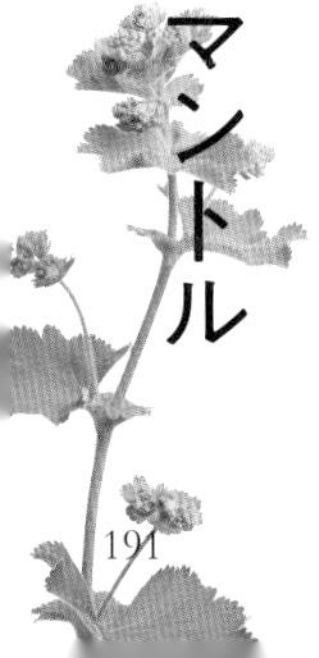

レモン

Lemon

体を活性化する シャープな香りとキリッとした酸味

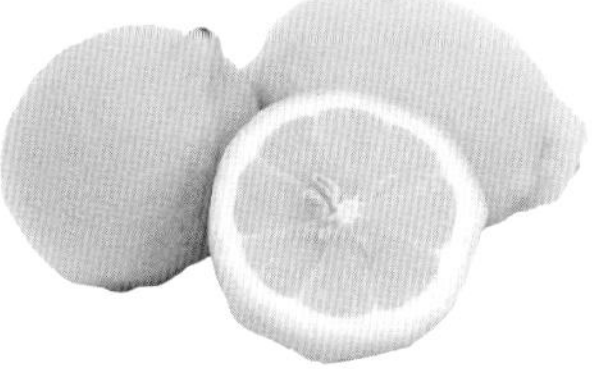

（学名）*Citrus limon*（ミカン科ミカン属）
（原産地）ヒマラヤ東部
（利用部位）果実、果皮／圧搾法
（香り・風味）柑橘系の香りで、酸味がある
（注意）精油には光毒性があるので注意
（主な成分）リモネン、シトラール、ビタミンC、クエン酸、ルチン、エリオシトリン
（作用）消化機能亢進、脳機能亢進、免疫賦活、抗菌

強い酸味を持ち、ビタミンCを豊富に含みます。十字軍遠征のころには、ビタミンCの欠乏が原因の壊血病予防のために使われていました。食べるフルーツとしてはカリフォルニアやフロリダ産のものが有名ですが、精油にはイタリア・シシリー産のものが香気が優れるといわれています。殺菌・抗毒素作用があり、風邪や動脈硬化、胃の感染症の予防に効果があるとされています。皮膚のできものの殺菌や、口臭予防にも使えます。精油の香りには体から発せられる生命エネルギーを高める働きがあるとされ、頭脳を明晰に保ち、疲労感を防ぐといわれています。

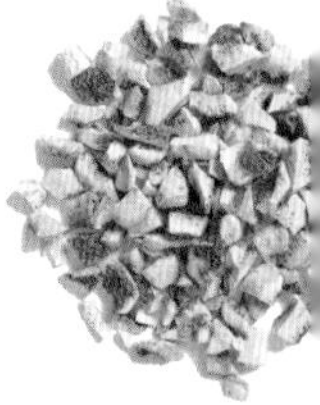

ドライピール（果皮）

レモングラス

Lemon grass

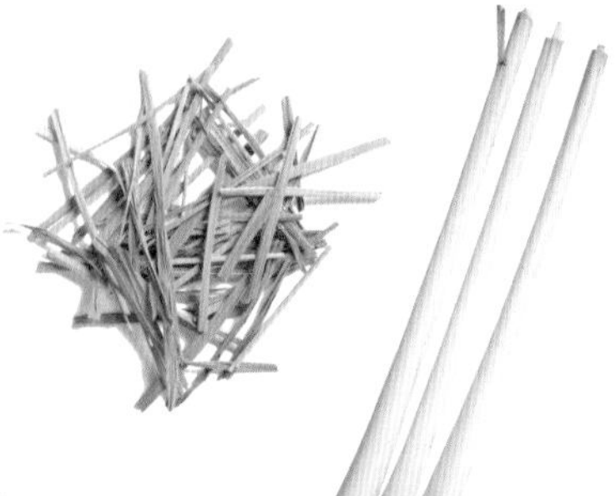

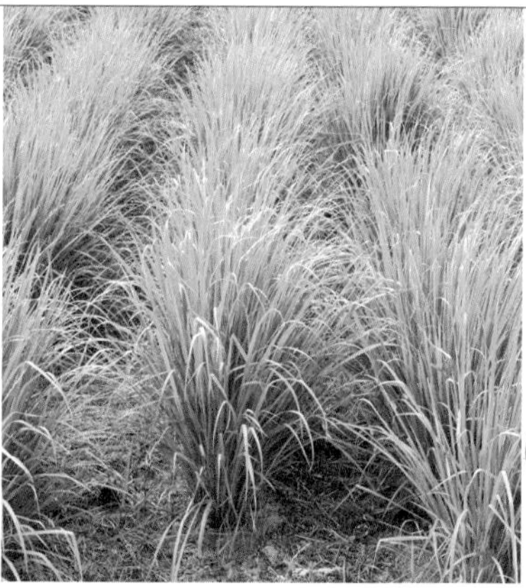

柑橘と草が混ざり合った心地よい香り

（学名）*Cymbopogon citratus*（西インド型）、*Cymbopogon flexuosus*（東インド型）（イネ科オガルカヤ属）
（別名・和名）レモンソウ（原産地）熱帯アジア
（利用部位）葉、茎／水蒸気蒸留法
（香り・風味）レモンに似たさわやかな香りに草のような青い香りが混ざる
（注意）精油は皮膚刺激を起こす場合があるので注意
（主な成分）シトラール、シトロネラール、ゲラニオール、リナロール
（作用）健胃、駆風、抗菌、矯味、矯臭

東南アジア料理やエスニック料理には欠かせないハーブ。イネ科の多年草で、レモンに似た独特の香りは、スープや炒めもの、肉料理、魚料理など、あらゆる料理に用いられます。ラテンアメリカなどでは、食材として用いるほかに胃の不調や感染症の予防、発熱や炎症の緩和など、メディカルハーブとしても利用されています。精油は「ドライバーの精油」と呼ばれ、気持ちをリフレッシュさせて適度に落ち着きをもたらす働きがあるといわれています。また、消化器系にも働きかけ、健胃、消化促進などに効果があるとされます。防虫効果もあるため、虫除けハーバルスプレーなどに用いられます。

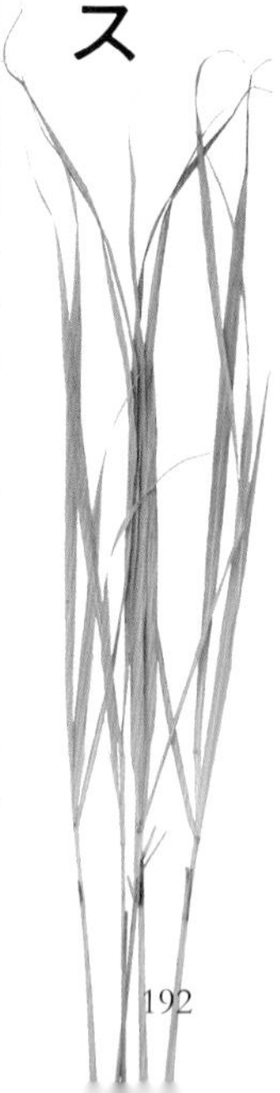

Lemon verbena

レモンバーベナ

フランスでは食後のティーとして好まれる

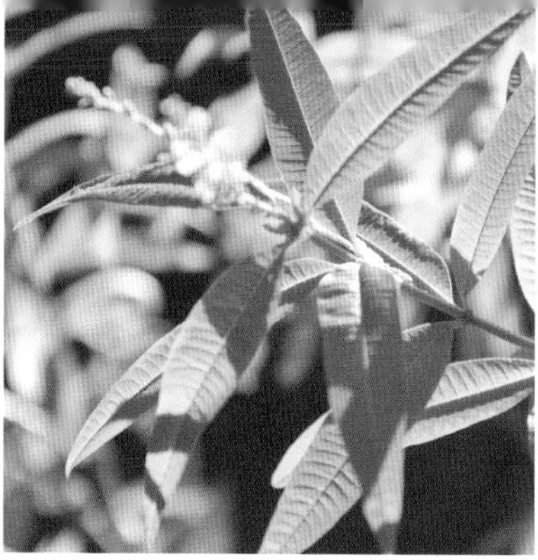

学名 *Aloysia citriodora*（クマツヅラ科アロイジア属）

別名・和名 レモンバービナ、コウスイボク（香水木）、ボウシュウボク（防臭木）、ベルベーヌ

原産地 チリ、アルゼンチン、ペルー

利用部位 葉／水蒸気蒸留法

香り・風味 レモンに甘さを足したような柑橘系の香り

注意 長期間の使用には注意。精油は皮膚刺激、皮膚感作の可能性があるため、濃度に注意する

主な成分 ゲラニアール、ネラール、リモネン、ジンギベレン、ゲルマクレンD、フラボノイド

作用 健胃、鎮痙、鎮静、消化促進、抗うつ

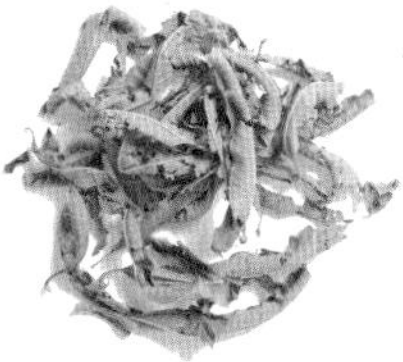

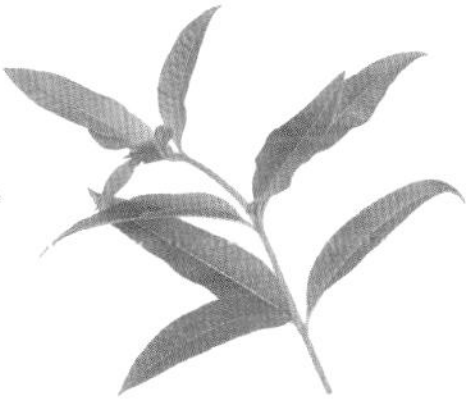

原産地は南アメリカのアンデスで、17世紀、スペイン人によってトマトやじゃがいもとともにヨーロッパにもたらされました。葉にはレモンに甘さを足したような香りがあり、若葉のうちが最も香りが強く、ドライにしても香りが失われにくいのが特徴です。料理やお菓子、せっけんなど幅広い用途に用いられます。穏やかな鎮静作用があり、寝る前にリラックスするためのティーとしても人気があります。

Lemon balm

レモンバーム

前向きな気持ちにしてくれる鎮静ハーブ

学名 *Melissa officinalis*（シソ科メリッサ属）

別名・和名 メリッサ、ビーバーム、セイヨウヤマハッカ（西洋山薄荷）、コウスイハッカ（香水薄荷）

原産地 オーストラリア

利用部位 葉／水蒸気蒸留法（精油名はメリッサ）

香り・風味 レモンのさわやかな香り

注意 精油には皮膚刺激や皮膚感作の可能性があるため、濃度に注意する

主な成分 シトロネラール、シトラール、ロスマリン酸、カフェ酸、クロロゲン酸

作用 鎮静、鎮痙、抗菌、抗ウイルス

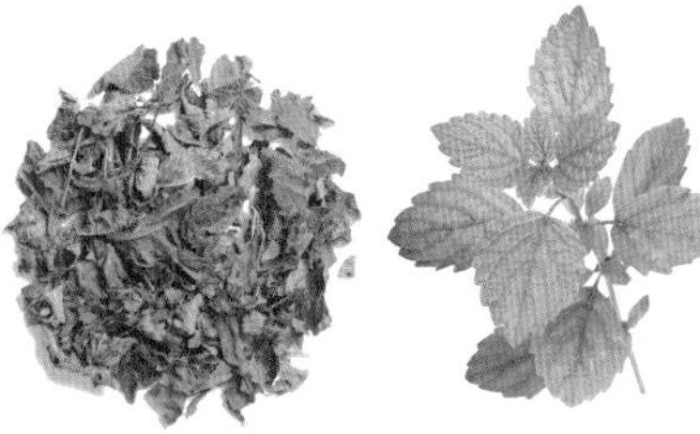

古代ギリシャ・ローマ時代からメディカルハーブとして利用されてきた植物で、ワインに漬け込んで利用した記録が残っています。心身のデリケートな状態を穏やかに整える働きがあり、自分で自分の心をコントロールできない状態のときに使うとよいとされています。また、強い抗菌力もあり、ヘルペスウイルスに効果があるとの報告もされています。学名のMelissa（メリッサ）はギリシャ語でミツバチを意味し、ミツバチを引き寄せる植物としても古くから栽培されてきました。

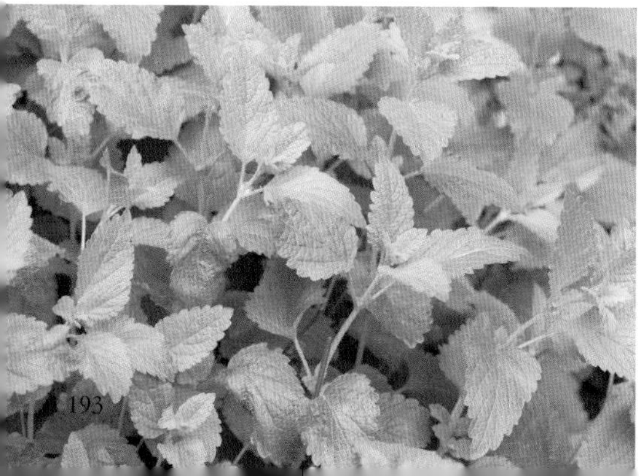

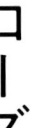

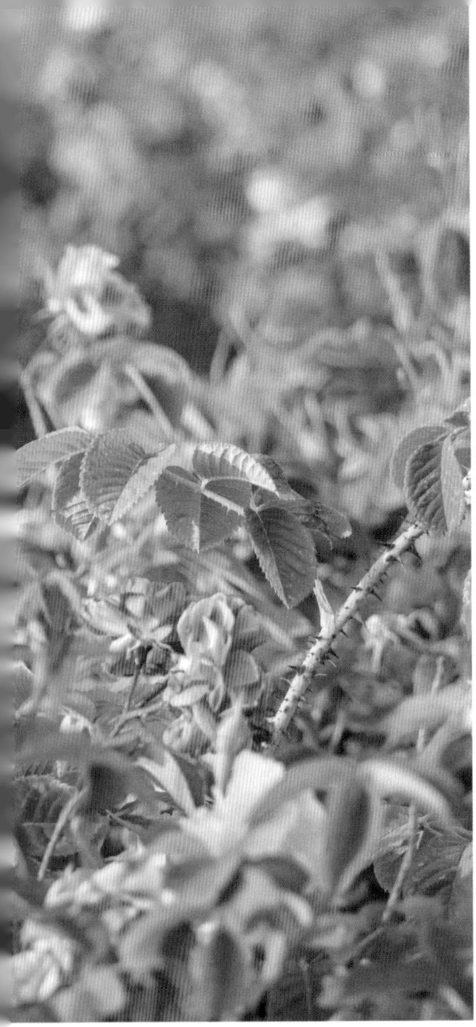

ローズ

女性らしさを肯定しバランスを整える

学名 *Rosa gallica*（ガリカ種）、*Rosa damascena*（ダマスク種）、*Rosa centifolia*（ケンティフォリア種）（バラ科バラ属）
別名・和名 バラ（薔薇）
原産地 チベット、中国、ミャンマー
利用部位 花／水蒸気蒸留法（ローズオットー）、溶剤抽出法（ローズアブソリュート）
香り・風味 甘く上品な香り
注意 特に知られていない
主な成分 シトロネロール、ゲラニオール、フェニルエチルアルコール、タンニン
作用 鎮静、緩和、収れん

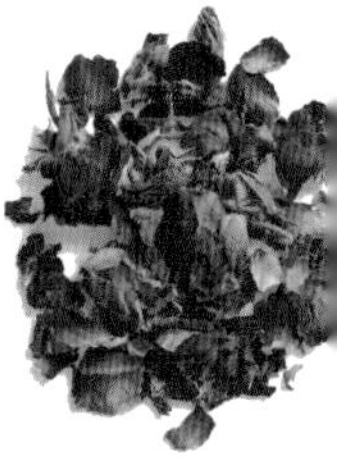

ローズレッド

原種系のダマスクローズやガリカローズの持つ芳醇な香りは「香りの女王」とも呼ばれ、女性の性の肯定とセクシャリティを取り戻す力があるといわれています。その精油は4kgの花弁からたった1mlしか得られないという、大変貴重なものです。ローズの精油にはホルモン分泌を調整し、女性の生殖器を力づける作用があるとされ、更年期障害や生理前症候群（PMS）、生理痛を和らげると考えられています。花弁には収れん作用のあるタンニンが含まれることから、のどの炎症や消化器系の不調の改善にも用いられます。

アロマ&ハーブに使われる品種

・ダマスク種
もっとも香りがよい品種。ブルガリアの「バラの谷」で採れるものが有名ですが、トルコやイランでも盛んに栽培されています。ダマスク種から水蒸気蒸留法で抽出した精油はローズオットーと呼ばれます。

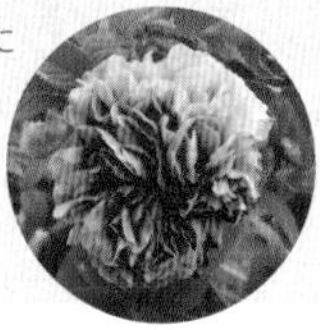

・ガリカ種
赤バラの祖ともいわれる品種。薬用に利用されるバラの代表で、フランスではアポセカリーローズ（薬局のバラ）と呼ばれています。ローズオットーはガリカ種からも抽出されています。華やかな甘さが香る品種。

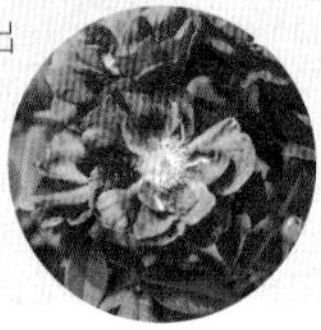

・ケンティフォリア種
ケンティフォリアとは100枚の花びらという意味で、重なり合った花弁の奥にはダマスク種に似たバラらしい香りがあります。溶剤抽出法で取り出した精油はローズアブソリュートと呼ばれます。

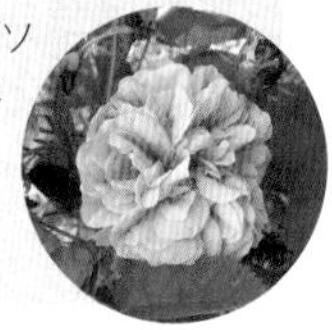

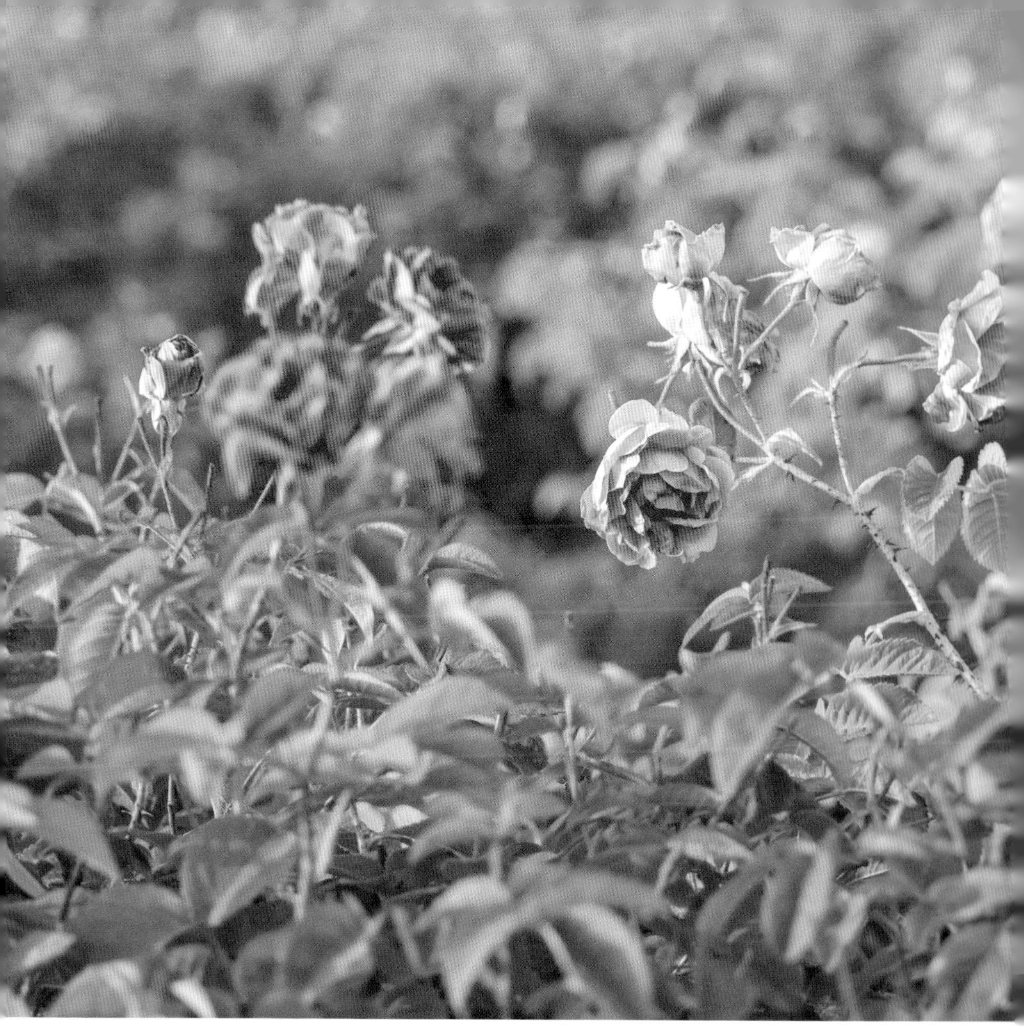

ローズの精油は２種類

・ローズオットー

主にダマスク種やガリカ種のバラから水蒸気蒸留法で抽出した精油。華やかなバラの香りで、シトロネロール、ゲラニオール、リナロールなどを含みます。

・ローズアブソリュート

主にケンティフォリア種のバラから有機溶剤抽出法で取り出した精油。熱を加えていないため、濃厚で奥行きのある香りが楽しめます。フェニルエチルアルコール、ベンジルアルコール、シトロネロール、ゲラニオールなどを含みます。

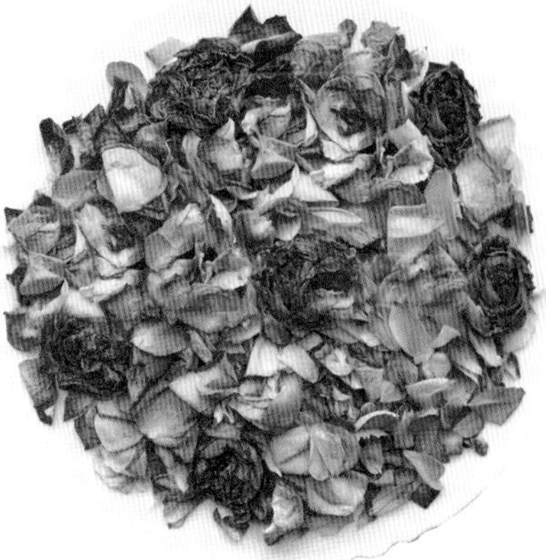

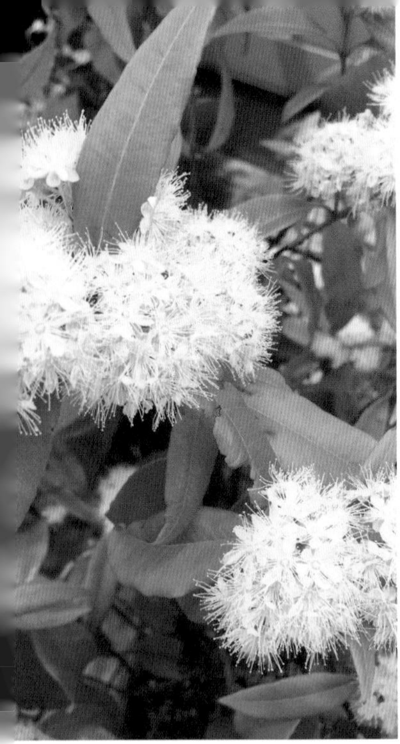

レモンマートル

Lemon myrtle

レモンより強いレモンの香りのさわやかハーブ

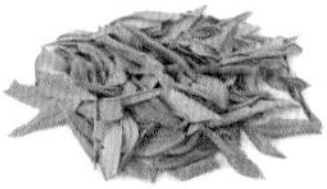

学名 *Backhousia citriodora*（フトモモ科バクホウシア属）
別名・和名 レモンハニーマートル 原産地 オーストラリア
利用部位 葉／水蒸気蒸留法
香り・風味 柑橘系の香り、酸味はない
注意 精油には皮膚刺激があるので濃度に注意
主な成分 シトラール、シトロネラール
作用 抗菌、消臭

オーストラリア原産で、先住民アボリジニの間では、肌のつやを保つ植物として古くから利用されていました。レモンのような清涼感のある香りで、芳香成分である「シトラール」をどの植物よりも多く含んでいます。抗菌・消臭効果があり、石けんやシャンプーに用いられるほか、最近の研究では子どものウイルス性のイボへの効果も確認されています。

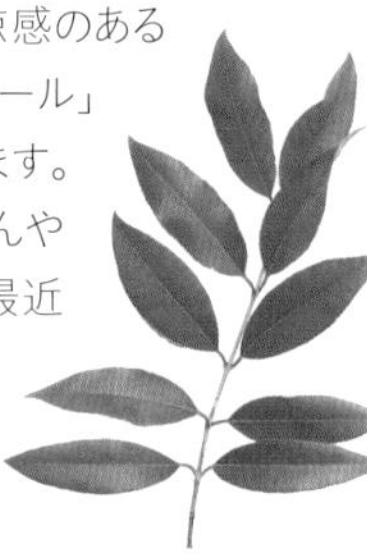

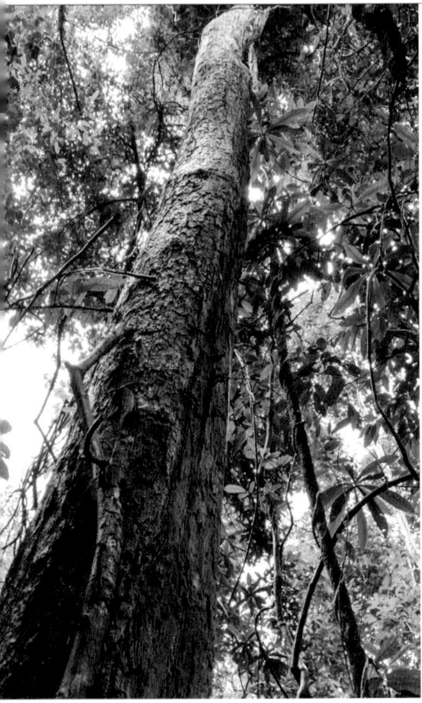

ローズウッド

Rosewood

現在では貴重となった緩和系アロマ

学名 *Aniba rosaeodora*（クスノキ科アニバ属）
別名・和名 ボアドローズ 原産地 南アメリカ
利用部位 葉、枝、木部／水蒸気蒸留法
香り・風味 ウッディな中にフローラルな香り
注意 特に知られていない
主な成分 リナロール、α－テルピネオール
作用 鎮静、緩和、抗菌、免疫賦活

南アメリカ原産でアマゾン流域に生育するクスノキ科の常緑樹。精油はウッディー系の中にほのかにローズのような香りがあり、フランス領ギアナで採油されていました。またフランスではローズウッドを高級家具や楽器の材料に使用。精油にはリナロール成分が多く含まれ、神経系を落ち着かせる働きがあることから、精神疲労やストレスの緩和に用いられます。一時期は野生林の大規模な伐採により、レッドリストに掲載。現在では規制の下、手厚く保護されています。

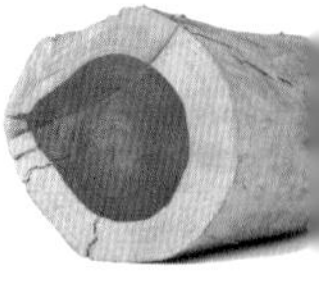

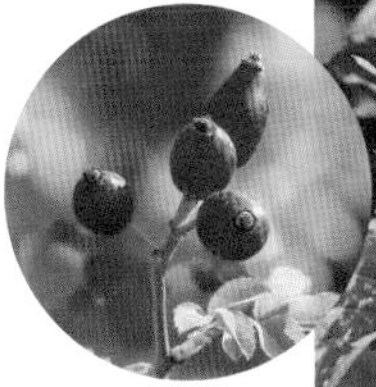

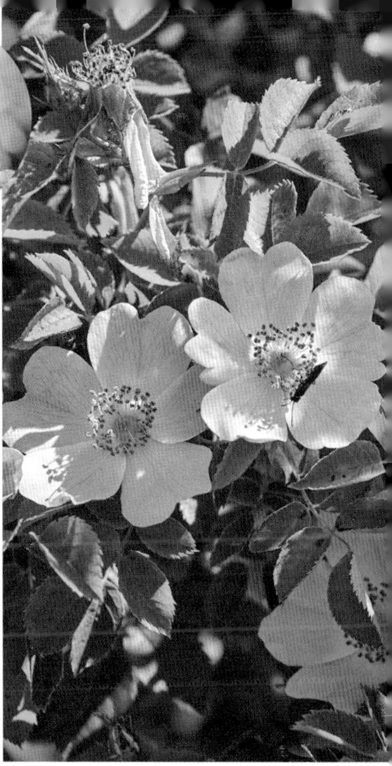

ローズヒップ

Rose Hips/Wild Dog Rose

美容効果絶大のビタミンCの爆弾

学名 *Rosa canina*（バラ科バラ属）
別名・和名 イヌバラ（犬薔薇）
原産地 チベット、中国、ミャンマー　利用部位 偽果
香り・風味 香りはほとんどなく、ほのかな酸味と甘味がある
注意 特に知られていない
主な成分 ビタミンC、ペクチン、果実酸、ビタミンE、リコピン、β-カロチン、フラボノイド
作用 ビタミンC補給、緩下

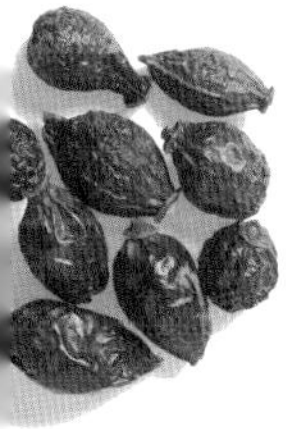

野生種のバラが秋に結実させる実から種を取り除いて乾燥させたものです。レモンの20～40倍ものビタミンCを含み、形が手榴弾に似ていることから「ビタミンCの爆弾」とも称されます。ストレスや炎症によって失われやすいビタミンCの補給に役立ち、肌の細胞を酸化から守り、シミやシワの予防にも効果があるとされています。ほかにも、ビタミンEやフラボノイド、ペクチンなどの栄養にも恵まれており、美肌や美容に効果的とされています。

ローズルート

Roseroot; rose root; roseroot stonecrop; midsummer men

過酷な場所で育つ多肉系ハーブ

学名 *Rhodiola rosea*（ベンケイソウ科イワベンケイ属）
別名・和名 ミッドサマーメン、イワベンケイ（岩弁慶）、ナガバノイワベンケイ（長葉の岩弁慶）、イワキリンソウ（岩麒麟草）、ロディオラ
原産地 北半球　利用部位 根茎
香り・風味 地上に出た根茎は乾燥するとバラのような香りがする
注意 抗うつ薬と併用しない
主な成分 ロサビン、サリドロシド　作用 抗不安、抗うつ

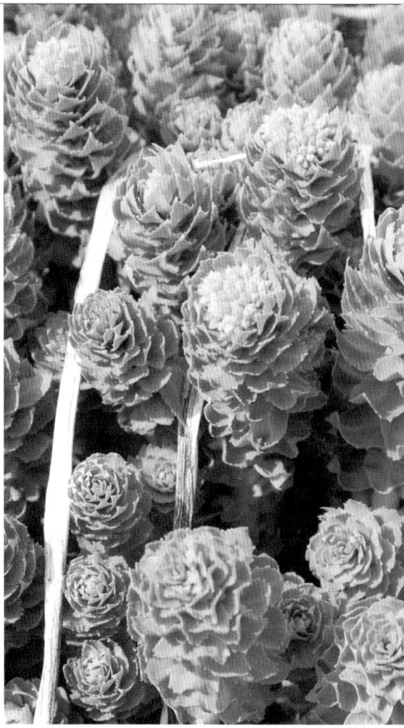

標高が高い砂地や岩場に自生する多年草で、地上に出た根茎を乾燥させるとバラのような香りがすることからその名がつけられました。太い茎の上に肉厚の葉が密集してついており、黄色い花にはハチやチョウが集まります。昔から高山病予防のハーブとして親しまれ、肉体・精神的な疲労によるストレスへの耐性をつけたり、気分を向上させて抑うつ症状を軽減する働きがあるといわれています。根茎には、滋養強壮、抗酸化作用もあるとされています。

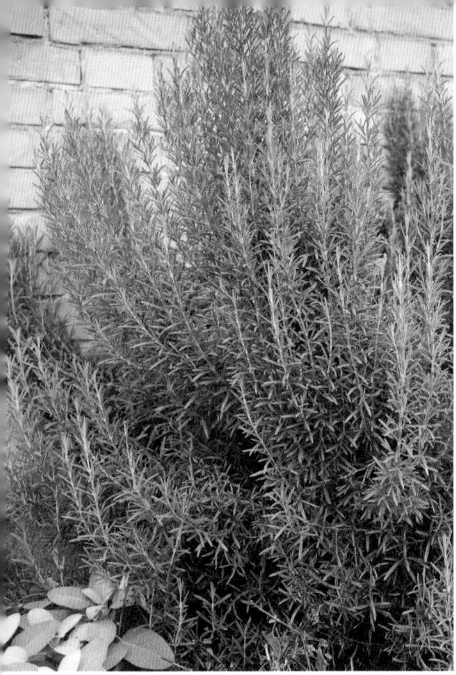

ローズマリー

抗酸化成分がたっぷりの若返りのハーブ

（学名）*Rosmarinus officinalis*（シソ科マンネンロウ属）
（別名・和名）マンネンロウ（迷迭香）
（原産地）地中海沿岸
（利用部位）花、葉／水蒸気蒸留法
（香り・風味）目が覚めるようなすっきりした香り
（注意）乳幼児、妊娠中や授乳中の女性、高血圧症、てんかん患者には使用しない。濃度に注意し、連続しての長期使用は避ける
（主な成分）1,8-シネオール、α-ピネン、カンファー、ボルネオール、ロスマリン酸、クロロゲン酸、カフェ酸、カルノソール、ロスマノール、ルテオリン
（作用）抗酸化、消化促進、血行促進、陽性変力

地中海沿岸原産のハーブで、葉には目の覚めるようなすっきりとした香りがあります。夏に咲かせる小さな水色の花がしずくのように見えることから、ラテン語の「ロスマリヌス（海のしずく）」がその名の由来になったといわれています。ローズマリーは、古くから若さを取り戻し、記憶力や集中力を高めるハーブとして知られています。強力な抗酸化作用を持つことから、料理に使われるほか、薬効が高いハーブとしても認知されています。炎症抑制、血行促進、消化促進、アンチエイジング、花粉症の緩和など、さまざまな効果があると考えられています。

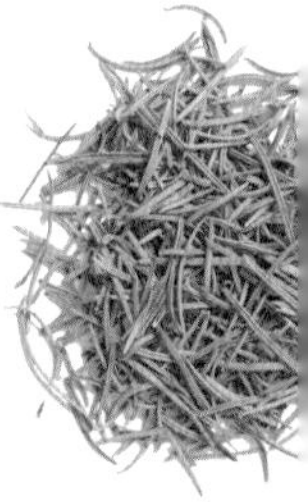

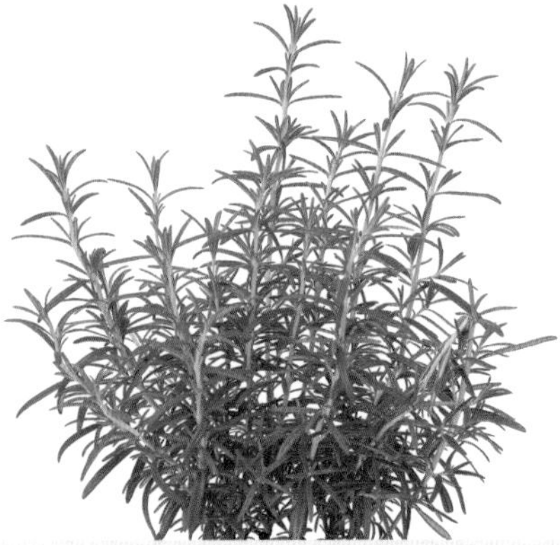

ケモタイプのローズマリー精油

含まれる化学成分の違いによって、香りも作用も変わります。学名にも表記されているので確認して選びましょう。

・カンファータイプ（*R.officinalis ct.camphor*）
カンファーを多く含むため、力強いシャープな香りがあります。筋肉を緩める働きがあるほか、神経を刺激する作用があるので、濃度には十分に注意し、使いすぎないことが重要です。

・シネオールタイプ（*R.officinalis ct.cineole*）
1,8-シネオールを多く含み、スッキリしたさわやかな香りがあります。呼吸器のケアのほか、血行促進や集中力を高める作用もあり、認知症予防にも。一般的なローズマリー精油はシネオールタイプが多いようです。

・ベルベノンタイプ
（*R.officinalis ct.verbenone*）
ベルベノンを多く含み、ハーブらしいフレッシュな香りがあります。呼吸器のケア、筋肉の弛緩、スキンケアと幅広く使えます。

Bay, Sweet bay, Laurel, Bay leaf

ローレル

すっきりとした香りは煮込み料理にも

学名 *Laurus nobilis*（クスノキ科ゲッケイジュ属）
別名・和名 ローリエ、ゲッケイジュ（月桂樹）、ベイ
原産地 ヨーロッパ、アジア西部
利用部位 葉／水蒸気蒸留法
香り・風味 すがすがしく明瞭な芳香がある
注意 精油は皮膚感作の可能性あり。調理時は長時間煮込むと苦味が出るので注意
主な成分 1,8-シネオール、リナロール、オイゲノール、ゲラニオール、テルピネン-4-オール、ボルネオール
作用 抗菌、鎮痛、鎮痙、鎮静

オリンピック発祥の地のギリシャでは、名誉の象徴として知られる植物です。スッキリとした明瞭な香りが特徴で、ドライリーフはもんだり砕いたりすることでさらに強く香ります。肉料理や煮込み料理の臭み消しや香りづけによく使われるハーブで、ヨーロッパではカレーやポトフ、ブイヨン、マリネに、インドではカレーのほかプラオという米料理にも使われます。精油に含まれるシネオールなどの成分には、炎症や痛みを和らげる作用があるといわれています。

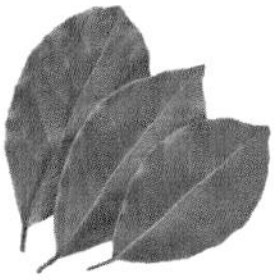
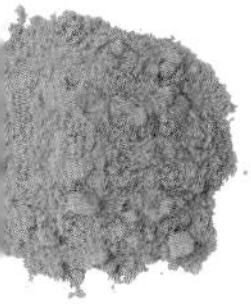
ドライリーフ
パウダー

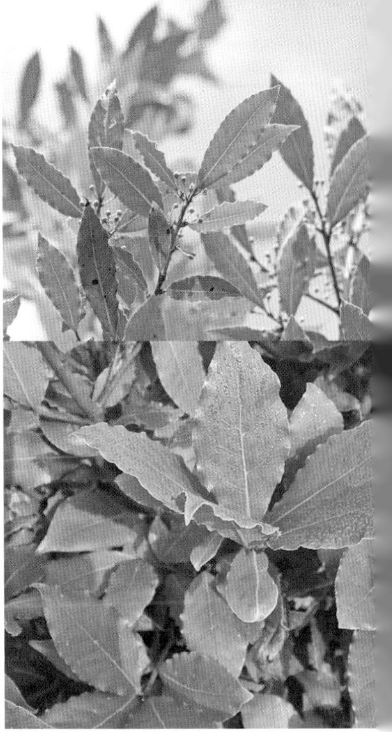

Rocket

ロケット

ゴマ風味のさわやかサラダハーブ

学名 *Eruca vesicaria*（アブラナ科キバナスズシロ属）
別名・和名 エルーカ、ロケットサラダ、ルッコラ、キバナスズシロ
原産地 地中海沿岸〜アジア西部
利用部位 葉、茎、花
香り・風味 ゴマの香りとはじけるような辛味
注意 特に知られていない
主な成分 アリルイソチオシアネート、β-カロテン、ビタミンC、カルシウム、鉄
作用 抗酸化、消化促進、健胃、強壮

ゴマの香りと鼻に抜けるような辛味が特徴で、サラダリーフとして人気があります。花はエディブルフラワーになるほか、種子はマスタードの代用としても使えます。辛味成分のアリルイソチオシアネートには抗菌作用があり、カルシウム、ビタミンC、鉄を多く含むことから、消化促進、健胃、強壮作用があるとされます。

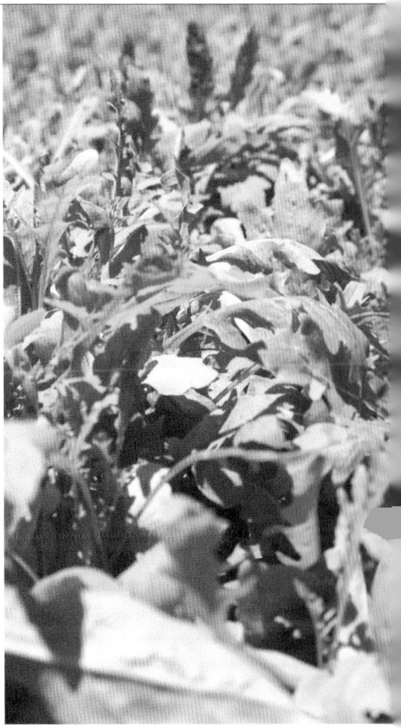
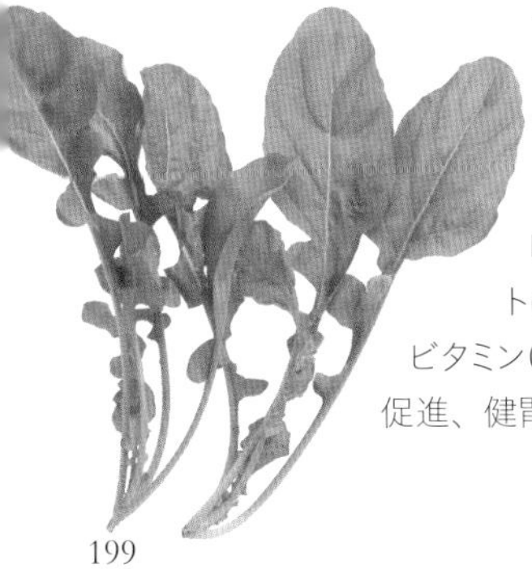

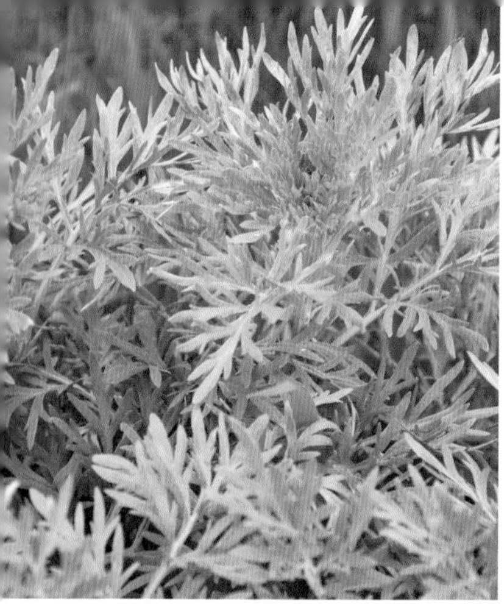

ワームウッド
Wormwood

学名 *Artemisia absinthium L.*（キク科ヨモギ属）
別名・和名 ニガヨモギ、アブシント
原産地 地中海沿岸、中央アジア、ヨーロッパ
利用部位 全草／水蒸気蒸留法
香り・風味 強い香りと苦味がある
注意 多量に使用すると、痙攣、不安感、吐き気などを起こす場合がある。妊娠中や授乳中、子どもには使用しない。精油はアロマセラピーには使用しない
主な成分 ツヨン、アナブシン、アブシンチン、サントニン
作用 消化促進、強壮、解熱、消毒

アブサンやベルモットなどの薬草酒にも用いられるハーブ。強い香りから魔力が秘められていると信じられ、イギリスでは恋占いにも使われました。

ワイルドストロベリー
Wild Strawberry

学名 *Fragaria vesca*（バラ科イチゴ属）
別名・和名 ヨーロッパクサイチゴ、ノイチゴ、エゾヘビイチゴ（蝦夷蛇苺）
原産地 西アジア、北アメリカ、ヨーロッパ　利用部位 葉、果実、根
香り・風味 葉は芳香が強く、番茶のような味。実は酸味が強い
注意 生ではなく乾燥葉を用いること。
まれにアレルギーを起こすことがあるので注意。
主な成分 タンニン、ビタミンC、鉄、カルシウム
作用 健胃、収れん、利尿

栽培種に対して、野生種のイチゴを総称して「ワイルドストロベリー」と呼びます。実は生食やジャム、アイスなどで食され、葉も乾燥させてティーに利用されます。実は酸味が強いのが特徴で、ビタミンCや鉄を豊富に含み、貧血の改善に有効と考えられています。葉から作られるティーは芳香が強く番茶のような風味で、腎臓の機能を高める効果があるとされ、膀胱炎や肥満などに用いられます。

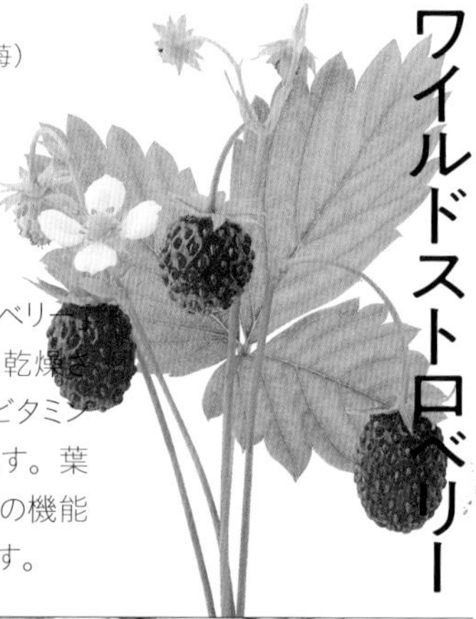

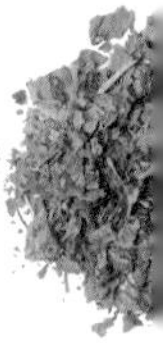

ワイルドヤム
Wild Yam

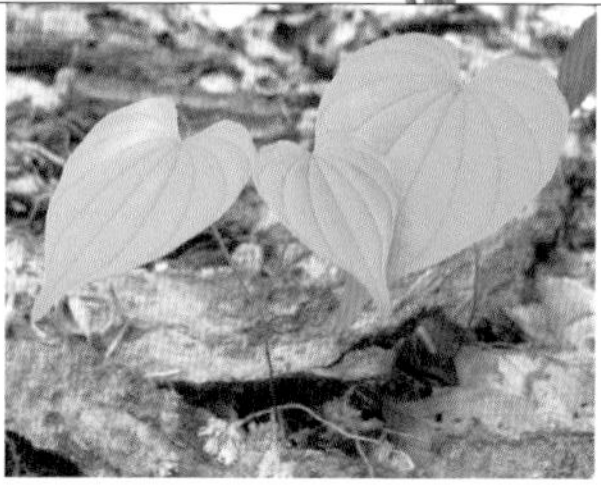

学名 *Dioscorea villosa*（ヤマノイモ科ヤマノイモ属）
別名・和名 メキシコヤマイモ
原産地 メキシコ　利用部位 根茎
香り・風味 匂いはほとんどなく、わずかな苦味がある
注意 過剰摂取に注意。ホルモン感受性疾患のある人や妊娠中は使用を控える
主な成分 ジオスゲニン、ジオコリン、サポニン
作用 ホルモン調整、抗酸化

日本のヤマノイモとは同属別種の、メキシコ原産の野生種です。これに含まれるジオスゲニンという成分は、女性のホルモンバランスを整える作用を持つため、更年期障害や月経前症候群（PMS）を改善する効果があると考えられています。また、抗酸化作用のあるサポニンを豊富に含むので、動脈硬化予防、脂質代謝の改善、血中脂質の低減にも効果が期待できます。良質のでんぷん質やミネラル、ビタミンなど、栄養面にも優れるため、疲労回復や糖尿病予防、がんなどにも有効といわれています。

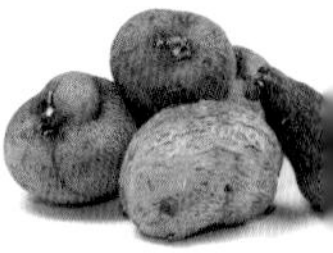

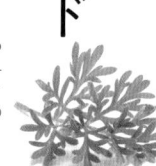

スーパーフード

スーパーフードとは

一般的な食品に比べて栄養価が著しく高いものや、特定の成分を多く含有しているもの、栄養のバランスが優れているものなど、健康によいとされる食材を総称して「スーパーフード」と呼びます。アメリカやカナダで、医師や食事療法の専門家が使い始めた言葉ですが、健康や美容に対する意識が高い人たちがこぞって取り入れたことから火がつきました。料理の食材でありながら、健康食品としての面も持ち合わせているのがスーパーフードなのです。

スーパーフードの選定に関しては公的機関による基準があるわけではありません。

アメリカやカナダでプライマリースーパーフードとして認知されているのは、次の10品種です。

・アサイー　・カカオ　・カムカム　・クコ
・ココナッツ　・スピルリナ　・チアシード
・ブロッコリースプラウト　・ヘンプ　・マカ

スーパーフードという考え方は、植物の持つ機能性成分が人間の健康に大きく関与していることが大前提になっています。つまり、これも植物療法の一環と言えるでしょう。

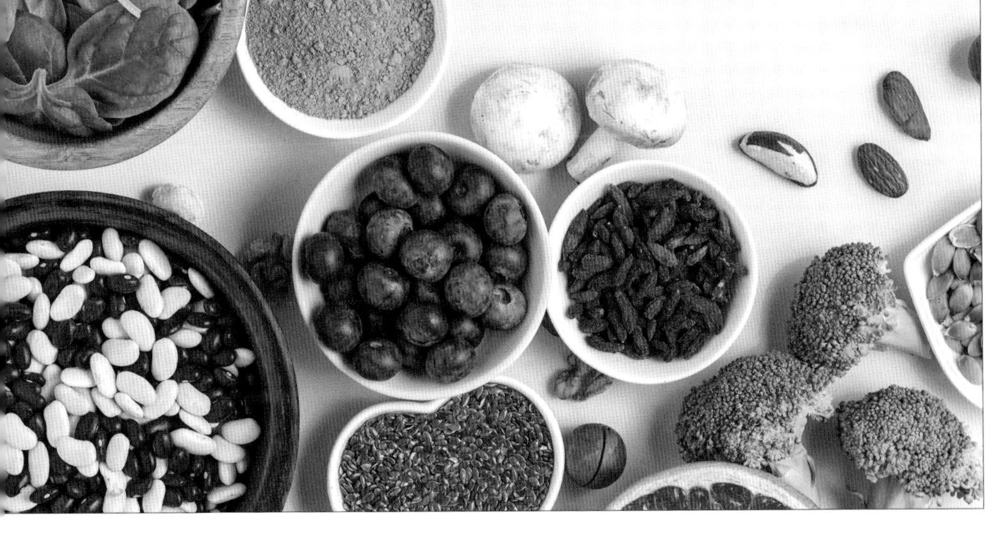

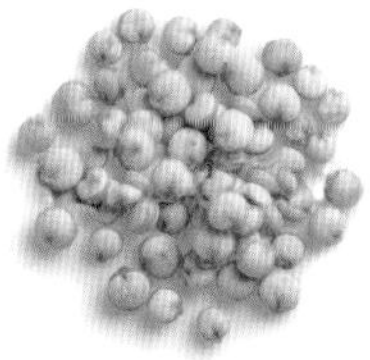

キヌア

（学名）*Chenopodium quinoa*
（ヒユ科アカザ属）
（別名・和名）キノア
（注目成分）タンパク質、ミネラル類

南米のアンデス高地で数千年前から栽培されている一年草。種子にはタンパク質、脂質、鉄やマグネシウムなどのミネラル類、ビタミンB群などが含まれ、その栄養価の高さにはNASAも関心を寄せたといわれています。また、環境適応力に優れているので、痩せた土地での栽培が世界的に増えています。キヌアはその表面にサポニンを多く含むため、溶血性が心配されます。利用する前によく洗いましょう。

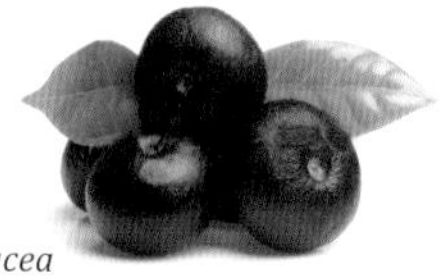

アサイー

（学名）*Euterpe oleracea*
（ヤシ科エウテルペ属）
（別名・和名）アサイ、アサイーベリー
（注目成分）アントシアニン、鉄

アサイーはブラジルのアマゾン原産のヤシ科植物で、ブルーベリーのように濃紫色の果実には色素成分のアントシアニンをはじめ、フェルラ酸やエラグ酸など、抗酸化作用があるポリフェノールを多く含みます。鉄分やカルシウム、ビタミン類も多く、栄養価が非常に高いのが特徴。ジュースや果汁入りの乳製品などが人気です。ただし、高血圧、浮腫、胃腸障害がある人や、血小板凝集抑制作用がある薬を常用している人は危険性があるとの報告があります。

ブロッコリースプラウト

（学名）*Brassica oleracea var. italica*
（アブラナ科アブラナ属）
（注目成分）スルフォラファン

緑黄色野菜の代表とも言えるブロッコリーは栄養価が高いのが特徴。抗酸化作用があるβ-カロテンやビタミンCに加え、辛み成分イソチオシアネートの一種スルフォラファンには抗がんや解毒作用があり、それらの相乗効果が期待できます。スルフォラファンはブロッコリースプラウトに特に多く、生活習慣病予防に有効。

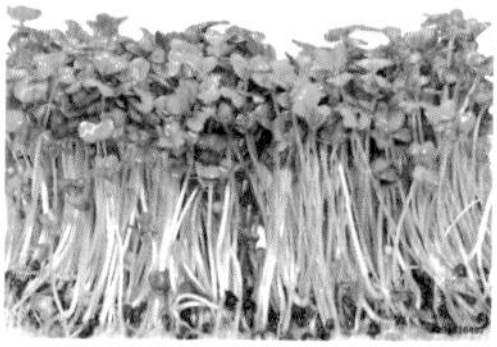

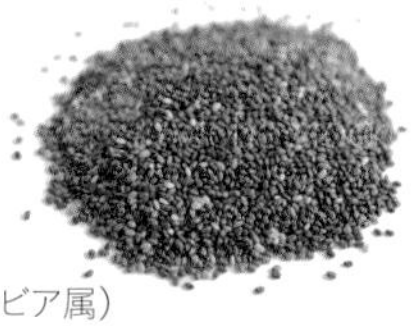

チアシード

（学名）*Salvia hispanica*（シソ科サルビア属）
（注目成分）α-リノレン酸、食物繊維

中央アメリカ原産の一年草チアの種子がチアシード。古代アステカで食用とされていました。生活習慣病や動脈硬化の予防作用があるとされるα-リノレン酸（オメガ3系脂肪酸）を豊富に含みます。食物繊維も多く、なかでも水溶性食物繊維が多いため、水を含むと膨れる特徴があり、プチプチとした食感もあることからデザートによく利用されます。短期間、適切に摂取する場合は問題ありませんが、妊娠中や授乳中、あるいは小児の摂取についての安全性については情報が不足しています。

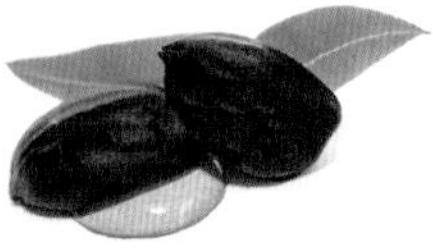

グリーンナッツ油

（学名）*Plukenetia volubilis*
（トウダイグサ科プルケネティア属）
（別名・和名）インカインチ油、サチャインチ油
（注目成分）α-リノレン酸、ビタミンE

アマゾンの熱帯雨林に自生するつる性植物の実の種子から摂った油。含まれる脂肪酸のうち50%がα-リノレン酸（オメガ3系）で、アレルギーやリウマチなどの炎症を起こしやすい体質を改善する働きがあるとの報告があります。また、抗酸化力があるビタミンEも豊富に含み、加熱にも強いのが特徴。草のような風味で食べやすい、アンチエイジングオイル。

スーパーフードは機能性成分を多く含みますが、そればかりを過剰に摂取したり、医薬品と併用したりすると危険が生じる場合もあるので、注意しましょう。

日本のハーブ

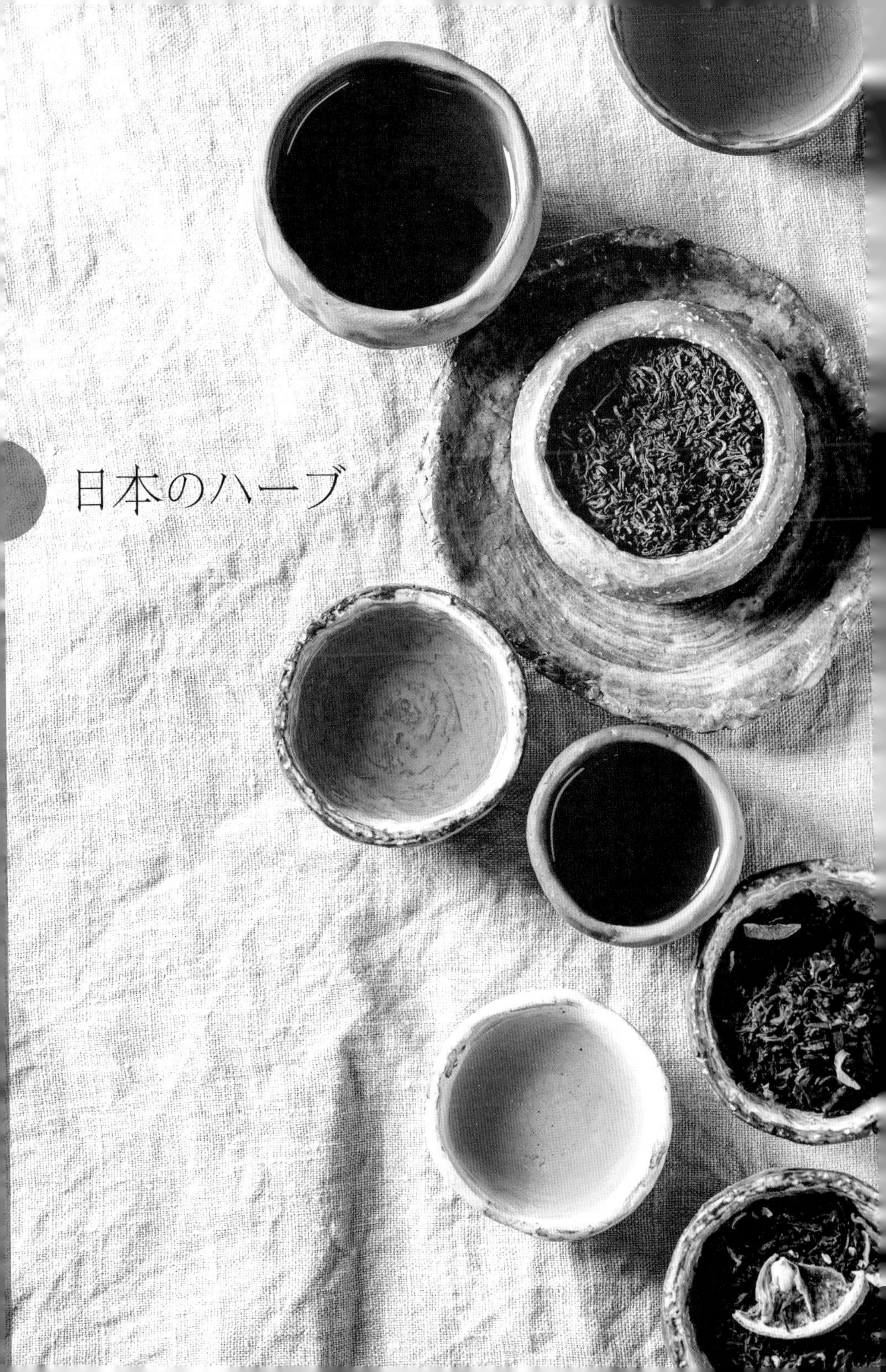

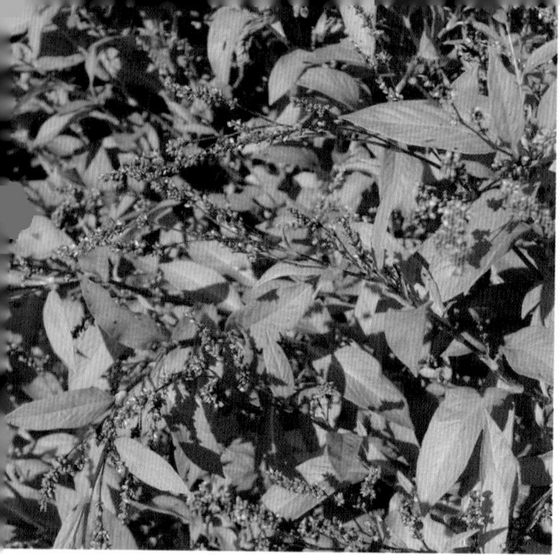

アイ

学名 *Persicaria tinctoria*（タデ科タデ属）
別名 タデアイ 原産地 東南アジア
利用部位 葉、果実
注意 特に知られていない
主な成分 インドール配糖体（インジカン）
作用 解熱、解毒、消炎、消毒

藍染めに使われる植物をアイと総称し、その中で最もよく知られているのがタデアイです。藍染めには防虫効果があり、生地を丈夫にするといわれています。消炎や熱さましには果実を煎じて服用し、切り傷の消毒や虫刺されには生葉をしぼった汁を患部に用います。

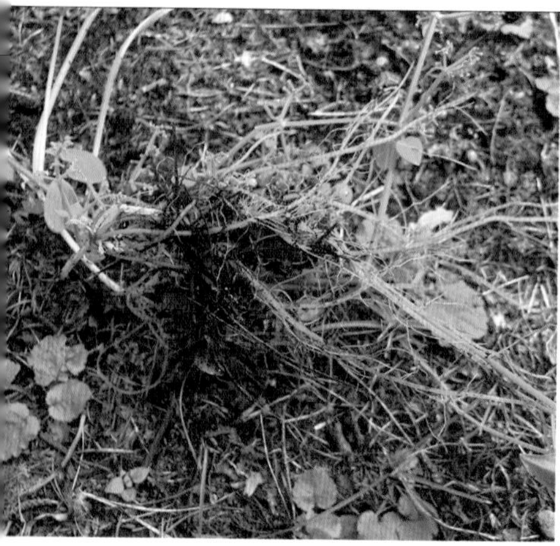

アカネ

学名 *Rubia argyi*（アカネ科アカネ属）
別名 ベニカズラ、アカネカズラ
原産地 日本、朝鮮半島、中国 利用部位 根
注意 妊娠中は控える。セイヨウアカネのアカネ色素には、肝臓障害、発がん性のおそれのある成分が含まれているため、注意が必要（厚生労働省）
主な成分 プルプリン、アリザリン
作用 消炎、通経、利尿、止血

アカネは万葉集にも登場し、赤みを帯びた根は古くから草木染の赤色の染料として使われてきました。漢方では咳止めや鼻血の止血、月経不順の際に用いられます。

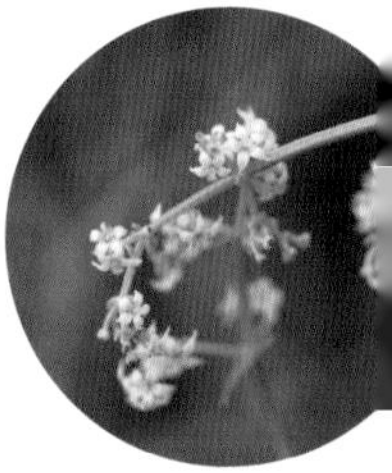

アケビ

学名 *Akebia quinata*（アケビ科アケビ属）
別名 アケミ 原産地 日本 利用部位 茎、果実
香り・風味 茎は少し苦味がある
注意 中国で木通と呼ばれる関木通には、腎障害を引き起こす成分が含まれるので注意が必要。妊娠中は控える
主な成分 アケボシド、アケビン、アリストロシド
作用 利尿、通経、抗炎症

山野に自生するつる性の植物。果実は秋に成熟すると紫色になり、縦に割れて中が見えることから「開け実」と名づけられました。晩秋に採取した太いつるは、木通と呼ばれる生薬で、むくみや泌尿器の不調に用いられます。

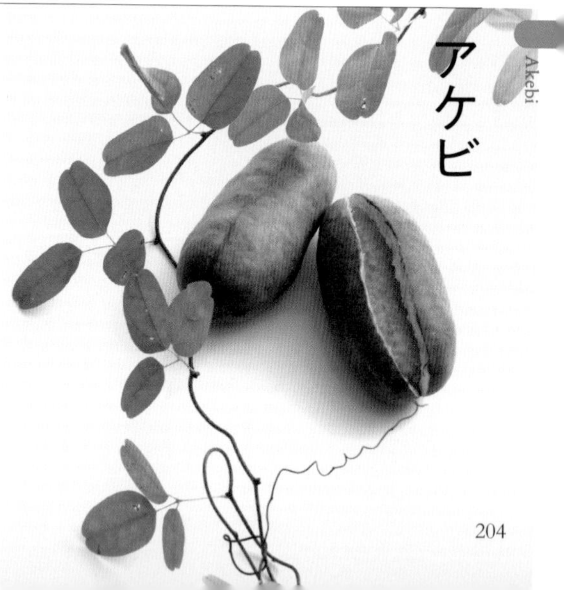

アシタバ

Ashitaba

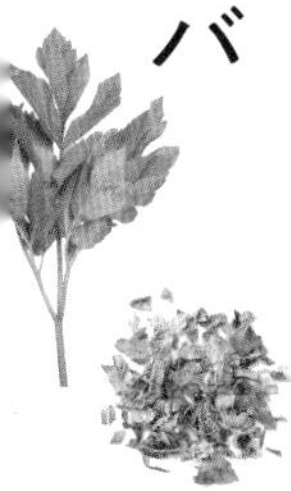

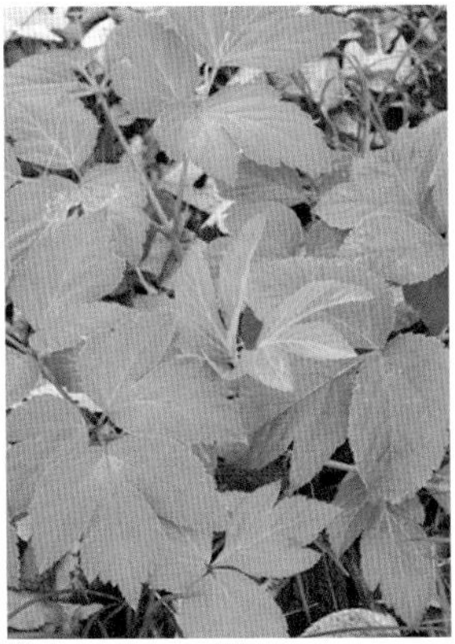

学名 *Angelica keiskei*（セリ科シシウド属）
別名 ハチジョウソウ（八丈草）、アシタグサ（明日草）
原産地 関東地方の太平洋沿岸、伊豆七島 利用部位 茎、葉
香り・風味 軽い苦味があり、セロリに似た香りがする
注意 特になし
主な成分 ルテオリン－7－グルコシド、イソクエルシトリン、キサントアンゲロール
作用 利尿、滋養強壮

セロリにも似た独特な香りと苦味を持つ「ゆうべに葉を摘んでも明日には芽が出る」という生命力の強さが名前の由来です。ビタミンやミネラルが豊富で中国では明の時代から抗菌作用のある薬として使われ、葉や茎だけでなく、枯れる前の根も朝鮮人参の代用品として利用されました。

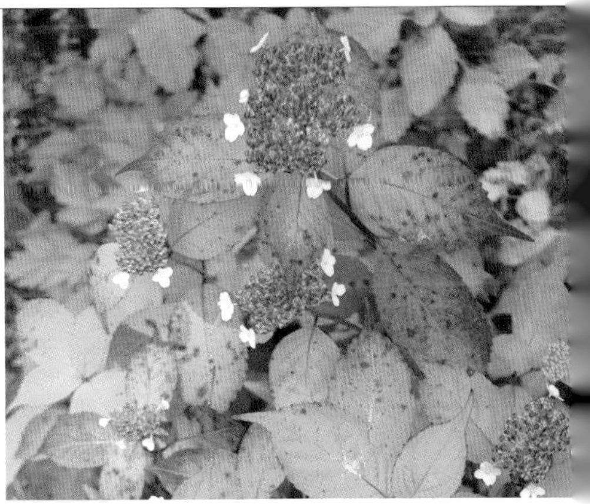

アマチャ

Amacha

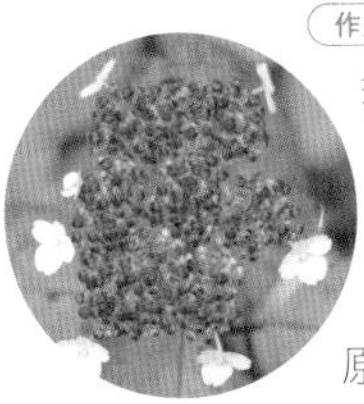

学名 *Hydrangea macrophylla*
（アジサイ科アジサイ属）
別名 コアマチャ 原産地 日本在来
利用部位 枝先、葉
香り・風味 発酵させた葉に甘みがある
注意 濃すぎると中毒を起こす可能性がある
主な成分 フィロズルチン、ケンフェロール、クエルセチン、リチン
作用 矯味、口内清涼

若葉を発酵させると甘くなることから、砂糖の代用甘味料として使われます。抗アレルギー作用があるほか、歯周病予防や口腔清涼剤原料としても用いられます。

アマチャヅル

Amachaduru

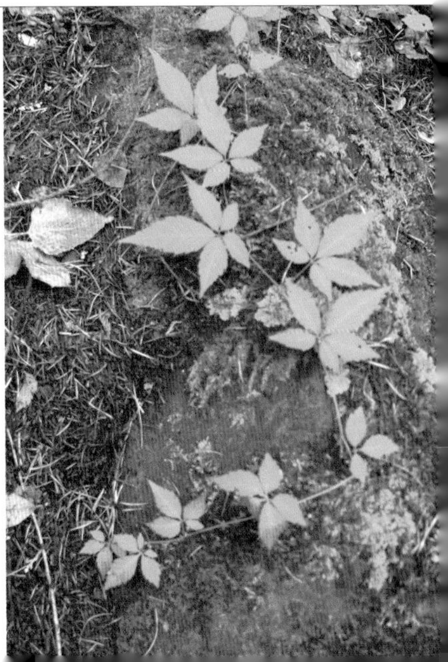

学名 *Gynostemma pentaphyllum*
（ウリ科アマチャヅル属）
別名 ツルアマチャ、アマクサ
原産地 日本、中国、東南アジア 利用部位 茎、葉
香り・風味 強い甘み、さわやかな後味
注意 妊娠中、授乳中は控える
主な成分 ギペノシド類
作用 強壮、鎮咳、利尿

強い甘みとさわやかな後味を持つ、つる性多年草。神経の興奮をおさえ、利尿作用があるとされる、サポニンが豊富に含まれます。朝鮮人参と同じ薬効成分を持つことがわかり、さらに注目を集めるようになりました。ほかにも、ストレス性胃炎や十二指腸潰瘍、脂質異常症にも有効といわれています。しばしばアマチャと混同されますが、別のものです。

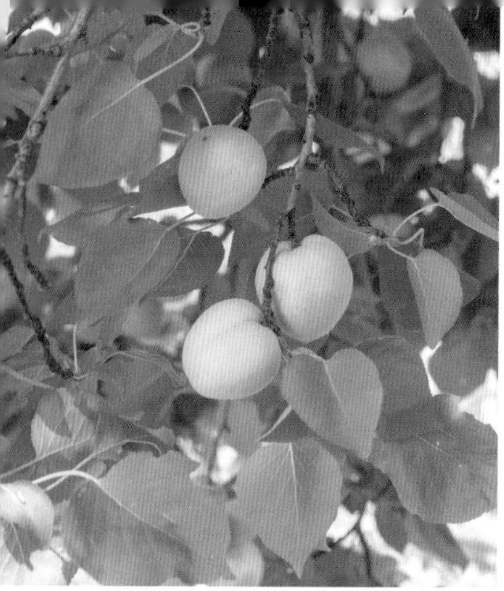

アンズ

Anzu

学名 *Prunus armeniaca*（バラ科サクラ属）
別名 アプリコット、カラモモ
原産地 中国北部 利用部位 果実、種子（仁）
香り・風味 甘酸っぱい
注意 種子の仁に含まれるアミグダリンには毒性があるため、生食は禁止。ただし加工すると消失する
主な成分 アミグダリン（青酸配糖体）
作用 鎮咳、去痰、滋養強壮

中国原産の果樹。日本には古くから渡来し、『万葉集』にも記載があります。漢方では、鎮咳去痰薬として、喘息や呼吸困難などに用います。

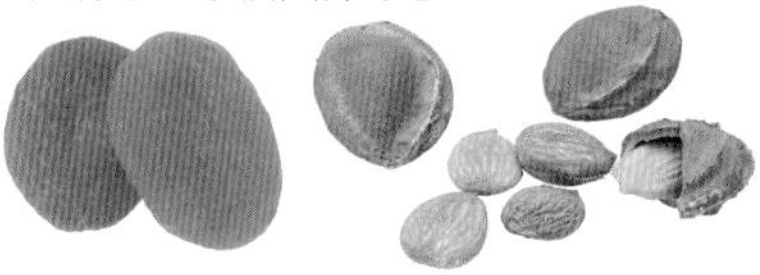

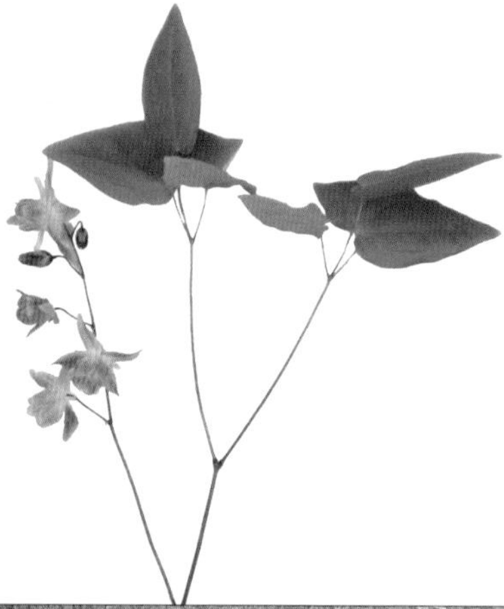

イカリソウ

Ikariso

学名 *Epimedium grandiflorum*（メギ科イカリソウ属）
別名 サンシクヨウソウ（三枝九葉草）
原産地 日本 利用部位 茎、葉
注意 過剰摂取は、めまいや吐き気、口渇や鼻出血などの副作用の可能性
主な成分 イカリイン、マグノフロリン
作用 滋養強壮、強精

名前の由来は、春に咲かせる可憐な花が船の錨の形に似ていることから。滋養強壮には、乾燥した茎葉を氷砂糖とともにホワイトリカーに漬けて薬用酒として用います。中国でこの酒は「仙霊脾酒」と呼ばれています。

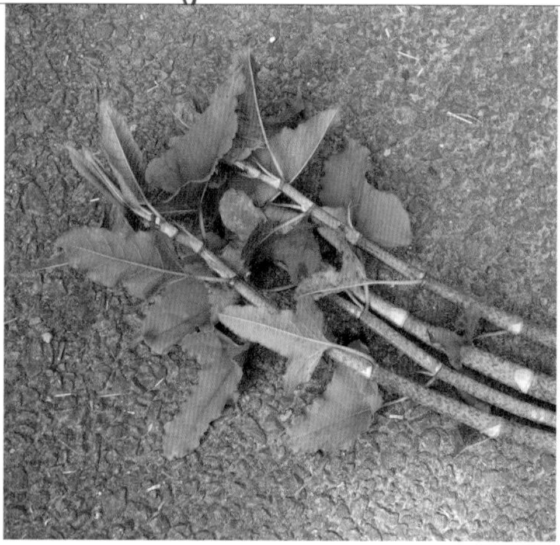

イタドリ

Itadori

学名 *Fallopia japonica*（タデ科ソバカズラ属）
別名 スカンポ、酸模
原産地 日本在来（東アジア）
利用部位 根、葉
香り・風味 酸っぱい（茎）
注意 食べ過ぎると下痢の可能性。妊娠中は控える
主な成分 ポリゴニン、エモジン、レスベラトロール、シュウ酸
作用 利尿、通経、緩下、健胃、止血、抗酸化、鎮咳、鎮静

漢方では虎杖根という生薬。若葉を揉んで傷口に当てると止血し痛みがとれることからイタドリと名づけられました。

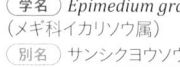

イノコズチ

Inokozuchi

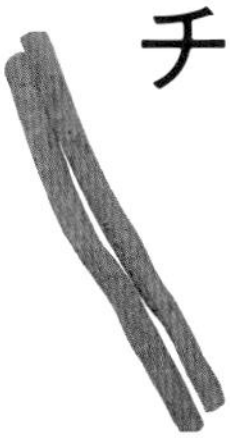

学名 *Achyranthes japonica*（ヒカゲノイノコズチ）、*Achyranthes fauriei*（ヒナタノイノコズチ）（ヒユ科イノコズチ属）
別名 フシダカ 原産地 中国、日本
利用部位 茎、葉、根
注意 妊娠中は控える
主な成分 エクジステロン、イノコステロン、サポニン
作用 通経、利尿、鎮痛（根）虫刺され（茎葉）

野原や道路わきなどの至るところに自生する多年草。根を乾燥させたものは牛膝と呼ばれる生薬で、月経不順や膀胱炎、足腰の痛みに利用されます。虫刺されには茎や葉を揉んで出た汁を患部に塗ります。

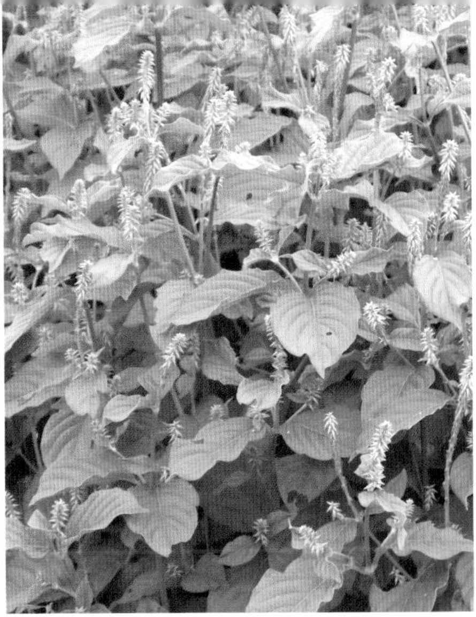

ウツボグサ

Utsubogusa

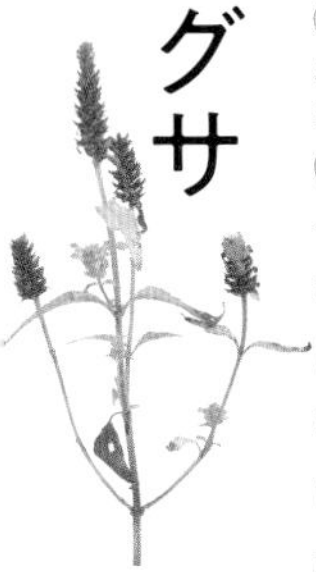

学名 *Prunella vulgaris subsp. asiatica*（シソ科ウツボグサ属）
別名 カゴソウ（夏枯草）、ナツガレソウ、ヒグラシ、イッポンソウ、ナツカレグサ
原産地 日本、東南アジア 利用部位 地上部
注意 胃弱な人は飲みすぎに注意
主な成分 ロスマリン酸、ウルソール酸、タンニン、カロチノイド、トリテルペノイド、カフェイン、ビタミン B_1・C・K、カリウム
作用 利尿、消炎、抗菌、収れん、強壮、止血、血圧降下

名前の由来は花穂の形が矢をいれる靭（うつぼ）に似ていることから。消炎、利尿作用があり、膀胱炎や腎炎に用いられます。また、のどの痛みや結膜炎には、煎じ液でのうがいや洗眼が効果的だとされています。セルフヒール（p 134）は西洋種です。

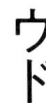

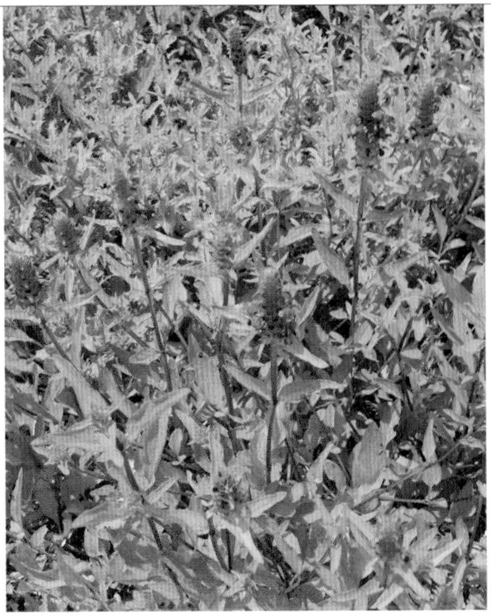

ウド

Udo

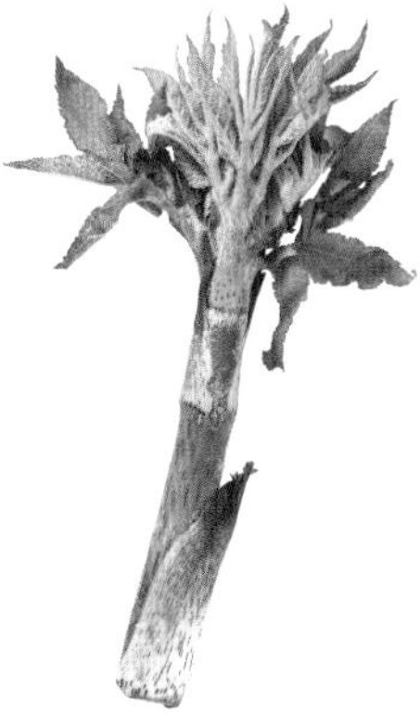

学名 *Aralia cordata*（ウコギ科タラノキ属）
別名 シガ、ドッカ、ヤマクジラ
原産地 日本、朝鮮、中国 利用部位 葉、根茎
香り・風味 独特の香りと苦み
注意 過剰に摂取しない。ウドのアレルギーのある人は使用しない
主な成分 タンニン、アルカロイド、アスパラギン酸、リモネン、サビネン
作用 発汗、解熱、鎮痛、利尿、抗菌

食用や薬用に、古くから利用されてきた山菜です。発汗、利尿、鎮痛作用があり、漢方では頭痛や腰痛、関節痛などに用いられます。

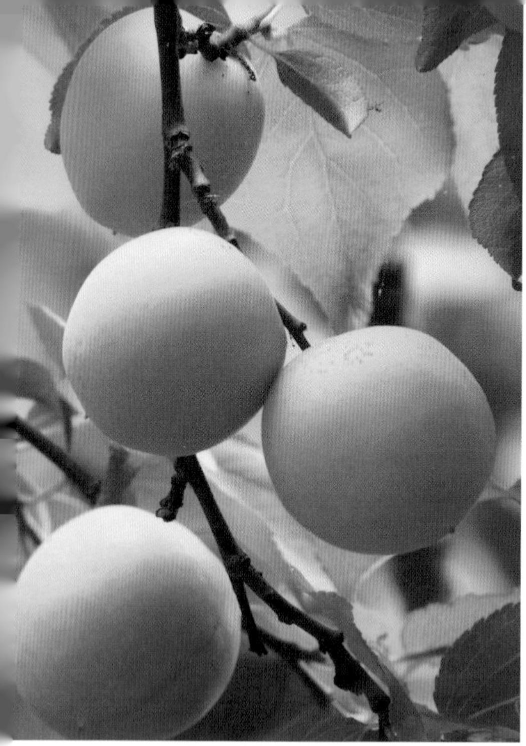

ウメ

梅干しや梅酒に有効成分が凝縮

学名 *Prunus mume*（バラ科サクラ属）
別名 ムメ 原産地 中国
利用部位 果肉、未成熟の実
香り・風味 強い酸味がある
注意 未成熟な果肉や種子には毒性があるので、そのまま食用にしない
主な成分 コハク酸、クエン酸、リンゴ酸、アミグダリン
作用 抗菌、消化液分泌促進

中国原産で、日本でも古くからなじみのある植物です。当時は花といえばウメの花のことを指すほど人気があり、奈良時代には、「花見」というとウメの花を鑑賞することでした。漢方では、未熟な青ウメを燻製にしたものを「烏梅（うばい）」と呼び、慢性の咳、慢性の下痢、のどの渇き、悪心などに利用します。

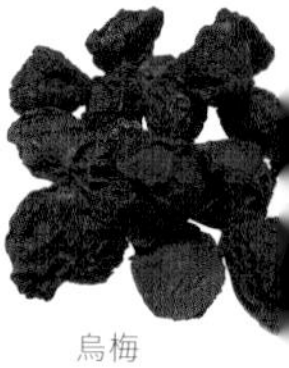
烏梅

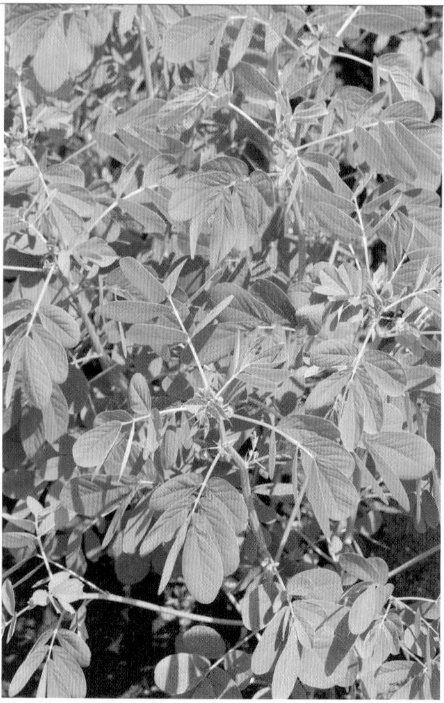

エビスグサ

利尿・整腸作用があり野草茶の定番

学名 *Senna obtusifolia*
（別名 *Cassia obtusifolia*）（マメ科センナ属）
別名 ロッカクソウ、ケツメイシ
原産地 中国、朝鮮半島、東南アジア、日本
利用部位 種子 香り・風味 香ばしい
注意 腸閉塞、原因不明の腹痛、腸炎の人は禁忌。また、8日間を超えて使用しない
主な成分 アントラキノン類、ナフタリン誘導体、アントロン誘導体
作用 緩下、整腸、利尿、明目、降圧

マメ科の多年草で、野草として日当たりのよい草地に自生します。花の後に長いサヤができ、その種子を煎って利用します。利尿、消炎、抗菌作用があり、膀胱炎やむくみ、腎炎に用いられます。一般にはハブ茶として流通しています。

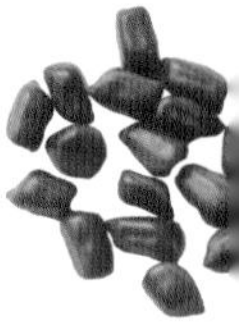

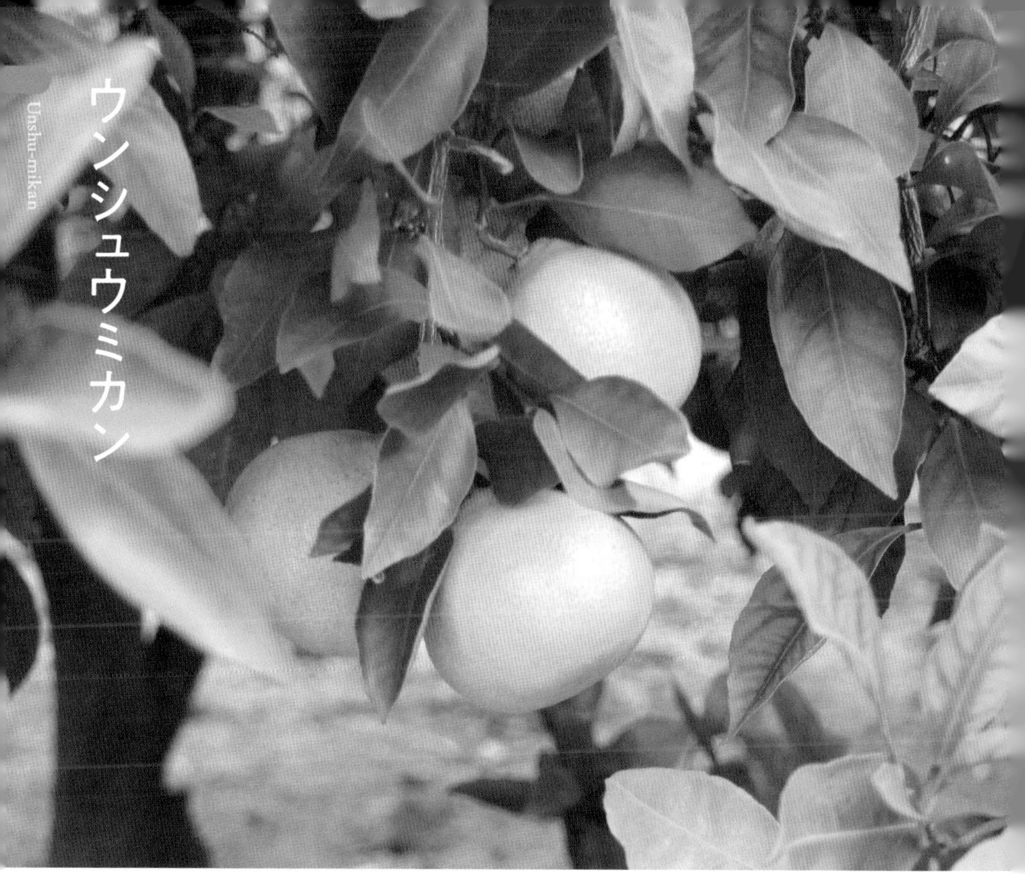

ウンシュウミカン

Unshu-mikan

お供えにも使われる神聖な食材

学名 *Citrus unshiu*（ミカン科ミカン属）
原産地 日本 利用部位 果皮、果実、花
香り・風味 ほどよい甘みと酸味がある
注意 特に知られていない
主な成分 *d*-リモネン、ヘスペリジン、ナリンギン、ノビレチン、シネフリン
作用 芳香性健胃、駆風、去痰、鎮咳、食欲促進、制吐、瀉下、鎮痛

日本原産で、江戸時代に発見されました。乾燥させた皮は「陳皮（チンピ）」といい、七味唐辛子や五香粉にブレンドされるほか、生薬として消化不良、去痰などに用いられます。果皮はリモネンを主として精油を豊富に含んでいます。入浴剤として利用すると、血行を促進し、体を温める効果があるといわれています。

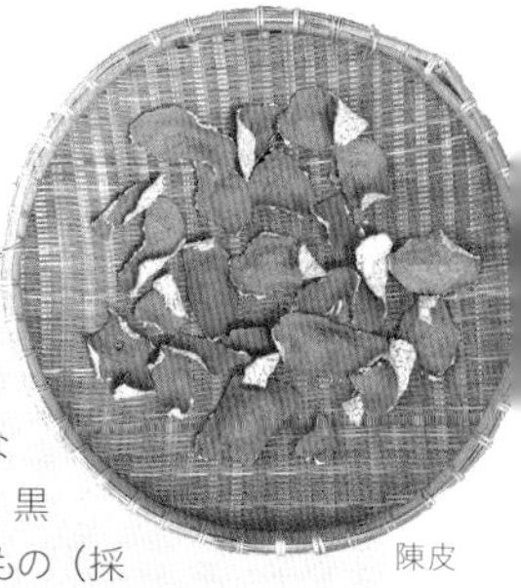

陳皮

陳皮

生薬として利用される陳皮。良好な状態で保存され、黒褐色になった古いもの（採取後２～３年以上）の方が良品といわれています。リモネンやヘスペリジンを含み、健胃や鎮咳に使われます。陳皮を作る際は、ミカンの皮を丁寧に洗って残留物を落としてから。むいたままの形でもよいですし、刻んでから干しても構いません。カラカラになったら乾燥剤とともに密閉容器で保存しましょう。

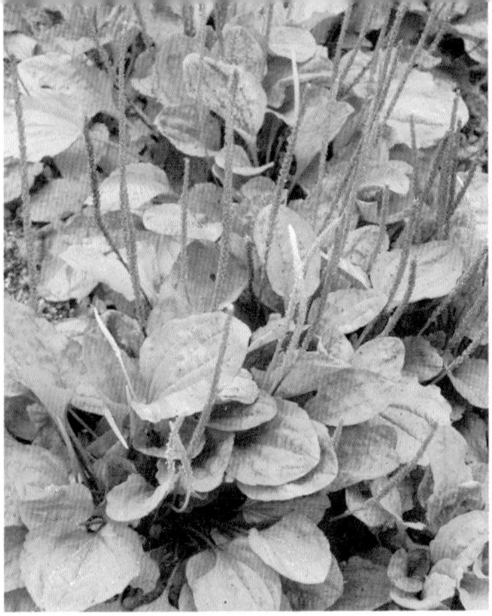

オオバコ

Obako

学名 *Plantago asiatica*（オオバコ科オオバコ属）
別名 オンバコ、カエルッパ、シャゼンソウ（車前草）
原産地 中国、韓国、日本
利用部位 花、葉、茎、根、種子
香り・風味 飲みやすい草の風味
注意 種子は、腸閉塞、食道狭窄、異常な腸の狭小化には禁忌
主な成分 イリドイド配糖体、プランタギニン、ホモプランタギニン
作用 利尿、止瀉、去痰、鎮咳、消炎

雑草として扱われますが、古くから咳止めや利尿を目的に薬草としても用いられてきました。葉は非常に丈夫で、人に踏まれても傷つきません。

オドリコソウ

White deadnettle

学名 *Lamium album L.var.barbatum*（シソ科オドリコソウ属）
別名 スポッテッドデッドネトル 原産地 日本、中国、東南アジア
利用部位 花、茎、葉、根茎 香り・風味 独特な臭いがある
注意 特に知られていない 主な成分 フラボノイド、サポニン
作用 収れん、消炎

中国の民間療法では、古くから月経不順や泌尿器系疾患の治療に使われてきました。タンニンやフラボノイドを含むため、髪や肌の健康維持のためのヘルスケア用品にも用いられます。また、腰痛にも効果があるとされ、乾燥させたものを袋に入れて薬湯にします。

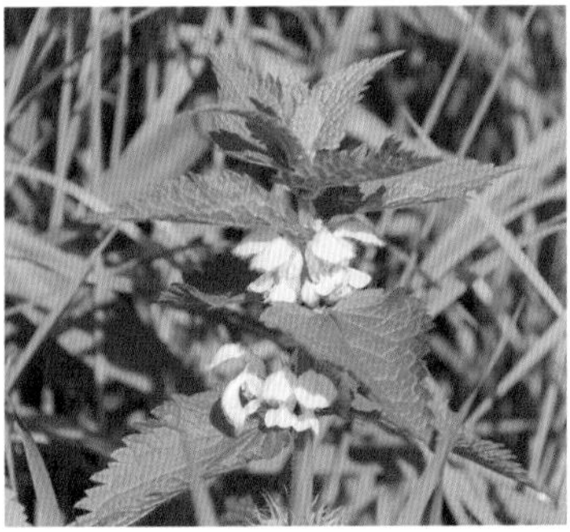

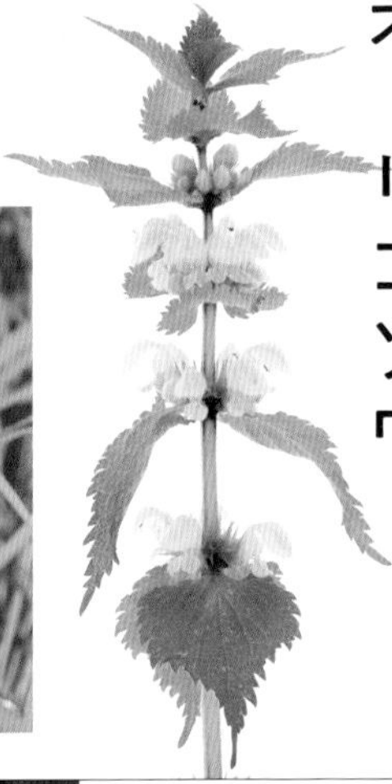

オミナエシ

Ominaeshi

学名 *Patrinia scabiosifolia*
（スイカズラ科オミナエシ属）
別名 オミナメシ、アワバナ
原産地 日本、朝鮮半島、中国
利用部位 根
香り・風味 醤油の腐敗した臭い
注意 妊娠中は控える
主な成分 スカビオサイドＡ～Ｇ、パトリネン、イソパトリネン
作用 解毒、利尿、通経

黄色い花を咲かせる秋の七草の一つで、万葉集や源氏物語にも登場します。乾燥させた根は、敗醤根（はいしょうこん）という生薬で、産後の腹痛や生理不順、腫れ物などに用いられます。

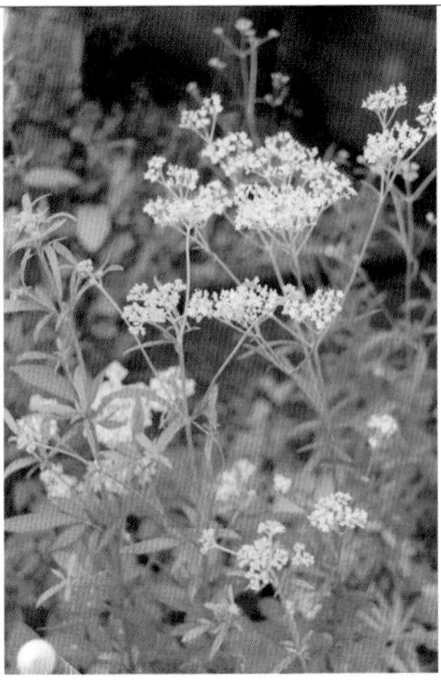

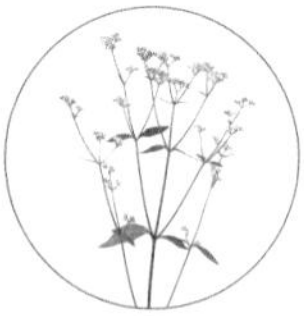

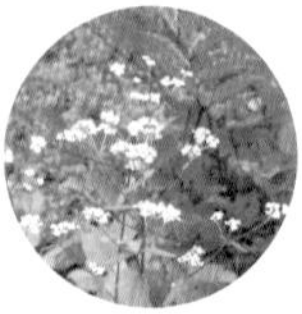

オトコエシ

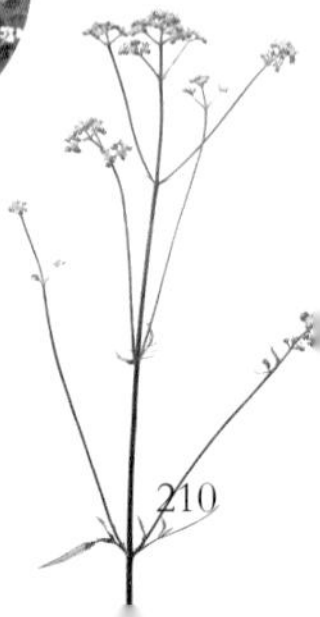

カキドオシ

垣根も超えて伸びる強いハーブ

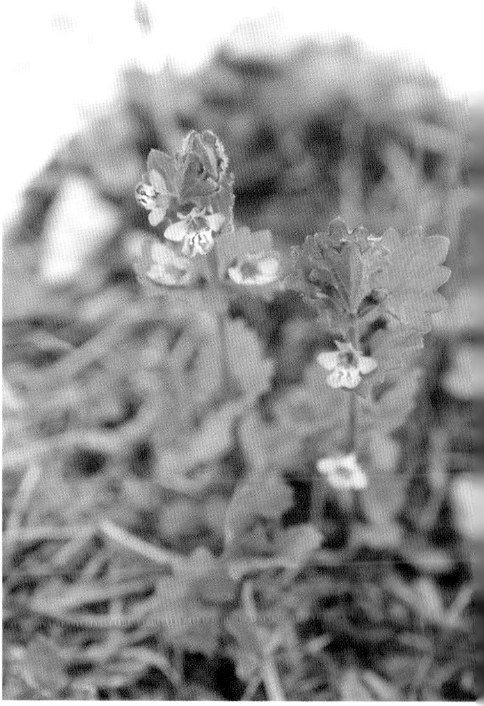

学名 *Glechoma hederacea*
（シソ科カキドオシ属）
別名 レンセンソウ、カントリソウ
原産地 日本在来 利用部位 全草
香り・風味 ミントのようなさわやかな香り
注意 特に知られていない
主な成分 メントン、プレゴン、アピゲニン、ルテオリン、セスキテルペン、アルカロイド
作用 胆汁分泌促進、利尿、血糖降下、抗炎症

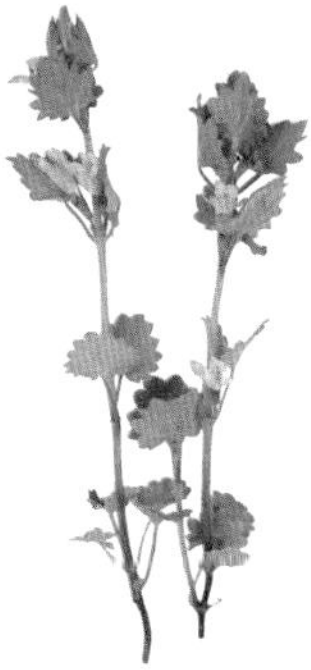

繁殖力が強く、垣根をも通り越してしまうほどのたくましさからその名がつけられました。古くから民間薬として用いられ、尿路結石や泌尿器系の不調、子どもの疳などに有用であるとされています。近年では、抽出物を食事とともに摂ると、食後血糖値の上昇が抑えられるとの報告があり、生活習慣病予防の可能性が期待されます。

カキ

学名 *Diospyros kaki*
（カキノキ科カキノキ属）
原産地 中国大陸
利用部位 渋、葉、果実の宿存がく
香り・風味 さわやかな風味とほのかな酸味
注意 特に知られていない
主な成分 ナフトキノン誘導体、カキサポニン、タンニン
作用 （葉）血圧降下、（がく）しゃっくりを止める、（渋）収れん

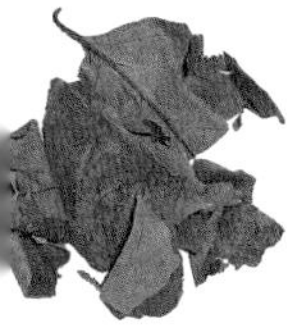

葉はビタミンCやフラボノイドが多く、人気の野草茶。柿渋はタンニンで、収れん作用が。漢方ではヘタをしゃっくり止めに利用します。

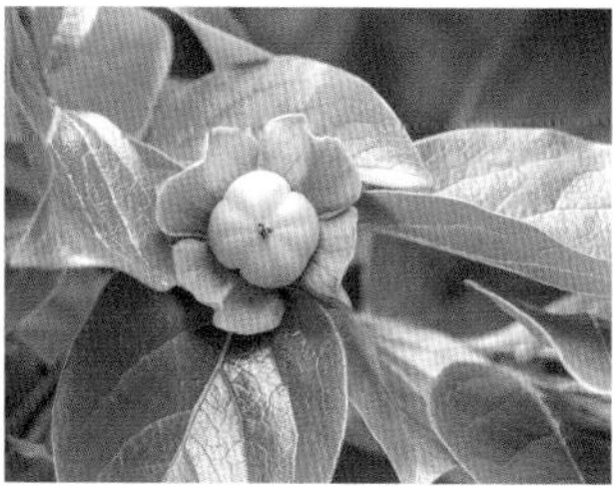

カラスビシャク

学名 *Pinellia ternate*
（サトイモ科ハンゲ属）
別名 ヘソクリ
原産地 中国、韓国、日本
利用部位 塊茎
香り・風味 えぐ味がある
注意 未加工塊茎ハンゲによる舌やのどの激しい痛みなどの症状に注意
主な成分 ホモゲンチジン酸、パルミチン酸、ステアリン酸、リノール酸
作用 鎮吐、鎮咳、去痰、鎮静

繁殖力が旺盛で、緑色のヘラのような独特な形の花を咲かせます。掘り起こし皮をむいた塊茎は、半夏という生薬で、吐き気や咳を鎮め、痰を切る作用があります。

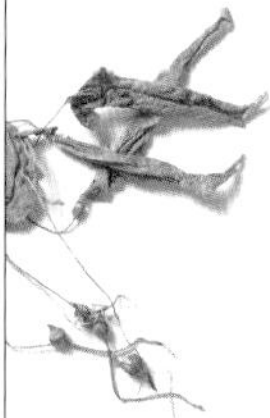

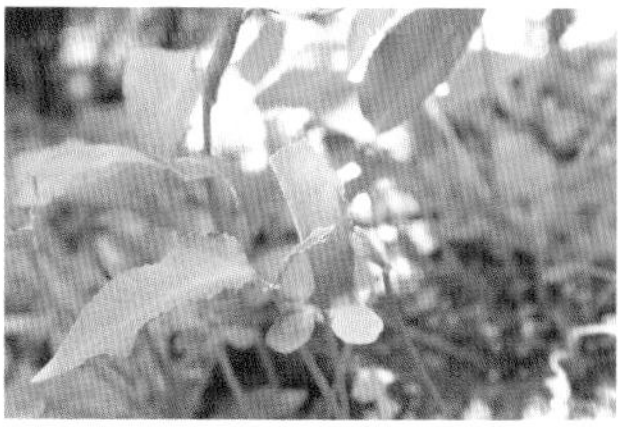

カリン

Karin

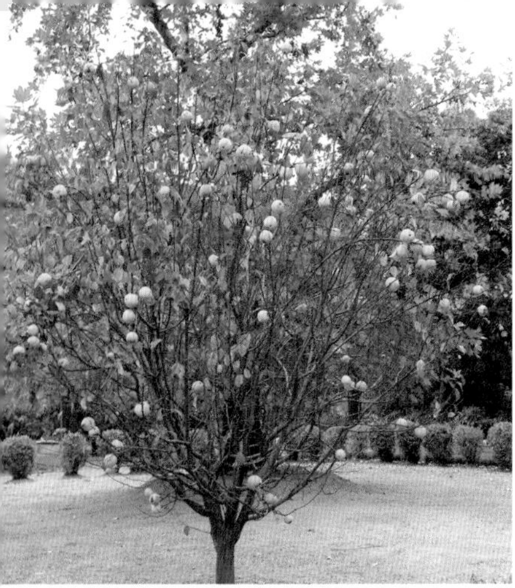

学名 *Pseudocydonia sinensis*（バラ科カリン属）
別名 アンランジュ（安蘭樹）、榠樝
原産地 中国 **利用部位** 果実
香り・風味 生は渋味が強い。熟すとフルーティな香り
主な成分 果糖、ビタミンC、リンゴ酸、クエン酸、タンニン、アミグダリン
作用 抗炎症、鎮咳、去痰、利尿、止瀉

古くから咳止めやのどの炎症に用いられてきました。秋に熟した果実を湯通しして乾燥させたものは木瓜という生薬です。生の果実はかたくて渋味が強いので、はちみつやお酒に漬けたり、乾燥させてお茶として利用します。

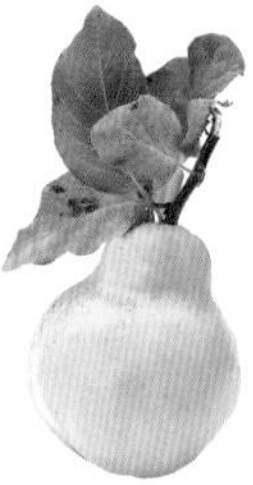

カワラケツメイ

Kawaraketsumei

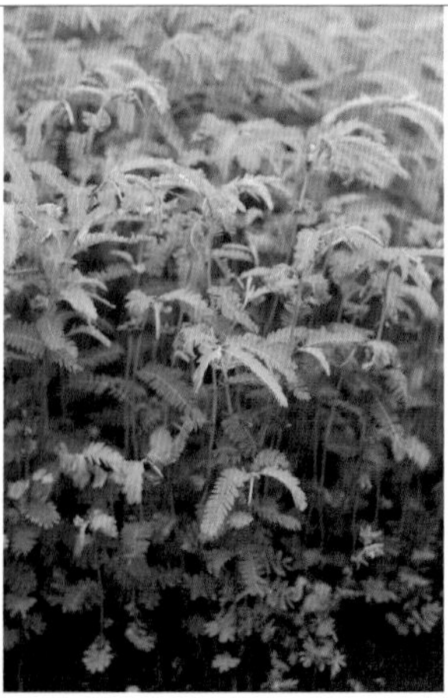

学名 *Chamaecrista nomame*（マメ科カワラケツメイ属）

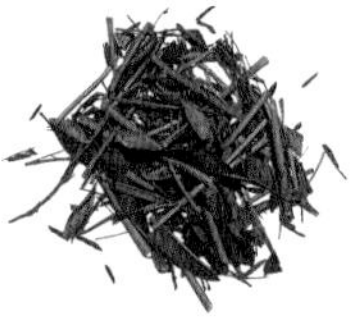

別名 コウボウチャ、ネムチャ、ハマチャ、マメチャ
原産地 日本、朝鮮半島、中国
利用部位 全草
香り・風味 香ばしく番茶のような香り
注意 多量に服用すると腹痛や下痢の可能性
主な成分 クリソファノール、エモジン、ルテオリン
作用 利尿、緩下

和名は河原に生え薬効が決明（エビスグサ）に似ていることから、別名のコウボウチャは弘法大師が薬効を伝えたとされることから名づけられました。乾かした全草は生薬で、煎じ液は利尿やむくみ、便秘、消化不良の改善などにお茶として飲まれます。

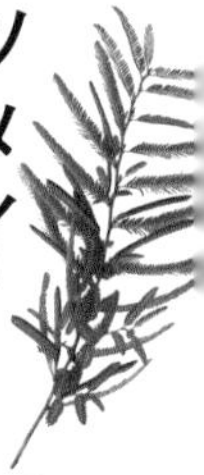

キカラスウリ

Kikarasuuri

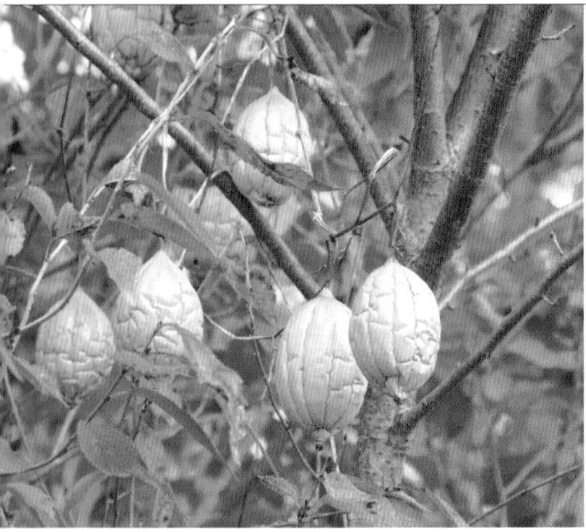

学名 *Trichosanthes kirilowii*（ウリ科カラスウリ属）
別名 ムベウリ
原産地 中国、韓国、日本
利用部位 根、種子 **注意** 特になし
主な成分 カラスリン、ブリオノール酸、ククルビタシンB、D、ボミフォリオール、トリコサン酸（根）脂肪酸（種子）
作用（根）解熱、利尿、催乳（種子）止瀉、消炎、鎮咳、去痰

秋に黄色の実をつけるつる性植物です。根は天花粉として利用されてきました。根の煎じ液は、解熱や利尿、催乳作用に、種子の煎じ液は咳や痰に用いられます。

Kikyo

キキョウ

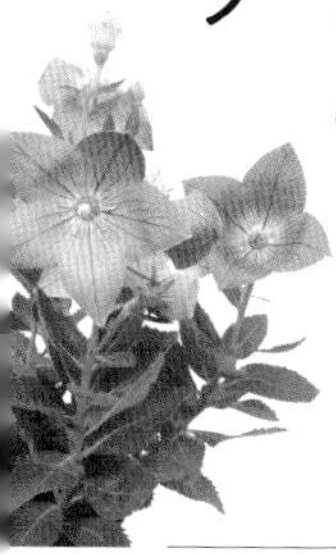

学名 *Platycodon grandiflorus*（キキョウ科キキョウ属）

別名 バルーンフラワー、ボンバナ（盆花）、ヨメトリバナ（嫁とり花）

原産地 日本在来 **利用部位** 根

香り・風味 後から苦みが来る

注意 喀血する傾向の人は使用禁止

主な成分 サポニン、フィトステロール、トリテルペン、イヌリン

作用 鎮静、鎮痛、鎮咳、去痰、抗炎症、抗アレルギー、胃酸分泌抑制

美しい花が人気で、万葉の時代には「あさがお」の名で多くの詩歌に詠まれました。漢方で利用されるのは根で、のどの炎症など、主に呼吸器疾患の治療に用いられます。

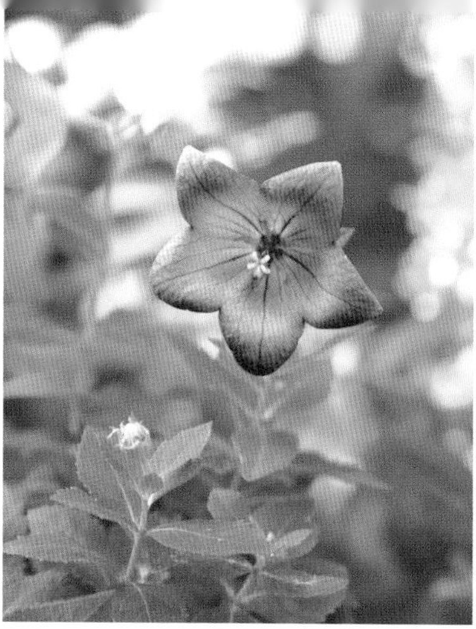

Kikuimo

キクイモ

学名 *Helianthus tuberosus*（キク科ヒマワリ属）

別名 アメリカイモ、ブタイモ、エルサレムアーティチョーク

原産地 北アメリカ **利用部位** 根茎

香り・風味 生ではシャキシャキ、加熱するとホクホクとした食感

注意 キク科アレルギーの人は利用しない

主な成分 イヌリン **作用** 整腸、血糖調整

土手などで見かけることもあるキクイモ。地中にできるイモ（根茎）には水溶性食物繊維のイヌリンが豊富に含まれ、糖尿病の予防や改善に有効であると話題になりました。

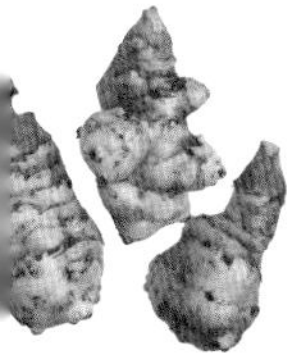

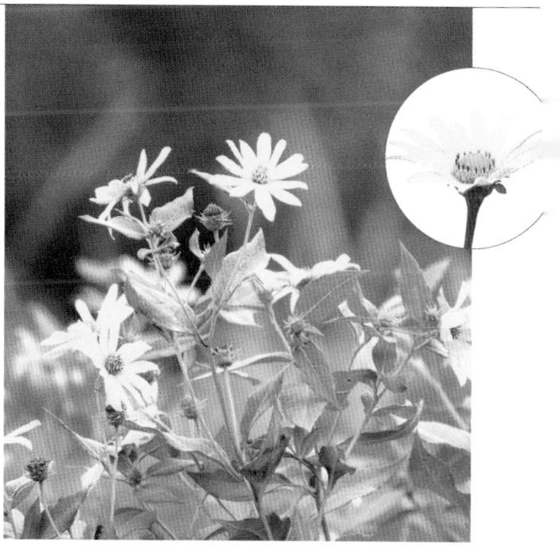

Kikuka

キクカ

学名 *Chrysanthemum morifolium*（キク科キク属）

別名 ノギク、ショクヨウギク

原産地 中国、日本、朝鮮半島 **利用部位** 花

香り・風味 さわやかな中にツンとしたシャープさがある

注意 キク科アレルギーのある人は利用しない

主な成分 ルテオリン、ビタミンB1、B2、カリウム、食物繊維

作用 発熱、咳、頭痛、めまい、目の充血、冷え性、不眠、高血圧

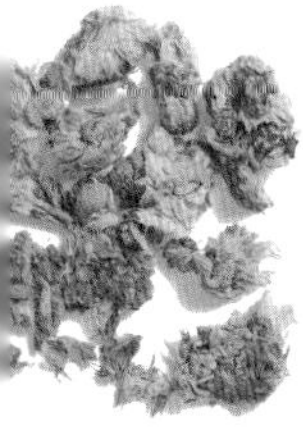

殺菌・解毒作用があり、刺身などにも添えられる花です。漢方としては、解熱、解毒、鎮痛、消炎などの作用があり、頭痛や目の充血、化膿性の炎症などに用いられます。

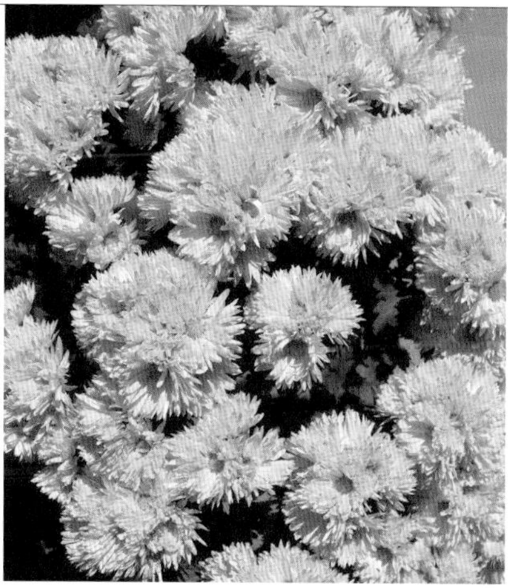

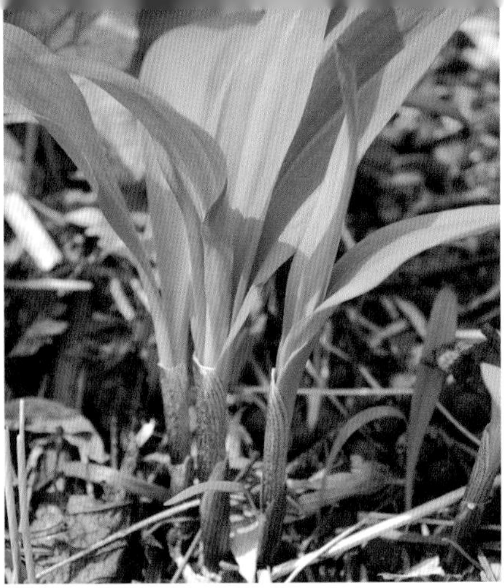

ギョウジャニンニク

Gyojaninniku

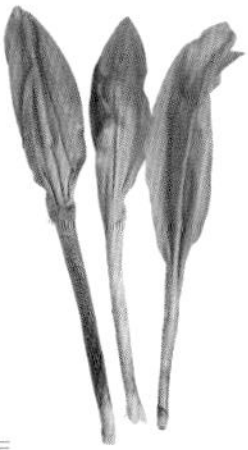

学名 *Allium victorialis*
（ヒガンバナ科ネギ属）
別名 アイヌネギ、ヤマビル
原産地 日本、東アジア
利用部位 茎、葉
香り・風味 強いニンニク臭と味
注意 特になし
主な成分 硫化アリル
作用 抗菌、滋養強壮、抗炎症

葉にはニンニクに似た香りがあり、香り成分のアリシンはニンニクよりも豊富に含まれています。滋養強壮作用があり、生育速度が5～7年と長い、貴重な山菜です。

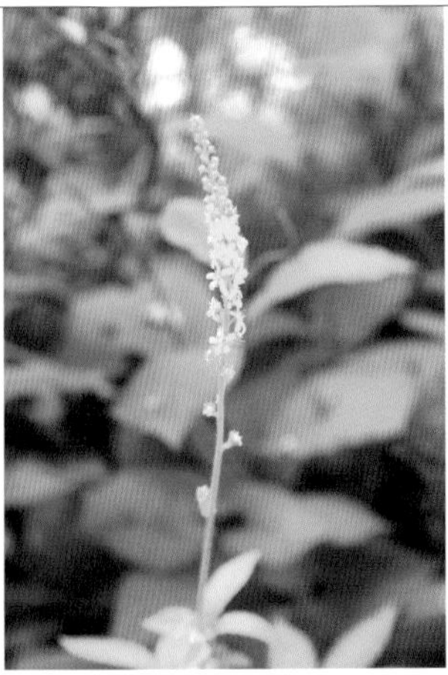

キンミズヒキ

Kinmizuhiki

学名 *Agrimonia pilosa*
（バラ科キンミズヒキ属）
別名 ヒッツキグサ
原産地 日本、アジア
利用部位 全草
主な成分 アグリモノリド、タンニン、タキシフォリン
作用 止瀉、抗菌、消炎、鎮痛、止血

道端や野原で見られる黄色の花を咲かせる多年草。乾燥した全草の煎じ液を下痢には服用、湿疹やかぶれには冷湿布、口内炎にはうがいで用いられます。

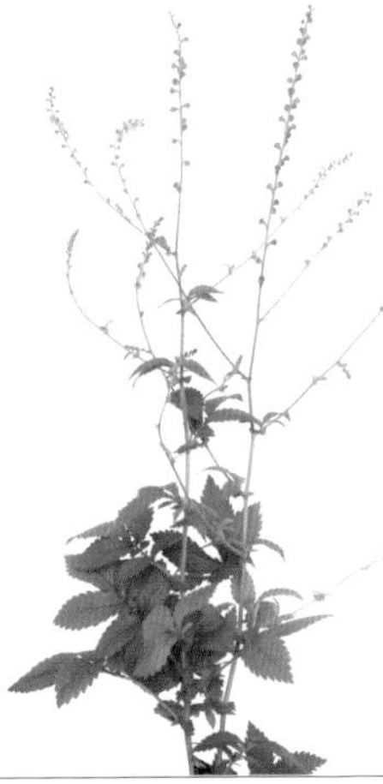

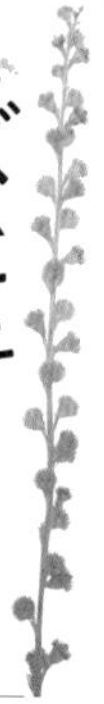

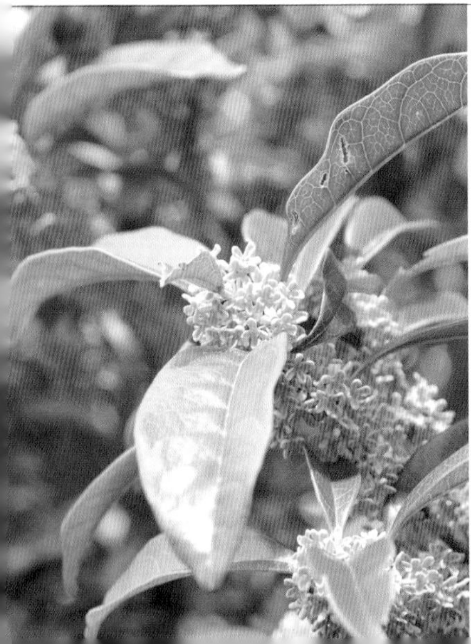

キンモクセイ

Kinmokusei

学名 *Osmanthus fragrans var.aurantiacus*
（モクセイ科モクセイ属）
別名 タンケイ（丹桂）、オスマンサス
原産地 中国南部（広東省）
利用部位 花／溶剤抽出法
香り・風味 甘くフルーティーな香り
主な成分 オスマン、パルミチン酸、リナロール、オイゲノール、ゲラニオール
作用 健胃、鎮静、抗炎症

キンモクセイの花は桂花と呼ばれ、お酒やお茶、蜜煮などに用いられます。また、中国では、楊貴妃は桂花を白ワインに漬け込んだ桂花陳酒を愛飲したといわれています。桂花酒は胃の不調や低血圧症、不眠の際、就寝前に飲むと改善効果があるとされています。

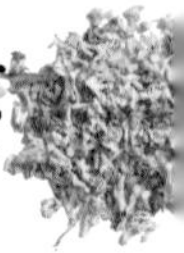

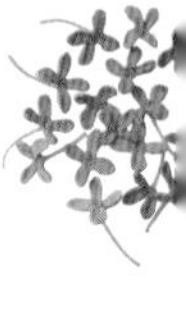

Kuko

クコ

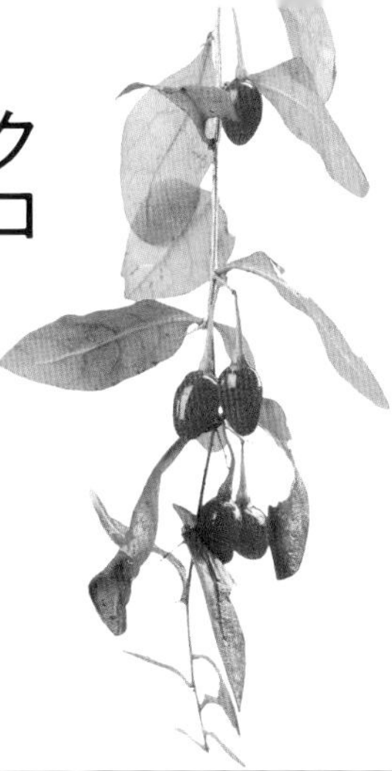

学名 *Lycium chinense*（ナス科クコ属）
別名 ゴジベリー、リキウム、ウルフベリー
原産地 中国、日本
利用部位 葉、果実、根皮
香り・風味 甘みとコクのある味わい
注意 妊娠中、授乳中は控える
主な成分 （葉）ベタイン、ルチン （果実）ベタイン、ゼアキサンチン、フィサリエン （根皮）芳香族アミン、アピゲニン、リナリン
作用 （葉）滋養 （葉、果実、根皮）強壮 （根皮）消炎、解熱、血糖降下、降圧

中国原産のナス科の植物で、紫色の花のあとに赤い果実をつけます。漢方では果実を滋養強壮や疲労回復、根皮を糖尿病予防や肺炎などに用います。

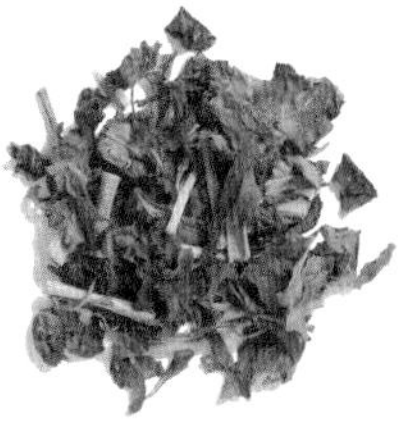

ドライリーフ（枸杞葉）

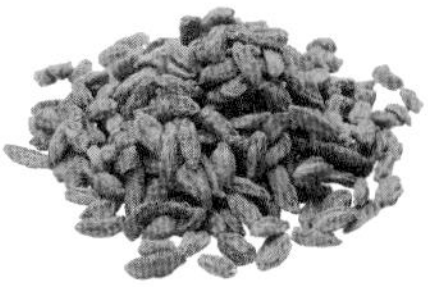

乾燥したクコの実

Kusunoki

クスノキ（カンファー）

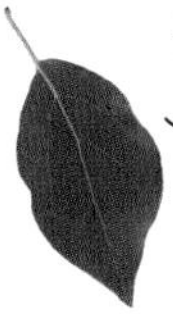

学名 *Cinnamomum camphora*（クスノキ科クスノキ属）
別名 クス、ショウノウノキ 原産地 中国、ベトナム、日本
利用部位 樹皮、枝、葉／水蒸気蒸留法
香り・風味 ツンとしたカンファー臭
注意 精油は神経毒性成分を含むため、幼児や妊娠中・授乳中の女性、てんかん患者、高齢者などへの使用は避ける。精油は使用濃度に注意（品種によりカンファー類、サフロールの含有率が高いものがあるため）
主な成分 カンファー、カリオフィレン、リモネン、α－ピネン、ゲルマクレン、1,8-シネオール、サフロール、リナロール
作用 抗菌、消炎、強壮、局所刺激

クスノキは巨樹になることから神聖な木として神社の境内によく植えられます。枝や葉を水蒸気蒸留して得られた結晶が樟脳です。樟脳は防虫剤のほかに、神経痛や打撲の薬品としても利用されています。

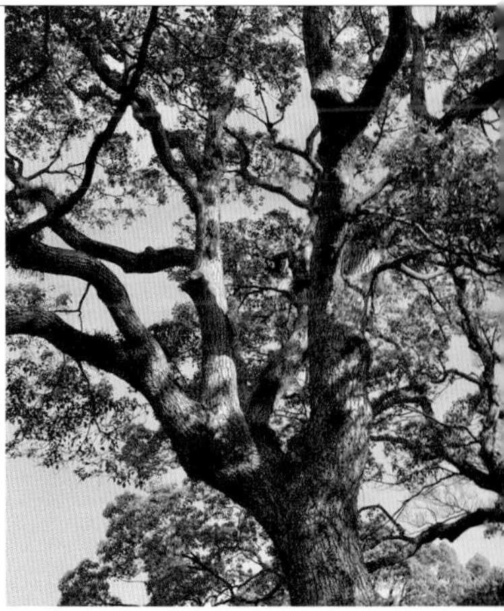

Kuzu

クズ

学名 *Pueraria lobata*（マメ科クズ属）
別名 ウラミグサ（裏見草） 原産地 日本在来
利用部位 葉、花、クズ澱粉、蔓
香り・風味 でんぷんは無臭でやや甘い。花はブドウジュースの香り
注意 特に知られていない
主な成分 でんぷん、ゲニステイン、ダイゼイン、プエラリン、トリテルペンサポニン
作用 発汗、鎮痛、解熱、鎮痙、止瀉

太い根はクズ粉（葛でんぷん）の原料や薬用になり、漢方では「葛根」と呼ばれる生薬で、風邪や肩こり、中耳炎などに用います。また、イソフラボン類を含み、女性ホルモン様の作用もあります。甘い香りの花は葛花といい、二日酔いによいとされます。

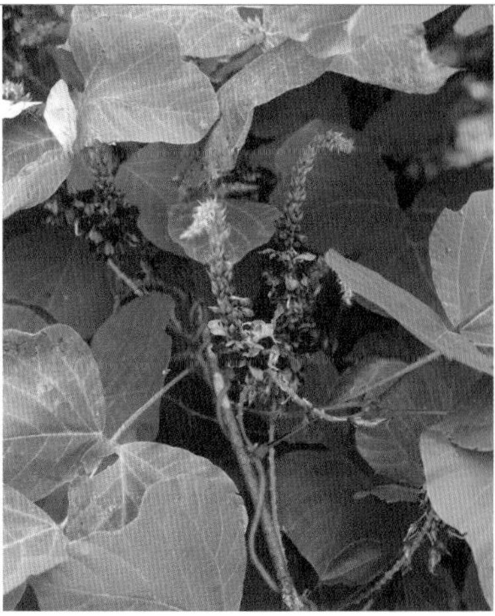

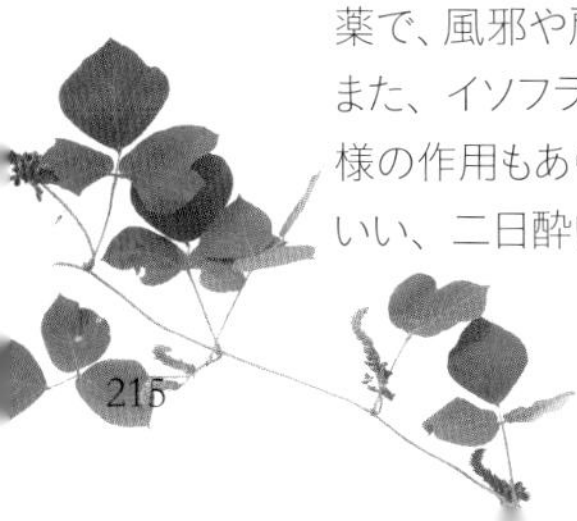

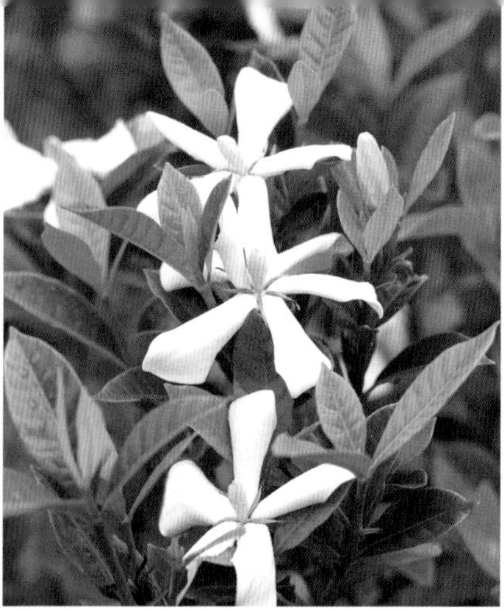

クチナシ

Kuchinashi

（学名）*Gardenia jasminoides*（アカネ科クチナシ属）
（別名）シャムツゲ
（原産地）中国、日本、台湾
（利用部位）花、果実
（香り・風味）上品な芳香、舌触りはなめらかで苦味と油分がある
（注意）特になし
（主な成分）ゲニポシド、ゲニピン、クロシン、リナロール、酢酸リナリル
（作用）消炎、止血、解熱、鎮静、胆汁分泌促進、胃液分泌抑制、整腸、緩下

果実は、ゼリー、たくあん、栗きんとんなどに黄色の着色料として用いられます。生薬としては、解熱、消炎、止血などの目的で処方されます。

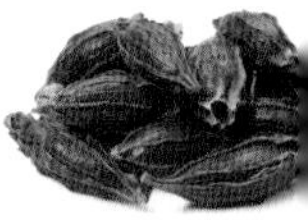

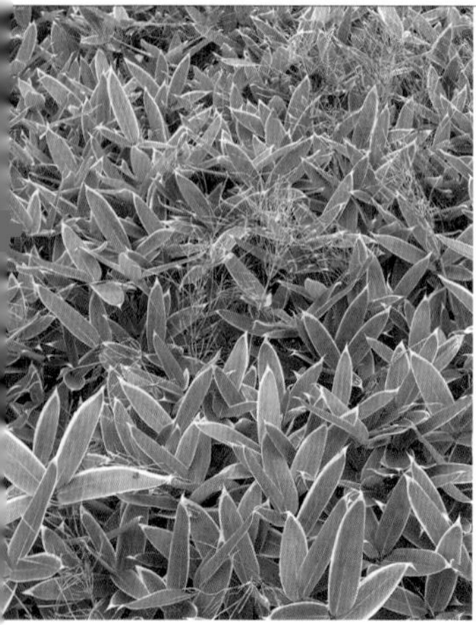

クマザサ

Kumazasa

（学名）*Sasa veitchii*（イネ科ササ属）
（別名）ヤキバザサ（原産地）日本（利用部位）葉
（香り・風味）さわやかな香り、さっぱりとした味
（注意）特になし
（主な成分）安息香酸、パンフォリン、クロロフィル、ミネラル（カルシウム）、ビタミンB_1、B_2、C、フラボン誘導体、リグニン
（作用）抗菌、消炎、免疫増強、解毒、利尿、健胃、抗腫瘍

山地に自生する日本特産の落葉高木で、公園などにもよく植えられています。利用するのは早春のつぼみを乾燥させたもの。鎮静、鎮痛、抗炎症作用があり、蓄膿症や鼻づまり、鼻炎などの鼻の疾患のほか、頭痛や歯痛にも用いられます。果実を噛むと辛味があるため「コブシハジカミ」という別名もあります。

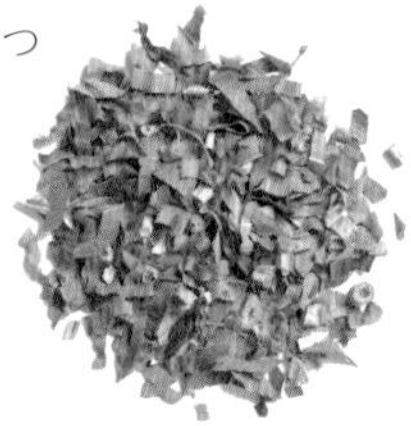

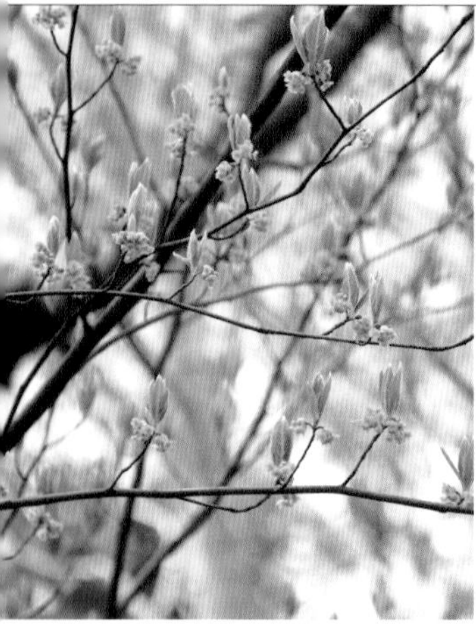

クロモジ

Kuromoji

（学名）*Lindera umbellata*（クスノキ科クロモジ属）
（別名）カラスギ（原産地）日本
（利用部位）枝、葉、樹皮、根／水蒸気蒸留法
（香り・風味）甘く爽快感のある香り
（注意）精油は皮膚刺激の可能性があるので、使用濃度に注意
（主な成分）α-ピネン、カンフェン、1,8-シネオール、リナロール、リモネン、テルピネオール、タンニン
（作用）抗酸化、抗炎症、抗アレルギー、収れん、抗菌、去痰、代謝促進、血行促進、鎮静、健胃

関東以西の山野に自生する低木。枝や葉などに香りのよい精油成分を多く含みます。精油は香水やローションに、枝は爪楊枝の材料に利用されます。枝葉は関節炎やリウマチ、皮膚の不調などの浴剤に使われ、根皮や枝葉の煎じ液は、胃腸炎や咳、痰などに用いられます。

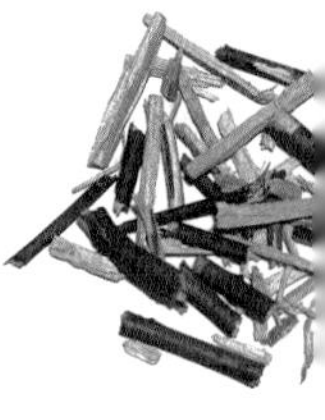

ゲットウ

幅広い用途がある沖縄ハーブ

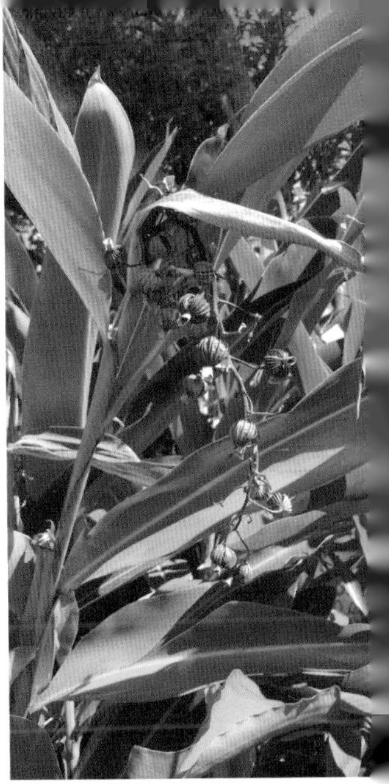

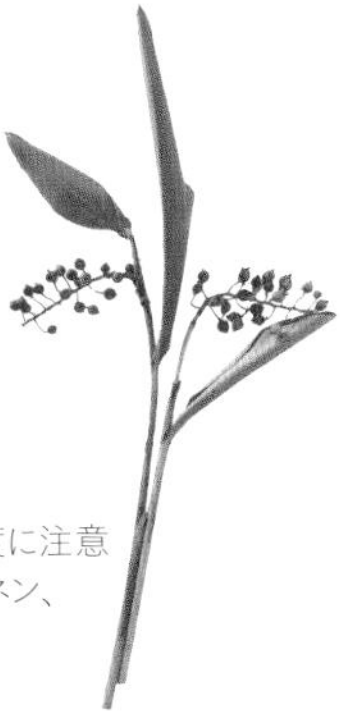

学名 *Alpinia zerumbet*
（ショウガ科ハナミョウガ属）
別名 サンニン、サニン 原産地 東南アジア
利用部位 葉、種子／水蒸気蒸留法
香り・風味 甘くて少しスパイシーな香り
注意 精油のオイゲノールが多い場合には濃度に注意
主な成分 p- シメン、1,8- シネオール、α - ピネン、テルピネン -4- オール、リナロール
作用 抗不安、賦活、鎮静、抗菌

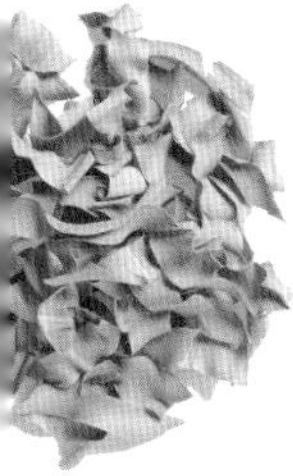

熱帯から亜熱帯アジアに分布する植物で、日本では沖縄県から九州に自生しています。沖縄県では「サンニン」と呼ばれ、抗菌作用のある葉で餅を包んだり、虫よけや魔除けに使ったりします。葉には芳香があり、リラックス効果や血行促進効果があります。お香やお茶、消臭剤、化粧品など、幅広い用途に活用されます。漢方では、種子に健胃作用や整腸作用があるとされ、腹痛や下痢の治療に用いられます。

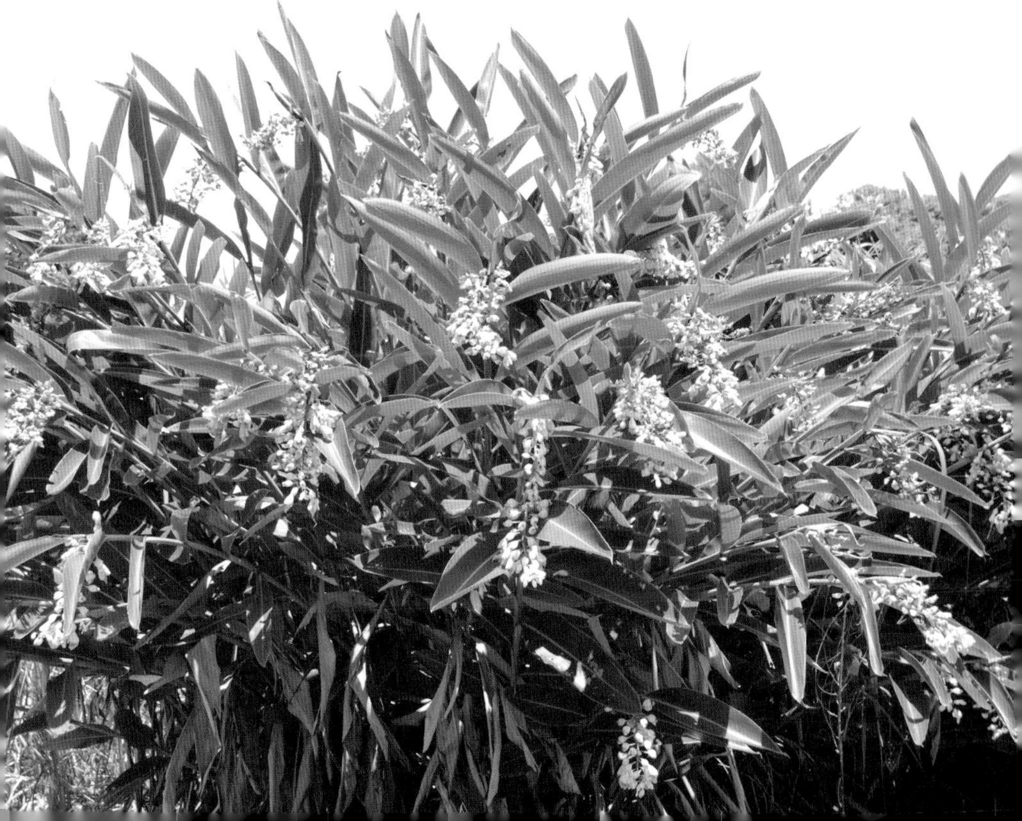

ゲンノショウコ

Gennosyouko

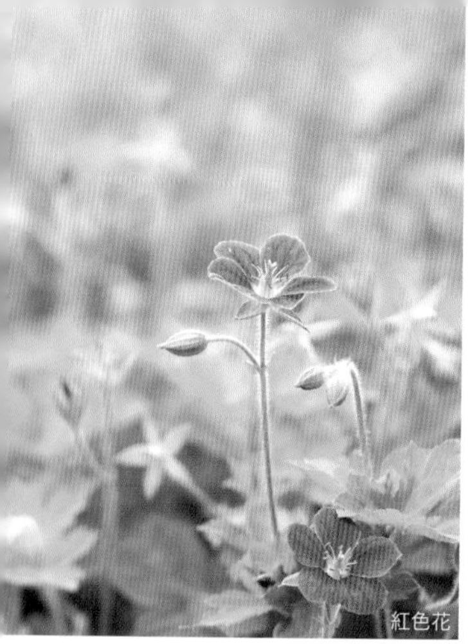
紅色花

学名 *Geranium thunbergii*（フウロソウ科フウロソウ属）
別名 ミコシグサ、ネコノアシグサ、イシャイラズ
原産地 日本、朝鮮半島、台湾 **利用部位** 地上部
香り・風味 草の香り、かすかな苦味がある
注意 特になし
主な成分 ゲラニイン、クエルセチン、ケンフェリトリン、コハク酸、没食子酸
作用 止瀉、健胃、抗炎症、利尿、大腸蠕動運動抑制、腸管収縮抑制、緩下

「この草を煎じて飲めば、現に効くのが証拠」が名前の由来。日本三大民間薬のひとつで、全国の山野に広く自生しています。民間では健康茶として飲まれるほか、漢方では、健胃、整腸、止瀉作用があるとされ、下痢、便秘、胃腸病、腹痛などに用いられます。

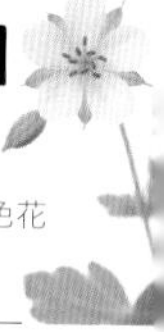
白色花

コウヤマキ

Koyamaki

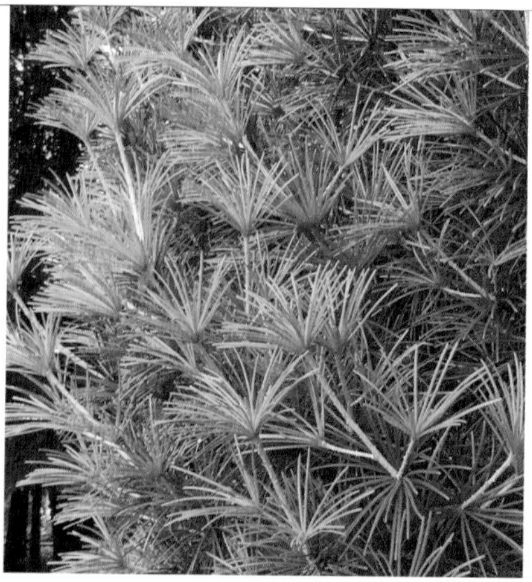

学名 *Sciadopitys verticillata*
（コウヤマキ科コウヤマキ属）
別名 ホンマキ **原産地** 日本
利用部位 枝、葉／水蒸気蒸留法
香り・風味 森林の香り
注意 特に知られていない
主な成分 α－ピネン、カリオフィレン、リモネン、セドロール
作用 抗菌、鎮静

現在では日本だけに残っている貴重な日本固有の常緑針葉樹です。枝の先端は仏花代わりに供えられるほか、抗菌作用があるため、精油による室内の空気の浄化やオーラルケア用品にも利用されています。

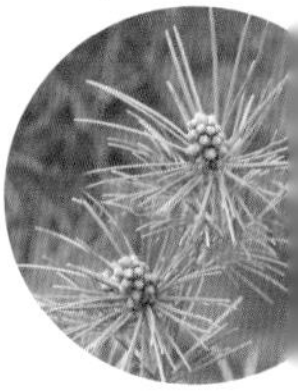

ゴーヤ

Goya

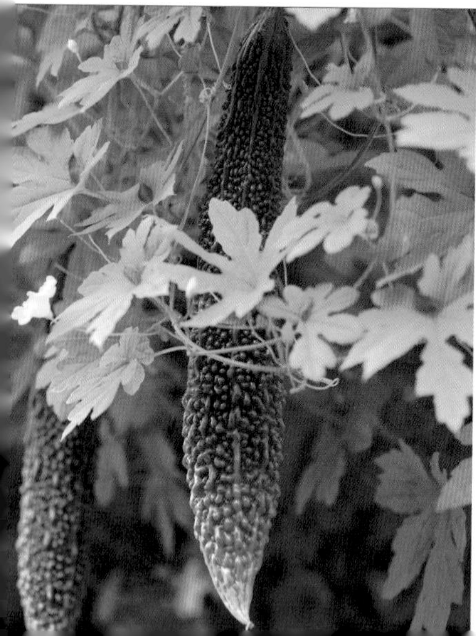

学名 *Momordica charantia*（ウリ科ツルレイシ属）
別名 ニガウリ、ツルレイシ **原産地** 熱帯アジア
利用部位 果実 **香り・風味** 強い苦味がある
注意 キニーネを多少含有することから消化器系疾患者の小児、高齢者や妊婦は摂取を避ける。熟していない果実（種子）や乾燥していない葉はアミグダリンを有するので注意。妊産婦は内服を避ける
主な成分 リノレン酸、ビタミンC、モモルディシン、チャランチン、コロソリン酸、ミネラル
作用 抗炎症、抗ウィルス、血糖値低下、コレステロール低下、解熱

苦味成分のモモルディシンには血糖値の上昇を抑制する効果があるとされ、糖尿病予防への働きが期待できます。また、ビタミンCを豊富に含み、美容や免疫力増強にも役立つと考えられています。

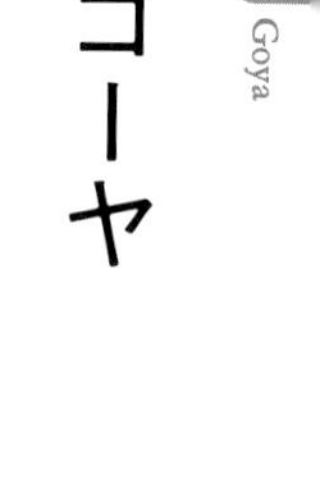

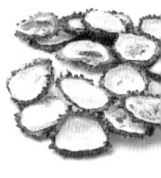

ゴボウ

血糖値の急上昇を抑える イヌリンがたっぷり

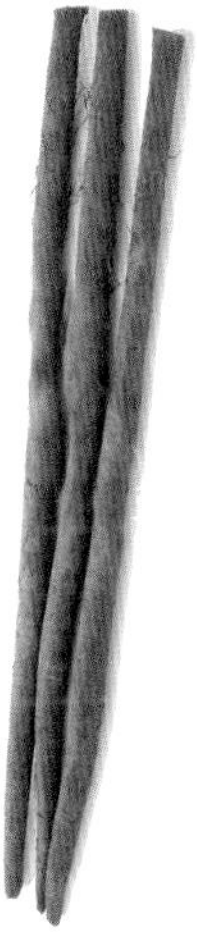

学名 *Arctium lappa*（キク科ゴボウ属）
別名 バードック
原産地 ヨーロッパ、中国
利用部位 種子、葉、根
香り・風味 ゴボウ特有の香ばしい風味
注意 特になし
主な成分（根）アルクチン、イヌリン、粘液質、フィトステロール、ポリアセチレン類（種子）パルミチン酸、アルクチゲニン、アルクチン
作用 浄血、解毒、抗菌

平安時代、中国から薬草として伝わりましたが、国内で改良され、野菜として食べられるようになりました。ヨーロッパでは血液浄化や利尿、緩下、利胆の目的で使われますが、イヌリンの血糖値降下作用やアルクチンの抗がん作用の研究も進み、ますます注目されています。漢方では「牛蒡子（ゴボウシ）」といい、扁桃炎や湿疹などに用いられます。

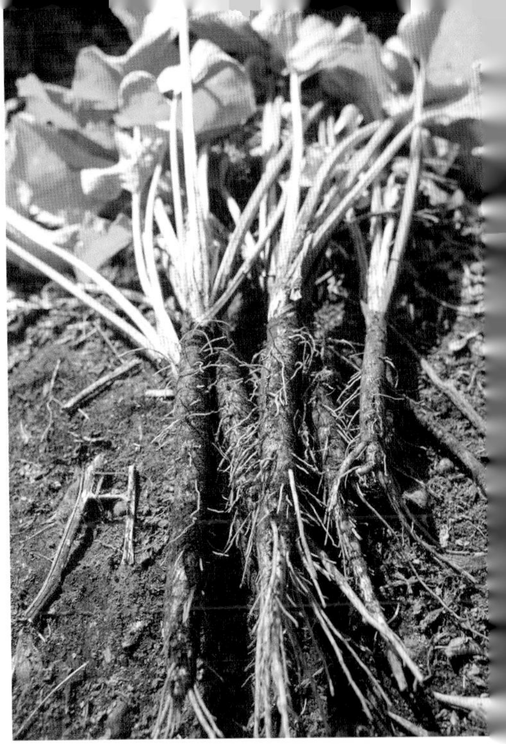

ゴマ

抗酸化成分の セサミンを含む

学名 *Sesamum indicum*（ゴマ科ゴマ属）
別名 セサミ 原産地 アフリカ、インド
利用 種子
香り・風味 熱すと香ばしい香りが漂い味もマイルドで香ばしくなる
注意 特に知られていない
主な成分 セサミン、セサモリン、セサミノール、セサモール、オレイン酸、リノール酸、ビタミン、ミネラル（カルシウム、マグネシウム、鉄や亜鉛）、アミノ酸
作用 抗酸化、抗炎症、賦活、健胃、鎮痛、滋養

油を採るために栽培された世界最古の植物ともいわれ、古くからアジアとアフリカで育てられてきました。そのまま食べるよりも、すったほうが有効成分の吸収率が高まります。抗酸化作用の強いセサミンを含み、動脈硬化の予防や老化防止に効果が期待できます。漢方では、腰痛や腰のだるさ、めまい、関節痛、乾燥性の便秘などに「黒胡麻」を処方します。

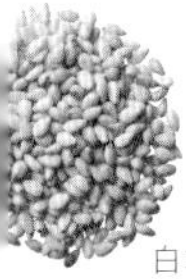

白ゴマ

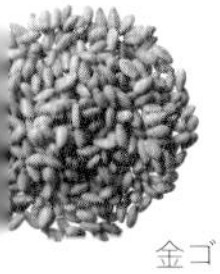

金ゴマ

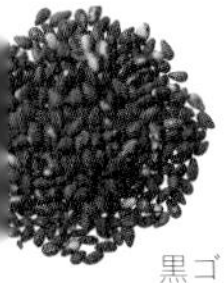

黒ゴマ

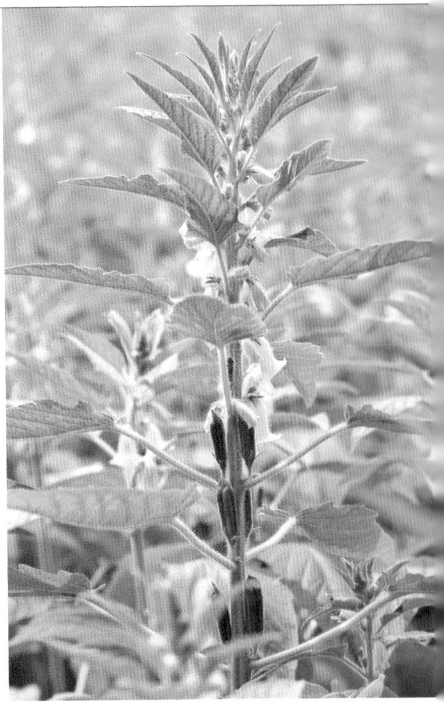

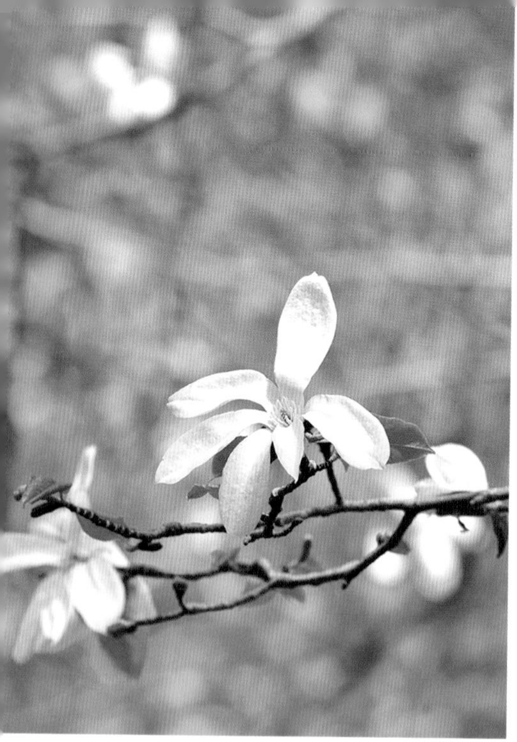

コブシ

つぼみの芳香は鼻に作用する

（学名）*Magnolia kobus*（モクレン科モクレン属）

（別名）コブシハジカミ、ヤマアララギ、タウチザクラ

（原産地）日本（利用部位）つぼみ

（香り・風味）よい香りがあるが、辛みと苦みがある

（注意）コブシの樹皮には神経毒のアルカロイドが含まれているため、取り扱いには注意が必要

（主な成分）オイゲノール、メチルカビコール、サフロール、シネオール、α－ピネン

（作用）鎮静、鎮痛、抗炎症

春先にとてもよい香りの花を咲かせます。開花前の乾燥させたつぼみは、漢方で辛夷と呼ばれます。鼻炎や花粉症、蓄膿症には煎じ液を服用するほか、鎮静作用もあるため、風邪による頭痛にもよいとされます。

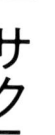

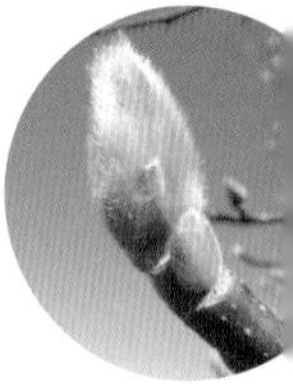

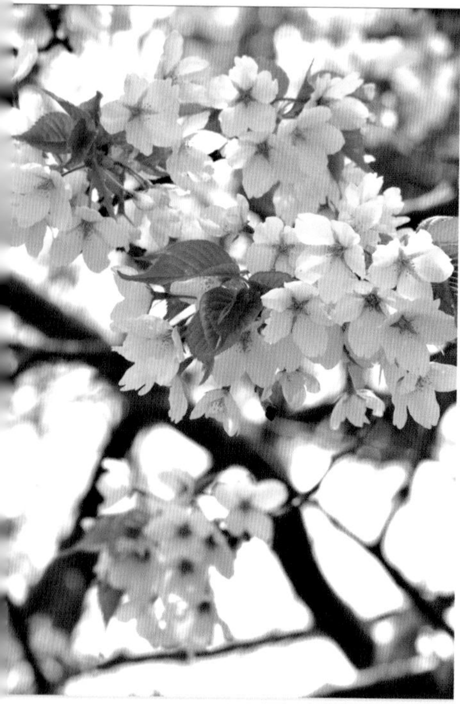

サクラ

日本人が最も好む強くて儚い花

（学名）*Prunus spp. Prunus speciosa*（オオシマザクラ）、*Prunus jamasakura*（ヤマザクラ）、*Prunus lannesiana*（ヤエザクラ）（バラ科サクラ属）

（原産地）日本在来

（利用部位）樹皮、葉、花、果実

（注意）特に知られていない

（主な成分）（樹皮）サクラニン、サクラネチン、カロチノイド、クマリン配糖体、ビタミンC

（作用）鎮咳、去痰、解毒、解熱、収れん、抗酸化、抗炎症、美白

観賞用としてなじみのある植物ですが、樹皮を「桜皮（オウヒ）」といい、漢方では咳や湿疹、蕁麻疹などの治療に用います。オオシマザクラの葉の塩漬けには独特の香りがあり、桜餅に利用されます。サクラの「サ」は田の神、「クラ」は神の座を意味し、穀霊が宿る花として信じられてきました。

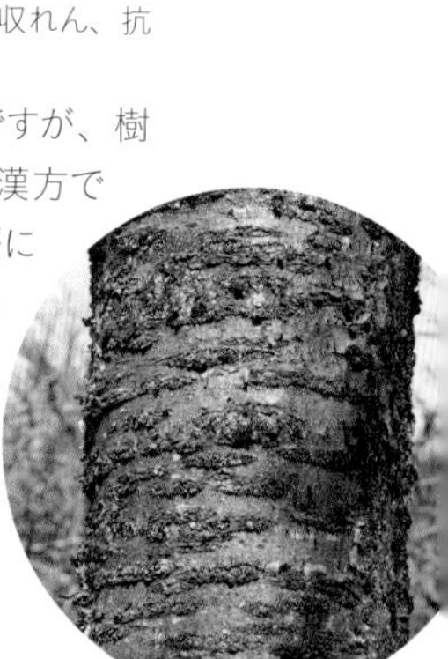

Sansho

サンショウ

七味唐辛子にも使われる日本を代表する薬味

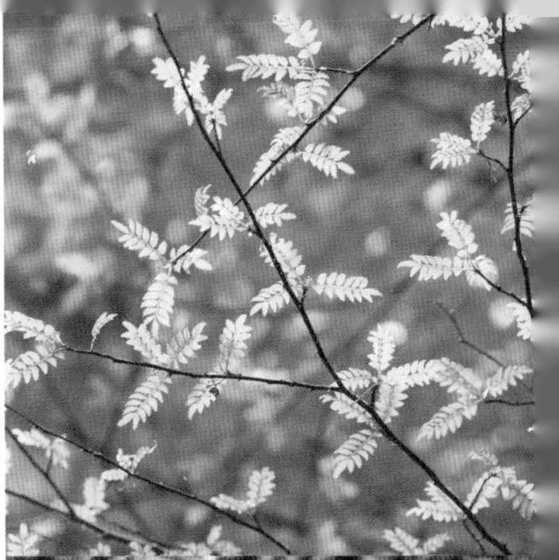

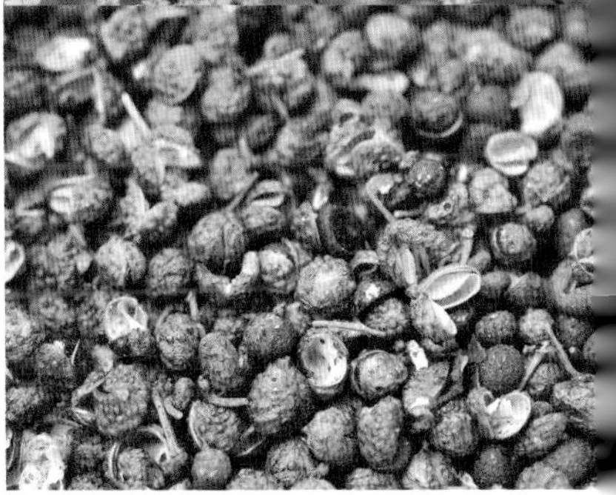

(学名) *Zanthoxylum piperitum*（ミカン科サンショウ属）
(別名) サンショウペパー、ハジカミ
(原産地) 日本、朝鮮半島
(利用部位) 果実、葉／水蒸気蒸留法（果実）
(香り・風味) 柑橘系を思わせる爽やかな香り。ピリリとした辛味としびれ
(注意) 精油は皮膚刺激の可能性あり。酸化すると皮膚感作の可能性も
(主な成分) α－サンショオール、γ－サンショオール、サンショウアミド、クエルシトリン、リモネン、ゲラニオール、β－フェランドレン
(作用) 健胃、利尿、駆虫、殺虫、抗菌、抗真菌、局所麻痺、鎮咳

パウダー

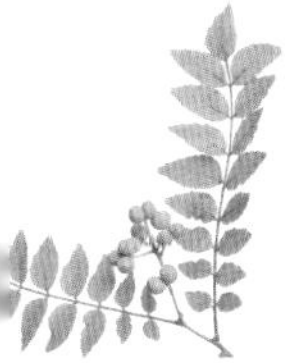

日本人と関わりの深い植物で、縄文時代の遺跡からも発掘されています。古くから薬味として使われていたようで、室町時代の料理書にはすでに、「うなぎの蒲焼きにサンショウの木の芽みそをつけて食べる」という記述があります。成熟した果実の果皮には胃腸の働きを高める効果があるとされ、食欲増進が期待できます。

Shiso

シソ

胃腸の調子を整えて元気を蘇らせる

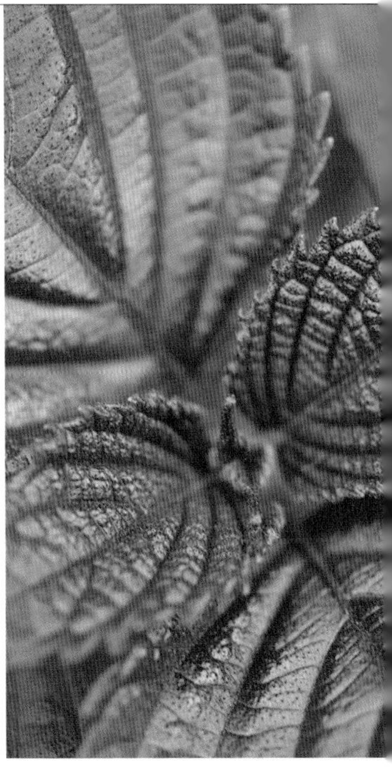

(学名) *Perilla frutescens*（シソ科シソ属）
(別名) アカジソ、アオジソ
(原産地) 日本
(利用部位) 葉、種子、花／水蒸気蒸留法
(香り・風味) 爽やかな香り、すっきりした味
(注意) 精油は皮膚刺激、皮膚感作の可能性あり
(主な成分) ペリルアルデヒド、リモネン、ピネン、ロスマリン酸
(作用) 発汗、解熱、鎮咳、健胃、整腸、利尿、解毒、抗菌、去痰

蘇葉

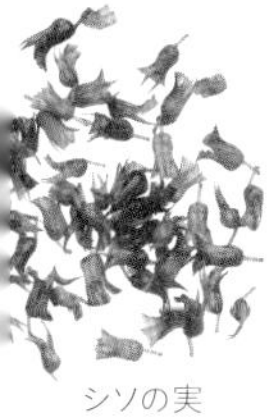

シソの実

日本では平安時代から栽培されている植物で、漢方では蘇葉と呼ばれる赤ジソが用いられます。赤ジソは、梅干しや柴漬けなどの色と香りづけにも使われます。青ジソは大葉とも呼ばれ、薬味として料理に利用されます。シソには、胃腸の働きを助け、魚の毒を消す作用があるとされ、風邪のひき始めや花粉症へも効果があるといわれています。

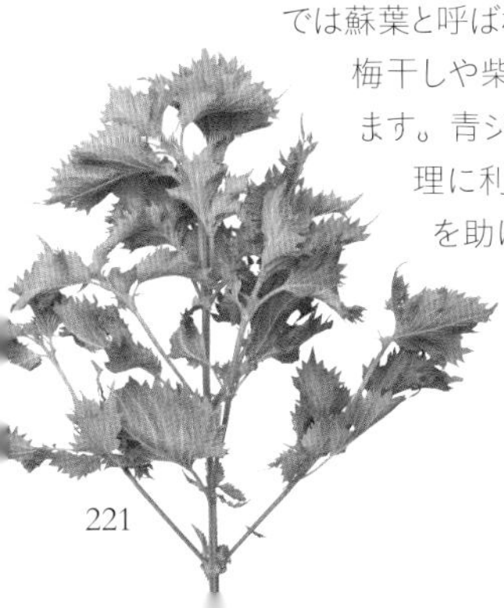

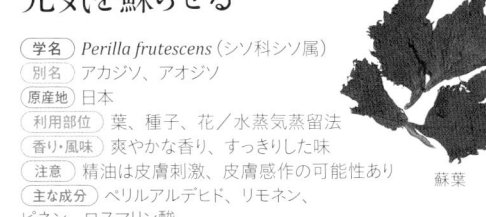

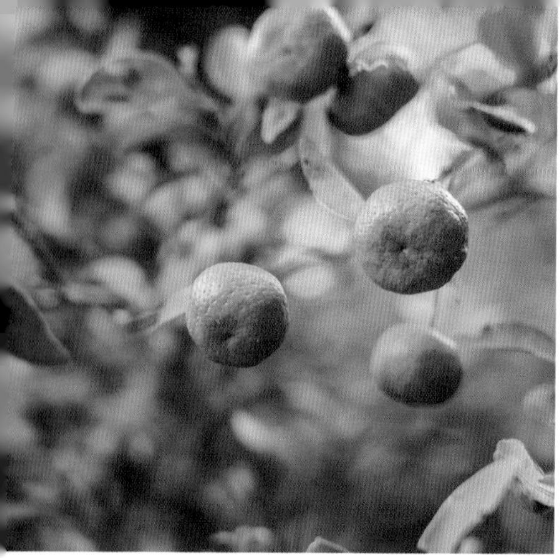

シークヮーサー

Hirami Lemon

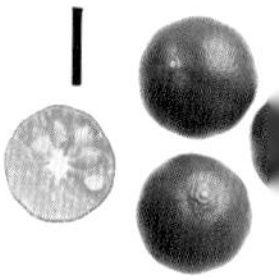

学名 *Citrus depressa*（ミカン科ミカン属）
別名 ヒラミレモン 原産地 沖縄、台湾
利用部位 果実、果皮、葉
香り・風味 酸味（未熟果）、甘味（熟果）
注意 特に知られていない
主な成分 ノビレチン、ヘスペリジン、クエン酸、ビタミンC
作用 抗酸化、抗炎症、抗腫瘍、神経細胞突起伸展、賦活、美肌

日本では主に沖縄県で栽培されている柑橘類です。沖縄では、未熟な果実の果汁を魚料理に使ったり、熟した実を絞ってジュースにしたりします。

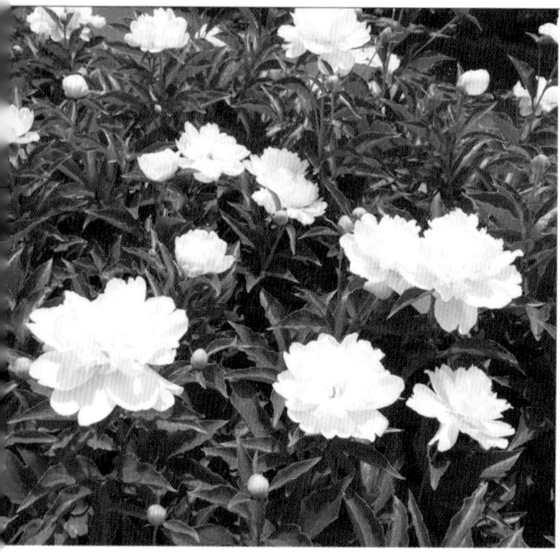

シャクヤク

Syakuyaku

学名 *Paeonia lactiflora*（ボタン科ボタン属）
別名 エビスグサ、カオヨグサ、エビスグスリ、ハナノサイショウ
原産地 中国 利用部位 根、花
香り・風味 すっきりとしたブーケ調の香り
注意 特に知られていない
主な成分 ペオネフリン、アルビフロリン、ペオニン、タンニン
作用 抗炎症、鎮痙、鎮痛、収れん、抗菌、止血、浄血

ボタン科の多年草で、原産は中国。漢方に利用されるのは根で、根を太らせるためにつぼみを摘み取ります。消炎、鎮痛、止血、抗けいれん作用があります。

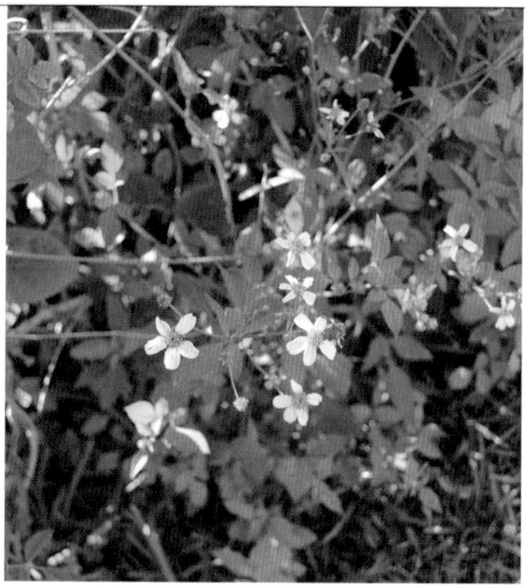

シロバナセンダングサ

Shirobanasendangusa

学名 *Bidens pilosa L.var.minor (Bl.) Sherff*（キク科センダングサ属）
別名 シロノセンダングサ
原産地 北米 利用部位 全草
注意 妊娠中は内服しない

本州以西で見られる一年草でコセンダングサの変種。秋に白い頭花をつけ、その後針状の種子を結びます。煎じ液でうがいをしたり、傷や腫れ物に塗布するなどして使われます。

Suikazura

スイカズラ

(学名) *Lonicera japonica*
(スイカズラ科スイカズラ属)
(別名) キンギンカ、ニンドウ
(原産地) 日本、中国、台湾
(利用部位) 茎、葉、花
(香り・風味) 濃厚で甘い香り（花）
(注意) 特に知られていない
(主な成分) ロガニン、ロニセリン、ルテオリン、タンニン、クロロゲン酸
(作用) 血管拡張、収れん、抗菌、消炎、美肌、利尿

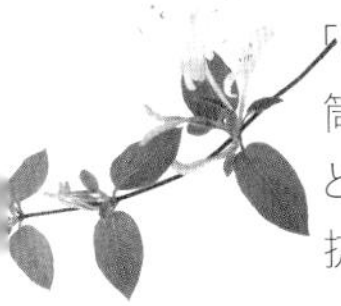

「吸い葛（スイカズラ）」とは、筒状の花に蜜が含まれ、吸うと甘い味がすることが由来。抗菌、解熱作用があります。

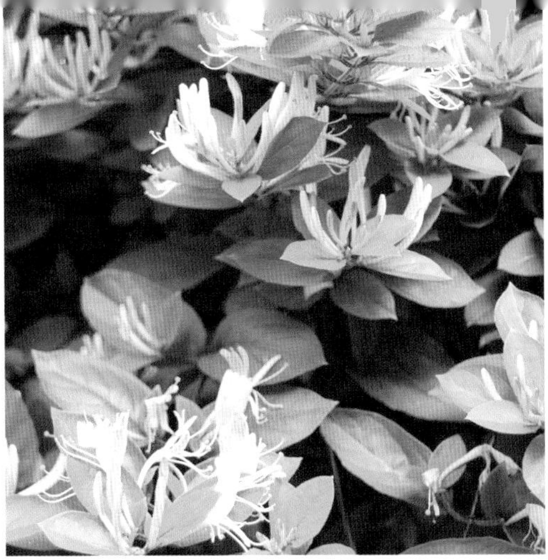

Sugi

スギ

(学名) *Cryptomeria japonica*（ヒノキ科スギ属）
(原産地) 日本
(利用部位) 樹脂、葉、心材／水蒸気蒸留法（葉、心材）
(香り・風味) 清々しい香り (注意) 特に知られていない
(主な成分) 酢酸ボルニル、ネズコール、4-テルピネオール、カジネン、オイデスモール、エレモール、クリプトメリン酸
(作用) 抗炎症、鎮静、強壮、抗菌、血行促進、鎮痛

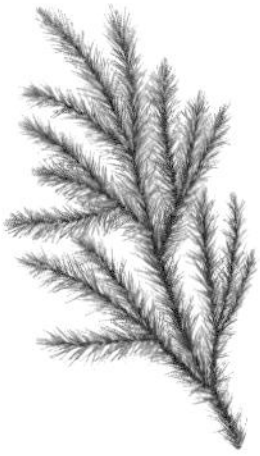

建築や家具、花粉症で知られているスギには、世界遺産である屋久杉をはじめ、樹齢千年を超える大木が日本各地に現存しています。民間療法ではエタノールに溶かした樹脂をひび割れやあかぎれ、皮膚の不調などに塗布して用いられます。また、葉から抽出した精油成分に美白、抗酸化作用があるとされ、今後の活用が期待されています。

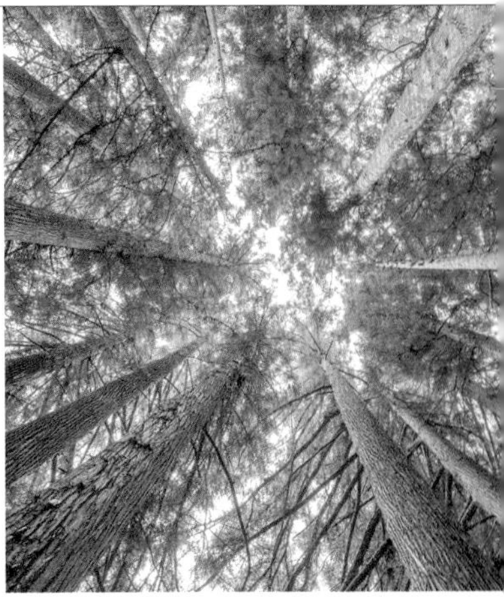

Suberihiyu

スベリヒユ

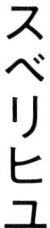

(学名) *Portulaca oleracea*
(スベリヒユ科スベリヒユ属)
(別名) ヒョウ、ニンブトゥカー（沖縄）
(原産地) 日本、中国、インドネシア、ユーラシア大陸
(利用部位) 全草
(香り・風味) 独特のぬめり、ほのかな酸味
(注意) 特に知られていない
(主な成分) カテコールアミン、ケンフェロール、アピゲニン、ミリセチン、クエルセチン、ルテオリン
(作用) 利尿、消炎

畑や道端で見かける葉が肉厚の多年草で、おひたしや油炒め、汁の具などに食用で利用されます。干すと干しゼンマイのようになり保存食に。虫刺されには葉の生汁を塗るとよく、煎じ液は利尿や解毒にも利用されます。

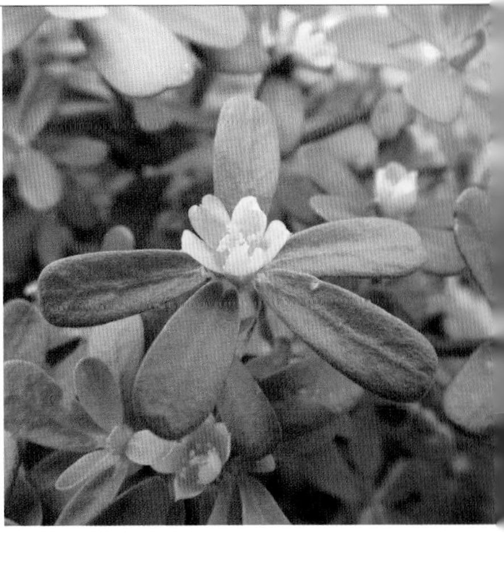

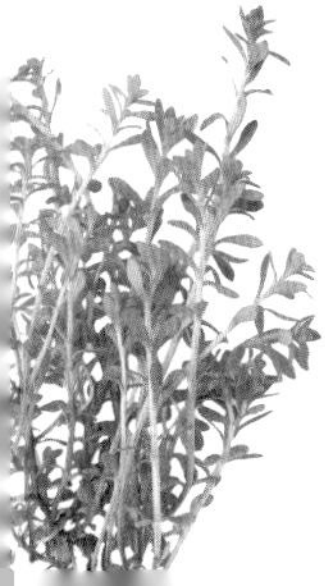

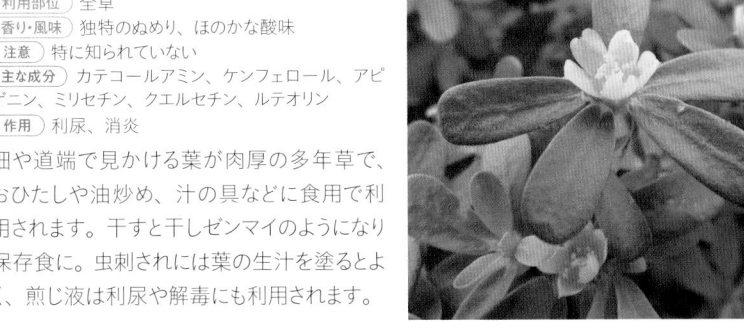

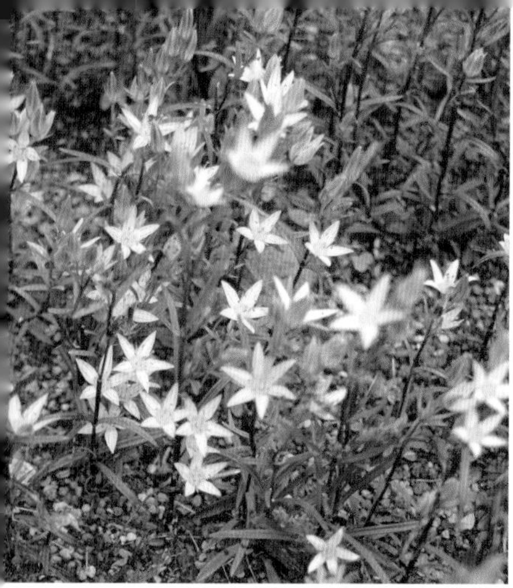

センブリ
Senburi

学名 *Swertia japonica*（リンドウ科センブリ属）
別名 アケボノソウ、ヤクソウ、クスリグサ
原産地 日本 利用部位 全草
香り・風味 強い苦み
注意 特に知られていない
主な成分 スウェルチアマリン、スウェロシド、ゲンチオピクロシド、アマロゲンチン、アマロスウェリン、キサントン誘導体、トリテルペノイド、フラボノイド
作用 健胃、整腸、養毛、鎮静、消炎、解熱、美白、血行促進

日本三大民間薬のひとつ。強い苦味があり、千回振り出してもまだ苦いというのが名前の由来。腹痛や食欲不振に効果があるほか、発毛促進作用が期待できます。

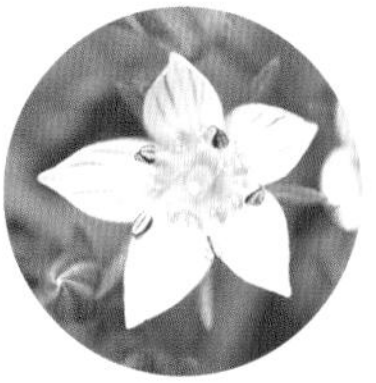

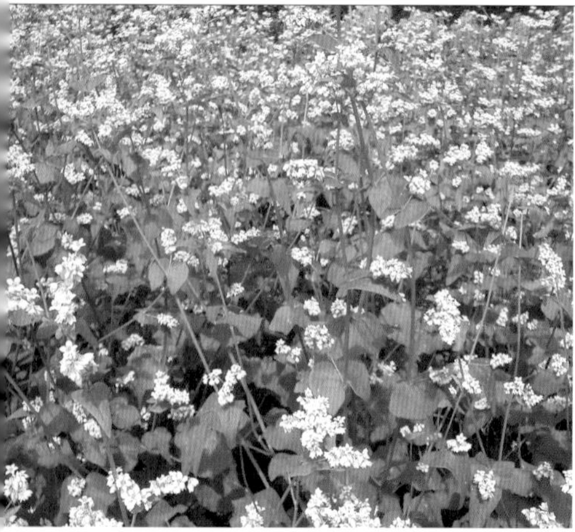

ソバ
Soba

学名 *Fagopyrum esculentum*（タデ科ソバ属）
原産地 中央アジア 利用部位 種子、葉
注意 ソバアレルギーのある人は用いない
主な成分 ルチン、クエルシトリン、デンプン、ビタミンB_1、B_2、ミネラル（カルシウム、鉄、マグネシウム、ナトリウム、マンガン、アルミニウム）
作用 消炎、強壮、血圧降下、緩下、抗酸化、血管拡張

ソバの栽培の歴史は古く、縄文時代に遡るといわれています。毛細血管を強くするルチンを多く含むため、動脈硬化や高血圧、脳卒中などの予防に効果が期待されています。

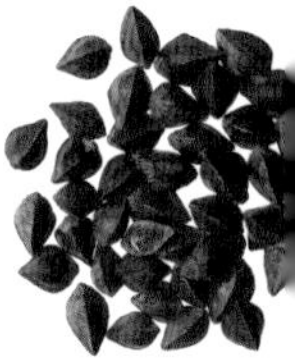

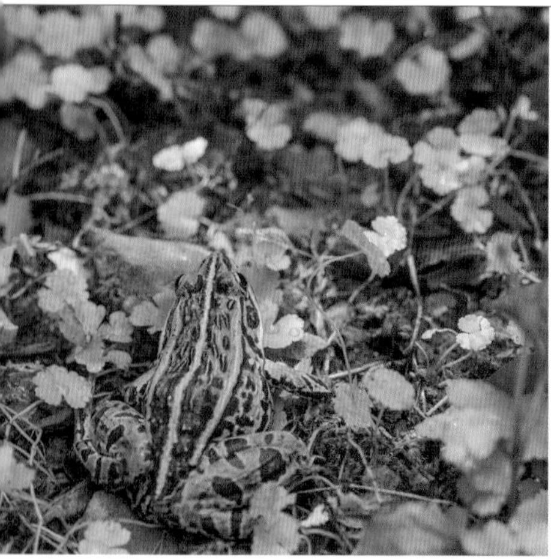

チドメグサ
Chidomegusa

学名 *Hydrocotyle sibthorpioides*（ウコギ科チドメグサ属）
別名 ウズラグサ、カガミグサ
原産地 日本、東南アジア、中国、朝鮮半島、オーストラリア、東アフリカ
利用部位 全草 注意 特に知られていない
主な成分 トリテルペノイドサポニン、リグナン、クエルセチン-3-ガラクトシド、β-ファルネセン
作用 解熱、止血、利尿

地面を這うように伸び、葉には光沢があります。生葉をもんで出た汁を切り傷につけると血が止まることが名前の由来です。乾燥させた全草は生薬で、風邪による軽い発熱やむくみに煎じ液を服用するとよいとされます。

ダイズ

ホルモン調整作用もある重要なタンパク源

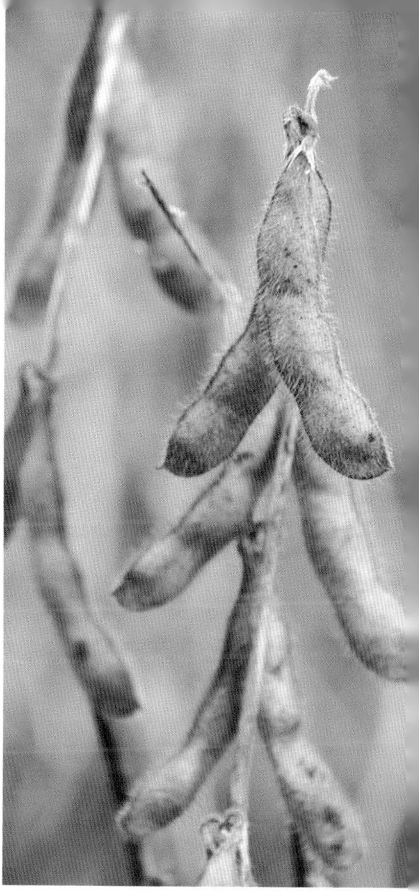

学名 *Glycine max*（マメ科ダイズ属）
別名 オオマメ、ミソマメ、アゼマメ
原産地 中国、シベリア 利用部位 種子
香り・風味 ほのかな甘み
注意 通常の食生活に加えて特定保健用食品などでの大豆イソフラボンの過剰摂取はホルモンバランスを崩す可能性があるので注意が必要
主な成分 タンパク質、炭水化物、α－リノレン酸、リノール酸、イソフラボン類（ゲニステイン、ダイゼイン）、ミネラル（カリウム、鉄、カルシウム、亜鉛）
作用 ホルモン調整、美肌、発汗、健胃、保湿、滋養、強壮、抗コレステロール、抗アレルギー

古くから日本人の食生活には欠かせない食材で、豆腐、湯葉、豆乳、みそ、しょうゆ、きなこ、納豆、枝豆など、さまざまな形で親しまれてきました。ダイズに含まれるイソフラボン配糖体にはフィトエストロゲン作用があり、更年期症状の諸症状に有効といわれるほか、レシチンに脂質代謝を促す働きがあることから、動脈硬化や肝臓病などの生活習慣病にも役立つとされています。また、認知症などの脳神経疾患に効果のあるコリンも含まれます。漢方では「黒豆」を用い、血液促進や利尿、筋肉や関節の痛みに処方されます。

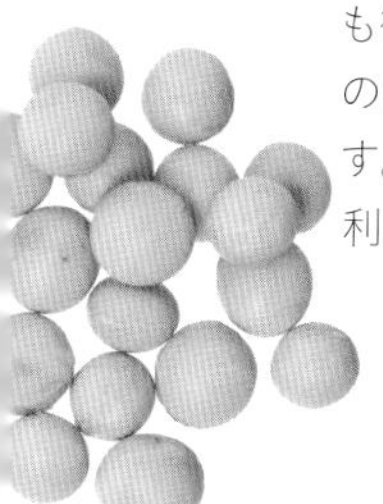

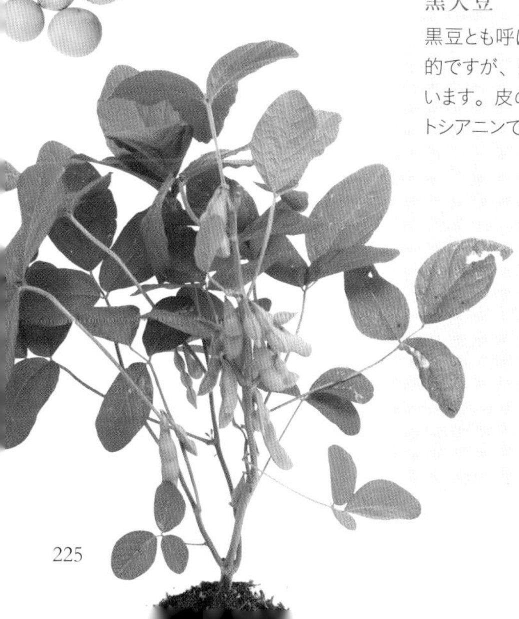

黒大豆

黒豆とも呼ばれ、煮豆にするのが一般的ですが、納豆や豆腐にも加工されています。皮の黒い色は色素成分のアントシアニンで、抗酸化作用があります。

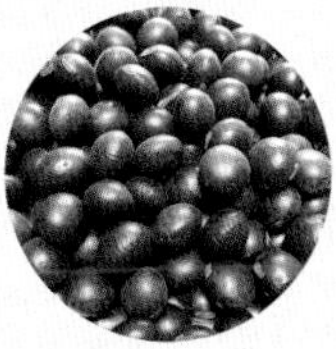

ダイズのイソフラボン類

ダイズにはダイゼインやゲニステイン等のイソフラボン類が含まれ、体内でエストロゲンに似た働きをすることがわかっています。中でもダイゼインが腸内細菌によって代謝を受け生成するエクオールはエストロゲン様作用が強く、更年期の諸症状の緩和に大きく働くといわれています。体内でエクオールを生成できる腸内細菌は数種類あるといわれ、その菌をもっていない人はダイズを食べてもエクオールを産出することはできません。

チャ（グリーンティー）

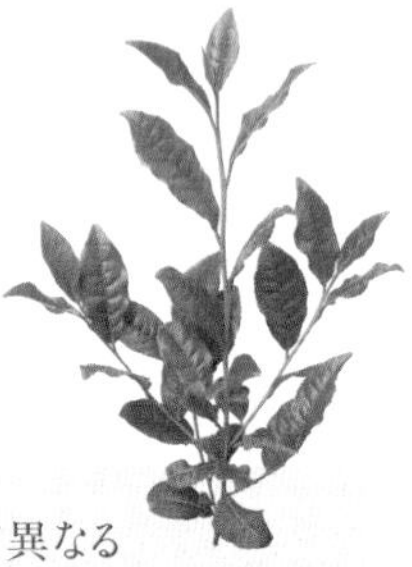

茶のカテキンには健康機能成分がたっぷり

（学名）*Camellia sinensis*（ツバキ科ツバキ属）
（別名）チャノキ （原産地）中国 （利用部位）葉、果実
（注意）発酵させた紅茶の茶剤は長期または過量の使用は不可
（主な成分）カフェイン、テオブロミン、テオフィリン、カテキン：エピカテキン、エピガロカテキン、エピカテキンガラート、エピガロカテキンガラート、テアニン、β，γ-ヘキセノール、イソブチルアルデヒド、リナロール、β-カロチン
（作用）興奮、利尿、収斂、止瀉、抗菌、抗酸化、抗炎症

世界的に茶の原料として使われる植物で、煎茶や番茶、抹茶、玉露、烏龍茶、紅茶など、製造方法によってさまざまな種類の茶が作られます。古くは位の高い人だけが飲んでいましたが、江戸時代からは庶民も茶が飲めるようになったといわれています。漢方薬としては、頭痛や多眠、下痢、食べすぎなどに効果があることが知られています。覚醒作用のあるカフェインのほか、タンニン、テアニン、ビタミンCなどの成分が含まれています。

種類によって異なる抽出の適温

茶葉には煎茶、番茶、玉露、抹茶、紅茶と、たくさんの種類があります。種類に合わせた湯の適温を知り、それぞれの持つ色や香り、うまみを最大限に引き出しましょう。

50度／玉露
70度／上煎茶
80度／工芸茶（中国紅茶）
90度／茎茶、粉茶
100度／番茶、抹茶、ほうじ茶、玄米茶、紅茶、烏龍茶

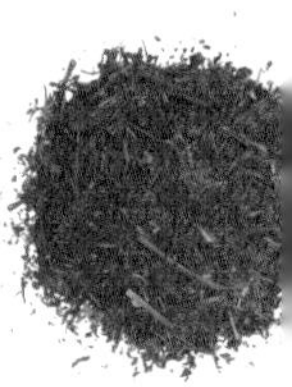

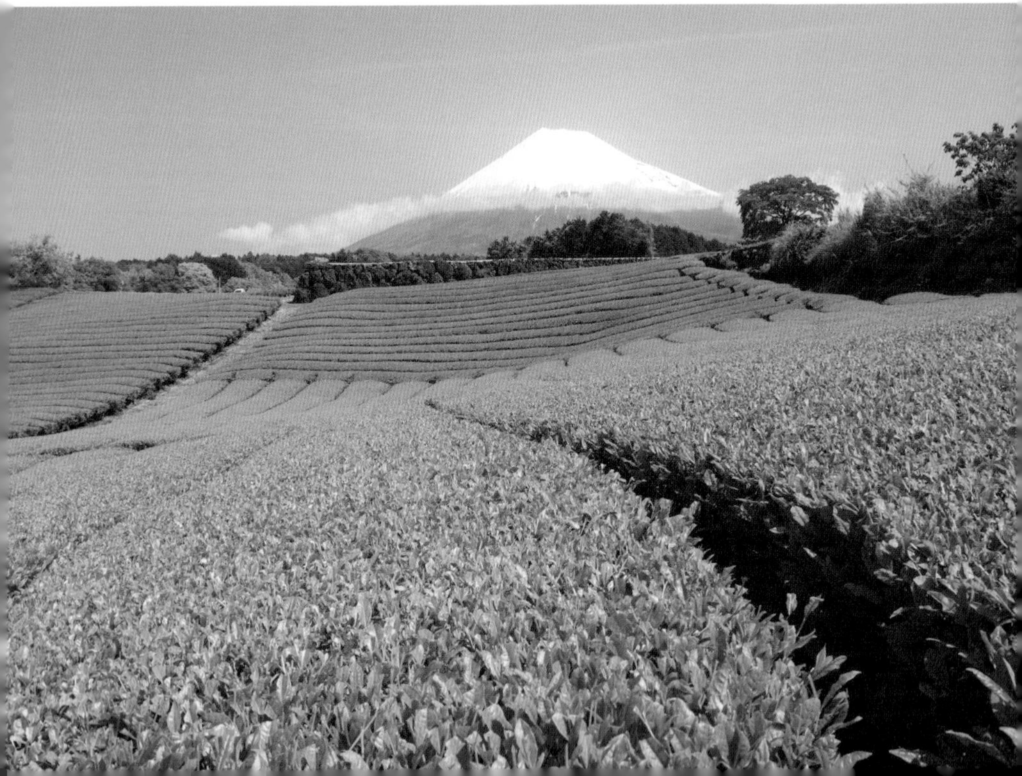

ツボクサ

Tsubokusa

学名 *Centella asiatica*
(セリ科ツボクサ属)
別名 ゴツコラ、ツブルグサ
原産地 インド、中国、インドネシア、スリランカ、アフリカ、オーストラリア、日本
利用部位 全草
注意 特に知られていない
主な成分 マデカッソシド、アシアチコシドB、アシアチコシド、マデカシン酸、テルミノール酸、アシアチン酸
作用 血行促進、創傷治癒、抗炎症、抗菌、抗酸化、強壮

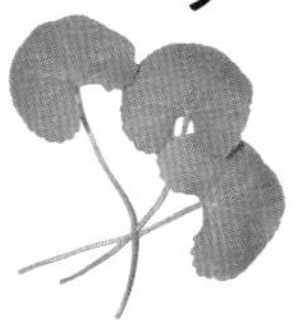

セリ科の匍匐性の多年草。様々な症状によいとされ、ストレスに対する適応力の向上や静脈機能障害の改善、皮膚のただれや治りにくい傷の修復、胃の働きの改善などに用いられます。また、記憶力と認知力の向上への効果が期待されています。

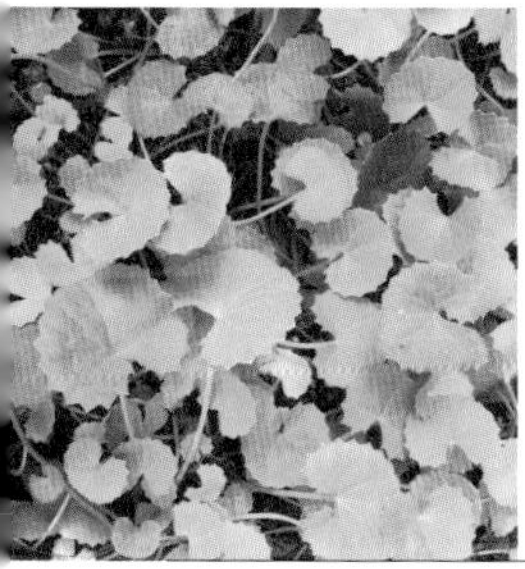

チョウマメ

Chomame

学名 *Clitoria ternatea*
(マメ科クリトリア属)
別名 バタフライピー、アンチャン
原産地 インド、東南アジア
利用部位 花、種子
注意 花や種子の生食は下痢や嘔吐などの危険性
主な成分 デルフィニジン、クエルセチン、ケンフェロール、ミリセチン
作用 抗酸化、抗炎症

江戸時代末期に渡来。花が蝶に似ていることが名前の由来です。花はアントシアニンを豊富に含み、抗酸化のためのブルーのハーブティーとしてタイや台湾などで飲まれてきました。近年の研究で、チョウマメのフラボノイド成分が関節炎の症状を緩和するとの報告があり、関節炎や慢性関節リウマチの症状改善への可能性が期待されています。

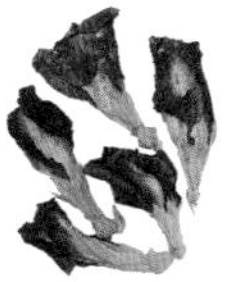

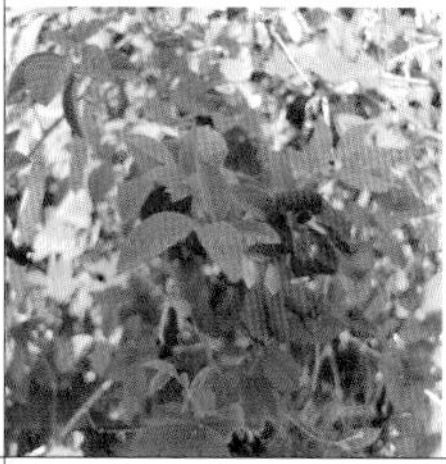

ツユクサ

Tsuyukusa

学名 *Commelina communis*
(ツユクサ科ツユクサ属)
別名 ツキクサ、ホタルグサ
原産地 日本 **利用部位** 全草
注意 特に知られていない
主な成分 コンメリニン(花)
作用 解熱、止瀉、消炎

早朝に咲いて昼にはしぼんでしまう短命花で、そのはかない様子が朝露に例えられ露草と名づけられました。古くから花弁の青色色素を使って、布や紙などが染められました。乾燥させた全草は生薬で、煎じ液は解熱や下痢、のどの痛み、湿疹に用いられます。

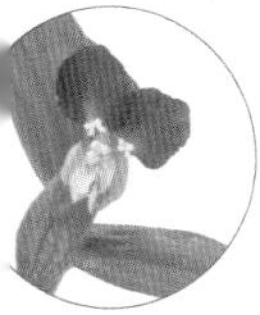

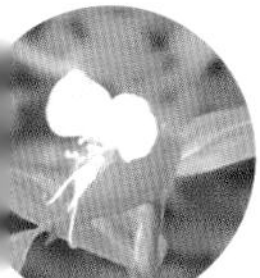

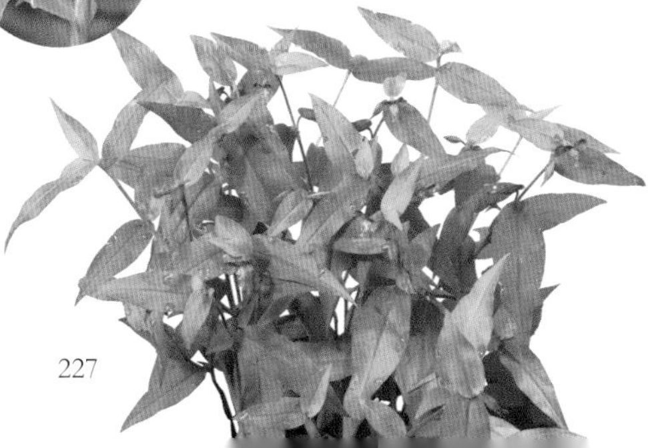

ツバキ

Tsubaki

学名 *Camellia japonica*
(ツバキ科ツバキ属)
別名 ヤブツバキ、ヤマツバキ
原産地 日本 **利用部位** 種子、花
注意 特に知られていない
主な成分 ロイコシアニジン、タンニン、サンチャカサポニン、ササンカサポニン(花) パルミチン酸、オレイン酸、パルミトレイン酸、リノール酸、α-リノレン酸(種子)
作用 収れん、止血、抗炎症、健胃

ヤブツバキの種子を砕き、蒸して圧搾し精製したものは、ツバキ油としてヘアケアやスキンケアに利用されています。なお、サザンカなどのツバキ属の種子から採った油はカメリア油と呼ばれます。赤い花にはシミの原因であるメラニンの産生を抑える働きが期待されています。

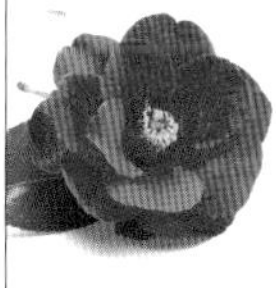

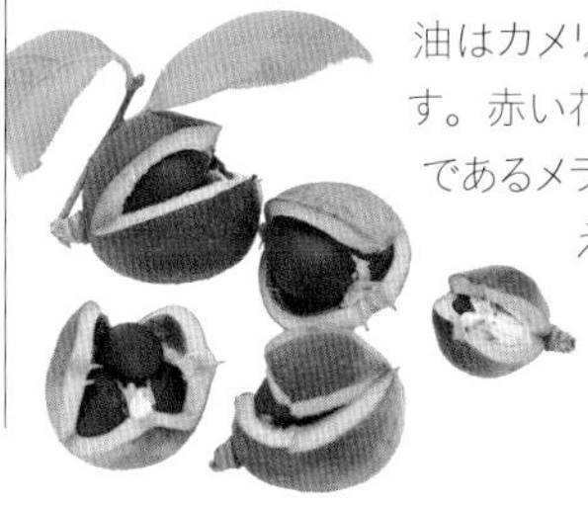

ツワブキ

Tsuwabuki

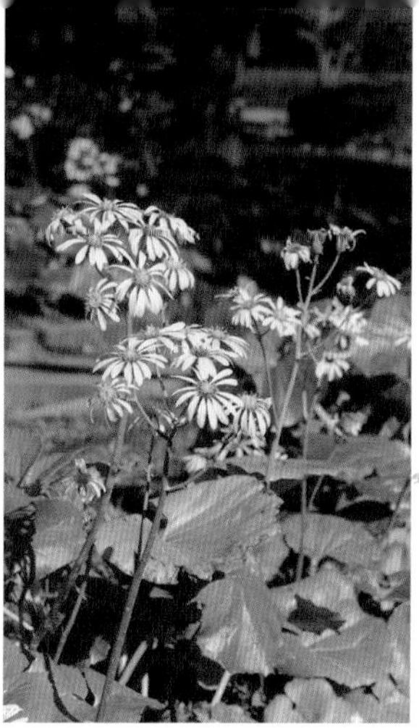

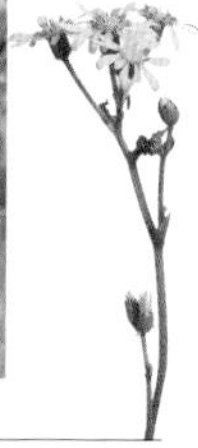

学名 *Farfugium japonicum*（キク科ツワブキ属）
別名 ツワ、カントウ 原産地 日本、中国南部、台湾
利用部位 花、茎、葉、根 香り・風味 青葉の強い匂いと苦味
注意 特に知られていない
主な成分（葉）エレモフィノリド類、アルカロイド
（根）フラノエレモフィランジオール、アルカロイド
作用 解毒，健胃、抗菌、排膿

石川県、福島県、宮崎県などに自生しているキク科の植物で、艶のある、フキに似た形の葉がその名の由来です。青葉独特の強い匂いと苦味が特徴で、料理に使うときは水にさらして苦味を和らげてから調理します。キャラブキとも呼ばれ、煮物や天ぷらなどで食べられます。葉に強い抗菌作用を持つことから、古くから湿布薬と外傷に利用されてきました。

ドクダミ

Dokudami

学名 *Houttuynia cordata*
（ドクダミ科ドクダミ属）
別名 ジュウヤク、ギョセイソウ、ジゴクソバ
原産地 日本を含む東南アジア
利用部位 地上部 香り・風味 独特の臭気
注意 特に知られていない
主な成分 クエルシトリン（葉）、イソクエルシトリン（花穂）、フラボノイド配糖体、ベンズアミド配糖体、デカノイルアセトアルデヒド、ラウリルアルデヒド
作用 消炎、強心、抗菌、解熱、緩下、利尿、排膿

日本や台湾、中国、ヒマラヤ、ジャワにかけて広く分布する多年草で、葉には独特の臭気を持ちます。日本ではどくだみ茶として古くから利用されています。その名は、毒を抑えるという意味の「毒矯み」が由来で、薬効が多く、漢方では「十薬」と呼ばれて皮膚疾患に関わる処方などに配合されます。匂いのもととなる成分には強力な抗酸化作用があり、体内の老廃物や毒素を排出し、ニキビや吹き出物、便秘、むくみの改善などに効果があるとされています。

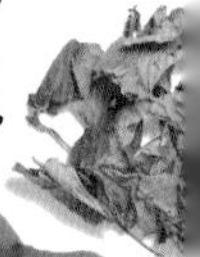

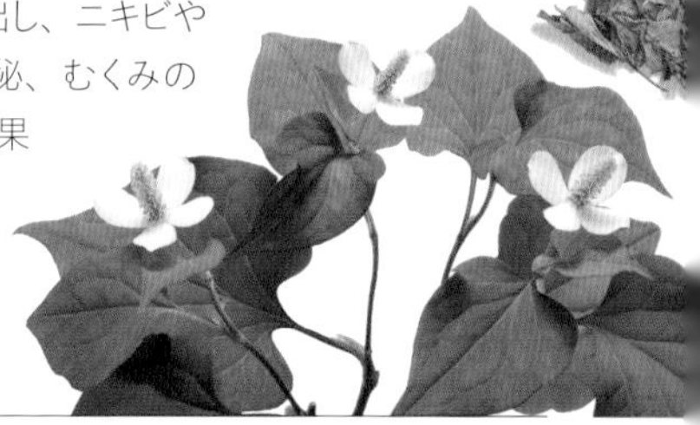

ナギナタコウジュ

Naginatakoju

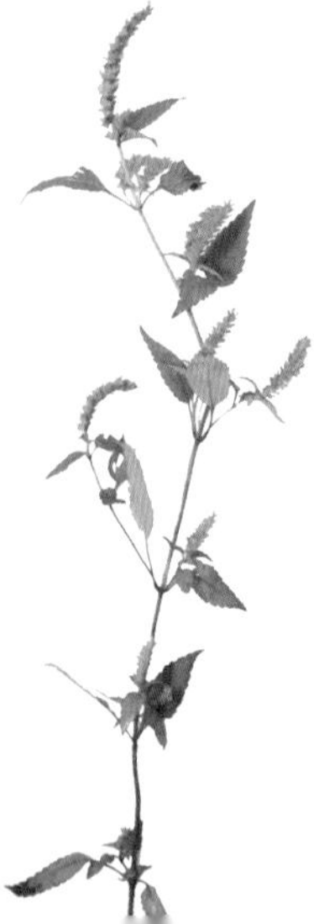

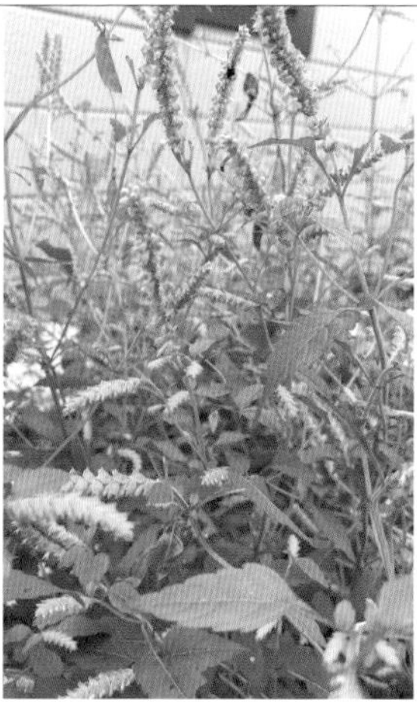

学名 *Elsholtzia ciliata*
（シソ科ナギナタコウジュ属）
原産地 日本、朝鮮半島、中国、シベリア
利用部位 全草
香り・風味 シソとハッカを合わせたような香り
主な成分 エルショルチアケトン、ナギナタケトン、α-, β-ナギナテン、α-ピネン、シネオール、イソ吉草酸、アピゲニン、ルテオリン、ウルソール酸
作用 解熱、発汗、利尿

花穂の形が薙刀のように見え、シソとハッカを合わせたような香りが中国の香薷（こうじゅ）に似ていることが名前の由来。風邪の解熱や発汗、むくみには煎じ液を服用します。

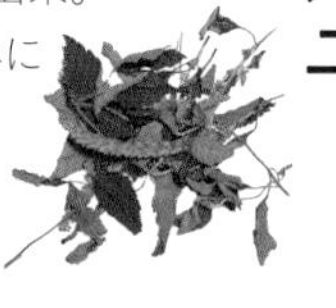

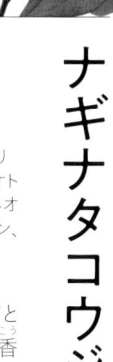

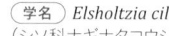

Nazuna

ナズナ

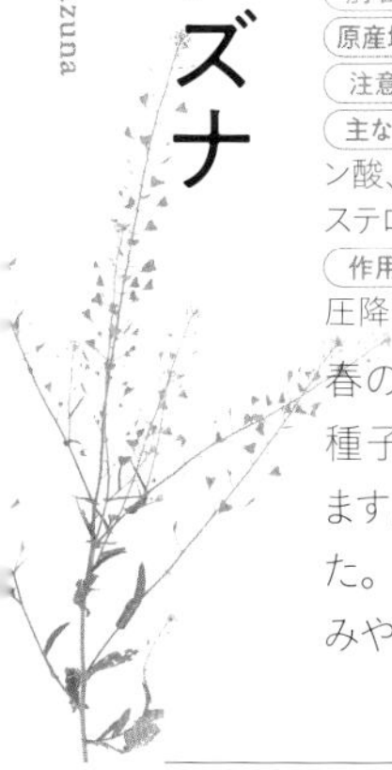

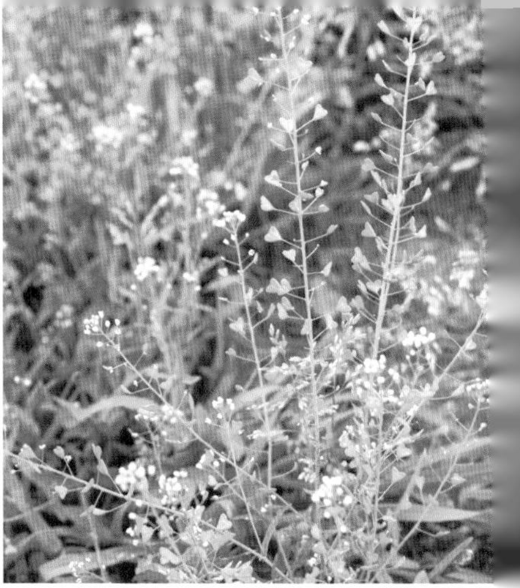

学名 *Capsella bursa-pastoris*（アブラナ科ナズナ属）
別名 ペンペングサ、シャミセングサ、ビンボウグサ
原産地 日本 利用部位 地上部
注意 妊娠中や授乳中の使用は避ける
主な成分 コリン、アセチルコリン、フマル酸、ブルミン酸、アミノアルコール、サポニン、フラボノイド、シトステロール、ヒスタミン、チラミン
作用 抗菌、殺菌、利尿、消炎、収斂、止血、血圧降下、血流促進、解熱、子宮収縮

春の七草の一つで、別名のペンペングサは、種子が三味線のバチに似ていることに由来します。古くから食用や薬用に利用されてきました。乾燥させた全草の煎じ液やチンキはむくみや解熱、止血に用いられます。

Natsume

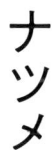

ナツメ

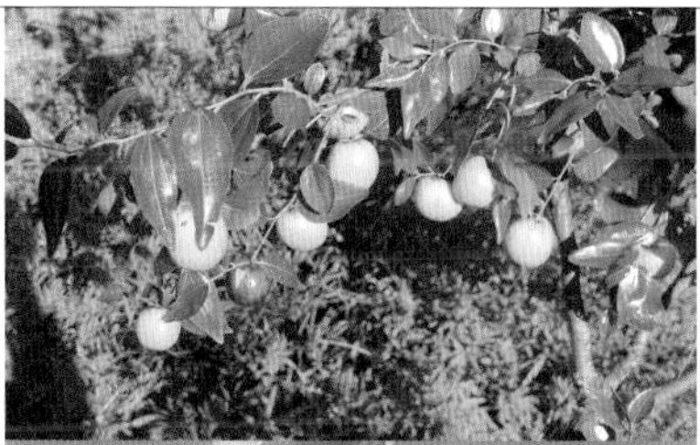

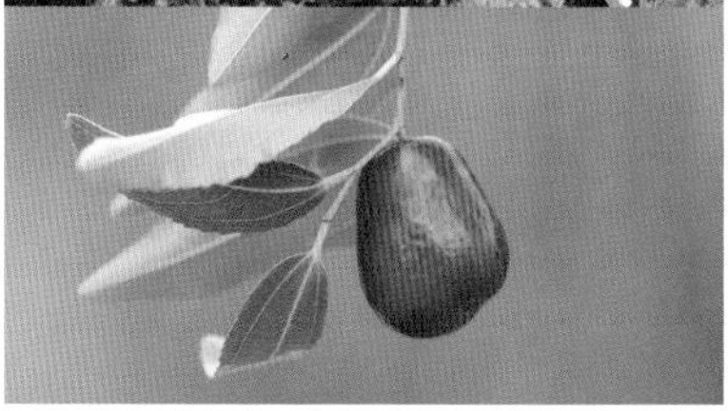

学名 *Ziziphus jujuba*（クロウメモドキ科ナツメ属）
原産地 中国、アジア西南部
利用部位 果実 香り・風味 甘酸っぱい
主な成分 ジュジュボシドA、B、オレアノール酸、ウルソール酸、果糖
作用 利尿、鎮静、緩和、滋養強壮

庭木でも見かけるナツメは薬膳料理でもおなじみの果実。「大棗」という生薬名で葛根湯や桂枝湯など多くの漢方薬にも処方されています。抗酸化作用があるサポニン類を含み、利尿や鎮咳、鎮静、滋養強壮作用があります。韓国ではナツメとハチミツのお茶をテチュと呼び、冷えや不眠によいとされています。

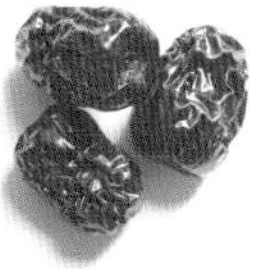

Nanten

ナンテン

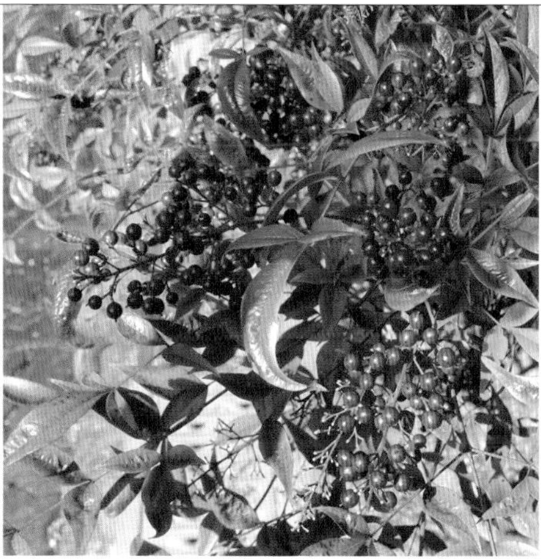

学名 *Nandina domestica*（メギ科ナンテン属）
原産地 日本、中国 利用部位 果実、葉
注意 多量に摂取すると神経麻痺を引き起こす可能性
主な成分 ドメスチン、ジヒドロナンテニン、イソコリジン（果実）ドメスチン、マグノフロリン（葉）
作用 消炎、鎮咳（果実）抗菌（葉）

中国から伝来した植物で、「難を転じる」「成る天」がその名の由来です。果実や葉には毒性があるので注意が必要ですが、果実は喘息や百日咳の治療に、葉は湿疹薬や入浴剤として用いられます。

ノイバラ

Noibara

学名 *Rosa multiflora*（バラ科バラ属）
別名 ノバラ
原産地 中国、朝鮮半島、日本
利用部位 果実
注意 過剰摂取は運動障害や呼吸麻痺を起こすため注意
主な成分 ユーサカピン酸、ポモル酸、クエルセチン、マルチフロリン
作用 瀉下、利尿

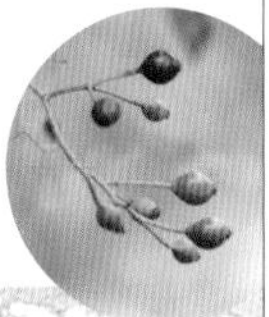

野生バラの代表種で、薬用には熟す手前の果実を利用します。瀉下、利尿作用があります。

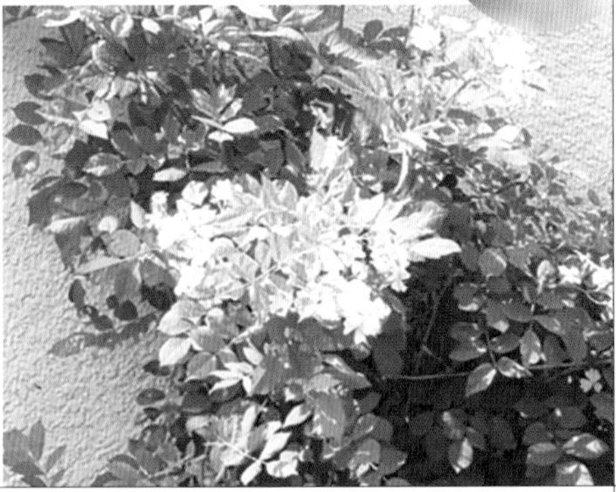

ニラ

Nira

学名 *Allium tuberosum*（ヒガンバナ科ネギ属）
別名 キョウソウ、キュウハク、キュウサイ
原産地 東アジア
利用部位 種子、花、茎、葉
香り・風味 特有の臭気あり、辛い
注意 特に知られていない
主な成分 ニコチアノシドC、フコステロール配糖体（種子）ジメチルスルフィド、ジアリルスルフィド、アリルメチルスルフィド、フェノールエーテル（全草）
作用 抗酸化、血行促進、強壮（全草）強壮、頻尿、下痢（種子）

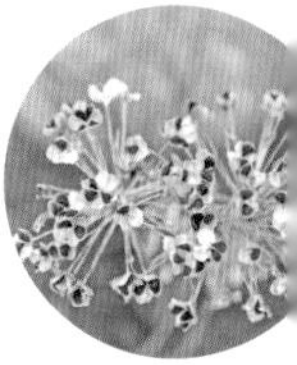

花後にできた種子

特有の臭気と辛味はアリシンという成分によるもので、抗酸化作用や血行促進作用が、疲労回復、風邪予防に役立つと考えられています。漢方では内臓を温めて代謝を上げ、強壮効果があるとされます。種子は、漢方で「韮子（きゅうし）」と呼ばれ、頻尿や下痢の改善、強壮などの目的で処方されます。

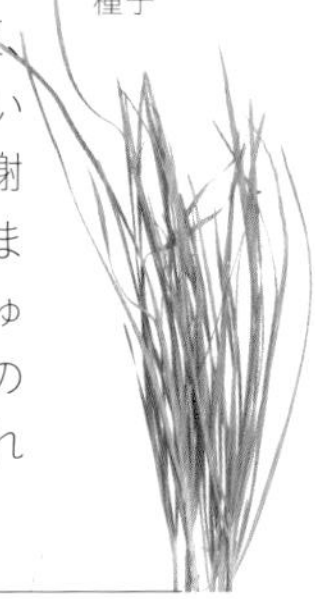

ノカンゾウ

Nokanzo

学名 *Hemerocallis fulva*（ススキノキ科ワスレグサ属）
別名 オヒナグサ 原産地 中国、日本
利用部位 つぼみ、根
注意 特に知られていない
主な成分 ヒドロキシグルタミン酸、コハク酸
作用 解熱（つぼみ）、睡眠調節（根）

土手などでユリのような鮮やかな花を咲かせます。熱湯に通し乾燥させたつぼみは中華食材の金針菜。つぼみの煎じ液は発熱時の解熱に用います。

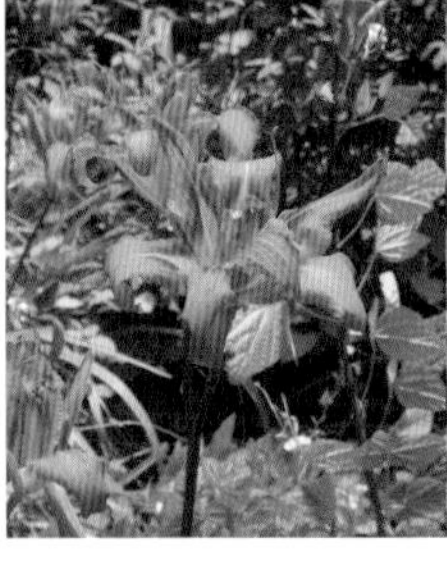

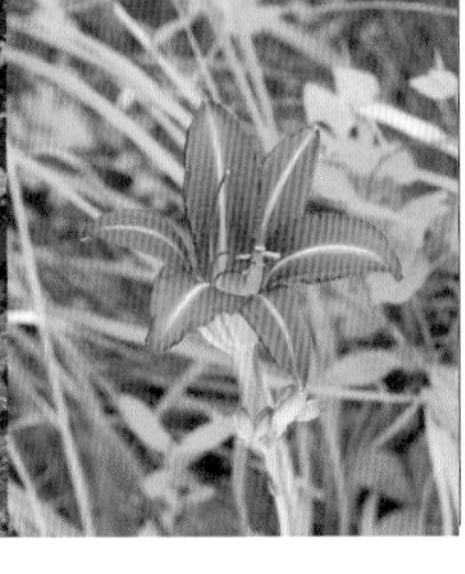

ノアザミ

Noazami

学名 *Cirsium japonicum*（キク科アザミ属）
別名 マユバキ、マユツクリ、ハナアザミ
原産地 日本 利用部位 根
注意 特に知られていない
主な成分 アプロタキセン、カリオフィレンオキシド、クシノール、α－ヒマカレン、シペレン、ペクトリナリン
作用 利尿、健胃、止血

道端や山野で見られる大型多年草。茎や葉には鋭いトゲがあります。根はむくみや神経痛、健胃、止血などに用いられます。

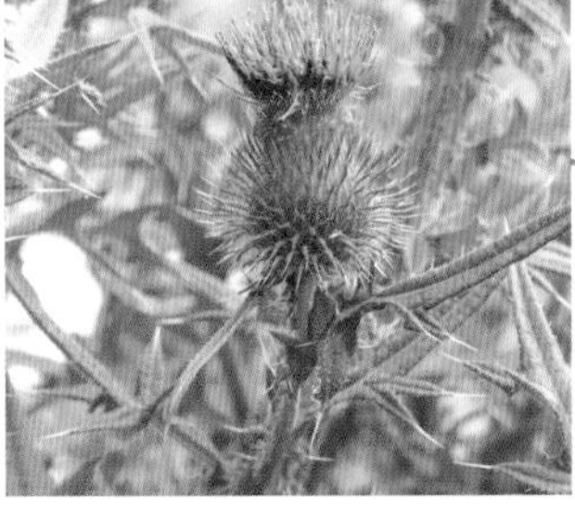

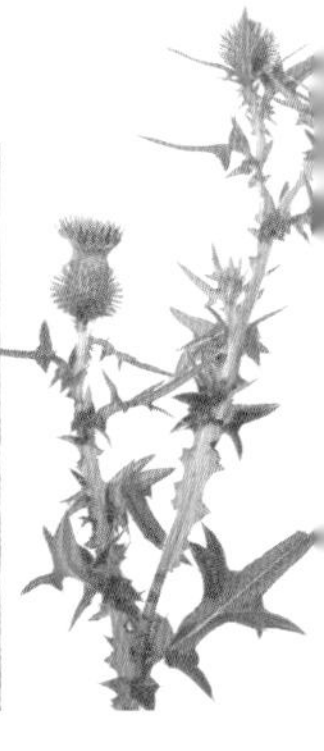

ハトムギ
Hatomugi

学名 *Coix lacryma-jobi var. ma-yuen*
（イネ科ジュズダマ属）
別名 チョウセンムギ（朝鮮麦）、トウムギ（唐麦）、ヨクイニン（種皮を取り除いたもの）
原産地 東南アジア
利用部位 種子、種子エキス、種子油
香り・風味 クセがないが煎ったものはほんのり香ばしい
注意 妊娠中は医療従事者監督下以外での使用禁止
主な成分 でんぷん、タンパク質、脂肪酸、多糖類、ステロール、コイクセノリド、アミノ酸
作用 利尿、消炎、鎮痛、イボ取り、美肌

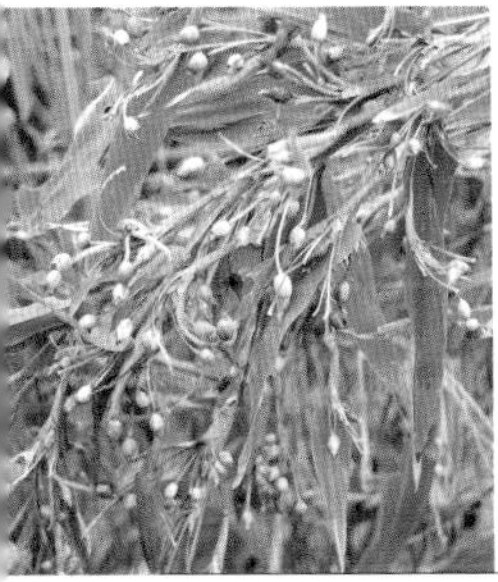

漢方では、病後・産後の体力回復に用いられるほか、イボ取りや肌荒れの改善にも効果があるとされます。また、利尿作用があるため、むくみの改善にも効果があります。

ノビル
Nobiru

学名 *Allium macrostemon*
（ヒガンバナ科ネギ属）
別名 ヒルナ、コビル、ヒル
原産地 日本、東南アジア
利用部位 茎、葉、根、鱗茎
香り・風味 タマネギに似たツンとする香りで、ラッキョウとニンニクを足したような味
注意 特に知られていない
主な成分 アリグリン、アリルプロピールジスルフィド、タンニン、カリウム
作用 滋養、強壮、抗菌

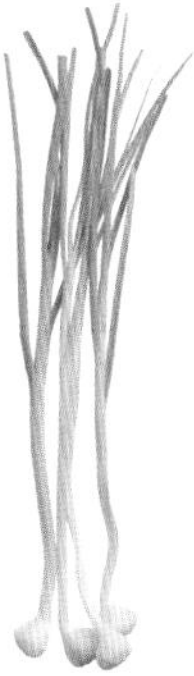

日本全域に分布する植物で、タマネギやラッキョウに似た食味のある鱗茎を野草として食用にします。カリウムを多く含むことから、余分な塩分を排出し、高血圧を予防する効果が期待できます。殺菌作用を持つタンニンに似た成分を含むことから、湿疹や虫刺され、腫れ物などの治療にも使われます。

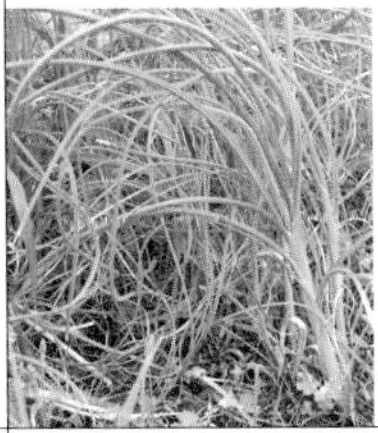

ハハコグサ
Hahakogusa

学名 *Gnaphalium affine*
（キク科ハハコグサ属）
別名 オギョウ、ゴギョウ、ホウコグサ、モチヨモギ
原産地 日本 利用部位 地上部
注意 キク科アレルギーのある人は注意
主な成分 フィトステロール、ルテオリンモノグリコシド、フラボノイド
作用 鎮咳、去痰、利尿

春の七草の一つで、昔はヨモギの代わりに草餅に使われていました。咳や痰など、のどの不調に、煎じて服用もしくはうがい薬として利用されます。

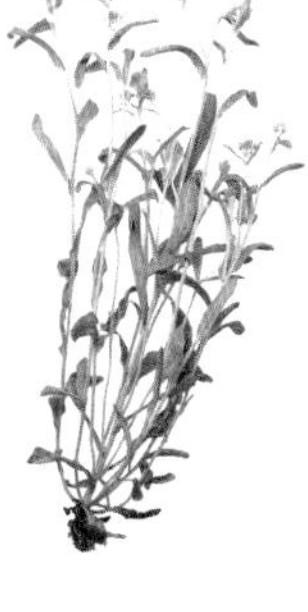

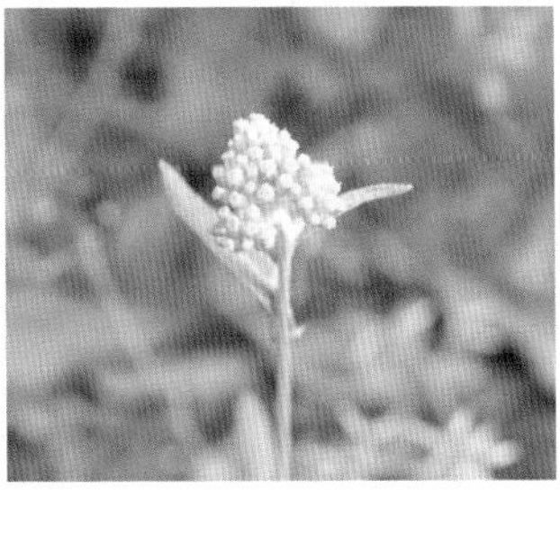

ハコベ
Hakobe

学名 *Stellaria neglecta*（ミドリハコベ）
Stellaria media（コハコベ）
（ナデシコ科ハコベ属）
別名 ヒヨコグサ、ハコベラ、アサシラゲ
原産地 中国、ブータン、インド、ニューギニア
利用部位 地上部
注意 特に知られていない
主な成分 サポニン、フラボノイド、ビタミンA、B、C、ミネラル（カリウム、カルシウム）
作用 収れん、抗炎症、創傷治癒、粘膜刺激緩和、抗菌、解毒

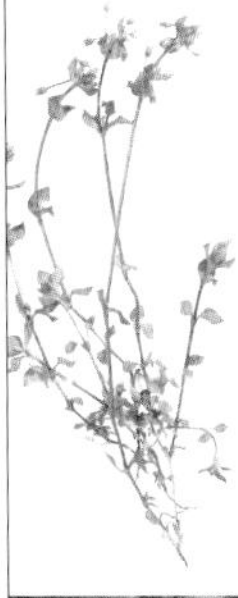

生葉の青汁と塩で作るハコベ塩は、古くから歯茎の出血や歯槽膿漏の予防に使われてきました。西洋ではチックウィードと呼ばれ、肌を整える働きがあることから、ローションやクリーム、入浴剤に用いられています。

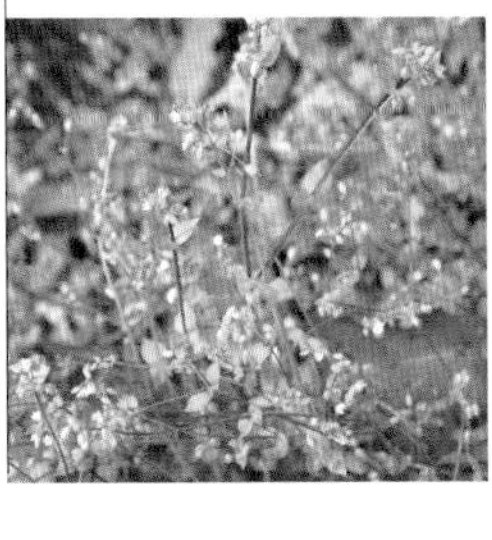

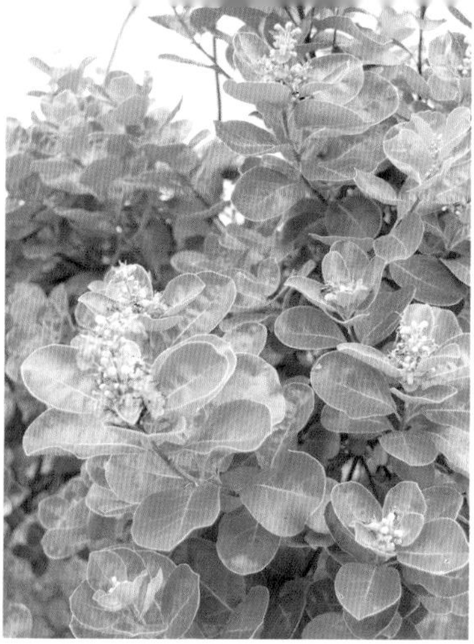

ハマゴウ

Hamago

学名 *Vitex rotundifolia*（シソ科ハマゴウ属）
別名 ハマツバキ、ハマボウ
原産地 日本、中国、東南アジア
利用部位 果実、茎、葉
注意 特に知られていない
主な成分 α－ピネン、カンフェン、酢酸テルピネオール、ビテキシカルピン、ビテオイドI，II、ビテキシラクトン
作用 解熱、強壮、消炎、鎮痛

温暖な海辺の砂地に群生する繁殖力旺盛な低木です。乾燥させた茎や葉、成熟した果実は生薬です。風邪による発熱や頭痛には果実の煎じ液を服用し、神経痛や腰痛、肩こり、手足のしびれには茎や葉、果実を入浴剤として用います。

ハマナス

Hamanasu

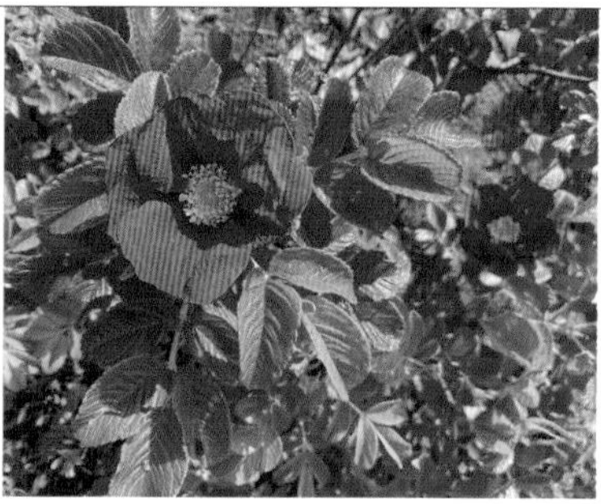

学名 *Rosa rugosa*（バラ科バラ属）
別名 ハマナシ、マイカイ、メイグイファ
原産地 日本、朝鮮半島、中国北東部
利用部位 花、つぼみ、果実
香り・風味 心地よいバラの香り（花）、甘酸っぱい（果実）
注意 特に知られていない
主な成分 タンニン、アントシアニン、フェネチルアルコール、ゲラニオール、シトロネロール、リナロール（花）ビタミンC、ミネラル、ポリフェノール（果実）
作用 エネルギー産生促進、抗菌、収れん、抗炎症、抗糖化、緩和

浜に生え、果実が梨の形をしていることが名前の由来。ハマナスは、４万種以上あるバラの品種の中のオールドローズという原種系で、ハーブティーやアロマセラピーで用いられます。最近では抗糖化作用や脂質代謝を促進する作用が報告され、肝機能の改善などが期待されています。

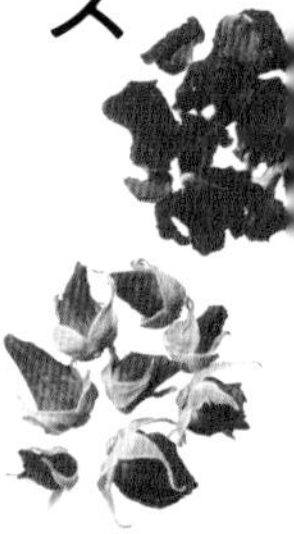

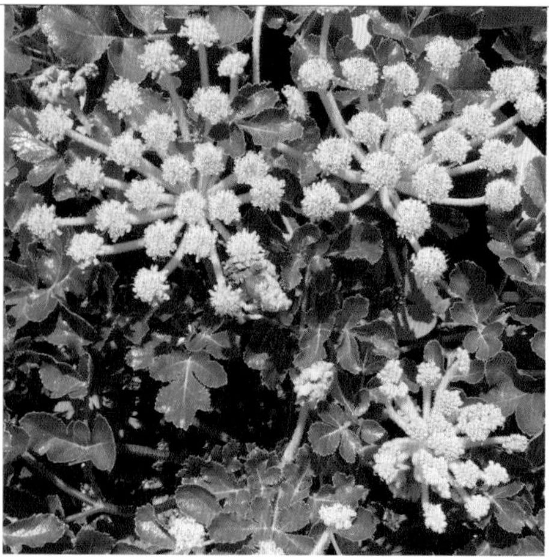

ハマボウフウ

Hamabohu

学名 *Glehnia littoralis*（セリ科ハマボウフウ属）
別名 ハマオオネ、ヤオヤボウフウ、イセボウフウ
原産地 中国、朝鮮半島、日本
利用部位 根、地下茎
香り・風味 セリに似た香り
注意 特に知られていない
主な成分 インペラトリン、フェロプテリン、精油
作用 発汗、解熱、鎮痛、去痰、鎮咳、血行促進

現在は高級野菜として扱われますが、根には発汗、解熱、鎮痛作用があり、血行促進効果があることから入浴剤にも利用されます。

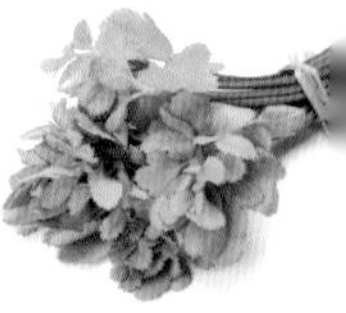

Hinoki

ヒノキ

微生物に対する抗菌作用に期待が高まる

(学名) *Chamaecyparis obtusa*（ヒノキ科ヒノキ属）
(原産地) 日本 (利用部位) 枝／水蒸気蒸留法
(香り・風味) 清涼感のある森林浴の香り
(注意) 特に知られていない
(主な成分) カジネン、カジノール、α－ピネン、ヨシキソール
(作用) 鎮静、緩和、賦活

ヒノキの木材は古くから高級建材や家具に用いられてきました。飛鳥時代にヒノキ材で建てられた法隆寺が現存していることは、その優れた抗菌性や耐久性を物語っています。また、カビやMRSA*などの菌類や虫歯の原因になる菌の増殖を抑える効果があるとされています。

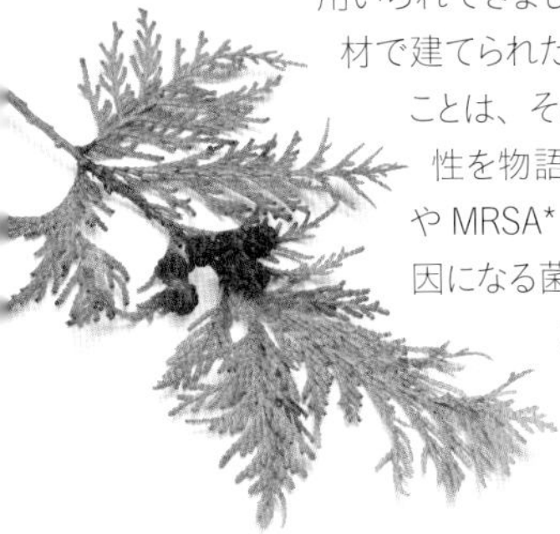

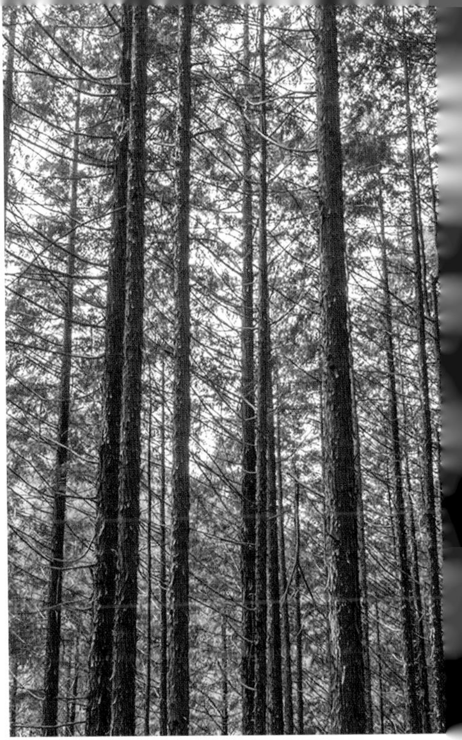

＊MRSA：メチシリン耐性黄色ブドウ球菌

Hiba

ヒバ

抗菌・殺菌作用のヒノキチオールを含む

(学名) *Thujopsis dolabrata var. hondae*（ヒノキ科アスナロ属）
(別名) ヒノキアスナロ (原産地) 日本
(利用部位) 心材、根、枝、葉／水蒸気蒸留法
(香り・風味) 昔懐かしい木の香り。木造建築の新築の香り
(注意) 特に知られていない
(主な成分) ヒノキチオール、ツヨプセン、テルピノレン、リモネン、セドロール、β－ドラブリン
(作用) 抗菌、殺菌、防虫、浄化、免疫賦活

ヒバには抗菌、殺菌、防虫作用のある成分、ヒノキチオールが豊富に含まれ、建築材をはじめ、室内に置いて芳香剤で用いたり、入浴剤として利用されます。ヒバの中でも青森ヒバは、木曽ヒノキ、秋田スギと並ぶ日本三大美林とされています。

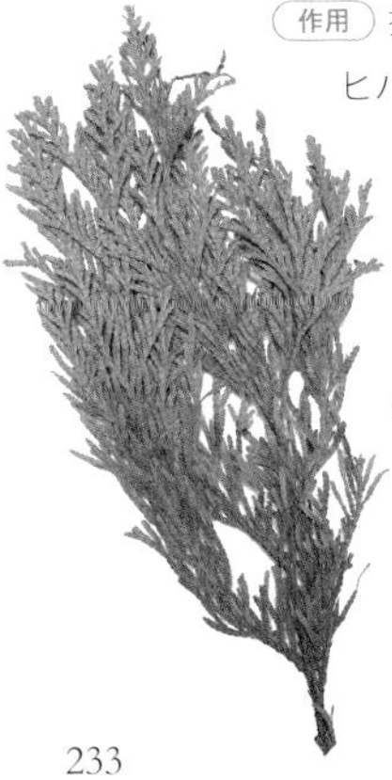

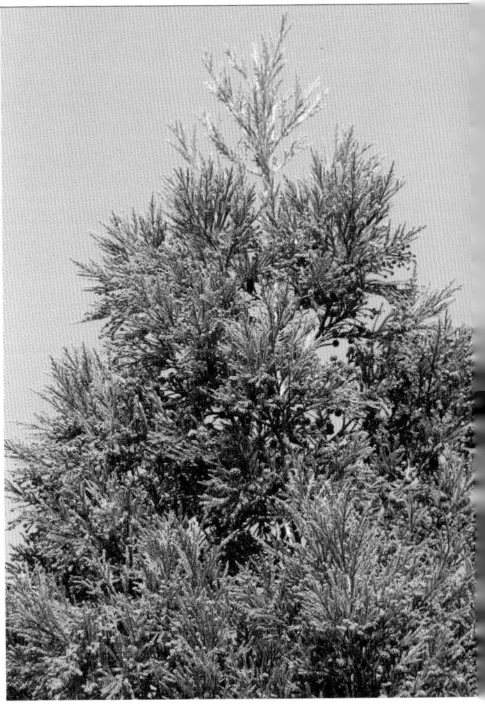

ヒハツモドキ

Hihatsumodoki

学名 *Piper retrofractum*（コショウ科コショウ属）
別名 ピパーチ、ピパーツ、ジャワナガコショウ
原産地 東南アジア 利用部位 果実
香り・風味 ピリッとした味と甘い香り
注意 妊娠中は控える 作用 血行促進

東南アジア原産のコショウ科のつる性植物で、沖縄県では自生しています。乾燥させた果実にはピリッとした刺激的な風味があります。スパイスとして使われるほか、消化器系と呼吸器系の働きを高めたり、代謝をよくして冷え性を改善したりする効果があるとされます。ヒハツと呼ばれることもありますが、別種。ヒハツはインドナガコショウのこと。

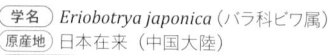

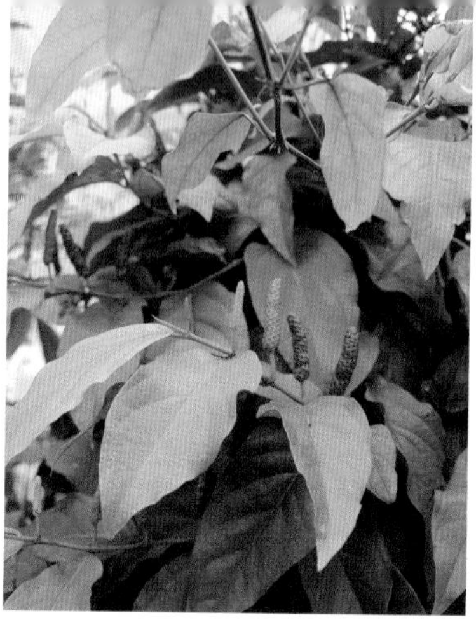

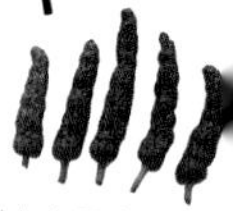

熟した果実

ヒルガオ

Hirugao

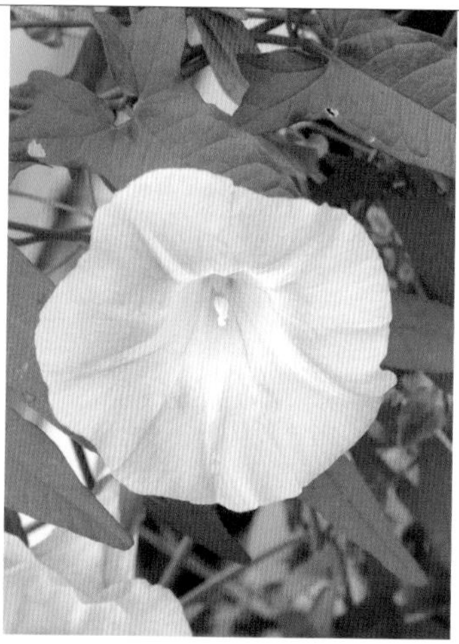

学名 *Calystegia pubescens*（ヒルガオ科ヒルガオ属）
別名 オコリバナ、ツンブウバナ、オコリヅル、カミナリバナ、テンキバナ、チチバナ、カッポウ
原産地 日本 利用部位 全草
注意 特に知られていない
主な成分 ケンフェロール -3- グルコシド、ケンフェロール -3- ラムノシド、ケンフェロール -3- ラムノグルコシド
作用 強壮、利尿、疲労回復

道端や野原で旺盛に茂るつる性の多年草。開花時に地下茎ごと掘り取って干し、乾かします。疲労回復やむくみには煎じ液を服用し、神経痛には入浴剤として利用します。また、虫刺されには生葉のしぼり汁を患部に塗ります。

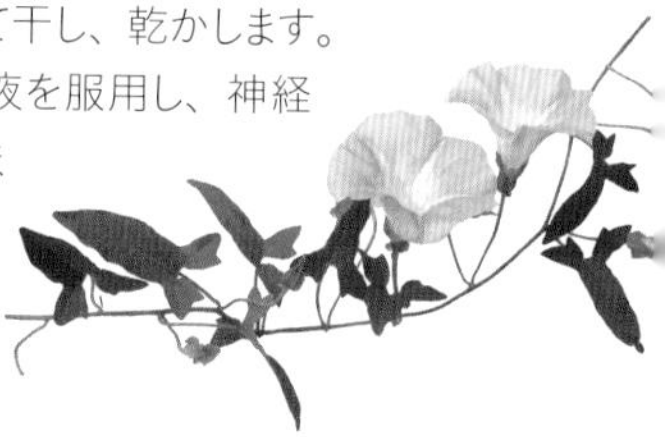

ビワ

Biwa

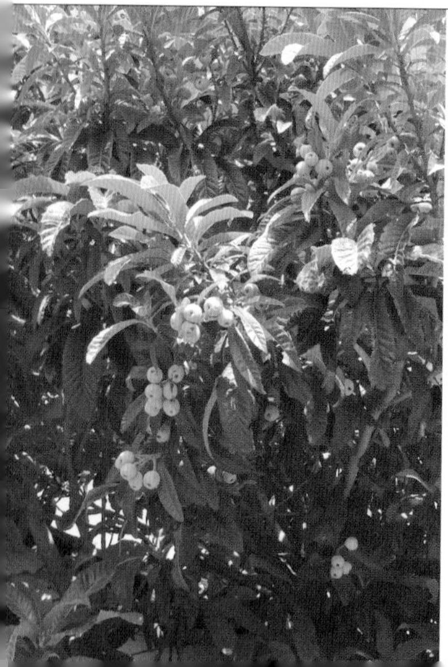

学名 *Eriobotrya japonica*（バラ科ビワ属）
原産地 日本在来（中国大陸）
利用部位 種子、果実、樹皮、葉
香り・風味 葉は番茶の様な風味
注意 種子には毒性のあるアミグダリンがを含まれているので、生食しないこと。アルコールに漬け込んだものは分解が進んでいるので問題ない。ただし、妊娠中は避けること
主な成分 ネロリドール、ファルネソール、アミグダリン、タンニン、トリテルペン
作用 鎮咳、去痰、利尿、健胃、制吐、消炎（外用）

古代インドでは、万病を治すとして「無憂扇」と呼ばれました。咳止め、去痰作用があるほか、入浴剤として使えばあせもや湿疹に効果があるとされています。葉の裏の細かい毛はブラシなどでこすり落としてから利用しましょう。

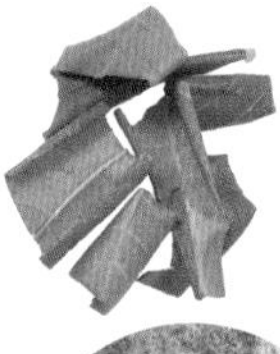

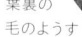

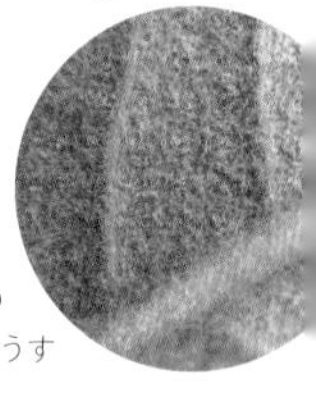

葉裏の毛のようす

Fujibakama

フジバカマ

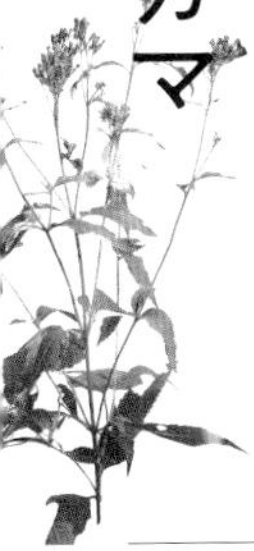

学名 *Eupatorium japonicum*（キク科ヒヨドリバナ属）
別名 コメバナ、カオリグサ
原産地 日本在来（中国） 利用部位 花、葉
香り・風味 ドライ茎葉はクマリンの香り
注意 常用や過剰摂取はしない
主な成分 チモールメチルエーテル、ジメトキシデュレン、p- シメン、β - ピネン、ゲラニルアセテート、クマリン、チモヒドロキノン
作用 抗炎症、鎮静、鎮痙、利尿、利胆、鎮痛、強壮、抗菌、血糖降下

万葉の頃から親しまれてきたフジバカマは、乾燥させると桜餅の葉のような甘い芳香があります。むくみや痛みの緩和、月経不順に、葉の煎じ液を服用します。関節リウマチなどの炎症を抑える報告があり、抗炎症効果が期待されます。

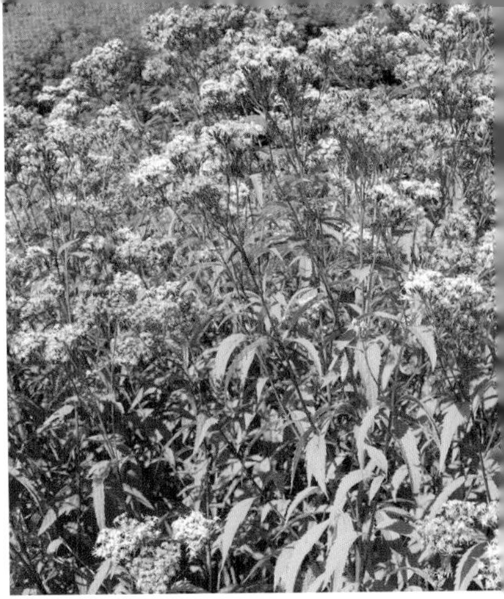

Benibana

ベニバナ

学名 *Carthamus tinctorius*（キク科ベニバナ属）
別名 スエツムハナ 原産地 エジプト
利用部位 花、種子
香り・風味 甘い花の香りがするが長時間煮出すと苦味が出る
注意 妊娠中は控える。キク科アレルギーのある人は注意
主な成分 カルサミン、サフロールイエロー、脂肪油、リグナン、フラボノイド、ステロール （種子）クマロイルセロトニン、フェルロイルセロトニン
作用 血行促進、子宮収縮、通経

5～6世紀に渡来した植物で、花は染料、種子は油の原料として用いられます。花は漢方にも利用され、月経異常や血行不良による不調に効果があります。

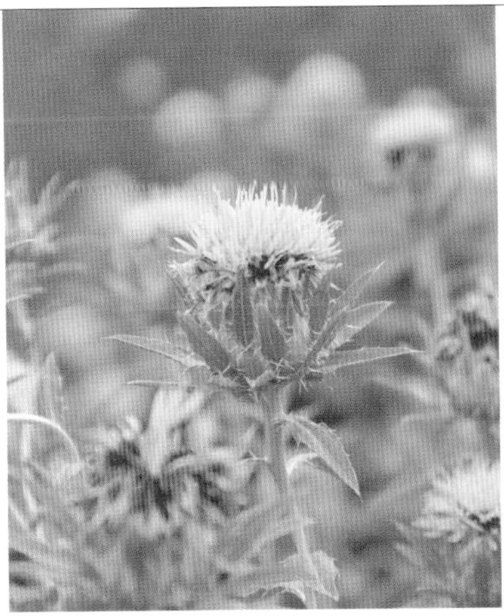

Hechima

ヘチマ

学名 *Luffa cylindrica*（ウリ科ヘチマ属）
別名 イトウリ、トウリ、ナビラ、ナーベラー
原産地 インド
利用部位 茎から採取したヘチマ水、果実
注意 特に知られていない
主な成分 ルシオシド
作用 鎮咳、去痰、利尿、収れん、美肌

江戸時代初期に日本に伝わったヘチマは、日本人にとって非常に馴染み深い植物です。果実は、漢方では鎮咳、去痰、利尿、むくみ解消などの効果があるとされます。つるから採れるヘチマ水は、美肌に効果があるとされ、化粧水として使われてきました。

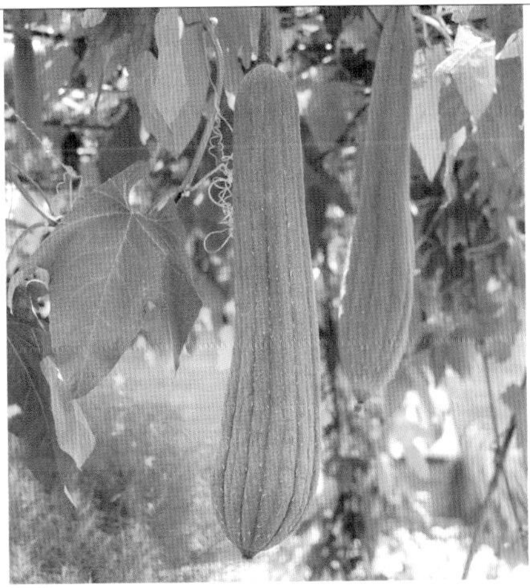

ホオノキ
Honoki

学名 *Magnolia obovata*
（モクレン科モクレン属）
別名 ホオ、ホオガシワ
原産地 中国、日本 利用部位 樹皮
香り・風味 花はよい香り、樹皮は苦味がある
注意 特に知られていない
主な成分 マグノクラリン、マグノロール、ホーノキオール、β - オイデスモール
作用 鎮痙、鎮痛、健胃、収れん、去痰、利尿

葉には防菌作用があるとされ、古くから保存食などに利用されてきました。樹皮は、便秘、消化不良などに用いられます。

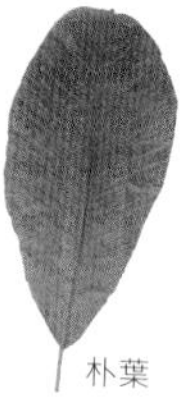
朴葉

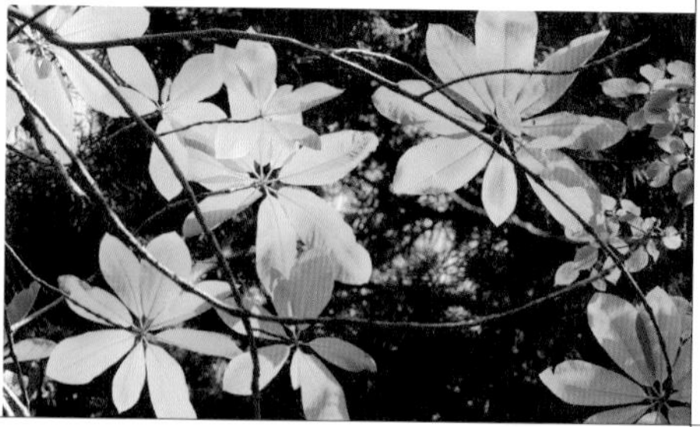

ヘビイチゴ
Hebiichigo

学名 *Potentilla hebiichigo*
（バラ科キジムシロ属）
別名 カラスノイチゴ、ヘビノマクラ、ヤマイチゴ
原産地 日本在来
利用部位 地上部全草、果実
香り・風味 水っぽくあまり味がない
注意 妊娠中は控える
主な成分 タンニン、トルメンチン酸、ウルソール酸、β - シトステロール
作用 解熱、通経、収れん、消炎

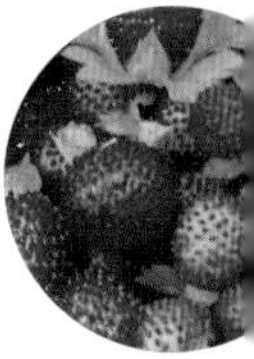

初夏に赤い丸い実をつけます。開花時の全草を乾かしたものは蛇苺（じゃも）という生薬で、風邪や生理不順には煎じ液を服用します。実をウォッカにつけたチンキは夏の虫刺されの痒み止めに使われます。近年、アトピー性皮膚炎の症状や喘息の症状の緩和への効果が報告されています。

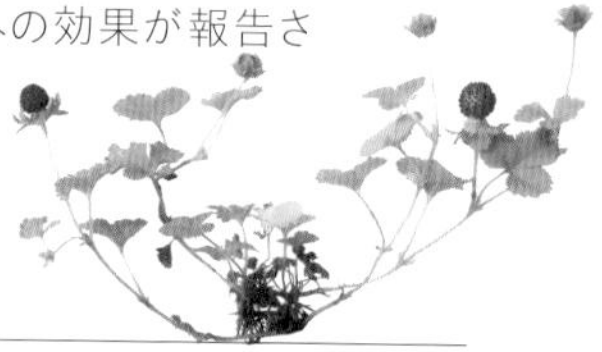

ボタンボウフウ
Botanbohu

学名 *Peucedanum japonicum*
（セリ科カワラボウフウ属）
別名 チョウメイソウ、チョーミーグサ、サクナ
原産地 日本、朝鮮半島、中国、台湾、フィリピン
利用部位 葉、茎、果実、根
香り・風味 ボウフウ（防風）に似た香り
注意 咲き始めの花冠の生食は毒性があるので避ける
主な成分 クマリン、ベルガプテン、パルミチン酸、ペウケラダクトン
作用 鎮咳、鎮静、利尿、滋養強壮

海岸に生える多年草。沖縄では長命草と呼ばれ、長寿につながる縁起のよい薬草とされています。葉は食用、熟した実はスパイスとして、干した根の煎じ液は滋養強壮、風邪、咳止めに利用されます。

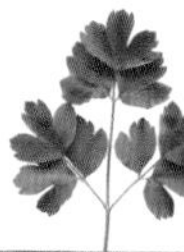

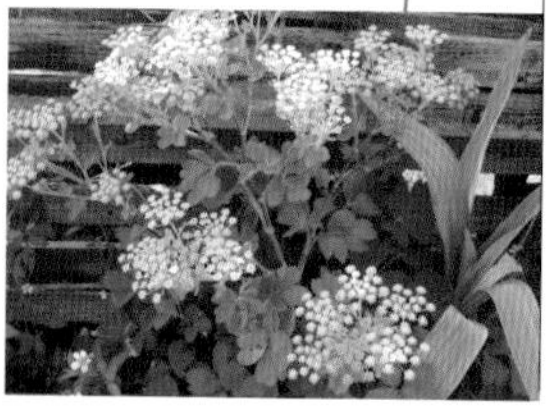

ホウショウ
Hosyo

学名 *Cinnamomum camphora var. linaloolifera*（クスノキ科クスノキ属）
別名 シュウショウ、リナロールグス、ラッグス、ラウグス、クスノキダマシ
原産地 中国、台湾
利用部位 葉、枝、果実／水蒸気蒸留法
香り・風味 スッキリとした甘い香り
注意 特に知られていない
主な成分 リナロール
作用 鎮静、抗菌

クスノキの変種で、鎮静作用のあるリナロール成分を豊富に含んでいます。戦前の日本による台湾統治時代には、台湾で300~400トンもの精油が生産されていました。採取された精油は、高級香料や石鹸の材料などに利用されます。

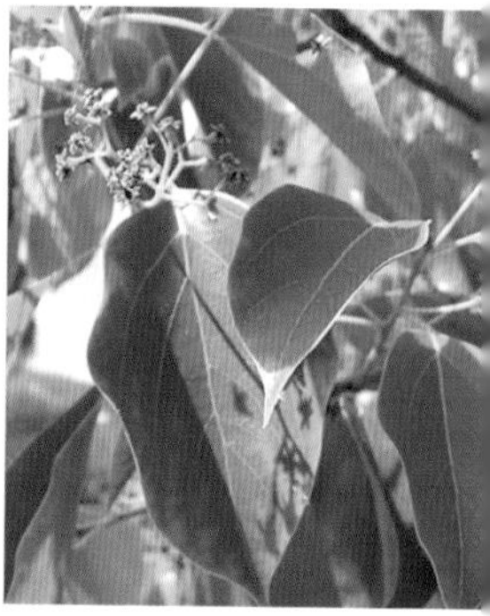

Maitake

マイタケ

学名 *Grifola frondosa*（サルノコシカケ科マイタケ属）
原産地 ヨーロッパ、北アメリカ、アジア
利用部位 子実体、菌糸体
香り・風味 上品なキノコの香り、独特な歯ごたえ
注意 キノコアレルギーの人には禁忌
主な成分 β－グルカン、エルゴステロール、ビオチン、ミネラル（カリウム、鉄分）
作用 抗酸化、抗腫瘍、抗アレルギー

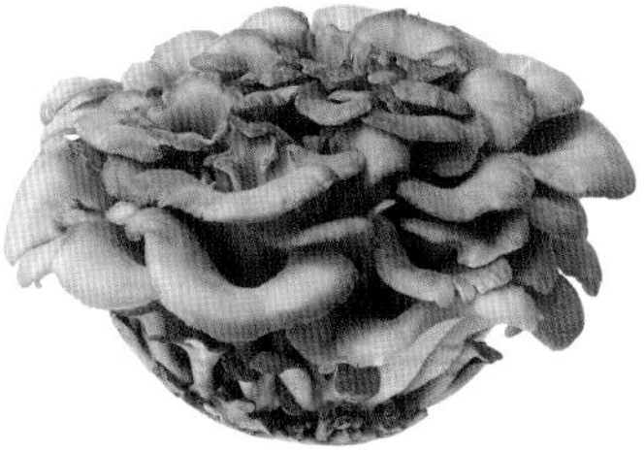

柔らかくて食味がよく、薬用にも用いられてきたことから「キノコの王様」とも称されます。肝臓病や糖尿病、高血圧、肥満などの生活習慣病に有用であることが実証されており、マイタケエキスには免疫賦活作用、抗がん作用があることがわかっています。

Matatabi

マタタビ

学名 *Actinidia polygama*（マタタビ科マタタビ属）
別名 ナツウメ 原産地 日本
利用部位 果実（虫瘤果）、葉
注意 特に知られていない
主な成分 マタタビラクトン、アクチニジン、ポリガモール
作用 強壮、鎮痛、消炎、利尿、健胃、血行促進

マタタビの子房にマタタビアブラムシなどの昆虫が産卵し、異常発育して出来たでこぼこの果実は、虫こぶと呼ばれます。古くから虫こぶには薬効があるとされ、神経痛や冷え性、リウマチなどにマタタビ酒や煎じ液で利用されてきました。乾燥させた葉や蔓は入浴剤として用いられ、乾燥粉末は猫の万病薬ともいわれます。

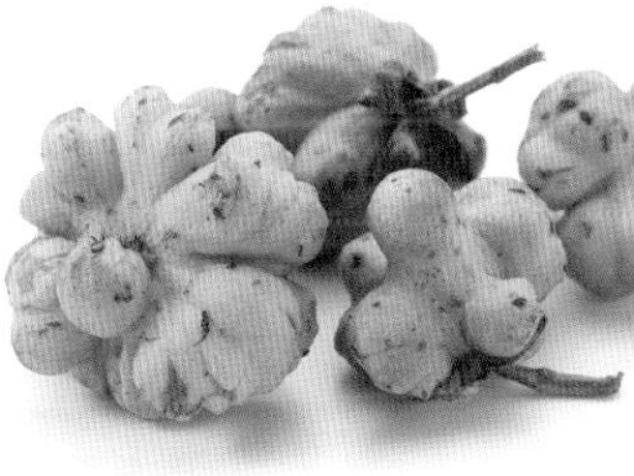

Mishimasaiko

ミシマサイコ

学名 *Bupleurum stenophyllum*（セリ科ミシマサイコ属）
別名 サイコ
原産地 中国、朝鮮半島、日本
利用部位 根
注意 間質性肺炎の人は使用を控える
主な成分 サイコサポニン、α－スピナステロール
作用 解熱、解毒、鎮痛、抗炎症、肝機能改善

江戸時代、静岡の三島に泊まる旅人が必ず買い求めた生薬。解熱や解毒、鎮痛作用があり、多くの漢方薬に処方されています。また、近年、抗腫瘍作用があるという報告があり、乳がんへの効果が期待されています。

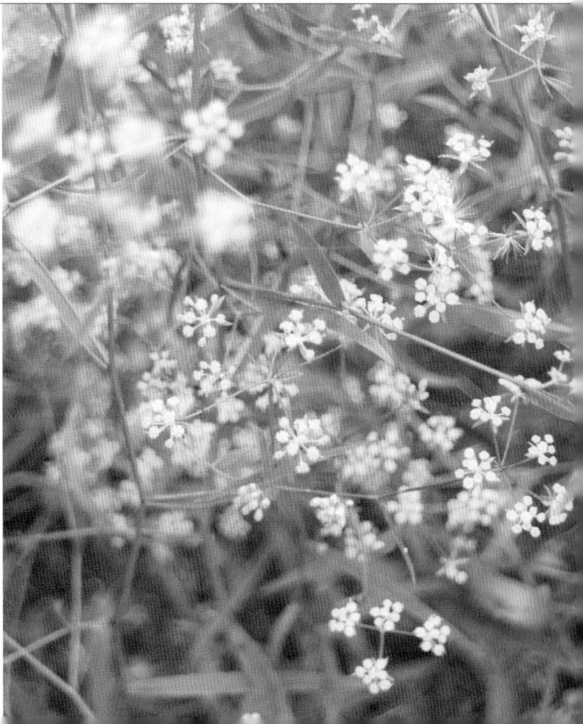

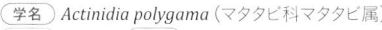

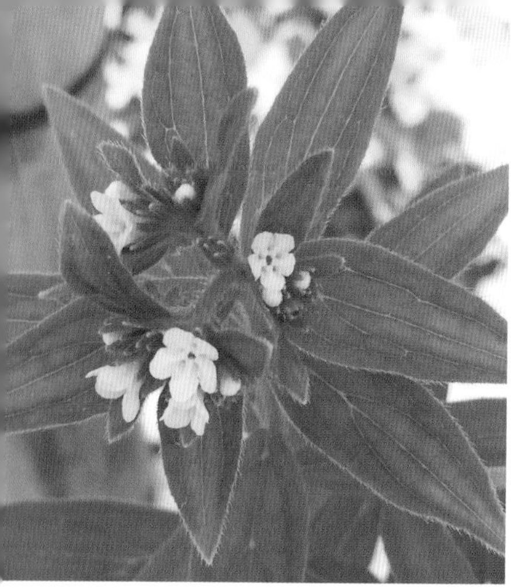

ムラサキ

Murasaki

学名 *Lithospermum erythrorhizon*
（ムラサキ科ムラサキ属）
原産地 中国 利用部位 根
注意 特に知られていない
主な成分 紫色素ナフトキシン誘導体シコニン、アセチルシコニン、アラントイン、多糖体、有機酸
作用 抗炎症、皮膚細胞修復、解熱、解毒、賦活、抗がん

中国最古の薬物書の神農本草経や万葉集にも登場。ムラサキの根である紫根は紅花、藍とともに日本三大色素の一つで、染色に用いられてきました。また、漢方の紫雲膏の材料でもあり、火傷や肌荒れ、乾燥、痒みなどの皮膚のトラブルに使われます。

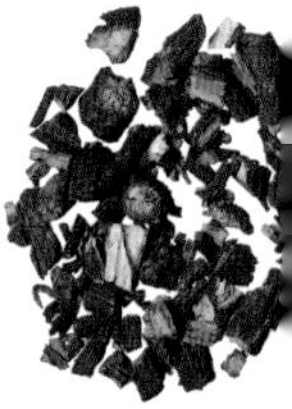

ムラサキツメクサ

Murasakitsumekusa

学名 *Trifolium pratense*
（マメ科シャジクソウ属）
別名 アカツメクサ、アカクローバー
原産地 ヨーロッパ 利用部位 茎、葉、つぼみ
注意 特に知られていない
主な成分 ゲニステイン、フォルモノネチン、プラテンセイン、プルネチン
作用 鎮咳、去痰、緩下、滋養強壮、鎮静

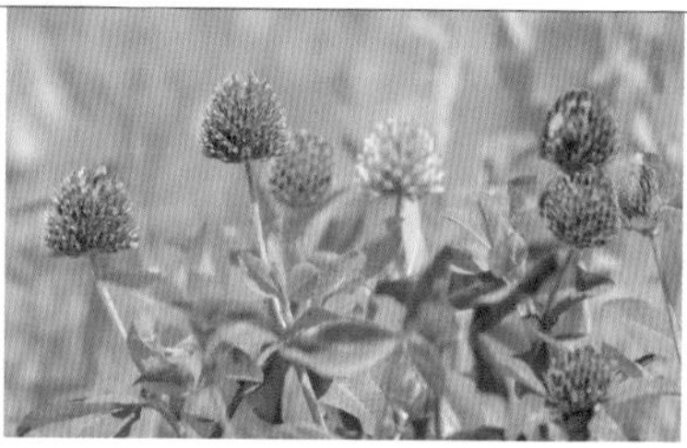

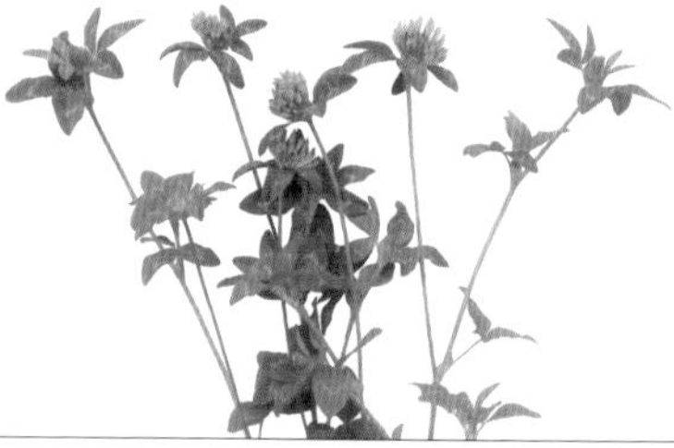

シロツメクサと同属ですが、ムラサキツメクサは株立ちして上に伸びます。風邪や痰、鎮静、便秘には乾燥したつぼみの煎じ液を服用します。滋養強壮には、生葉を油で炒めたり、細かく刻んだ茎や葉のしぼり汁を利用します。

メグスリノキ

Megusurinoki

学名 *Acer maximowiczianum*（ムクロジ科カエデ属）
別名 センリガンノキ、チョウジャノキ、ミツバナ
原産地 日本 利用部位 樹皮、枝、葉
香り・風味 薪を焚いたような香り、苦味があるが煮出すと消える
注意 特に知られていない
主な成分 （葉）β－アミリン、クマリン、クエルセチン （樹皮）アセロシド、アセロゲニン、セントロボール、エピロドデンドリン
作用 抗炎症（眼疾患）

日本原産の固有種で、福島県相馬地方の山には特に多く自生しています。江戸時代から葉を煎じて服用したり、洗眼剤として眼病予防や視力回復に役立てられてきました。一般的に、漢方で目の治療を行う際は肝臓を強化する処方を行いますが、このメグスリノキにも、樹皮に肝機能を活性化する成分が含まれることがわかっています。

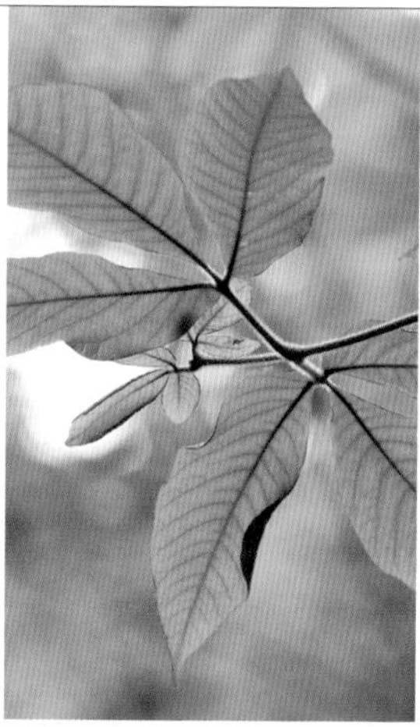

Momi

モミ

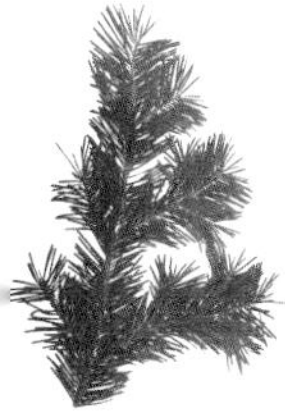

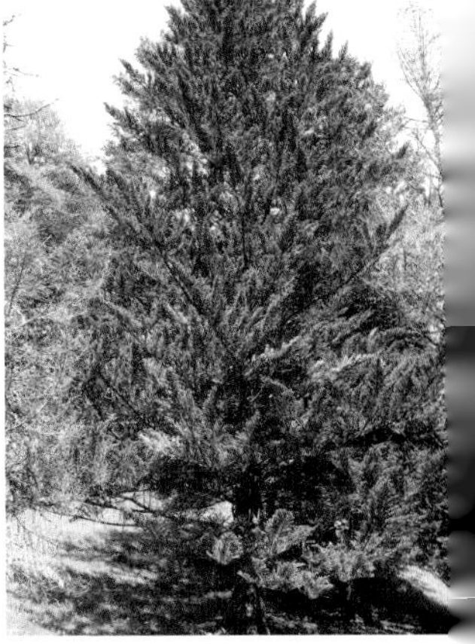

(学名) *Abies firma*（モミ）、*Abies homolepis*（ウラジロモミ）、*Abies veitchii*（シラビソ）、*Abies mariesii*（オオシラビソ）、*Abies sachalinensis*（トドマツ）（マツ科モミ属）

(原産地) 日本 (利用部位) 葉、枝／水蒸気蒸留法

(香り・風味) スッキリとしたシャープな森の香り　ピネンの香り（トドマツ）

(注意) 精油は酸化すると皮膚感作の可能性あり

(主な成分) α－ピネン、l－リモネン、酢酸ボルニル、フェランドレン

(作用) 血行促進、緩和、強壮、賦活、抗菌

日本には、モミ、ウラジロモミ、シラビソ、オオシラビソ、トドマツの５種類が自生。トドマツ以外は日本特産種です。呼吸器系の不調や精神疲労、リウマチや関節炎による手足の痛みの緩和に、枝、葉などを用いた蒸気吸入や芳香浴、軟膏の材料として用いられます。

Momo

モモ

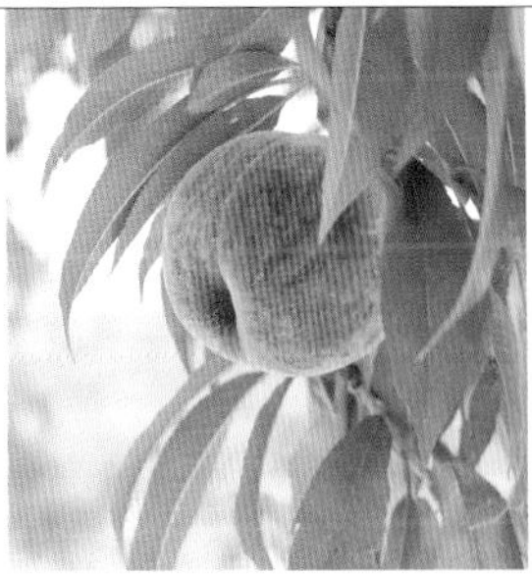

(学名) *Amygdalus persica*（別名 *Prunus persica*）（バラ科モモ属）

(別名) ケモモ (原産地) 中国 (利用部位) 種子（核果）、葉、つぼみ

(香り・風味) 枯草の香り、青臭い味

(注意) 未熟果や乾燥していない葉はアミグダリンを含むため使用は注意が必要。妊娠中は避ける

(主な成分)（種子）アミグダリン、プルナシン、β－シトステロール、カンペステロール、脂肪酸　（葉）ケンフェロール配糖体、クマリン　（花）シュウ酸マグネシウム、カリウム塩、タンニン、アミグダリン

(作用)（種子）血行促進、抗炎症、鎮痛、緩下、解毒、整腸　（葉）抗炎症　（つぼみ）利尿、緩下

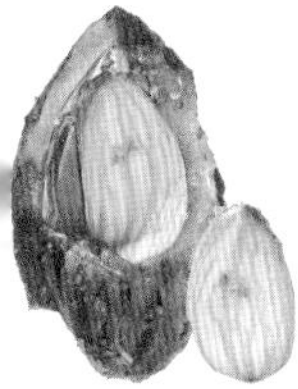

栽培の歴史の古い植物で、日本でも縄文後期から栽培されていたといわれています。葉は茶剤や入浴剤として利用され、茶剤としては気管支炎などに、入浴剤としては肌荒れなどに有効とされています。また、種子を乾燥させて刻んだものは「桃仁（とうにん）」という生薬になり、血液の循環をよくする働きから生理不順や生理痛、痔、鼻血、打撲、脳卒中後の後遺症などの治療に処方されます。つぼみを乾燥させたものは「白桃花（はくとうか）」という生薬で、腸を潤す作用から便秘解消に用いられます。

Yukinoshita

ユキノシタ

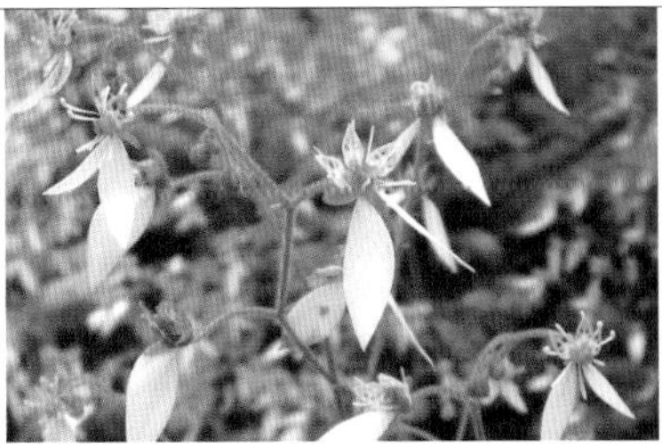

(学名) *Saxifraga stolonifera*（ユキノシタ科ユキノシタ属）

(別名) ミミダレグサ (原産地) 日本、中国

(利用部位) 葉 (香り・風味) 癖が少ない

(注意) 特になし

(主な成分) 硝酸カリウム、塩化カリウム、コハク酸、没食子酸、クエルセチン、サキシフラギン、ベルゲニン

(作用) 利尿、消炎

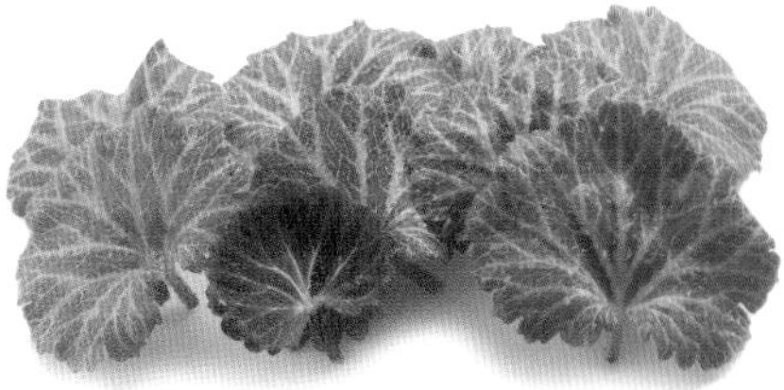

北海道を除いて日本全国に自生する植物で、山菜や園芸植物として親しまれています。漢方では「虎耳草（こじそう）」と呼ばれ、葉を煎じた汁を直接耳の中に入れて中耳炎の治療に使ったり、膿んだ切り傷ややけど、あせもの治療に利用されたりします。

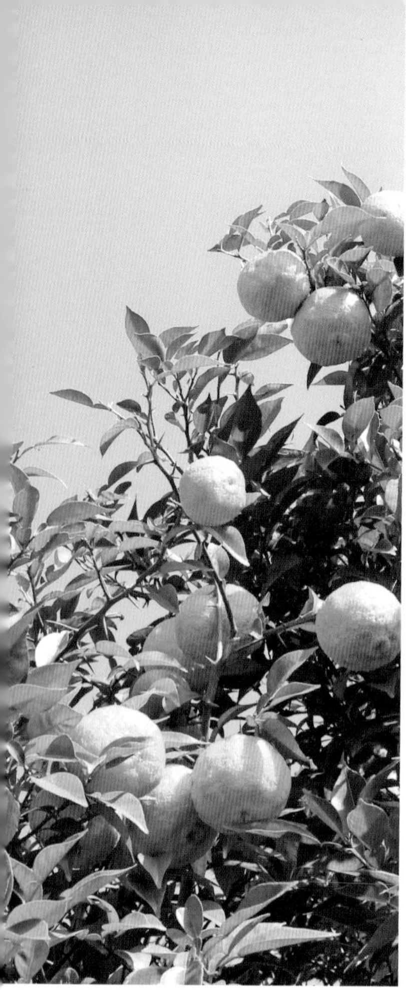

ユズ

邪気を払うシャープな香り

学名 *Citrus junos*（ミカン科ミカン属）
別名 ユノス、オニタチバナ 原産地 中国
利用部位 果実、種子、葉／水蒸気蒸留法、圧搾法（果皮）
香り・風味 爽やかな香り、酸味
注意 精油使用時は光毒性に注意。精油は皮膚刺激の可能性があるため使用濃度に注意。酸化すると皮膚感作の可能性あり
主な成分 α－ピネン、d－リモネン、テルピネン、リナロール、ナリンギン、ヘスペリジン、アクリドン、クエン酸、β－クリプトキサンチン、ビタミンC、E、種子のみペクチン
作用 血行促進、毛細血管強化、発汗、健胃、血圧降下、血中コレステロール降下、抗アレルギー、抗菌、消炎、緩和、抗不安

中国の長江上流が原産といわれ、柑橘類の中で最も耐寒性に優れるユズ。日本では平安時代に栽培が始まり、いまでは岩手県釜石市を北限に、全国的で栽培されています。その果実にはビタミンCやフラボノイドなど、抗酸化作用を持つ成分を豊富に含むことから、食用としてだけではなく、民間では風邪薬としても利用されてきました。また、精油に含まれるリモネンには血行促進作用があり、入浴時に使うと体を芯から温めて湯冷めを防ぐといわれています。ユズの香りには不安や緊張で冷めきった心と体を優しく包み込み、安心を取り戻してくれる働きがあります。

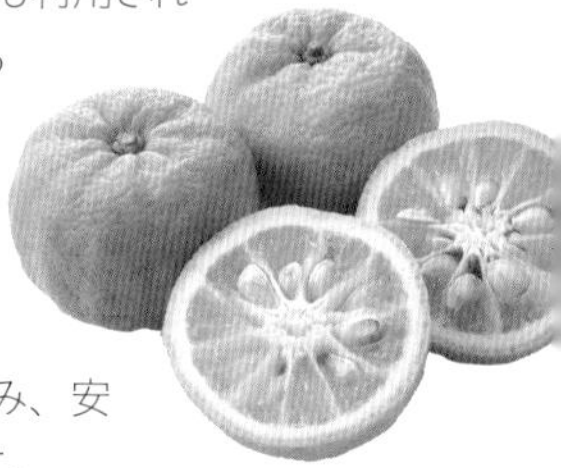

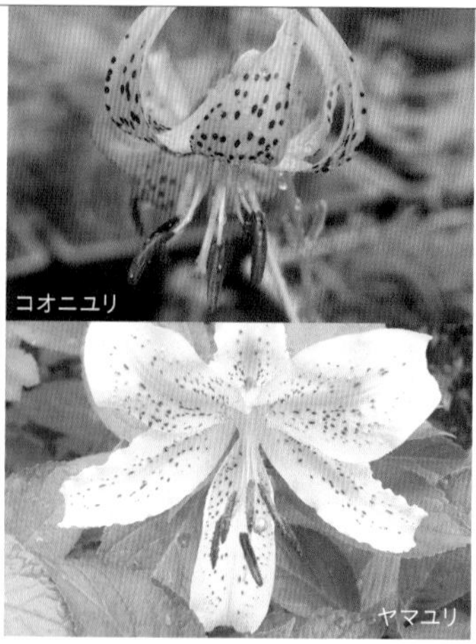

コオニユリ

ヤマユリ

ユリネ

学名 *Lilium auratum*（ヤマユリ）、*Lilium lancifolium*（オニユリ）（ユリ科ユリ属）
原産地 中国、日本 利用部位 鱗茎
香り・風味 もっちりとした食感とほんのり甘くほろ苦い
注意 特になし。まれに食欲不振や下痢、吐き気の症状が出る可能性
主な成分 デンプン、タンパク質、カリウム、マグネシウム、リン、鉄
作用 鎮咳、鎮静、滋養強壮、利尿

ユリネはヤマユリ、オニユリ、コオニユリなどの球根（鱗茎）です。古くから漢方薬として、咳止めや解熱、鎮静、不眠、滋養強壮の漢方薬として利用されてきました。ミネラルが豊富ですが、糖質を多く含むため、高カロリーです。

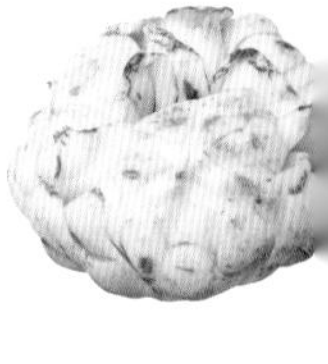

リンドウ

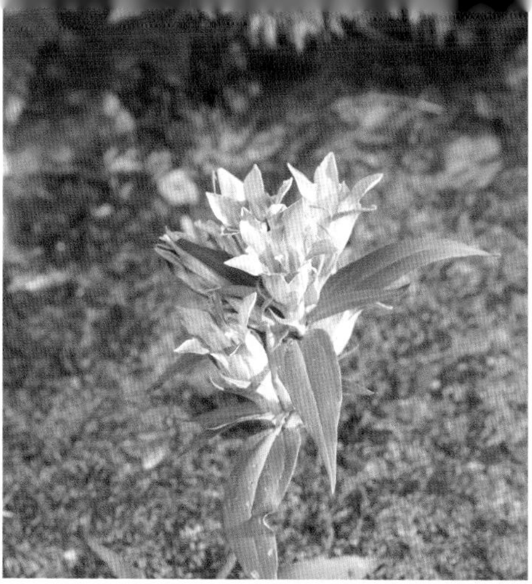

学名 *Gentiana scabra*
（リンドウ科リンドウ属）
別名 エヤミグサ、ケロリグサ
原産地 日本 利用部位 根
主な成分 ゲンチオピクロシド、ゲンチジン、ミネラル
作用 健胃、胆汁分泌促進、腸管運動促進、抗菌、抗炎症

強い苦味のある根を「竜胆（りゅうたん）」といい、生薬として用います。食欲不振、消化不良のほか、眼疾患や膀胱炎に用いられることもあります。

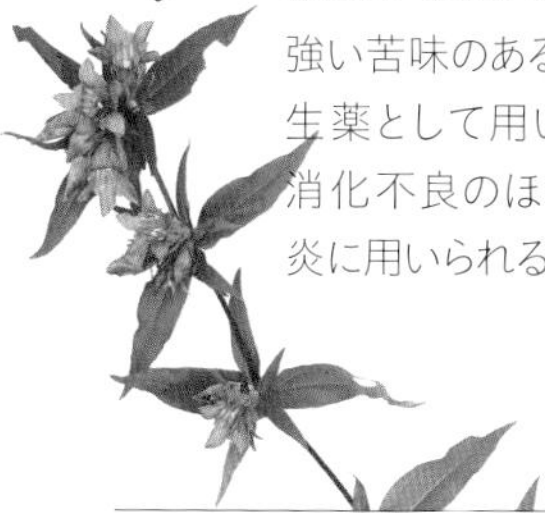

ヨモギ

日本全国に自生する浄化のハーブ

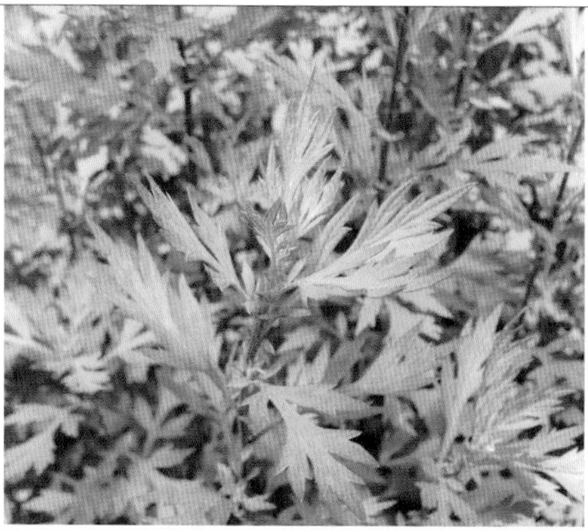

学名 *Artemisiu princeps*
（キク科ヨモギ属）
別名 モチグサ 原産地 日本
利用部位 葉
香り・風味 さわやかな香りで、苦味がある
注意 過敏症やキク科アレルギーのある人は利用しない
主な成分 ジカフェオイルキナ酸、クロロゲン酸、1,8-シネオール、α-テルピネオール、α-ツヨン、フェランドレン、ビタミン、ミネラル
作用 収れん、止血、鎮痛、抗菌、血行促進

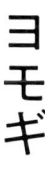

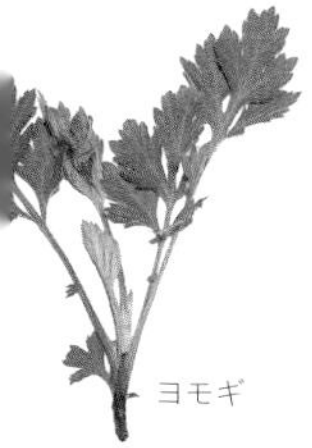
ヨモギ

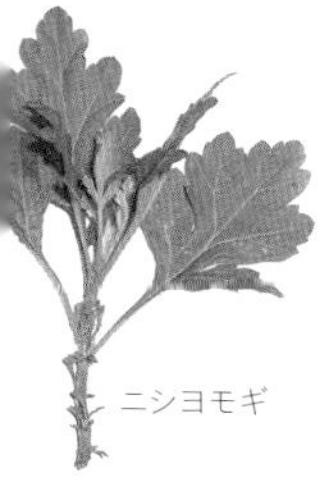
ニシヨモギ

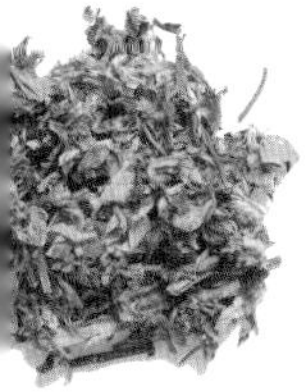

日本全国に自生するキク科の多年草です。独特のさわやかな香りがあり、天ぷらや草餅のほか、酒、入浴剤、湿布など、さまざまな用途で古くから親しまれてきました。生薬名は「艾葉（がいよう）」といい、止血や冷えによる腹痛の緩和、流産の予防などに有効とされています。葉を煎じたものは、下痢止め、健胃、貧血や冷え性の予防などに用いられてきました。沖縄料理で使われるフーチバーは、南西地域に自生するニシヨモギという品種です。ヨモギに比べてマイルドな香りが特徴で、肉料理や炊き込みご飯などに使われます。

オオヨモギとカワラヨモギ

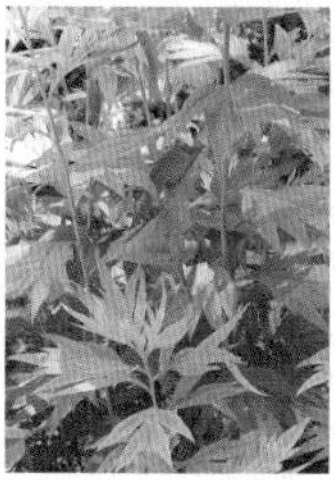

オオヨモギ（*A.montana*）はヨモギよりも大型の品種で、ヨモギと同じように利用されます。見た目もよく似ていますが、葉の付け根に托葉と呼ばれる小さな葉があるのがヨモギで、ついていないのがオオヨモギです。

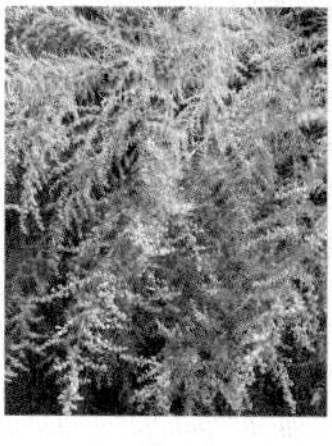

カワラヨモギ（*A.capillaris*）は河原や海岸の砂地に自生している品種で、葉が糸状なのが特徴。漢方では頭花を「インチンコウ（茵蔯蒿）」として消炎や利尿に利用しています。

レイシ Reishi

学名 *Ganoderma lucidum*
（サルノコシカケ科マンネンタケ属）
別名 マンネンタケ、サイワイタケ、カドデタケ
原産地 日本、中国 利用部位 子実体
注意 血小板減少症や低血圧症の人は注意
主な成分 ガノデリン酸、β－グルカン、エルゴステロール
作用 中枢神経系抑制，鎮咳，去痰，抗腫瘍、血糖降下、血圧降下

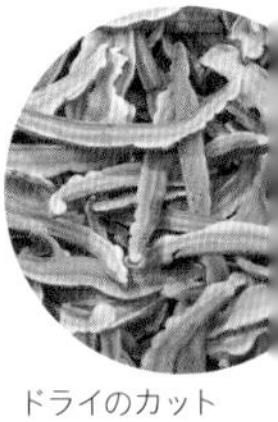
ドライのカット

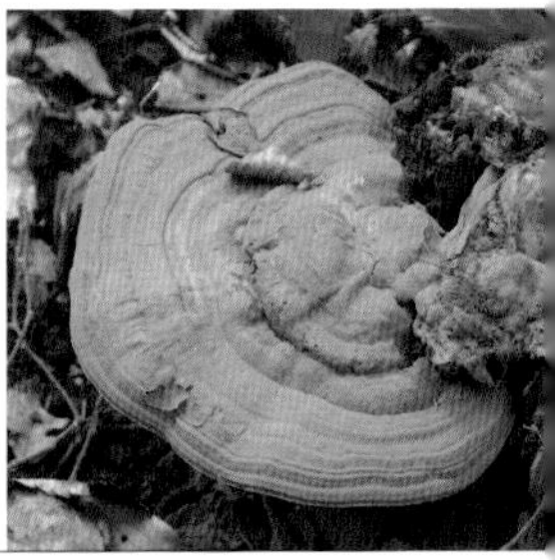

枯れた落葉樹の根元に自生するきのこで、古くから長寿の象徴として重宝されてきました。漢方では、活動エネルギーを補って血の巡りを整え、内臓を強くする生薬として、滋養強壮や高血圧、脂質異常症、気管支炎、胃潰瘍など、さまざまな症状に処方されます。

ワケギ Wakegi

学名 *Allium x wakegi*
（ヒガンバナ科ネギ属）
原産地 西アジア、地中海沿岸
利用部位 茎、葉、根
香り・風味 ネギよりも香りは強いが穏やかな味
注意 特になし
主な成分 カロテン、ビタミンC、E、K、葉酸、食物繊維
作用 免疫力向上、血行促進

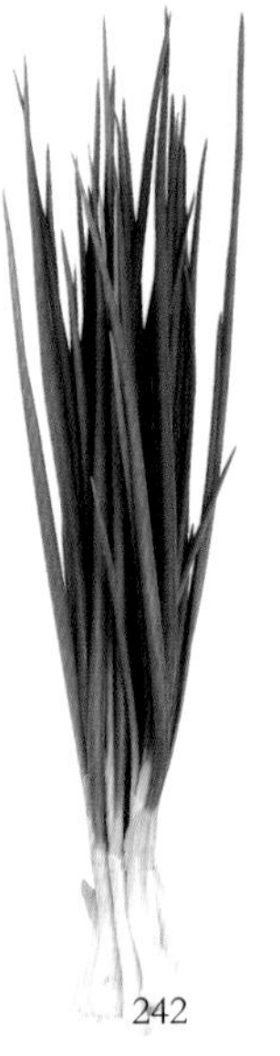

ネギとエシャロットの雑種で薬味として使われることの多い野菜ですが、白ネギの約6倍のカロテンを含むほか、ビタミンC、E、K、葉酸などの微量栄養素も豊富に含むなど、栄養価に優れているのが特徴です。免疫力の向上や風邪予防、血行促進などの効果もあるといわれています。

ワサビ Wasabi

学名 *Eutrema japonicum*
（別名 *Wasabia japonica*）
（アブラナ科ワサビ属）
原産地 日本
利用部位 地下茎、茎、葉、花
香り・風味 鼻にツンとくる独特の香りと刺激的でさわやかな味
注意 特になし
主な成分 アリルイソチオシアネート、ビタミンC
作用 抗菌、殺菌、強壮、血行促進、抗炎症、抗酸化

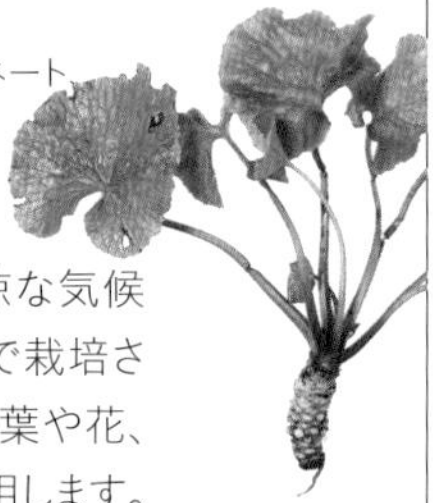

日本原産の植物で、冷涼な気候と清らかな水がある場所で栽培されます。根茎は薬味に、葉や花、茎はおひたしや漬物に利用します。辛味成分のアリルイソチオシアネートには強い抗菌作用があり、刺身などの生ものの添え物として昔からよく使われています。また、香りには食欲を増進させ、消化を促す効果があります。

ワハッカ Wahakka

学名 *Mentha canadensis, Mentha arvensis*（シソ科ハッカ属）
別名 ハッカ、メグサ、メハリグサ、メザメグサ
原産地 日本
利用部位 茎、葉／水蒸気蒸留法
香り・風味 強い清涼感がある
注意 精油は3歳以下の乳幼児、妊娠中や授乳中の女性、てんかん患者、高血圧の人には使用しない。6歳以下の子どもへの使用は注意。刺激が強いので、蒸気吸入や濃度に注意する
主な成分 ℓ－メントール、ℓ－メントン、カンフェン、ロスマリン酸、カフェ酸、クロロゲン酸
作用 鎮痛、局所血管拡張、駆風、矯味、矯臭

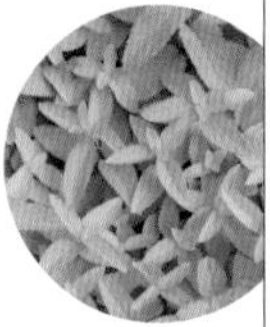

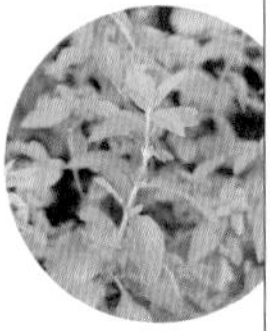
ワハッカには複数の品種がある

全草に強い香りがあり、煎じ液は胃もたれや食欲不振、頭痛に用いられます。また、体内で末梢血管を広げて身体を温める働きもあります。最近の研究で、ハッカエキスにはMRSAに対する抑制作用や抗炎症作用、入眠作用があることが報告されています。

毒草

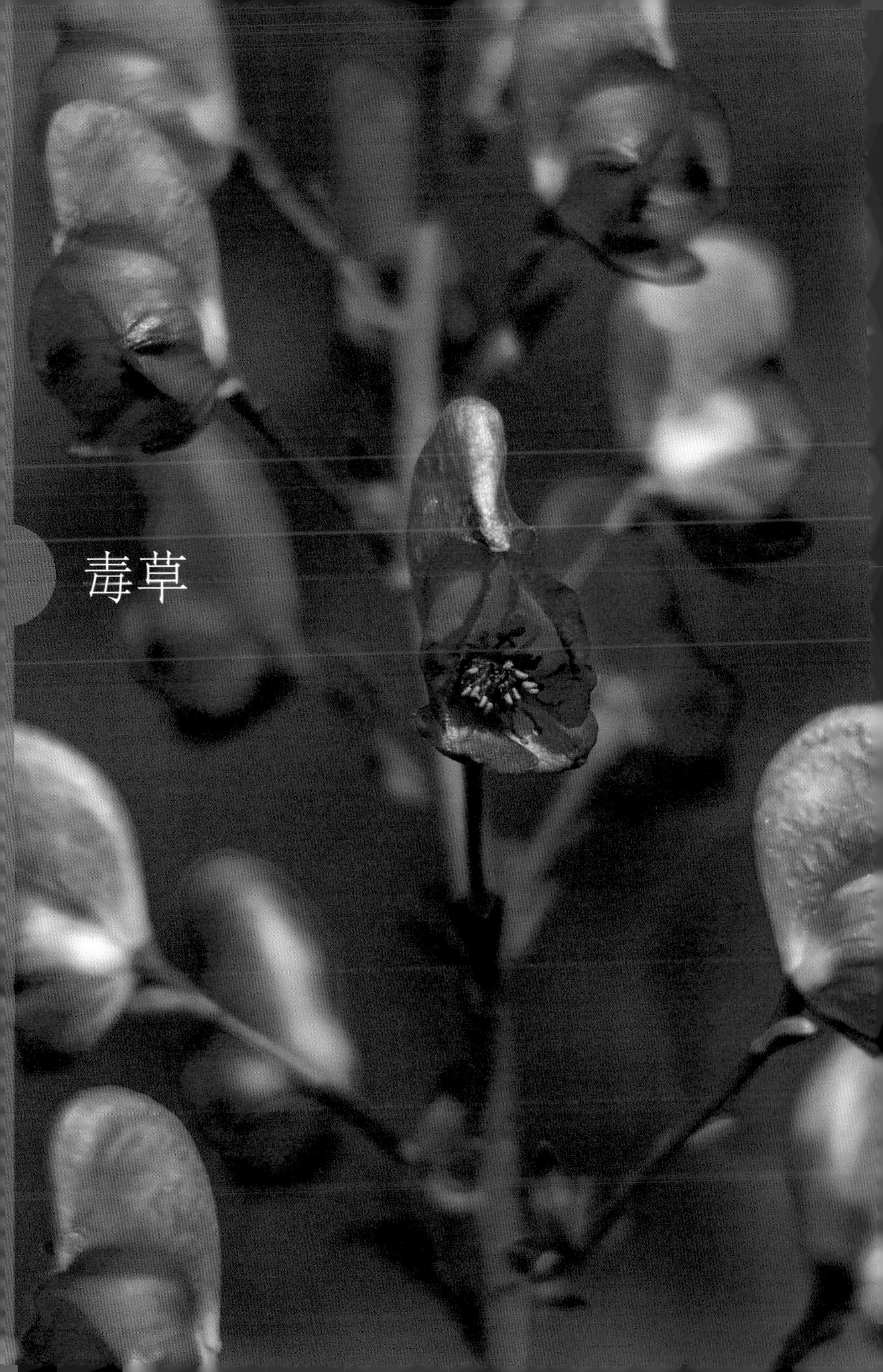

キョウチクトウ
Oleander

学名 *Nerium oleander*
（キョウチクトウ科キョウチクトウ属）
原産地 インド北部
注意 口に入れない
主な成分 オレアンドリン、ジギトキシゲニン
作用 頭痛、めまい、嘔吐、意識障害。ときに死に至る

街路樹などにも使われますが、誤飲すると頭痛や意識障害を起こし、死亡する例もあります。

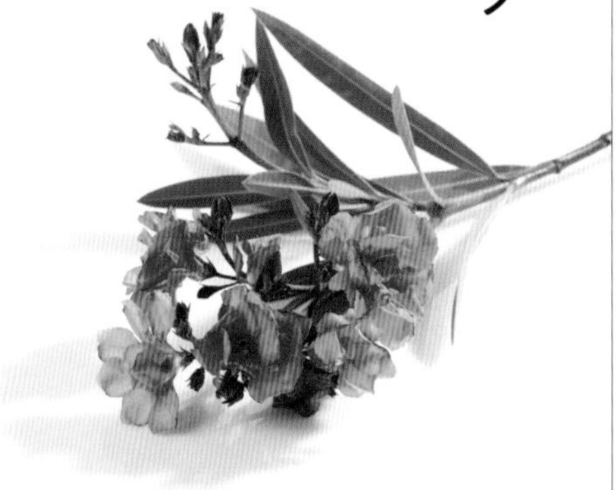

アジサイ
Hydrangea

学名 *Hydrangea macrophylla*
（アジサイ科アジサイ属）
別名・和名 シチヘンゲ、ヨヒラ
原産地 日本、アジア、南北アメリカ
注意 口に入れない
主な成分 青酸配糖体、アルカロイド（品種により毒性成分の違いがあり特定されていない）
作用 嘔吐、めまい、顔面紅潮

葉に有毒成分を含み、誤食すると嘔吐やめまい、顔面紅潮などの中毒症状を起こします。

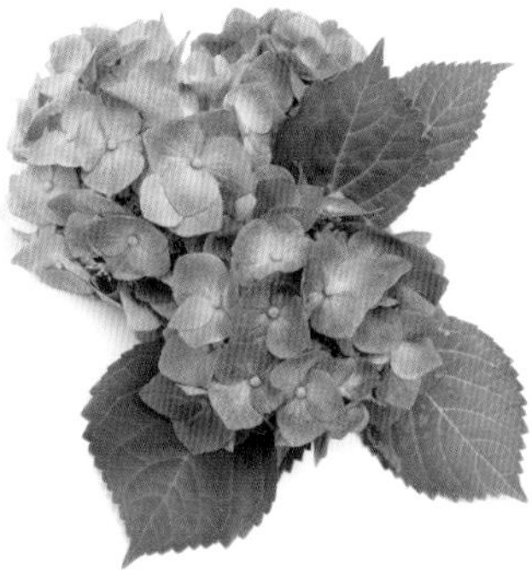

クサノオウ
Greater celandine

学名 *Chelidonium majus*
（ケシ科クサノオウ属）
別名・和名 イボクサ、ヒゼングサ
原産地 日本在来
注意 触らない。口に入れない
主な成分 ケリドニン、プロトピン
作用 昏睡、呼吸麻痺

国内で広く自生しますが、葉や茎を折ると流れる乳液が皮膚に触れると炎症を起こします。

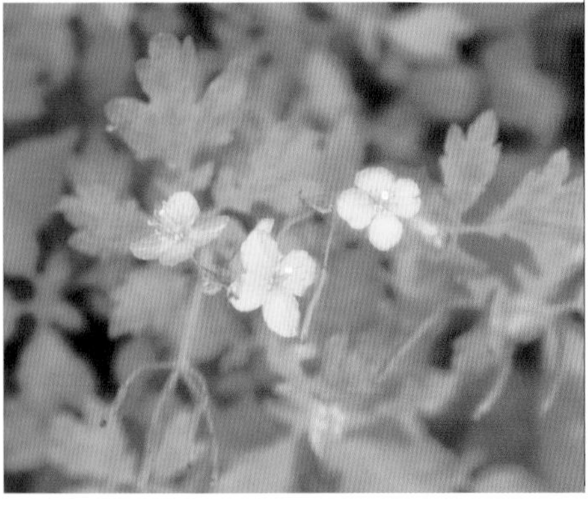

ウルシ
Urushi

学名 *Toxicodendron vernicifluum*
（ウルシ科ウルシ属）
原産地 中国大陸
注意 触らない。口に入れない
主な成分 ウルシオール
作用 接触による皮膚の強い炎症

木材の塗料として利用されてきた植物で、樹液や葉に手が触れると強い炎症を起こします。

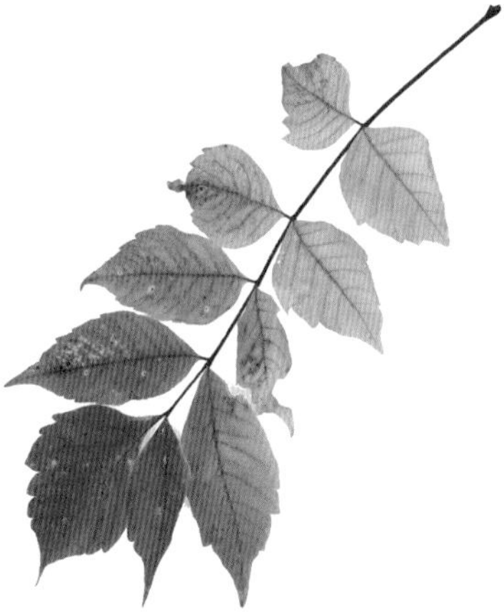

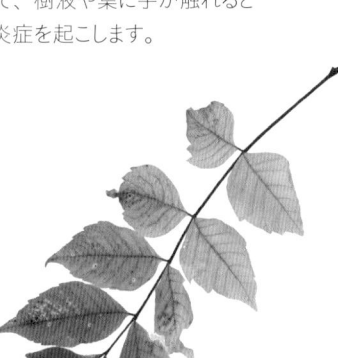

シキミ

Shikimi

学名 *Illicium anisatum*
（マツブサ科シキミ属）
別名・和名 ハナノキ、ハナシバ、シキビ
原産地 日本、台湾、中国
注意 口に入れない
主な成分 アニサチン
作用 嘔吐、けいれんなどの神経症状

仏事にも使われる常緑樹。神経毒を含み、特に果実を誤飲すると嘔吐やけいれんを起こします。

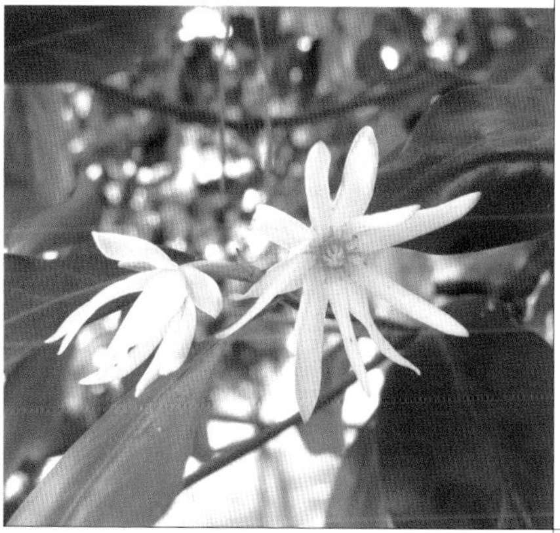

クリスマスローズ

Helleborus

学名 *Helleborus niger*
（キンポウゲ科クリスマスローズ属）
別名・和名 ヘレボルス
原産地 ヨーロッパ、地中海沿岸、小アジア
注意 触らない。口に入れない
主な成分 ヘレブリン、ヘレボリン
作用 吐き気、嘔吐、下痢、接触性皮膚炎、重篤な場合は心臓に異常をきたす

クリスマスの頃にバラに似た花を咲かせます。全草が有毒で、茎や葉の乳液は接触性皮膚炎を起こします。

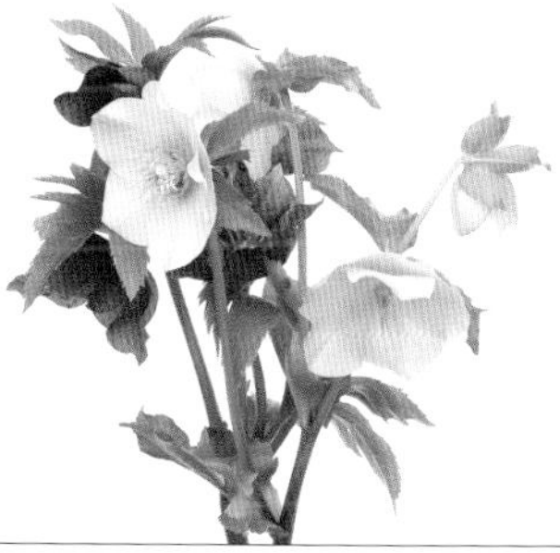

シャクナゲ類

Rhododendron

学名 *Rhododendron spp.*
（ツツジ科ツツジ属）
別名・和名 石楠花、石南花、ヒャクナゲ、モモタチ、ヒャクナンゲ
注意 口に入れない
主な成分 グラヤノトキシン（ロドトキシン）
作用 嘔吐、下痢、けいれん

葉や花の蜜にも神経毒のアルカロイドを含み、誤食すると血圧低下などの中毒症状を引き起こします。

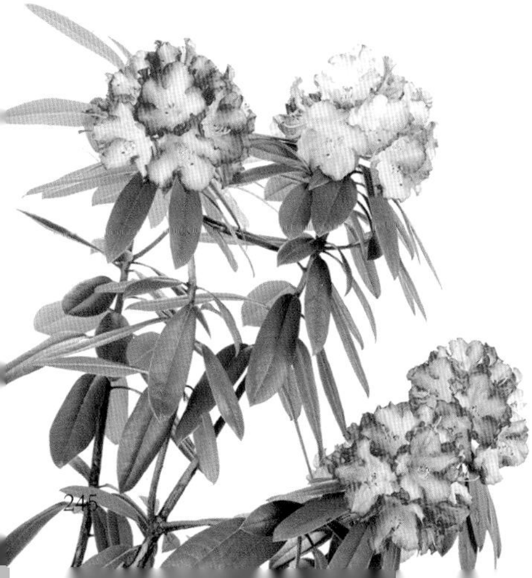

ジギタリス

Digitalis

学名 *Digitalis purpurea*
（オオバコ科ジギタリス属）
別名・和名 キツネノテブクロ
原産地 ヨーロッパ
注意 口に入れない
主な成分 ジギトキシン
作用 胃腸障害、嘔吐、下痢、不整脈、頭痛、めまい、重症ではない心臓機能停止

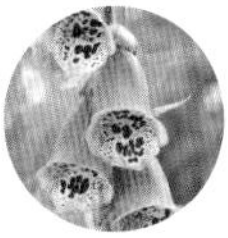

鐘状の美しい花を咲かせます。全草に毒性成分を含み、誤食すると嘔吐や頭痛を起こします。

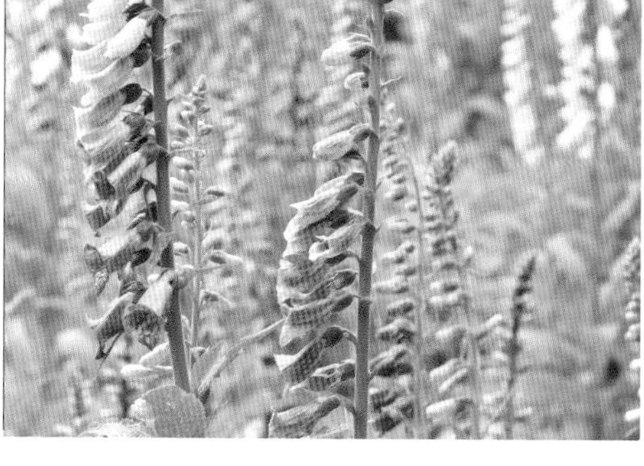

チョウセンアサガオ

Datura

学名 *Datura metel*
（ナス科チョウセンアサガオ属）

別名・和名 キチガイナスビ、マンダラゲ、ダチュラ

原産地 熱帯アジア

注意 触らない。口に入れない

主な成分 スコポラミン、ヒヨスチアミン、アトロピン、ヒヨスチン

作用 口渇、瞳孔散大、心拍促進、麻痺

毒性成分を全草に含み、誤食すると30分程度で口渇、ふらつき、倦怠感などが現れます。

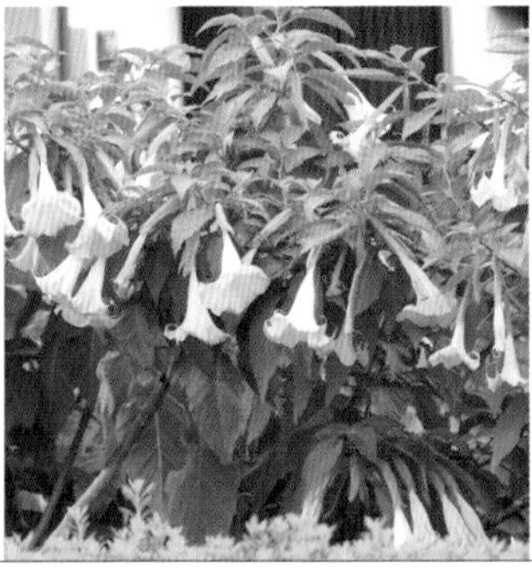

スイセン

Narcissus

学名 *Narcissus spp.*
（ヒガンバナ科スイセン属）

別名・和名 セッチュウカ

原産地 地中海沿岸地域

注意 触らない。口に入れない

主な成分 ブソイドリコリン、リコリン

作用 嘔吐、下痢、発汗、頭痛、昏睡、皮膚炎

全草が有毒ですが、特に鱗茎に有毒成分を多く含みます。乳液は接触性皮膚炎を起こします。

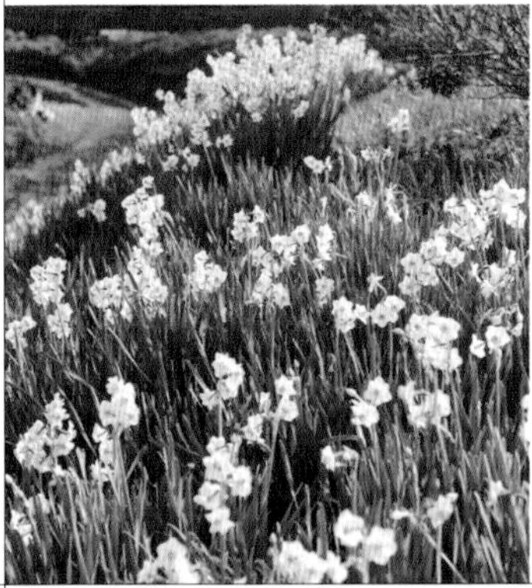

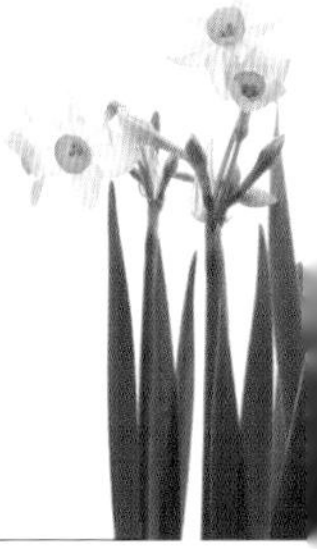

テンナンショウ類

Arisaema

学名 *Arisaema spp.*
（サトイモ科テンナンショウ属）

別名・和名 ヘビノダイハチ、ヤマゴンニャク、マムシグサ

原産地 日本、中国、朝鮮半島

注意 口に入れない

主な成分 シュウ酸カルシウム、サポニン

作用 口唇、口内のしびれ、腫れ、腎機能障害

毒性成分はシュウ酸カルシウムやサポニンで、誤食すると口の中が腫れるなどの炎症を起こします。

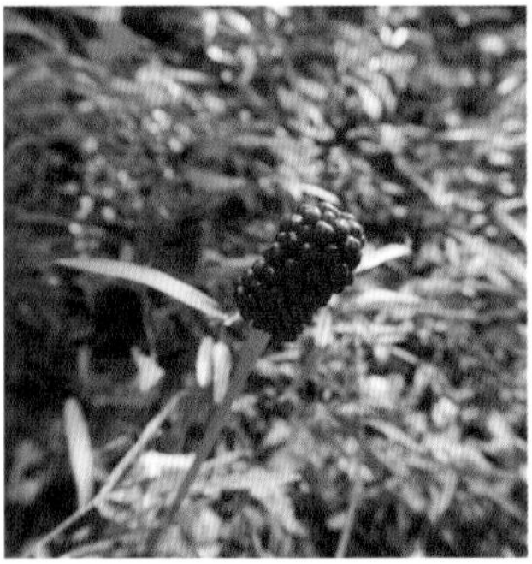

スズラン

Lily of the valley

学名 *Convallaria majalis*
（キジカクシ科スズラン属）

別名・和名 キミカゲソウ

原産地 ヨーロッパ、日本

注意 口に入れない

主な成分 コンバラトキシン

作用 流涎、悪心、嘔吐、頭痛。多量摂取で呼吸停止、心不全に陥り死に至る

全草に毒性成分を含み、花を生けた花びんの水にも毒性があります。誤食すると死亡する例も。

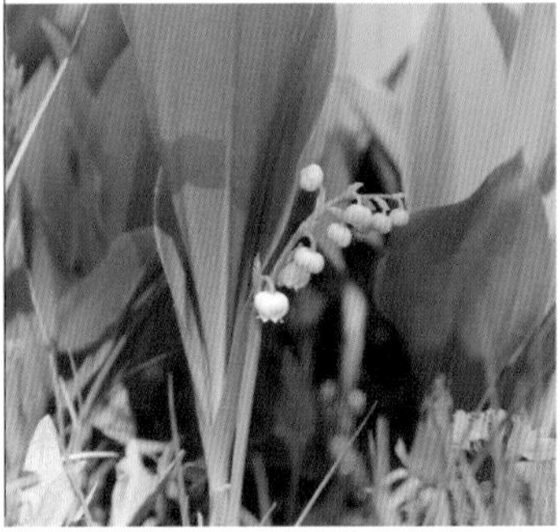

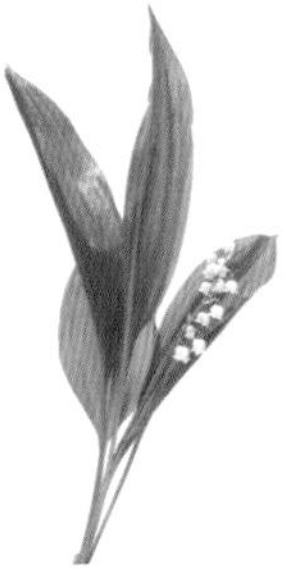

トリカブト類

Aconitum

(学名) *Aconitum spp.*
(キンポウゲ科トリカブト属)
(別名・和名) アコニツム
(原産地) 日本、中国
(注意) 触らない。口に入れない
(主な成分) アコニチン、メサコチチン
(作用) しびれ、嘔吐、腹痛、下痢、不整脈、血圧低下など

日本三大有毒植物のひとつで、誤食すると嘔吐や腹痛を起こし、死亡することもあります。

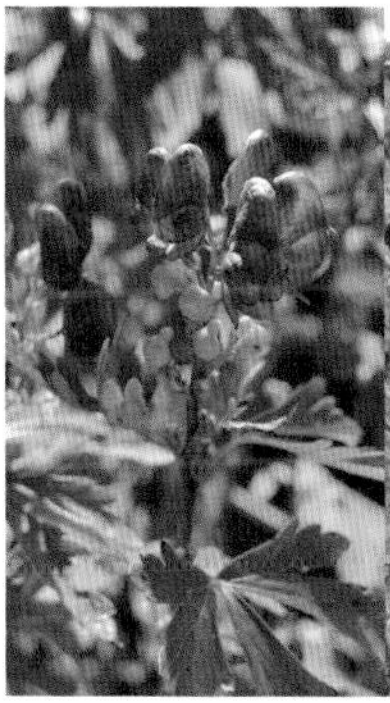

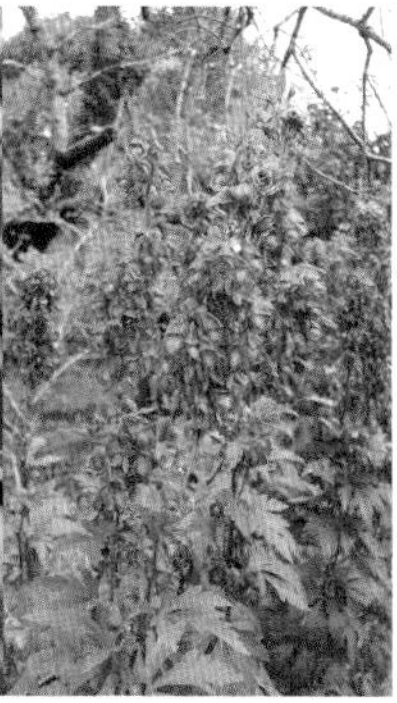

ドクウツギ

Dokuutsugi

(学名) *Coriaria japonica*
(ドクウツギ科ドクウツギ属)
(別名・和名) イチロベゴロシ (原産地) 日本
(注意) 口に入れない
(主な成分) ツチン、コリアミルチン
(作用) 嘔吐、全身の硬直、けいれん

日本三大有毒植物のひとつで、誤食するとめまいや頭痛を起こし、死に至る場合もあります。

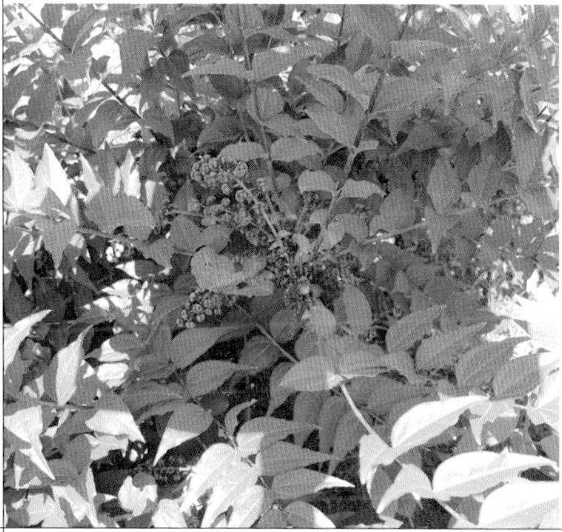

バイケイソウ類

False Helleborine

(学名) *Veratrum ssp.*
(シュロソウ科シュロソウ属)
(原産地) 日本、ヨーロッパ他
(注意) 口に入れない
(主な成分) アルカロイド
(作用) 吐き気、嘔吐、手足のしびれ、呼吸困難、脱力感、めまい、けいれん、血圧低下など

茎を囲むように楕円形の葉が巻き付くのが特徴。神経毒のアルカロイドを全草に含みます。

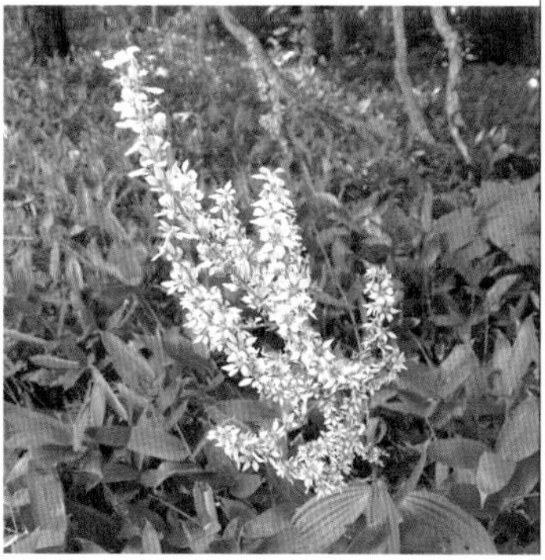

ドクゼリ

Dokuzeri

(学名) *Cicuta virosa*(セリ科ドクゼリ属)
(別名・和名) オオゼリ
(原産地) 日本、中国、朝鮮半島、北米
(注意) 触らない。口に入れない
(主な成分) シクトキシン
(作用) めまい、けいれん、嘔吐、頻脈、呼吸困難など

日本三大有毒植物のひとつで、誤食すると呼吸困難や意識障害を起こし、死亡する危険もあります。

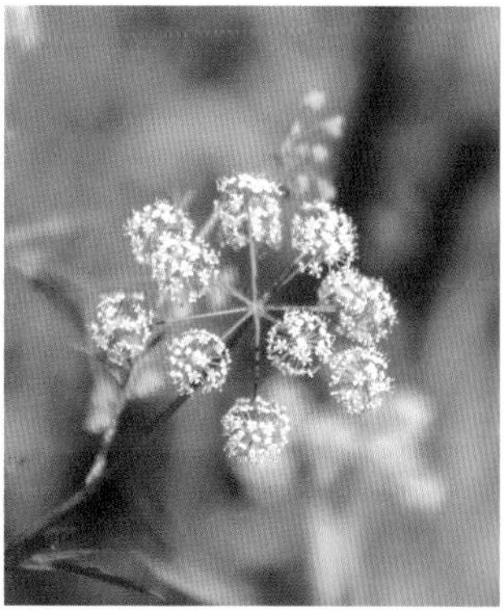

フクジュソウ

Far East Amur adonis

学名 *Adonis ramosa*
（キンポウゲ科フクジュソウ属）
別名・和名 ガンジツソウ、ツイタチソウ
原産地 日本、中国、朝鮮半島、シベリア
注意 口に入れない
主な成分 シマリン、アドニトキシン
作用 嘔吐、ときに心臓麻痺で死に至る

フキノトウに似ていますが、毒性成分を全草に含み、誤食すると死亡する例もあります。

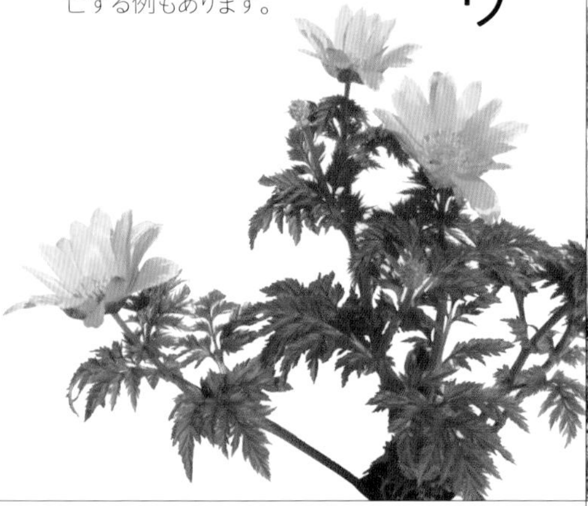

ハシリドコロ

Hashiridokoro

学名 *Scopolia japonica*
（ナス科ハシリドコロ属）
別名・和名 ロートコン 原産地 日本
注意 触らない。口に入れない
主な成分 ヒヨスチアミン、アトロピン
作用 嘔吐、けいれん、昏睡など

鐘形の黒紫の花をつけます。全草にアルカロイドを含み、誤食すると死亡することもあります。

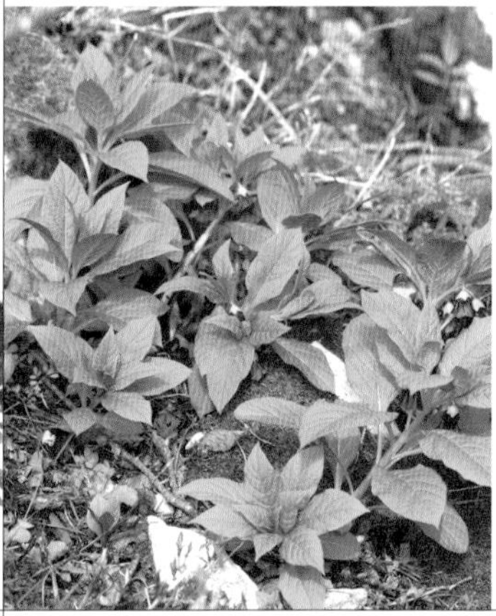

ヨウシュヤマゴボウ

Pokeweed

学名 *Phytolacca americana*
（ヤマゴボウ科ヤマゴボウ属）
別名・和名 アメリカヤマゴボウ
原産地 北米
注意 触らない。口に入れない
主な成分 フィトラッカトキシン
作用 腹痛、嘔吐、下痢、皮膚刺激

空き地などでよく見られる植物で、果実や根を食べると腹痛や嘔吐、下痢を起こします。

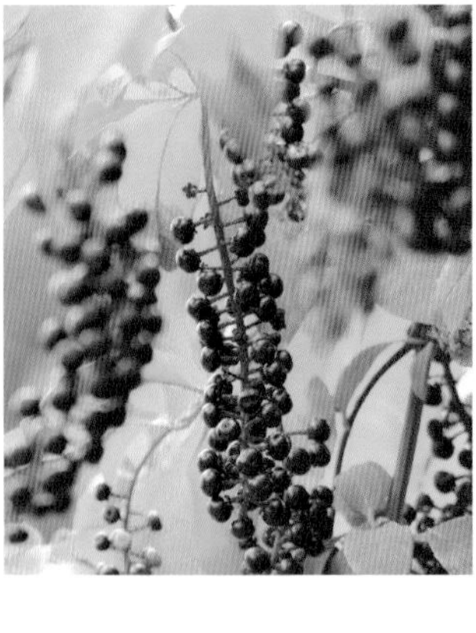

ヒガンバナ

Cluster amaryllis

学名 *Lycoris radiata*
（ヒガンバナ科ヒガンバナ属）
別名・和名 マンジュシャゲ、セキサン
原産地 日本在来（中国）
注意 口に入れない
主な成分 ホモリコリン、リコリン
作用 嘔吐、下痢、重症で中枢神経麻痺

葉だけ出ているときはノビルに似ています。全草に毒性成分を含み、誤食すると嘔吐や下痢を起こします。

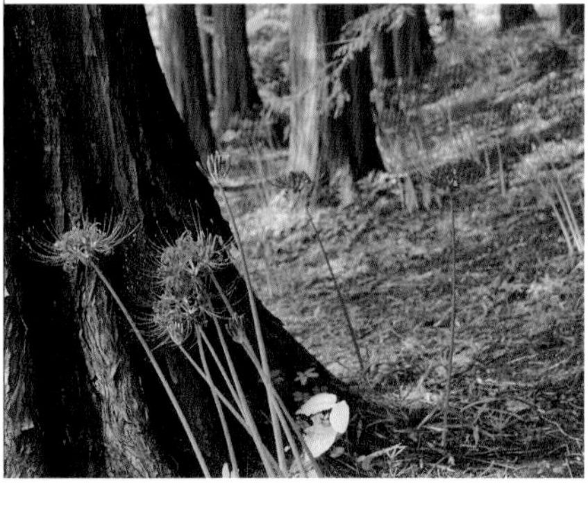

4章 症状別 使い方

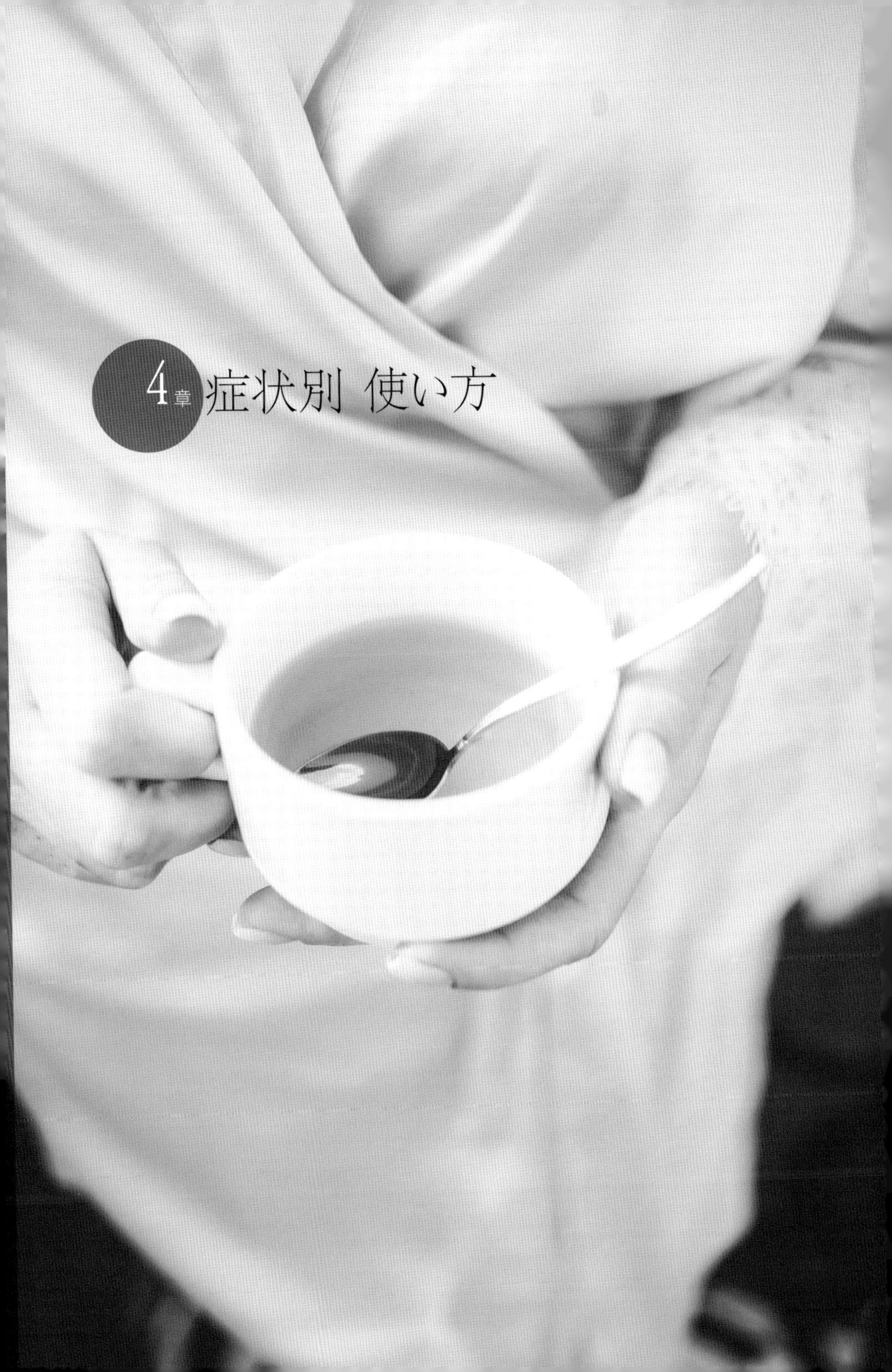

精神科領域

ストレス由来の心身の不調は鎮静系の香りで緩和

私たちが何らかのストレスを受けると、内分泌（ホルモン）系や自律神経系のバランスがくずれ、身体の防御力が低下します。また、ストレスにより交感神経が高まると心身が興奮状態になり、活性酸素による炎症が起こります。これらは不眠や抑うつをはじめとした精神的、身体的疾病の原因となり、私たちの健康をおびやかすことに。しかし、この状況を上手く回避できれば健康を回復することができるのです。

ストレスによる心身疲労などには、天然由来の植物の香りが心とからだにリラックスをもたらします。また、不眠や抑うつなどの症状がある場合には、鎮静系のハーブやアロマを取り入れて緩和させます。疲労やストレスは出来るだけ早めに解消することが大切です。

心身疲労

仕事上のストレスや、パソコンやスマホなどで目を酷使すると、精神疲労や肩こりなど心身疲労の症状があらわれます。

パソコンやスマホによる眼精疲労に：アントシアニン色素を含むビルベリーやブラックカラント、ハイビスカスのハーブティー。

ストレスによるイライラに：ジャーマンカモミールとパッションフラワーのブレンドティー。ペパーミント精油の芳香浴。（アロマスティック*を使っても）

ストレスによる肩こりや痛みに：スイートマジョラムやクロモジの精油でアロマトリートメント。

疲労による注意力低下に：モミ精油の芳香浴。

＊アロマスティック：スティック型の携帯用芳香器

不安・抑うつ

不安や抑うつには、セロトニン*を調整する働きがあるハーブや、陶酔感をもたらす香りを使います。

軽度～中程度のうつに：セントジョーンズワートティーまたはサプリメント。

抑うつや不安に：サフランのめしべ5～10本のハーブティー。ユズ、ゲットウ、ヒノキの精油の芳香浴やオイルトリートメント、アロマバス。

＊セロトニン：精神を安定させる働きをもつ脳内の神経伝達物質

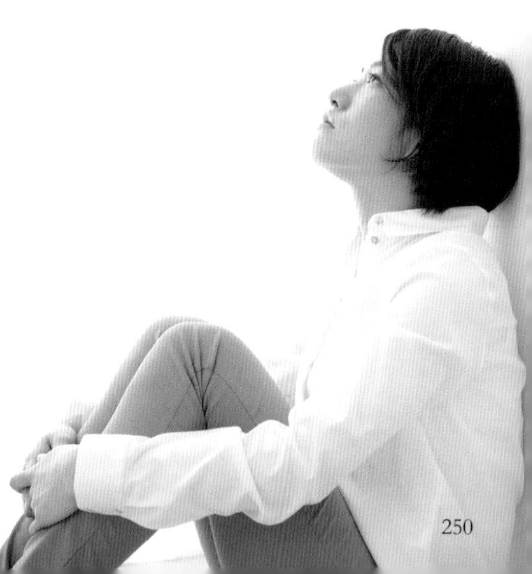

不眠

現代社会では、不眠は国民病と言われるほど急増しています。向精神性ハーブ*の利点は、作用が穏やかであるため有害作用が少なく、連用が可能でいつでも中止できることです。不眠にはハーブや精油が持つリラックス効果や体内リズムの調整作用が有効です。

寝つきが悪いときに：ジャーマンカモミールとパッションフラワーや、バレリアンとペパーミントのブレンドティーを。

朝早く目覚めてしまうときに：セントジョーンズワートティー。

不眠でアロマを使いたいときに：ラベンダーやユズ、ローマンカモミールなど鎮静系の精油の芳香浴やオイルトリートメント、アロマバス。

＊向精神性ハーブ：中枢神経に働きかけ、興奮や緊張を和らげる作用をもつハーブ

ストレス耐性

ストレスにより心身がダメージを受けると、自然治癒力*が働き、修復を促そうとします。そういった状況下で植物の力を活用すると、ストレスに対しての適応力を高めたり、回復を早めることができます。滋養強壮効果のあるハーブやアダプトゲンハーブ*、香り刺激によるアロマセラピーを利用します。

滋養強壮に：ダンデライオンのハーブティー。

ストレス耐性を高めるために：エゾウコギのハーブティー。（焙煎すると飲みやすい。）

自信喪失や落ち込みに：ローズやネロリの精油を使ったバーム剤を手首や耳もとなどに塗布、またはオイルマッサージ。ジャスミンの精油で芳香浴。

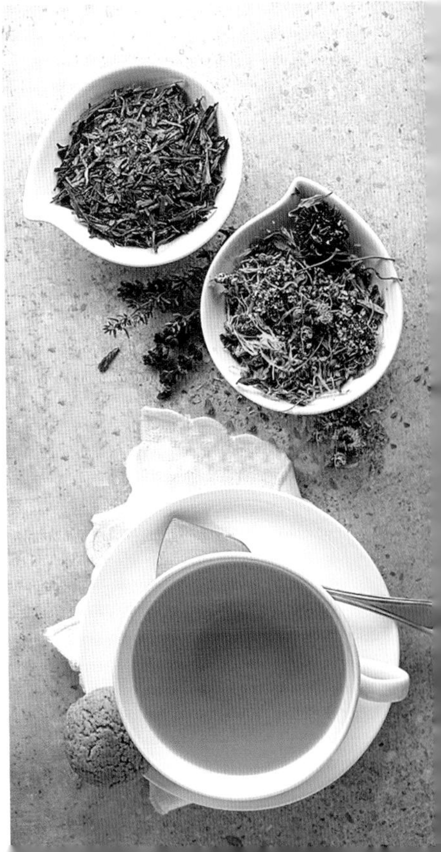

＊自然治癒力：人間が生まれながらにして持っている、創傷や病気を治す力・機能
＊アダプトゲンハーブ：ストレスに対する適応力を高める働きがあり、長期に利用しても無害のハーブ

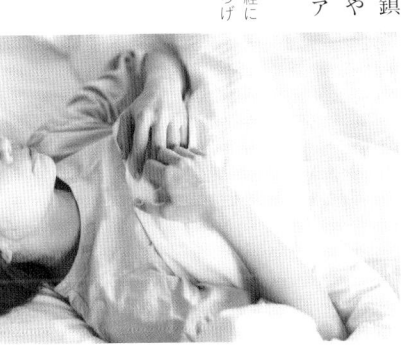

内科領域

アロマやハーブの抗菌・抗酸化作用で免疫強化をはかる

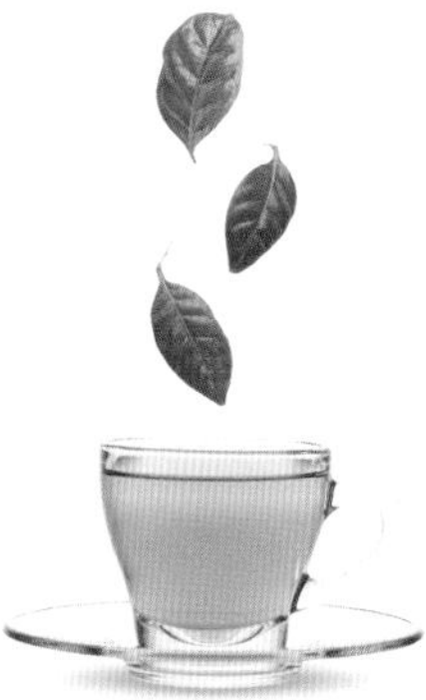

感染症や疾病の予防には、清浄な空気を保ち、日頃から免疫力を高めておくことが大切です。空気を浄化するのに最適な植物の有効成分は精油です。精油は幅広い抗菌・抗ウイルス力をもち、揮発させて用いた場合に最も強い力を発揮します。精油の香りの心地よい刺激は、ストレスによって低下した免疫力を回復します。また、ハーブには抗酸化作用、抗炎症作用があるため、日常的にハーブを取り入れることで、心血管系疾病などを招く炎症の予防に大いに有効です。

風邪（感冒）

風邪の多くは細菌よりもウィルスで引き起こされる感染症です。さまざまな症状の緩和には、発汗を促して抵抗力を高め、症状に対する有効成分をもったハーブや精油を選びましょう。

免疫力を高めるには：1日に3～6杯のエキナセアのハーブティーを。ティーツリー精油の芳香浴や蒸気吸入。

呼吸器系の抵抗力を高めるには：モミやティーツリーの精油のリニメント剤（69ページ参照）。

風邪のひきはじめの悪寒に：発汗作用のあるエルダーフラワーやリンデンのハーブティー。

のどの痛みに：セージのハーブティーで1回2～3分、1日4～6回のうがいを。

咳と痰に：タイムとマレインのハーブティー。クロモジの芳香蒸留水を希釈してスプレーやうがいを。

くしゃみ、鼻水、鼻づまりなどの症状に：ペパーミントやユーカリの精油での蒸気吸入。

インフルエンザ

インフルエンザウィルスの感染によって発症する呼吸器感染症です。症状の緩和は風邪の対処方法と同じですが、流行するシーズン前から免疫力を高めておきましょう。

予防で抵抗力を高めたいときに：エゾウコギのハーブティー。

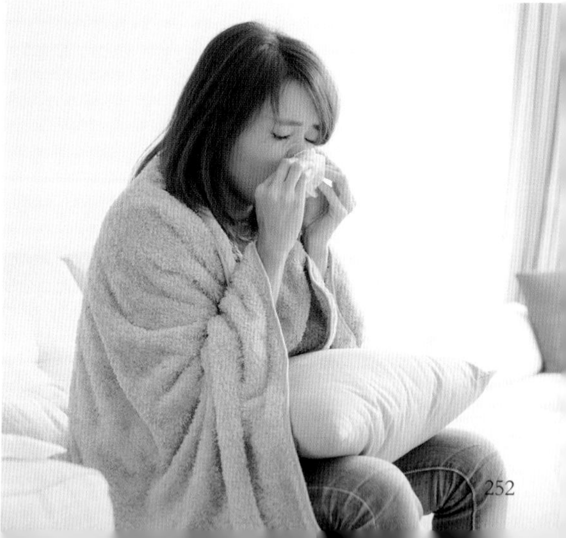

心血管系

動悸や息切れに：ホーソンのハーブティー。飲みにくい場合はハチミツを加えたりジャーマンカモミールとブレンドして。

むくみには：クミスクチンやスギナなどの利尿作用のあるハーブティーを。

立ち仕事や静脈還流障害[*1]による足のむくみに：黒ブドウ葉（赤ブドウ葉）のハーブティー。ラベンダーやサイプレス精油を使って求心性[*2]のオイルトリートメントを。

静脈瘤に：患部にカレンデュラ油を塗布。

＊1 静脈還流障害：末端から心臓へ戻る静脈の血液の流れに障害が出ること
＊2 求心性：身体の末端から心臓へ向かうこと

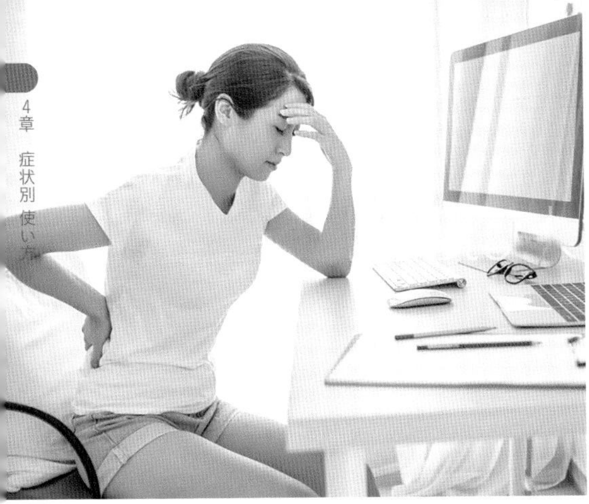

頭痛

頭痛の原因は多岐にわたりますが、その背景の一つとして心身の緊張があげられます。

風邪などの寒気を感じる頭痛に：ハチミツを加えたジャーマンカモミールティーを。

消化不良による頭痛に：ペパーミントや和ハッカのハーブティー。

片頭痛に：フィーバーフューのハーブティー。

疲労による頭痛に：ウォッカ10㎖にペパーミントや和ハッカの精油10滴を希釈したものをこめかみやうなじに塗ってすり込む（塗擦）。

神経痛

神経痛は神経の炎症が原因でおこる痛みで、発症や痛みの程度には個人の精神的ストレスも影響しているといわれています。痛みを和らげるハーブティーを飲んだり、患部を温めて外用剤を塗りこむ方法が有効です。

痛みに：セントジョーンズワート油を患部に塗ってすり込む（塗擦）。

抑うつを伴う神経痛に：セントジョーンズワートティー。

腰痛・筋肉痛

仕事などで長時間同じ姿勢を取っていた後やスポーツ疲労など、身体への負担やストレスの影響で起こります。

スポーツ後の筋肉痛に：グレープフルーツやジュニパーの精油と自然塩のバスソルトの入浴剤を。

痛みのコントロールに：セントジョーンズワート油にラベンダーの精油（痛みが強い場合はペパーミントの精油）を加え、患部周りに塗ってすり込む（塗擦）。

消化器科領域

ハーブティーの有効成分は消化器に直接働きかける

胃腸などの消化管は自律神経によって働きの調整が行われます。ストレスは自律神経のバランスを崩すため、胃が痛くなったり食欲がなくなるなどの不調を引き起こします。

植物を使ったケアで消化管粘膜の炎症に最も適しているのがハーブティーです。ハーブティーの香りの効果と、消化管の粘膜に直接作用する有効成分が、炎症や痛みを抑えます。また、消化不良や食欲不振などの症状には、ハーブの持つ香りや苦味、酸味を利用することで、消化の働きを調整することができます。

肝臓は代謝や解毒、脂質の消化など、重要な働きをしますが、その一方で沈黙の臓器とも言われ、ダメージに気づきにくいという特徴があります。日頃から肝臓の機能障害を予防するには、抗酸化成分を含む食品やハーブを積極的にとりましょう。

胃炎

胃炎の痛みの原因となる平滑筋*のけいれんには、フラボノイドの持つ鎮静・鎮痙作用を利用します。

胃の痛みに：消炎や鎮痛作用をもつジャーマンカモミールティーを空腹時に服用。

吐き気や胃痛に：ペパーミントとジャーマンカモミールを2：1でブレンドしたハーブティーを。

*平滑筋：内臓や血管壁をつくっている自分の意志では動かせない筋肉

胃潰瘍

胃潰瘍の早期回復に：マーシュマロウの根のパウダー1～2gを加えたジャーマンカモミールティーを。

ピロリ菌などに対して抗菌作用を目的に使いたいときに：レモングラスを100℃の熱湯で3分以上抽出したハーブティーを。

消化不良や食欲不振に：ペパーミントや和ハッカの精油を食前に深呼吸をしながら吸入。

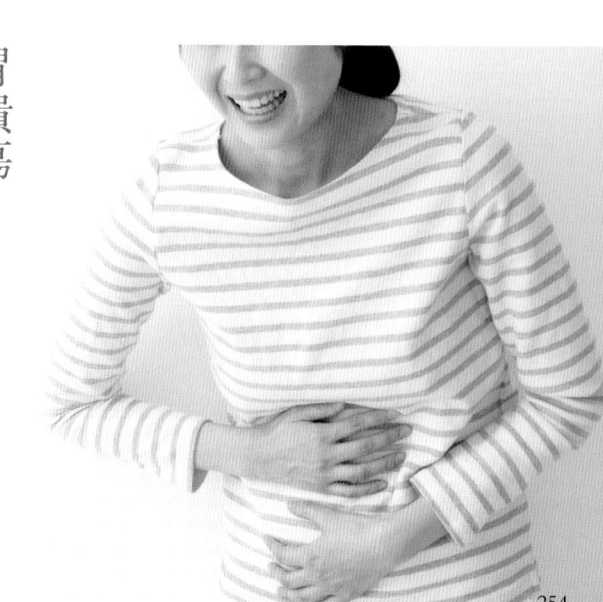

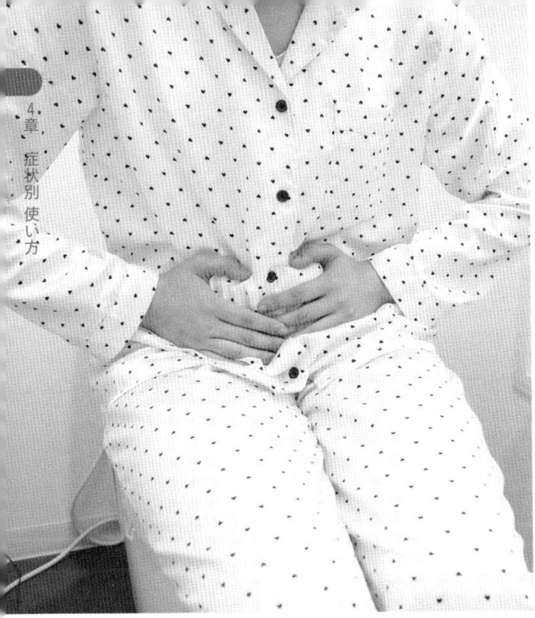

腸炎

*過敏性腸症候群に：ペパーミントやアーティチョークのハーブティーを。下痢の時はユズやベルガモットの精油を使った半身浴や足浴を。

下痢に：ラズベリーリーフやローズのハーブティーを。

抗菌薬を服用した後などの下痢に：腸内細菌を育てるためにダンデライオンティーを。

食あたりの下痢に：タイムのハーブティー。

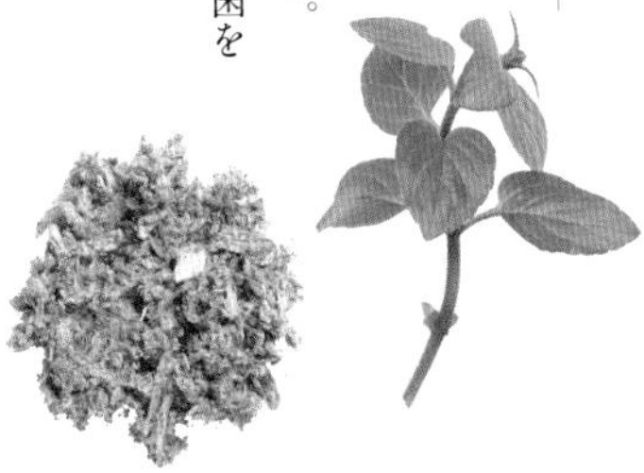

＊過敏性腸症候群：ストレスが原因で便秘と下痢を繰り返す心身症の一つ

便秘

腸内環境を改善するには：ジャーマンカモミールとダンデライオンのブレンドハーブティー。

緊張による便秘に：ローマンカモミールやラベンダーなどの鎮静・鎮痙作用をもつ精油のアロマトリートメント。

肝機能

肝臓を健康に保つには活性酸素を発生させる食品を摂らないようにすることと、野菜やハーブなどの抗酸化成分を含む食品を積極的にとることが大切です。

慢性肝炎やアルコール性肝炎などの肝臓の働きが低下しているときに：ミルクシスルのサプリメントやハーブティーを。

肝臓が弱っているときの食後のむかつきに：ペパーミントの精油の吸入を。

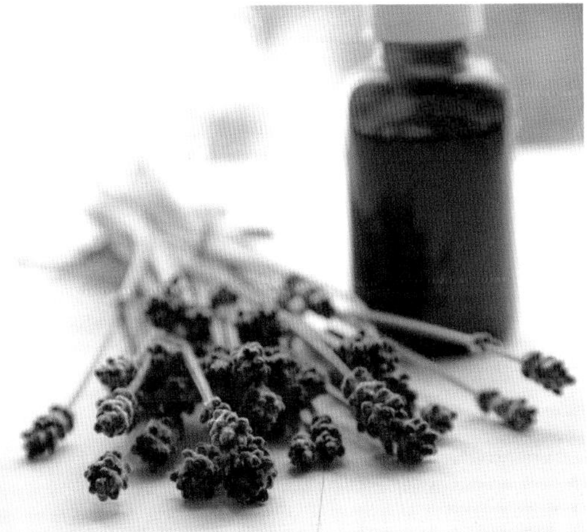

アレルギー免疫科領域

生活習慣を見直すとともに抗酸化や血管強化作用のあるハーブを

アレルギーは、花粉やカビ、細菌などの異物が体内に侵入してきたときに働く免疫システムが過剰に反応することでおこります。また、アトピー性皮膚炎や関節リウマチは、遺伝的な要因だけでなくストレスや環境の要因が複合的に影響して発症すると言われています。対処方法としては、花粉やカビ、ダニなどのハウスダストを除去するほかに、食生活をはじめライフスタイル全体の見直しが必要です。

花粉症

スギやヒノキなどの花粉が原因でおこるアレルギー疾患の一つで、くしゃみや鼻水、鼻づまり、目のかゆみなどの症状があらわれます。清涼飲料水などに含まれる糖分の過剰摂取は炎症を長引かせる可能性もあります。抗酸化作用をもつ有効成分を多く含むハーブティーなどをうまく使って対処しましょう。

つらい花粉症の症状に：エルダーフラワー、ネトル、ダンデライオンのハーブティー。

花粉症の予防に：花粉シーズンが始まる2週間前からシーズンが終わるまでネトルやダンデライオンティーを服用。もしくはネトルパウダーのふりかけやダンデライオンを使った炊き込みご飯などの料理で。

鼻づまりで苦しいときに：ペパーミントや和ハッカのハーブティーや精油を使った蒸気吸入。

アレルギー性鼻炎

室内には約１００種のダニが生息していると言われています。樹木系の精油は抗ダニ作用をもち、特にユーカリやヒバ、ヒノキの精油には高い殺ダニ作用の成分が含まれています。

アレルギー性鼻炎の予防に：ユーカリやペパーミント、ヒバやヒノキの精油の芳香浴や蒸気吸入を。

くしゃみ、鼻水、鼻づまりなどの症状に：高純度ワセリン2gにペパーミントや和ハッカの精油1滴を加え混ぜたものを、鼻の入り口などに少量塗布。

気分をすっきりしたいときに：無香料のシャンプー10㎖にペパーミントや和ハッカの精油2滴を加え混ぜ洗髪。

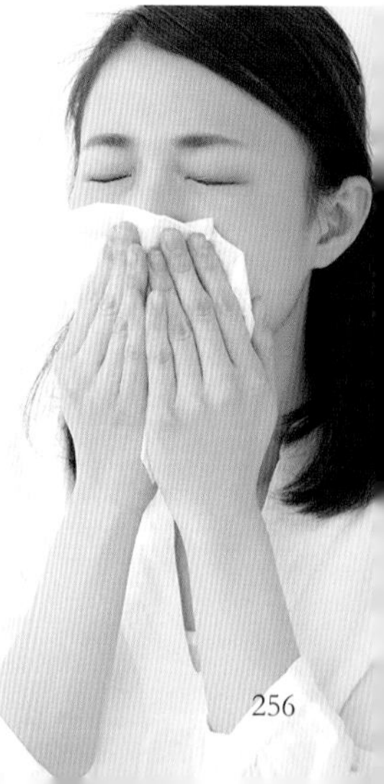

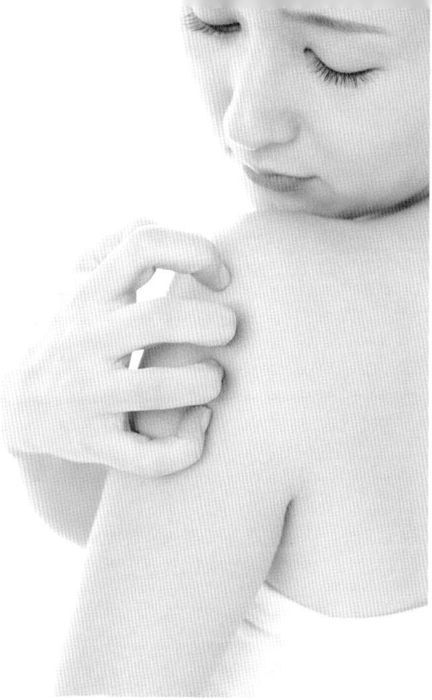

アトピー性皮膚炎

アトピー性皮膚炎のスキンケアは保湿がポイント。皮膚が敏感になっているため、刺激の少ないものでケアしましょう。

アトピー性皮膚炎のスキンケアに：ローズウォーター（芳香蒸留水）で補水し、その後マカデミアナッツ油を塗布。

アトピー体質の改善に：ネトルやダンデライオンのハーブティー。ネトルが飲みにくいときはバーチで代用。

関節リウマチ

一般的に、冷えや疲れ、ストレスは関節リウマチの症状を悪化させるため、日常生活でのストレスコントロールや抗炎症食*をとるなどの食生活の改善が大切です。

炎症や痛みを抑えるために：消炎・鎮痛作用をもつキャッツクローやデビルズクロウのサプリメント。

患部の抵抗力を高めるために：モミの精油を使ったパック剤。

患部の痛みや炎症を抑えるために：カンファー（シヨウノウ）の精油を使用したパック剤やネトルの外用チンキを薄めて患部にすり込む。

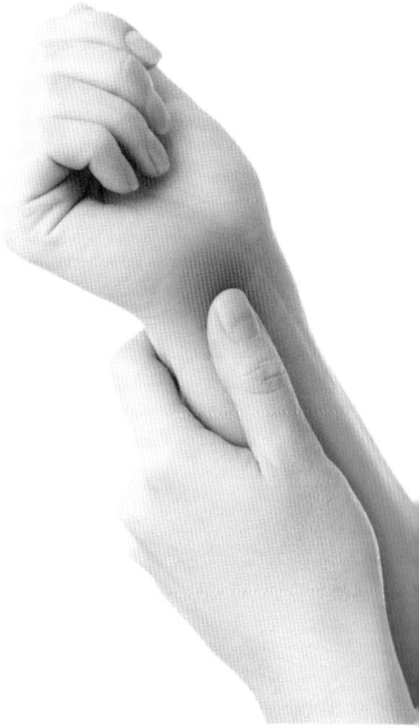

＊抗炎症食：統合医療の先駆者アンドリュー・ワイル医師が提唱した健康のための食事。抗酸化作用や抗糖化作用をもつ食材やハーブなどを積極的に摂取し慢性の炎症を引き起こす食材を控える食生活。

泌尿器科領域

排尿のトラブルには
利尿作用があるハーブティーを

膀胱炎や尿道炎などの尿路感染症は、一般的に女性に多く起こります。主に大腸菌による感染が原因です。また、中高年の女性に多い過活動膀胱*や頻尿、中高年の男性に多い良性前立腺肥大などは、加齢やストレスによる自律神経や内分泌系（ホルモン）の不調も原因の一つとして考えられています。

また女性は泌尿器トラブルと更年期障害が重なるケースも多く、カフェインを摂りすぎないなどの食生活の工夫や、自律神経のバランスを保つためのリラクゼーションを行うなど、生活習慣の改善による予防が有効です。

＊過活動膀胱：自分の意思とは関係なく膀胱が勝手に収縮するため、「トイレが近い（頻尿）」「トイレまで我慢するのが大変」といった症状を起こす。

膀胱炎・尿道炎

膀胱炎・尿道炎の予防に：クランベリーのサプリメントやフリーズドライ、無糖果汁。ナスタチウムの花や葉、ホースラディッシュの根茎をフレッシュなまま料理に。

腸内フローラの改善に：大豆発酵食品（味噌や納豆など）を積極的に食事に取り入れて。

抗菌用の洗浄液として：クロモジの芳香蒸留水。

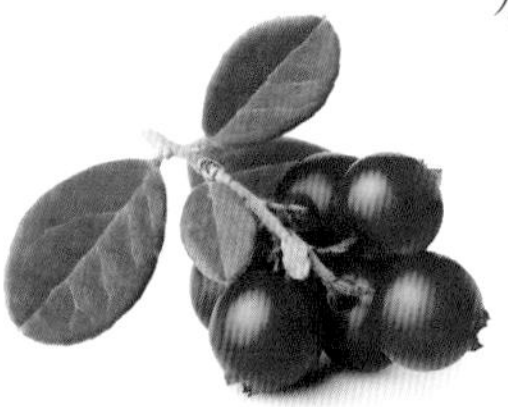

前立腺

良性前立腺肥大や前立腺炎に：ソウパルメットのサプリメント。

排尿障害に：クミスクチンやネトルのハーブティー。

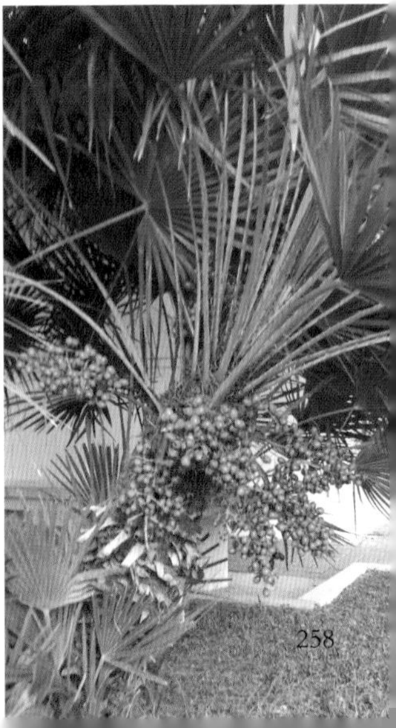

過活動膀胱

過活動膀胱や頻尿に：パンプキンシードを。

頻尿や尿もれなどの尿のトラブルに：クミスクチンやスギナ（飲みにくいときはバーチで代用）のハーブティー。

自律神経やホルモンバランスの調整に：クラリセージやゼラニウムの精油を使った温湿布やアロマバス。

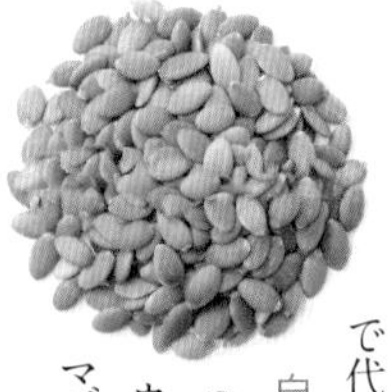

小児科領域

子どものケアには作用が穏やかなハーブを選んで

子どもは誕生してから大人になるまで、外界からさまざまなストレスを受けながら、抵抗力を獲得していきます。家庭内の環境は時に子どもの不調の直接的な原因になる場合があります。そのため、子どものケアには家族の生活習慣を見直すことも大切です。また、子どもは代謝や排せつの働きが未熟なので、植物療法では6歳以下にはアルコールを使ったチンキ剤は控えるなど、使用の際には剤形や用量などに注意が必要です。

消化器系の不調

子どものおなかの痛みや便秘に：ジャーマンカモミールとフェンネル、ペパーミントを2：2：1の割合でブレンドしたティーを。

子どもの下痢に：ジャーマンカモミールティーに、リンゴのすりおろしを加えて。

皮膚トラブル

皮膚トラブルの多い子どもには、肌に刺激を与えないようにケアします。

おむつかぶれに：ローズウォーターをローションとして。

あせもや湿疹に：クロモジの芳香蒸留水の冷湿布。

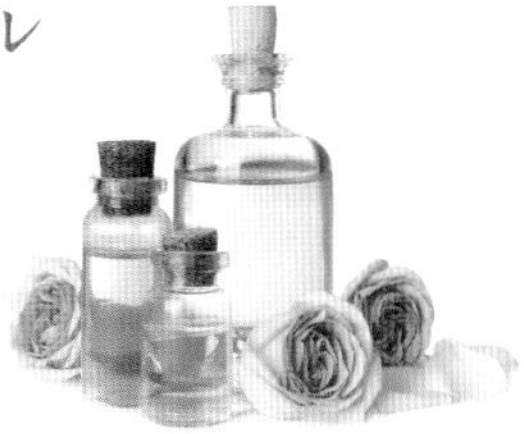

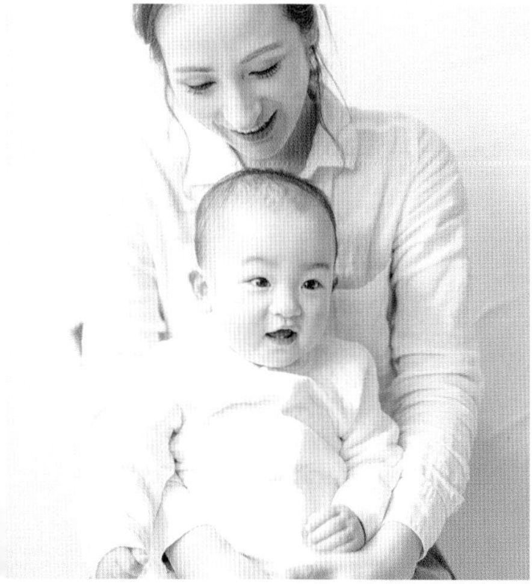

風邪

風邪や気管支炎などで症状が重い場合は、すぐに医師の診察を受けるようにします。

風邪のひき始めに：エルダーフラワーやリンデンにペパーミントを4：1でブレンドしたハーブティーを。

しつこい咳に：フェンネルとタイムのハーブティー。ユーカリやモミ、ベンゾインの精油のバームやトリートメントオイルで胸に塗布。

夜尿症

夜尿症（おねしょ）は精神的ストレスも原因になることがあると言われています。冷えに注意して、夕食以降の水分を控えます。

おねしょの改善に：就寝前にセントジョンズワートやジャーマンカモミールのハーブティー。

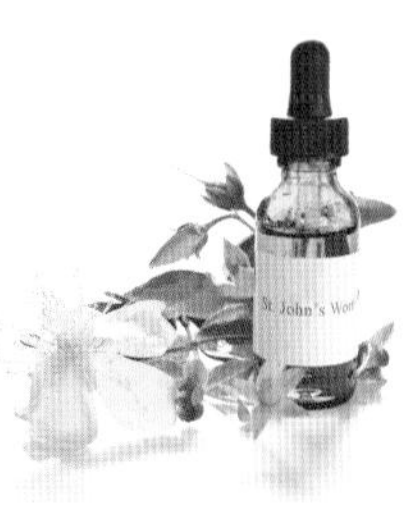

婦人科領域

ホルモンバランスを整えるには好みのハーブや香りを使って

女性の身体はデリケートで、ホルモンバランスは年齢や環境などで大きく左右されるため、心身にまたがってさまざまな症状を引き起こします。好みのハーブや精油を活用して日常的に心身をリラックスさせ、身体を温めるようにしましょう。清涼飲料などで大量の糖分をとったり身体を冷やすことは、月経痛や精神的不安定を招きます。

また、更年期は冷えやほてり、不眠などの多くの心身の不調を引き起こす可能性があると同時に、閉経後には心血管系の疾患や骨粗鬆症などのリスクも高まります。フラボノイドなどの植物化学成分は心身に作用するため、フラボノイドを含むハーブを日常生活で摂取すると、婦人科系の疾病の予防や不調の改善に有効です。

月経前症候群（PMS）

腹痛や腰痛、疲労感を和らげたいときに：下腹部や腰回りにクラリセージやゼラニウム、ローマンカモミール、コパイバの精油のセルフトリートメント。

気分が不安定なときに：ラベンダーやユズの精油をアロマスティックで持ち歩いて。

PMSの諸症状に：ジャーマンカモミールやラズベリーリーフのハーブティー。

PMSの改善に：内服用のイブニングプリムローズのカプセルを食後に1日1.5〜3g服用。

月経痛

月経痛がつらいときに：ジャーマンカモミールとパッションフラワーのブレンド。赤ブドウ葉（黒ブドウ葉）のハーブティー。

更年期障害

ホットフラッシュに：セージのハーブティー。

不眠に：レモンバーベナとローズ、アンジェリカとペパーミントのブレンドを。

更年期の不定愁訴*に：サフランのハーブティー。ラベンダーやクロモジの精油をアロマバスで。

骨粗鬆症の予防に：ネトルとスギナのハーブティー。

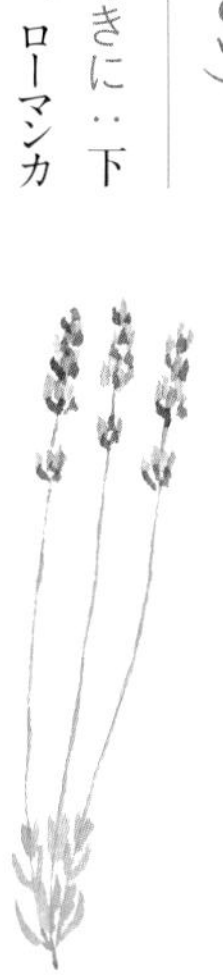

＊不定愁訴：明確な原因がないが、肩こりや腰痛、目まい、疲労感がとれないなどの体の不調を訴えること。

妊産婦

つわりの解消に：ジンジャーやペパーミントのハーブティー。
貧血予防には：ネトルとローズヒップのブレンドハーブティー。
出産にむけての身体づくりに：ラズベリーリーフのハーブティー。
母乳の出をよくするには：フェンネルとダンデライオンのブレンド。

冷え性

冷えは月経痛などの原因にもなり、血行不良や自律神経の乱れ、運動不足、ストレスなどに関係しています。
血行不良の改善に：ジンジャーティーやローズマリーティーにジンジャーパウダーをプラスして。
冷えに伴う心身の緊張を和らげたいときに：ユズの精油と自然塩のバスソルト。

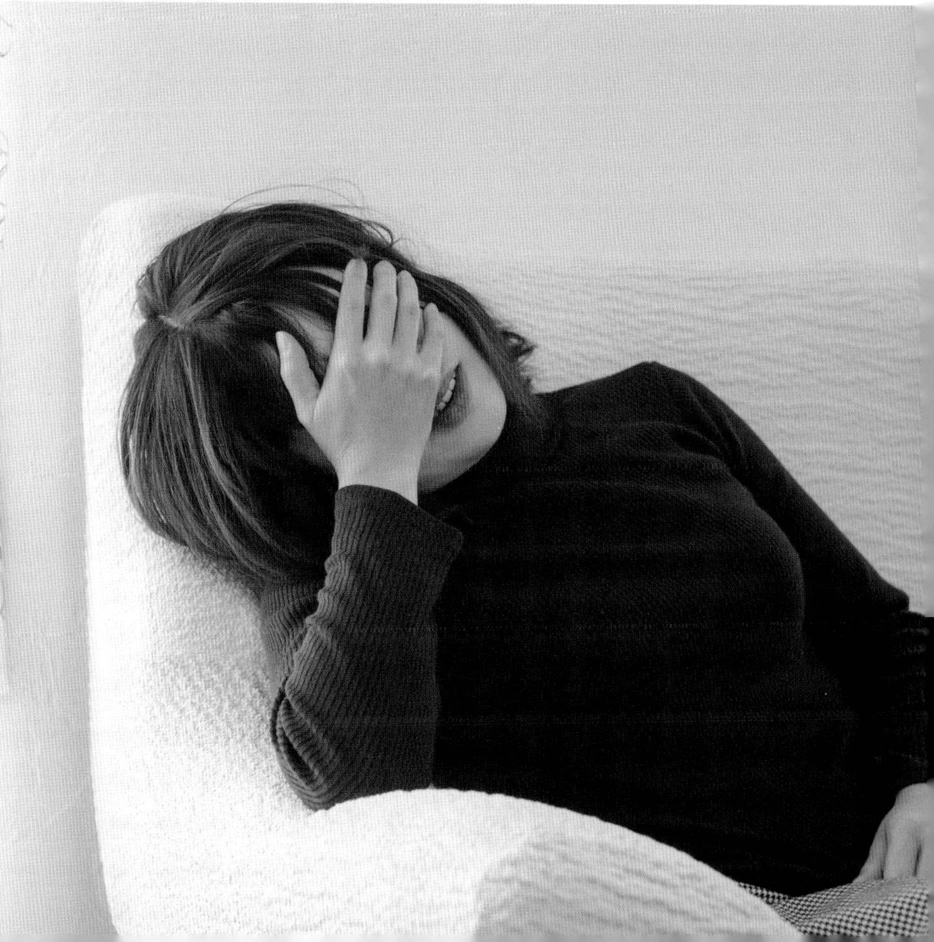

老年症候群領域

香りの刺激で老化を抑制し 穏やかな作用で体を守る

加齢によりさまざまな臓器の機能が低下し、心やからだに症状や兆候がまとまって出てくるのが老年症候群です。医師の診察や介護の必要性を感じるようになります。

メディカルハーブは消化器系や代謝系に負担が少ないうえ、細胞レベルで抗酸化・抗炎症・抗菌・抗糖化といった働きをします。そのため、老化を抑制し、身体の防御力を向上させるのに役立ちます。

また、一般に、高齢者は運動不足や嗅覚の働きの低下によって食欲不振に陥ることが多くありますが、ハーブやスパイスの香りで食欲を刺激することができます。香りの刺激は、記憶力の低下を防ぎ、平衡感覚を維持するので転倒予防にもなります。最近では、食事前にペパーミントやブラックペッパーの精油の香りをかぐことを、高齢者の誤嚥予防に役立てているといった例も報告されています。

皮膚科系

高齢者は皮膚が乾燥しやすいので、芳香蒸留水や植物油などを使って乾燥を予防します。これは床ずれの予防にもなります。ただし、高齢者は免疫力が低下し感染リスクが高い場合が多いので、セルフケアの範囲を超えている場合は医師の診察を受けましょう。

乾燥が激しいときに：ローズウォーター（芳香蒸留水）に1～2％の植物性グリセリンを加えたもので保湿します。その後、マカデミアナッツ油を薄く塗布しましょう。

床ずれの予防に：ホホバオイルにラベンダー精油を加えたオイルでトリートメントを行いましょう。ただし、炎症による水ぶくれや化膿がある場合は治療を優先させます。

泌尿器系

尿もれの予防に：クミスクチンとセントジョーンズワートのブレンドティーを。寝る前にラベンダー精油を使った温湿布を下腹部に。

神経系

認知症、記憶力の低下に：イチョウ葉のサプリメント。ローズマリーやカンファー（ショウノウ）、ユズ、ヒノキなどの精油で芳香浴を。

倦怠感や無気力状態のときに：エゾウコギとアンジェリカのブレンドハーブティーやマカのサプリメントを。

循環器系

心臓機能の回復に：ホーソンのハーブティー。

足のむくみには：黒ブドウ葉（赤ブドウ葉）やエゾウコギ、スギナのハーブティーを飲みましょう。また、サイプレスの精油を加えたオイルを使って慎重にアロマトリートメントを。

消化器系

病み上がりやお腹に力が入らない高齢者の便秘に：ローズマリーやペパーミントの精油を加えたオイルでお腹周りのアロマトリートメントを。

消化の働きを高めるには：アーティチョークやダンデライオン、ウコンのハーブティーを。

緩和ケア領域[*1]

リラクゼーションを伴う方法で

患者とその家族が穏やかな状態で治療に取り組めるよう、身体的な痛みと心理的な苦しみをやわらげる方法が緩和ケア。

がん治療における緩和ケアでの植物療法の役割は、抗がん治療や放射線、外科的治療に対して、心と身体への負担をできる限り軽くすることや、QOL[*2]を高めるのを手助けすることにあります。がん患者が感じる痛みは、身体的な痛みだけでなく、精神的、社会的な痛みもあります。アロマトリートメントの心地よいタッチと精油の香り成分は、皮膚からの吸収による働きも加わって、深いリラクゼーション効果が得られます。

皮膚の清拭や口腔ケア、保湿には芳香蒸留水が活用できます。芳香蒸留水は皮膚への刺激が少なく、微量の精油も含まれているため、抗菌や抗炎症、抗不安作用をもたらします。ただし、精油は医薬品との薬物相互作用がある場合もあり、施術を行う場合は必ず医師へ相談しましょう。

皮膚の清拭に

ローズウォーター（芳香蒸留水）。保湿したいときはグリセリン1〜3％を加えて使用します。

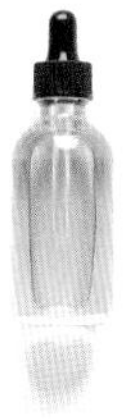

痛みがあるときに

ペパーミントウォーターやクロモジウォーターを塗ってすり込みます。

頭皮を清潔に保ちたいときに

ペパーミントウォーター（芳香蒸留水）をドライシャンプーとして使用しましょう。

口腔内のケアに

2〜5倍の水で希釈したローズウォーターやクロモジウォーター（芳香蒸留水）を。

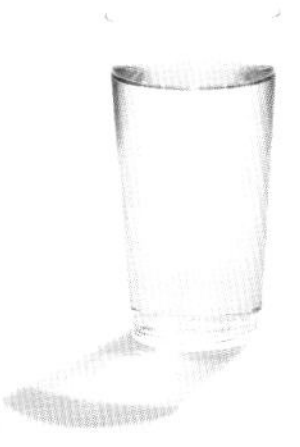

吐き気があるときに

乾燥ジンジャーの粉末を1日1g内服、またはペパーミントティーを飲みましょう。ジンジャーやペパーミントの精油の芳香浴にも吐き気を抑える働きがあります。

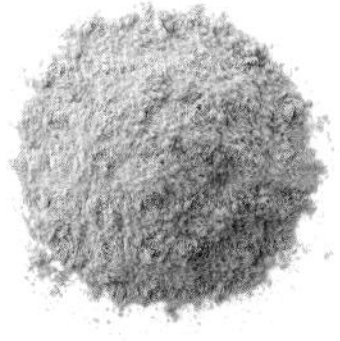

＊1 WHO（世界保健機関）の定義では、「緩和ケアとは、生命を脅かす病に関連する問題に直面している患者とその家族のクオリティ・オブ・ライフ（QOL：生活の質）を、痛みやその他の身体的・心理社会的・スピリチュアルな問題を早期に見出し的確に評価を行い対応することで、苦痛を予防し和らげることを通して向上させるアプローチである」とされています。
＊2 QOL：Quality of Lifeのことで、治療や療養生活を送る患者の肉体的、精神的、社会的、経済的、すべてを含めた生活の質のこと。

生活習慣病領域

ハーブティーのポリフェノールを日常的に摂る習慣を

生活習慣病の予防には、食事や睡眠、運動、ストレスなどの生活習慣を見直すことが大切です。

私たちは食事をして栄養素を摂取し、体内で代謝して生命活動を営んでいます。その代謝に異常が起こると、糖尿病や狭心症、心筋梗塞といった虚血性心疾患、脳卒中や脳梗塞といった脳血管疾患などの生活習慣病を引き起こします。例えば抗糖化成分や抗酸化成分、抗炎症成分などを含むハーブは、効率的に生活習慣病を予防することができます。ハーブに含まれるポリフェノール類は血糖値の上昇を抑えることが知られています。

糖尿病

糖尿病が進行すると動脈硬化を起こしやすくなるため、脳卒中などの原因にもなり、また、網膜症や腎症、神経障害などの合併症も引き起こします。予防には血糖をコントロールする有効成分をもつハーブを利用したり、オイルトリートメントで血行を促進して、毛細血管の強化を促しましょう。

糖尿病予防に：マルベリーのハーブティーやパウダーを料理に。

毛細血管の強化に：マカデミアナッツ油でのオイルトリートメント。

糖尿病予備軍の改善に：マルベリーやダンデライオンのハーブティーを。

血糖値を下げるには：シナモンスパイス*やゴーヤを料理に。

*シナモンの過剰摂取には注意が必要です。（P.125 参照）

高血圧

日本人にとって最大の生活習慣病リスク要因は高血圧だといわれています。対策として、強力な抗酸化作用や毛細血管の保護作用をもつハーブを使います。心血管系への負担を軽減するよう、フローラル系や柑橘系、森林系の心地よい精油の香りで心身の緊張をほぐしましょう。

高血圧や心臓部の圧迫感などに：強力な抗酸化作用をもつホーソンのハーブティー。

ストレスによる高血圧に：オレンジフラワーとリンデンのハーブティー。

心身のリラクゼーションに：ローマンカモミールやラベンダー、ユズ、モミなどの精油を使った芳香浴やオイルトリートメント、アロマバス。

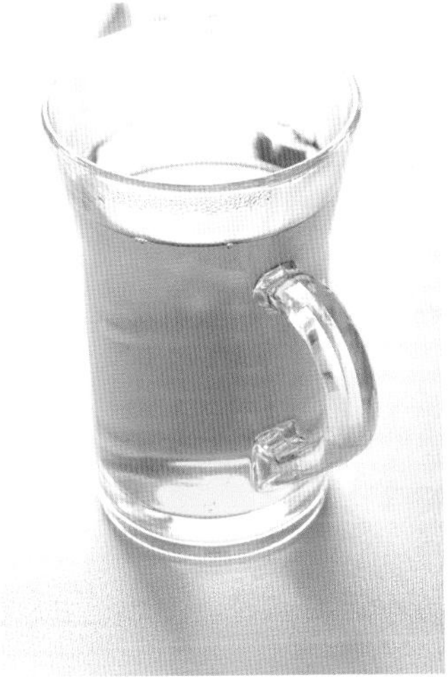

動脈硬化

動脈硬化は動脈が硬くなり弾性が失われた状態で、活性酸素によって酸化されたLDL*が動脈の血管壁に沈着することでおこります。食事や運動などの生活習慣の改善が必要ですが、ハーブのフラボノイドの抗酸化作用は動脈硬化の原因となる酸化LDLが作られるのを抑制する働きがあります。また、脂質の代謝を促す働きがあるハーブの利用も効果的です。

動脈硬化の予防に：アーティチョークなどの強肝ハーブのハーブティー。

脂質異常症の改善に：アーティチョークとペパーミントのハーブティー。

脂肪の分解や燃焼に：グレープフルーツやブラックペパーの精油の芳香浴やオイルトリートメント。

高脂肪食による胃のもたれや吐き気に：ウコン

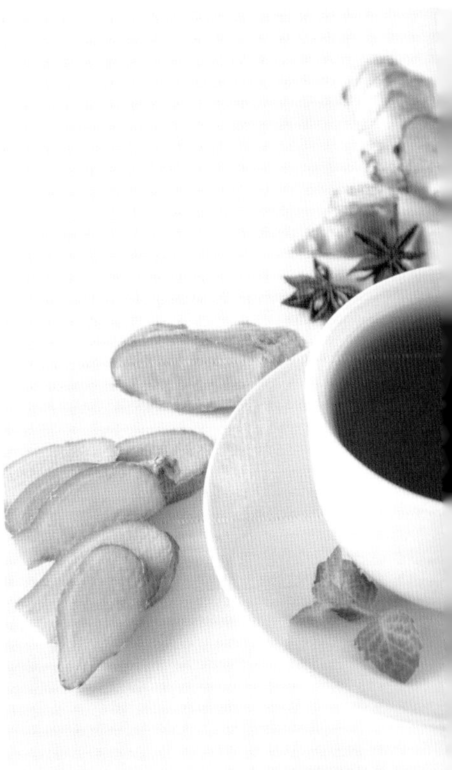

＊LDLとは低比重リポたんぱくのこと。肝臓で作られたコレステロールを運ぶ役割をもち、悪玉コレステロールとも呼ばれている。

肥満

近年、食生活の欧米化や運動不足などの影響で、肥満の人が増加しています。肥満とは、単に体重が多いだけではなく、脂肪が過剰に蓄積した状態をいいます。

肥満は、糖尿病や脂質異常症、高血圧症などの生活習慣病を引き起こすリスクが高くなります。日常のカロリー消費と食生活のカロリー摂取のバランスを見直すことが必要です。ハーブの中には、余分な糖分の吸収を抑える働きをもつマルベリーや、肝臓の働きを高めて脂肪の代謝を促すアーティチョークなど、カロリーバランスの改善に役立つものがあります。また、精神的ストレスは食べすぎを招き、肥満の原因になる場合があるため、好きな香りでストレスを解消するのも効果的です。

余分な糖分の吸収を抑えるには：食事の前（もしくは食事中）にマルベリーのハーブティーを。

脂肪の代謝を促すには：アーティチョークやダンデライオンのハーブティーを。

運動によるダイエット効果を高めるには：運動30分前にマテ（グリーンまたはロースト）のハーブティーを。

脂肪が気になる部分に：グレープフルーツやサイプレス、ジュニパーの精油を使ったアロマトリートメントを。

肥満の定義

身長と体重から割り出した体格指数（BMI）を利用し、肥満かどうかを判定します。BMI が 25.0 以上だと肥満に分類されますが、あくまで数字上の判断です。目安として捉えましょう。

BMI ＝［体重(kg)］÷［身長 $(m)^2$］

BMI ≧ 25.0 肥満

ちなみに

25.0 以上 30.0 未満は肥満度 1

30.0 以上 35.0 未満は肥満度 2

35.0 以上 40.0 未満は肥満度 3

40.0 以上は肥満度 4　となります。

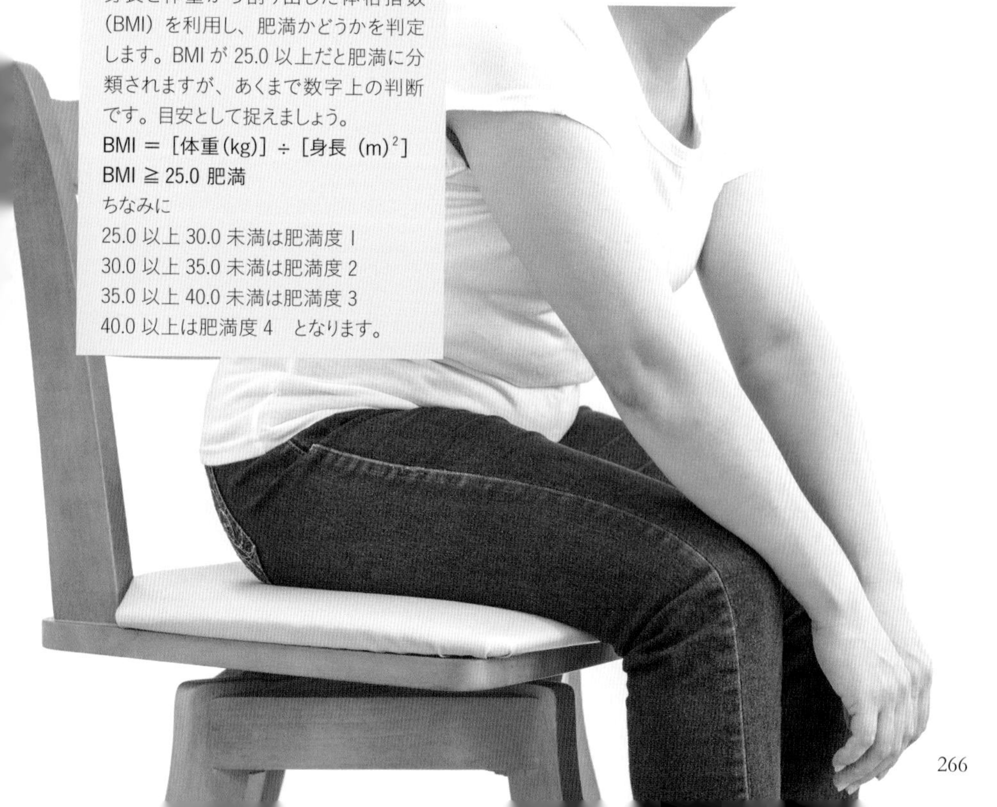

スキンケア

安全性が高いシンプルなケアで肌をまもる

身体の表面を覆う皮膚は、人体で最も大きな臓器です。その面積は成人男性で約1.6㎡にもなります。痛みや触覚などをキャッチする感覚器である一方、外からの刺激や細菌などの異物から身を守り、全身の健康状態をはかるバロメーターともいわれます。

また、皮膚の細胞は4～6週間で生まれ変わって垢となって剥がれ落ちます。これをターンオーバーといいます。食生活の乱れなどの生活習慣や不眠、加齢、ホルモンのアンバランス、精神的ストレスなどは、皮膚のターンオーバーの不調をもたらします。その不調は皮膚の細胞の酸化や糖化、炎症などが原因であることが多いため、抗酸化、抗糖化、抗炎症、抗菌作用をもつハーブやアロマを活用して、皮膚トラブルの改善に役立てます。

肌荒れ

肌荒れの原因には、ストレスや睡眠不足、食生活の乱れ、便秘、嗜好品の摂りすぎなど、さまざまな要因が関係しています。生活を改善し、ストレスへの抵抗力を高め、刺激の強い化粧品などを避けるようにします。

繰り返す肌荒れを改善するには：ネトルやダンデライオンのハーブティーや、ジャーマンカモミールとローズヒップのブレンドハーブティーを。

肌荒れのケアに：洗顔後ローズウォーター（芳香蒸留水）で保湿、その後ラベンダーやゼラニウムの精油を使った美容オイルを薄く塗布しましょう。

たるみ

皮膚のたるみの予防に：ホーソンとローズヒップのブレンドハーブティー。

寝る前のたるみケアに：ローズウォーター（芳香蒸留水）で保湿後、ヘンプ油にローズの精油を加えたオイルでアロマトリートメントを。

シワ

シワは、皮膚の乾燥やコラーゲン*の変性により、肌の弾力が低下することで生じます。コラーゲンの合成にはビタミンCが不可欠で、ホルモンバランスも関係しているため、食生活や生活習慣に気を配り、ホルモンバランスを整えることも大切です。

小ジワのケアに：エルダーフラワーとローズヒップのブレンドハーブティー。

ホルモンバランスを整えるには：チェストベリーのサプリメントやハーブティー。

シミ

シミは皮膚で作られるメラニン色素が沈着したもので、紫外線が原因です。皮膚のターンオーバーを促し、美白作用のあるハーブやアロマでケアします。

色素沈着の予防に：ラズベリーリーフとローズヒップのブレンドハーブティーを。

シミが気になるときに：ヒースとローズヒップのブレンドハーブティー。

就寝前のシミのケアに：ネロリ精油とマカデミアナッツ油を使ったアロマトリートメントを。

＊コラーゲン：たんぱく質の一種で、皮膚には真皮にあり、肌のハリや弾力を保つために必要なもの。

テロールとも呼ばれている。

やけど

軽いやけどに：ラベンダー精油*を原液のまま塗布。

やけどの痕のケアに：ラベンダー精油10滴を加えたマカデミアナッツ油25㎖をミツロウで固めたバーム（軟膏）を薄く塗布します。

＊精油の原液での使用は原則として禁忌ですが、皮膚への刺激が少ないラベンダーとティーツリーは例外です。

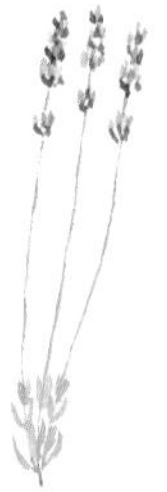

虫刺され

虫刺されの応急処置に：セントジョーンズワートのチンキ剤を2〜10倍に精製水で希釈したもので患部を洗浄します。

虫刺されの腫れに：ラベンダーティーやラベンダーの芳香蒸留水で冷湿布をしましょう。

湿疹

湿疹の肌トラブルに：クロモジの芳香蒸留水を患部に塗って。

慢性化した乾燥した湿疹に：バーチの芳香蒸留水を塗りましょう。

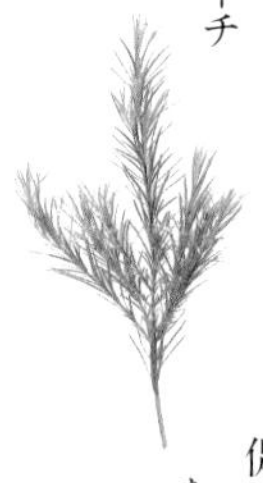

爪・髪

育毛や脱毛予防に：ローズマリーとヒバの精油1滴ずつを無香料シャンプー10㎖に加えて。バーチの芳香蒸留水をヘアトニックで。

フケや頭皮のかゆみが気になるときに：ティーツリーの精油を無香料シャンプーに加えて。

爪を健康に保ちたいときに：スギナのハーブティー。

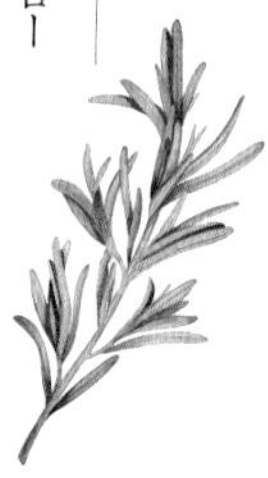

ニキビ

ニキビの患部に：抗菌作用のあるティーツリーやラベンダーの精油を綿棒で塗布。

春にかけてのニキビ予防に：ネトルのハーブティーを。

治り始めのニキビ痕に：皮膚の修復を促すカレンデュラ油やビタミンEを含む小麦胚芽油を塗布。

乾燥肌

乾燥による肌荒れに：ローズウォーター（芳香蒸留水）で保湿後、カレンデュラのバーム（軟膏）を塗布。

乾燥してカサカサした肌に：ローズマリーティーにジンジャーパウダーを加えて飲みましょう。

唇の乾燥に：カレンデュラ油とミツロウで作ったバーム（軟膏）を。

目の周りの乾燥とかゆみに：ジンジャーパウダーを加えたジャーマンカモミールティーを。血行促進と抗炎症の相乗効果で改善がみられます。

乾燥によるかかとのひび割れに：コパイバの精油をホホバ油に加え、ミツロウで固めたバーム（軟膏）を塗布します。

水虫

水虫のケアに：ラベンダーやティーツリーの精油を患部に直接綿棒で塗布します。ラベンダー精油を使った熱めの湯温での足浴を20分以上行うのも有効です。

水虫の予防に：エキナセアとタイムのブレンドハーブティーを。

5章 栽培や取り扱いの基礎知識

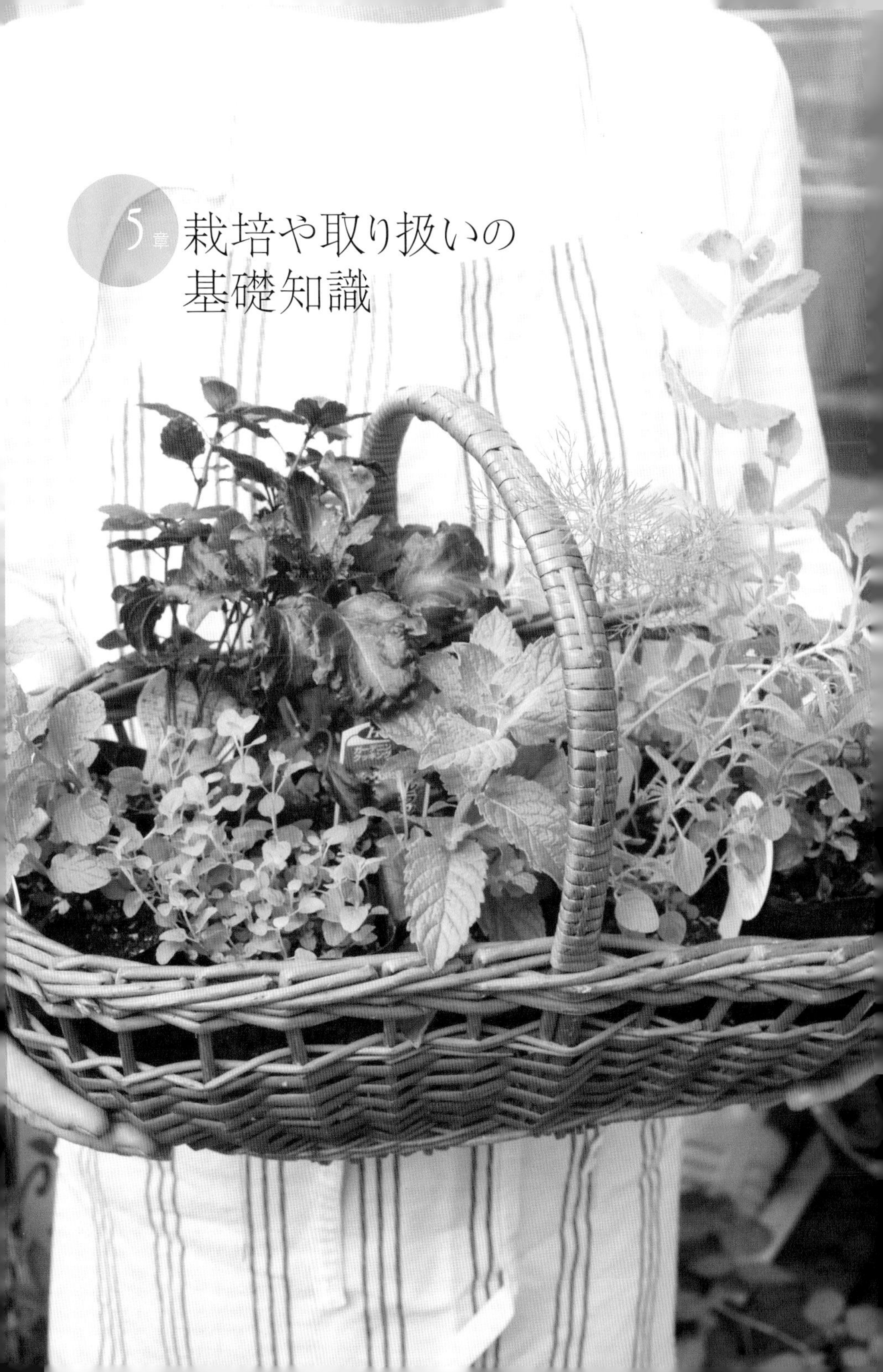

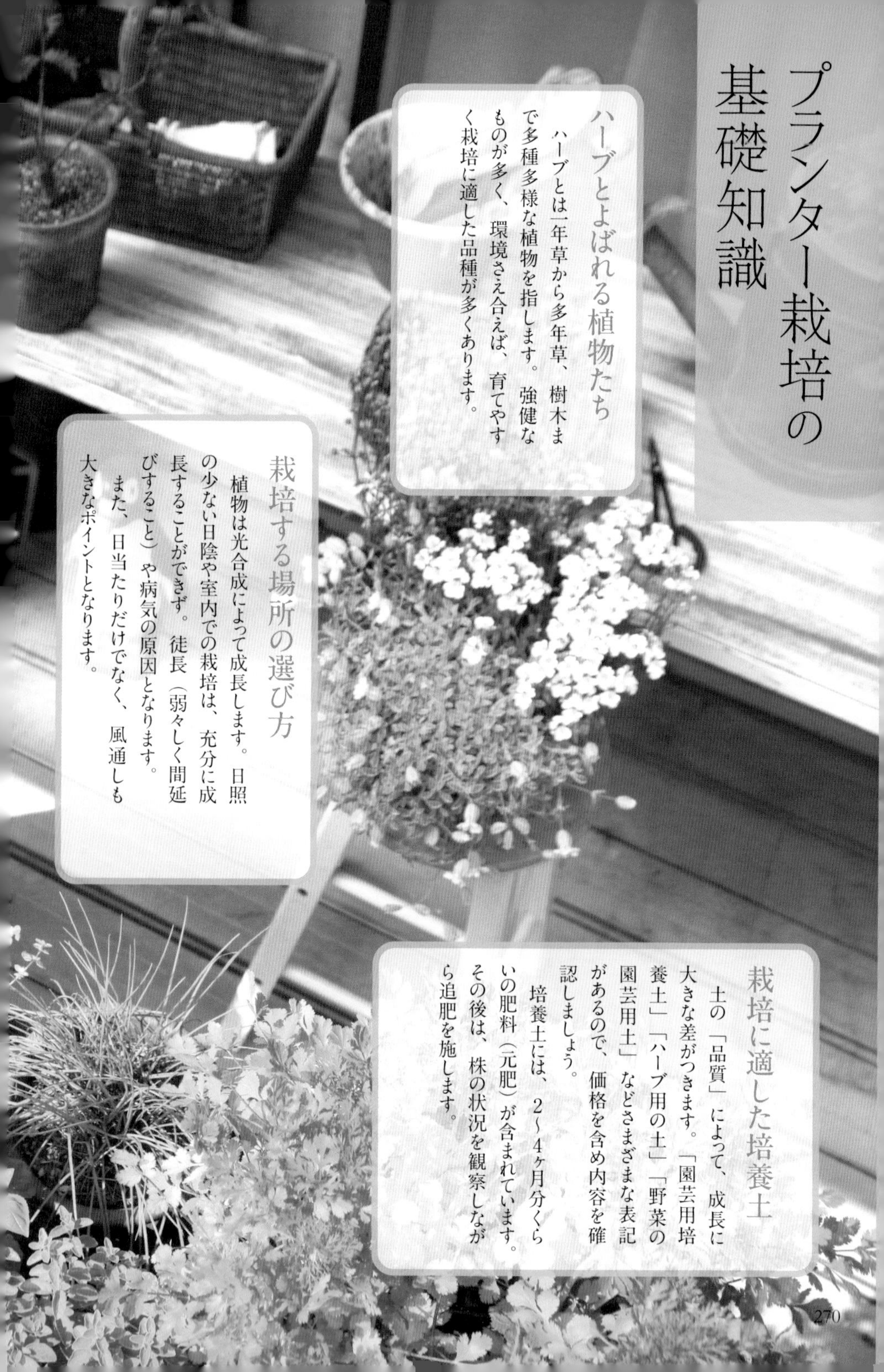

プランター栽培の基礎知識

ハーブとよばれる植物たち

ハーブとは一年草から多年草、樹木まで多種多様な植物を指します。強健なものが多く、環境さえ合えば、育てやすく栽培に適した品種が多くあります。

栽培する場所の選び方

植物は光合成によって成長します。日照の少ない日陰や室内での栽培は、充分に成長することができず。徒長（弱々しく間延びすること）や病気の原因となります。

また、日当たりだけでなく、風通しも大きなポイントとなります。

栽培に適した培養土

土の「品質」によって、成長に大きな差がつきます。「園芸用培養土」「ハーブ用の土」「野菜の園芸用土」などさまざまな表記があるので、価格を含め内容を確認しましょう。

培養土には、2～4ヶ月分くらいの肥料（元肥）が含まれています。その後は、株の状況を観察しながら追肥を施します。

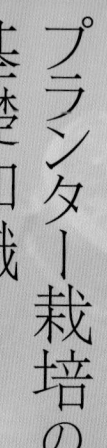

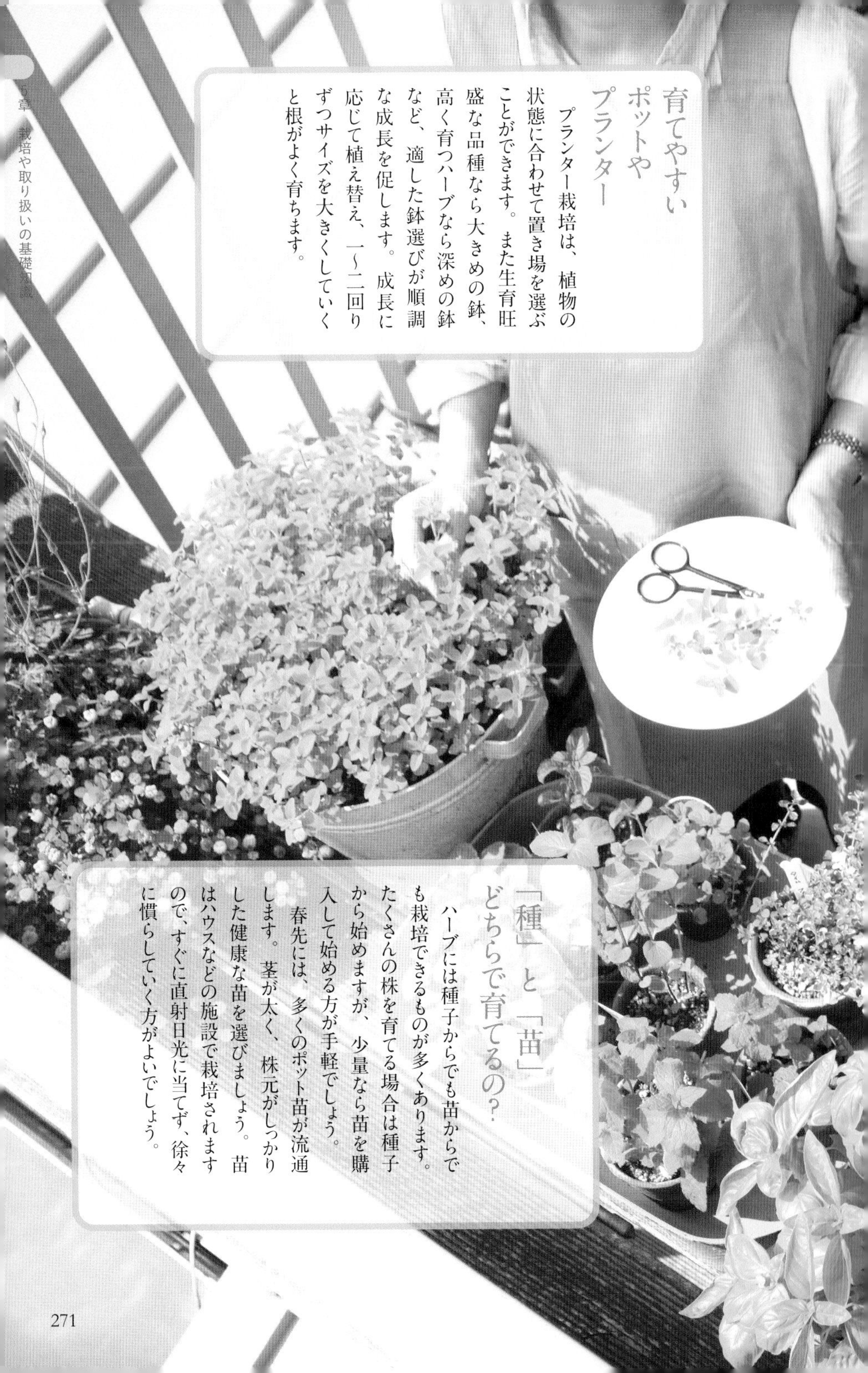

育てやすいポットやプランター

プランター栽培は、植物の状態に合わせて置き場を選ぶことができます。また生育旺盛な品種なら大きめの鉢、高く育つハーブなら深めの鉢など、適した鉢選びが順調な成長を促します。成長に応じて植え替え、一〜二回りずつサイズを大きくしていくと根がよく育ちます。

「種」と「苗」どちらで育てるの？

ハーブには種子からでも苗からでも栽培できるものが多くあります。たくさんの株を育てる場合は種子から始めますが、少量なら苗を購入して始める方が手軽でしょう。

春先には、多くのポット苗が流通します。茎が太く、株元がしっかりした健康な苗を選びましょう。苗はハウスなどの施設で栽培されますので、すぐに直射日光に当てず、徐々に慣らしていく方がよいでしょう。

一年草

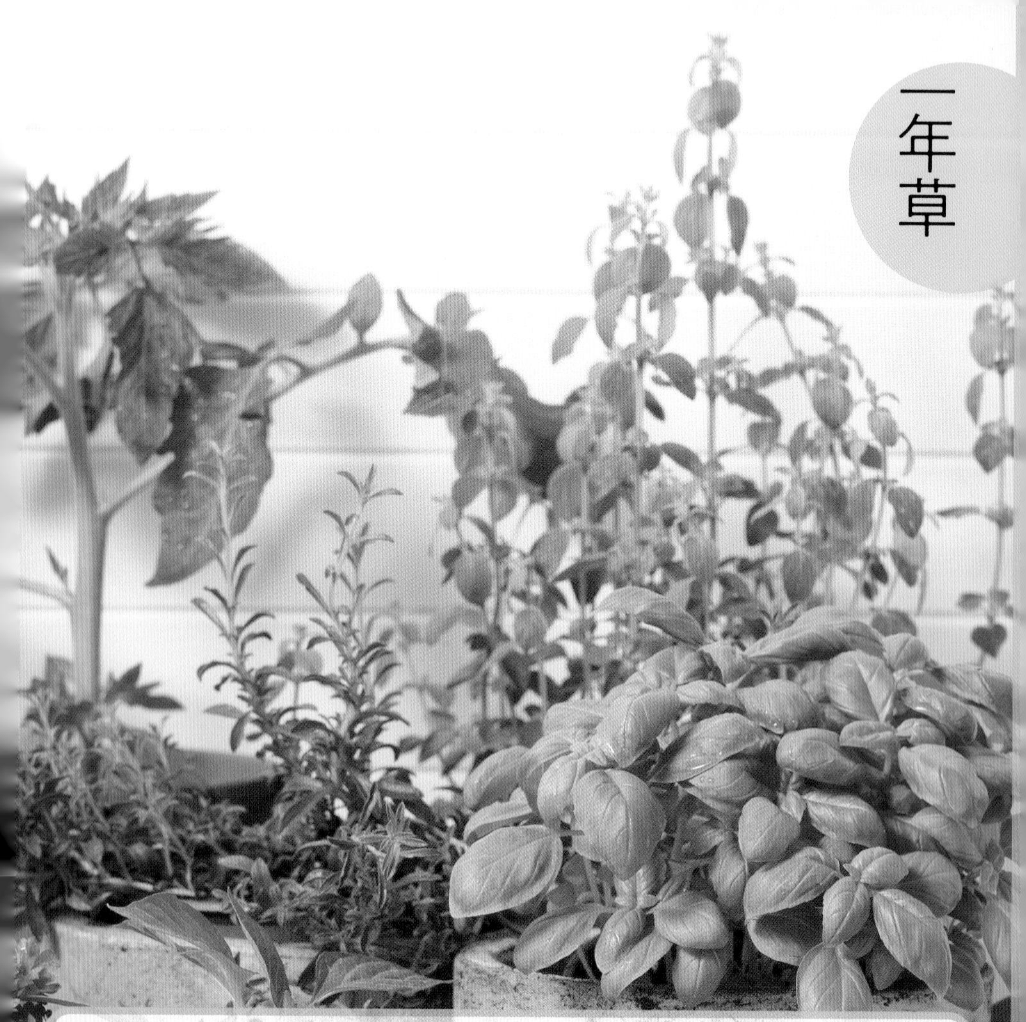

植物には成長のサイクルがあります

一年草とは、種まきから発芽、開花を経て種子を結び、1年程度で枯れるというサイクルの植物のことです。そのほか、1年以上2年未満のサイクルのものは二年草あるいは越年草といいます。冬に地上部が枯れ、春に再び芽吹いて成長するものを多年草あるいは宿根草と呼びます。

春にはポット苗が多く流通し、安価で手に入るので手軽に栽培を始めることができます。一年草の多くは、成長が早く、夏期の株サイズを想定して植え付けのプランターを選びましょう。

大型のプランターに複数株を植え付ける場合は、株間を十分にとって、夏の密植を防ぎます。いくつかの種類を寄せ植えする場合は、成長サイズを予測して植え付けのバランスをとることがポイントです。

ポット苗はハウスなどの施設で加温して栽培されているため、4月の寒気で葉を傷めてしまうことがあります。屋外で管理するのは、5月に入って気温が安定してからがよいでしょう。

栽培カレンダー

植え付け

苗は、根（根鉢）を傷めないように注意し、そっと植えます。植え付け後は、たっぷりと水やりを。

摘芯

余分な枝や葉はカットし、風通しをよくしましょう。

水やり

真夏の水やりは日差しが弱い朝や夕方に行うことをこころがけましょう。日中には地中の温度も上がり、葉の上にたまった水が植物を傷めたり、鉢の中が高温多湿になって根焼けを起こしてしまうことがあります。

半日陰

夏の日差しが強過ぎると、葉が硬くなる場合があります。軒下などの半日陰で管理するとよいでしょう。

肥料切れ

培養土には元肥が入っていますが、2～4ヶ月で肥料切れをおこします。葉の色が浅くなってきたら肥料が足りないサイン。3週間に一度のペースで追肥を行いましょう。

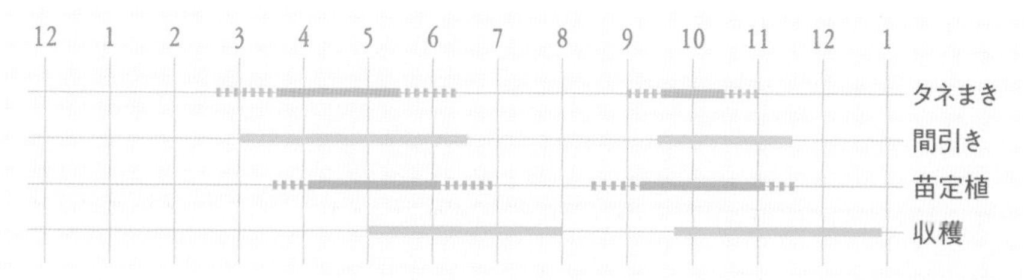

育てやすい一年草、二年草

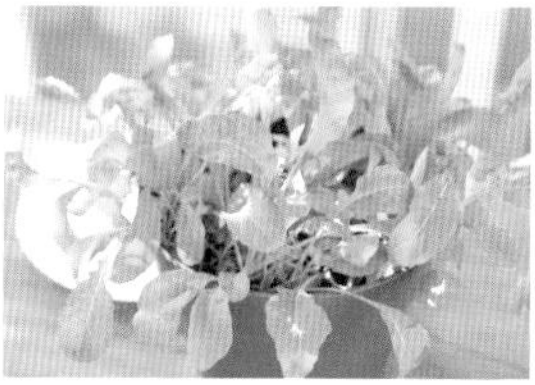

ルッコラ

15～25℃で発芽するため春と秋に種まきが可能。日差しが強すぎると葉が硬化し食用に適さなくなります。

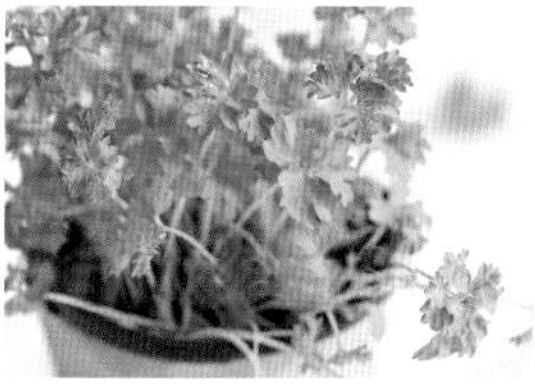

イタリアンパセリ

春秋にポット苗が多く流通します。外側の葉から収穫し風通しをよくしましょう。乾燥すると葉が硬くなります。

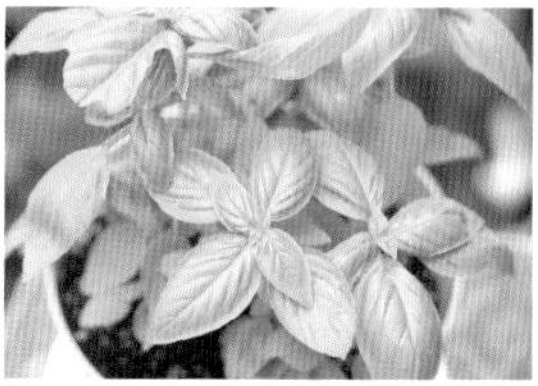

バジル

日当たりの良い場所を好みますが、直射日光は葉が硬くなり、半日陰は葉が柔らかく生食に向いています。

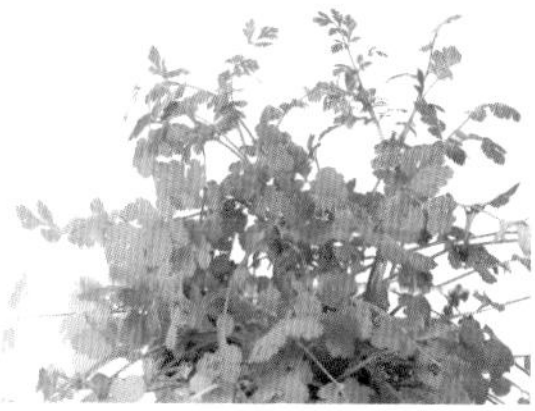

コリアンダー

種は半球のものが2つ合わさっているので、擦って種を分けてから蒔くと発芽しやすくなります。

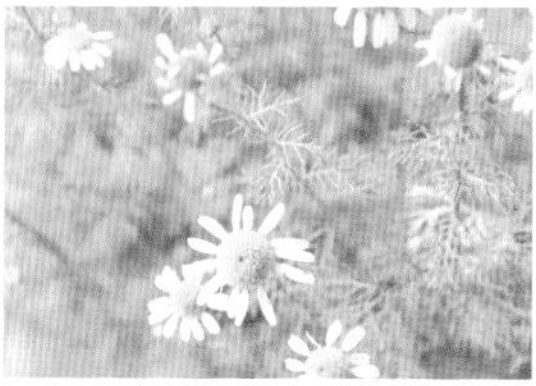

ジャーマンカモミール

2～4月、9～10月に種まき。暑さに弱く、夏場の直射日光には注意が必要。ローマン種は多年草です。

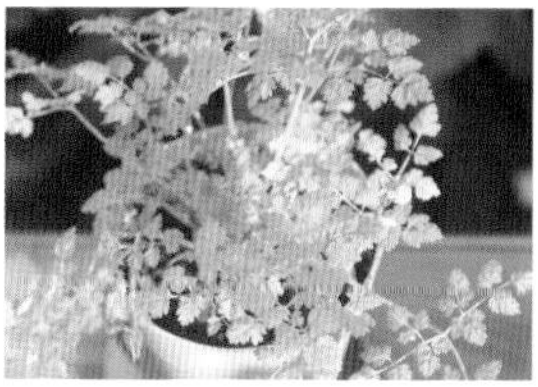

チャービル

春に花芽を摘み取って花が咲かないようにすると、葉を長い期間収穫することができます。

＊バジルは熱帯地域では多年生ですが、日本では戸外での冬越しができないので、一年草として扱います。

多年草（宿根草）

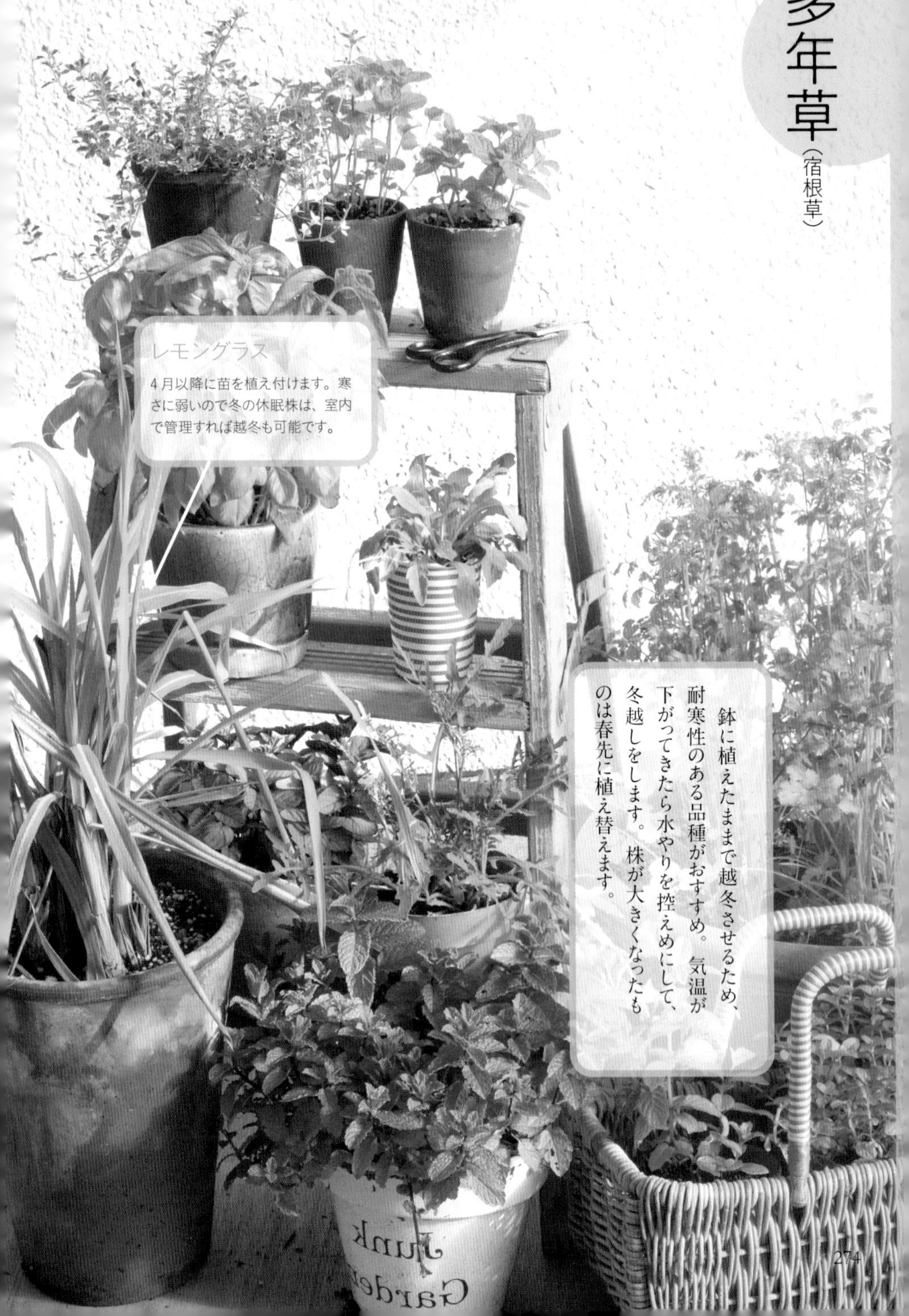

鉢に植えたままで越冬させるため、耐寒性のある品種がおすすめ。気温が下がってきたら水やりを控えめにして、冬越しをします。株が大きくなったものは春先に植え替えます。

レモングラス

4月以降に苗を植え付けます。寒さに弱いので冬の休眠株は、室内で管理すれば越冬も可能です。

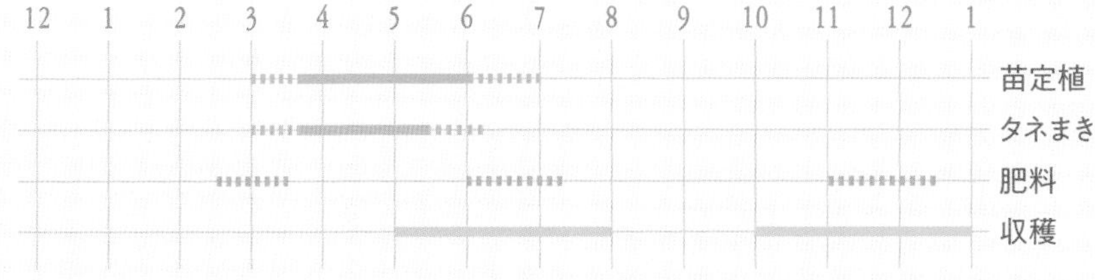

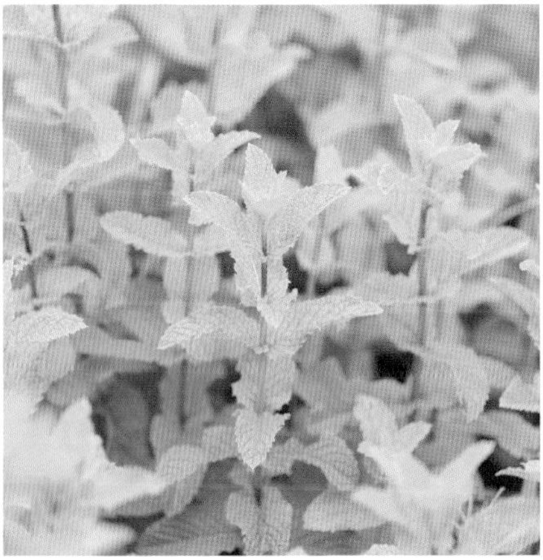

ミント

生育が旺盛なので、鉢が小さい場合は根詰まりに注意。挿し木で簡単に増やすことができます。

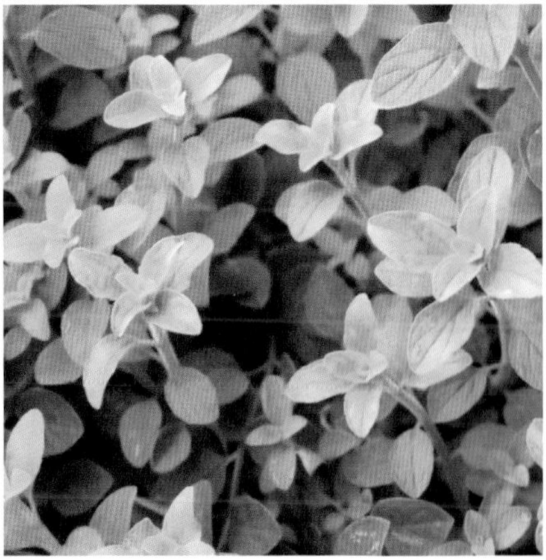

オレガノ

育てやすく、日当たりの良い窓辺でも栽培することが可能。挿し木、株分けなどで増やすことができます。

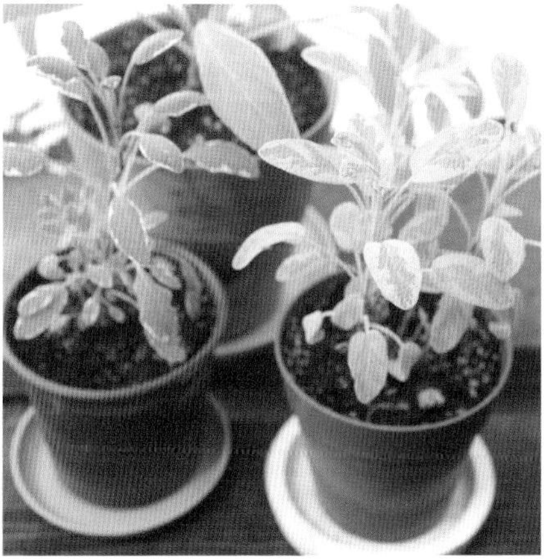

セージ

品種が多く、ティーに利用するのは「コモンセージ」。生育旺盛ですが、夏期の直射日光はさけてください。

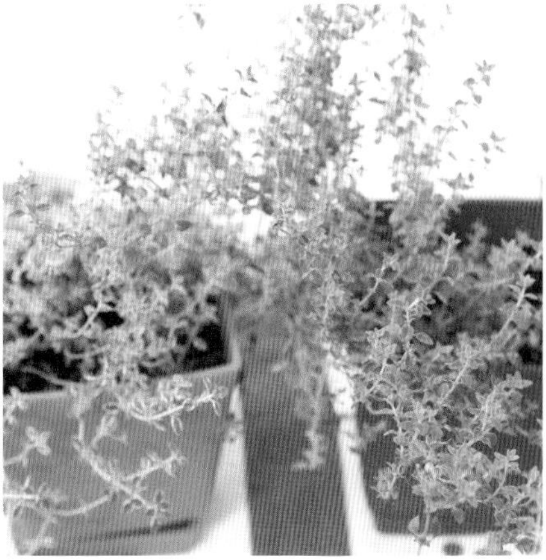

タイム

湿気が苦手気味なのでやや乾燥気味に育てます。耐寒性もあり、冬に地上部が枯れても春に復活します。

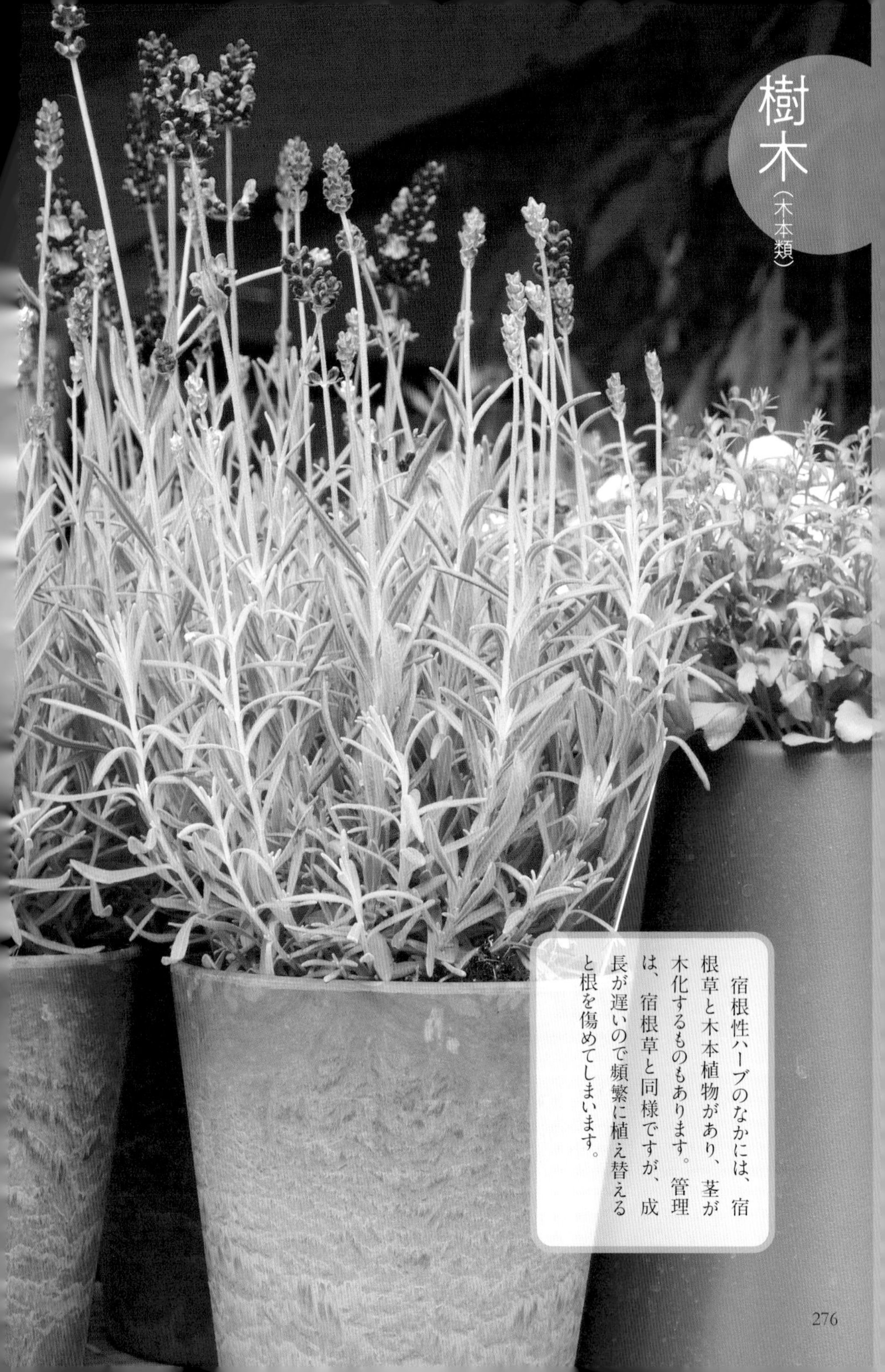

樹木（木本類）

宿根性ハーブのなかには、宿根草と木本植物があり、茎が木化するものもあります。管理は、宿根草と同様ですが、成長が遅いので頻繁に植え替えると根を傷めてしまいます。

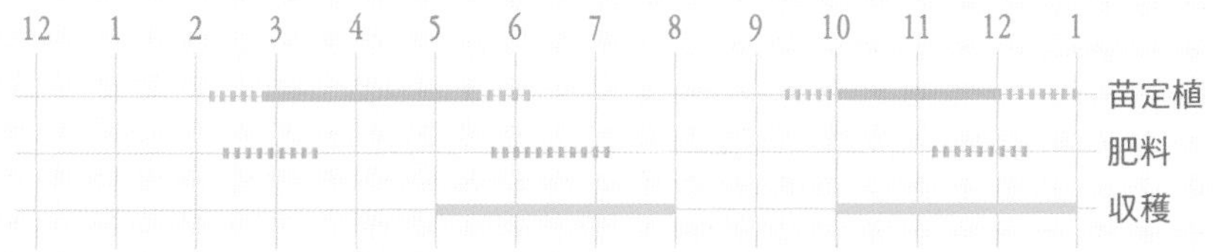

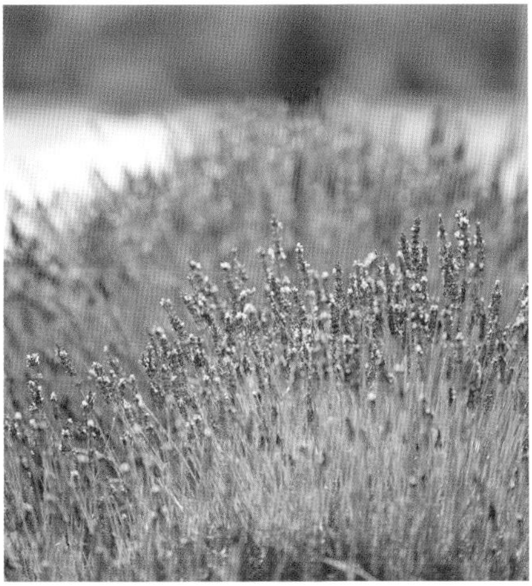

ラベンダー

夏の高温多湿には弱く、ベランダ栽培には強健な品種を選びます。蒸れないよう花後には剪定しましょう。

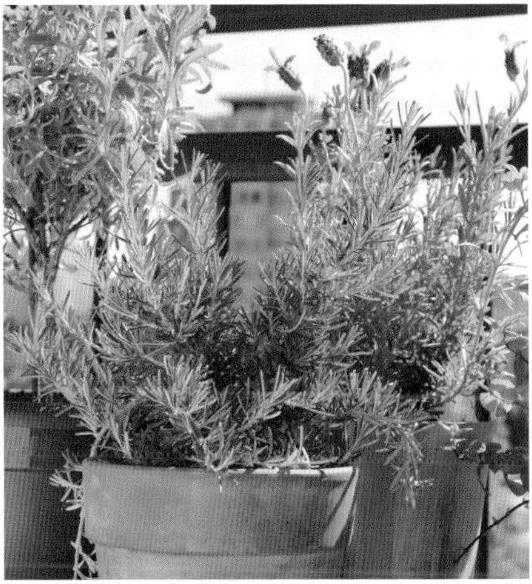

ローズマリー

立性、半匍匐性、匍匐性があり、どれも食用（農園での農薬に注意）となります。強健なので、鉢の根詰まりに注意。

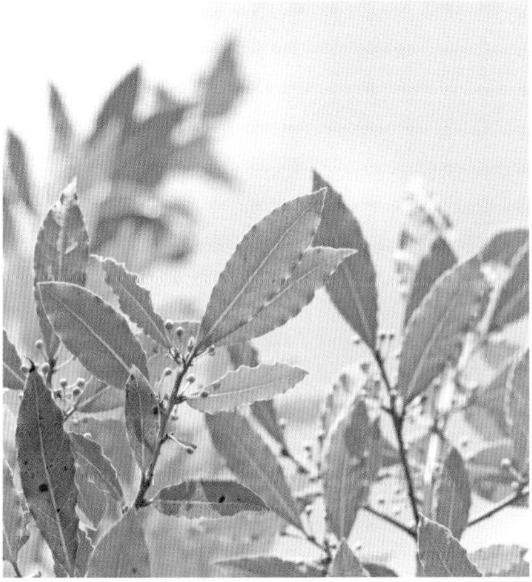

ローリエ（月桂樹）

高木ですが、選定、刈り込みで低めの丈で育てることできます。利用するのは若葉ではなく、厚みのある葉から。

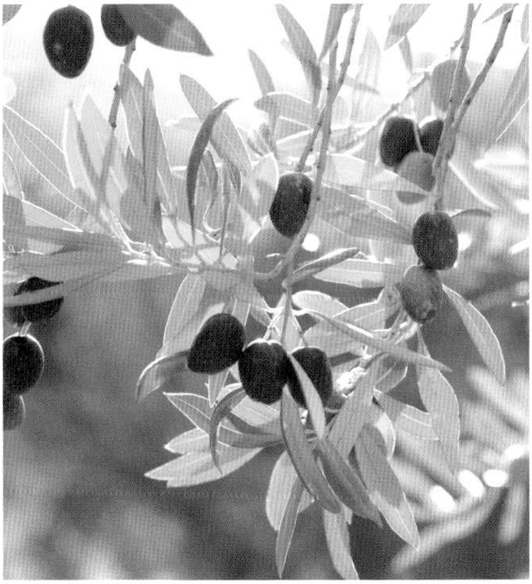

オリーブ

日当たりのよい場所で栽培。苗木１本では実付きが悪いので、受粉樹が必要。品種のわかるものを購入しましょう。

管理のポイント

日々の水やり

土の表面や株の状態を観察すること

水は土の表面が乾いたら与えるのが基本。鉢底から水が流れ出るくらい、たっぷりと与えます。土が常に湿っていると、地中の根が窒息状態になり弱ってしまいます。株の状態を判断しながら水やりをするのが理想。

水はけの度合いは、培養土によって差があります。たっぷりと雨がふったときは水やりは必要ありませんが、表面が濡れているだけで土の中は乾いている場合も少なくありません。よく観察しましょう。夏期は1日に複数回の水やりが必要な場合もあります。気温が高い日中は避け、朝晩の涼しい時間に行いましょう。

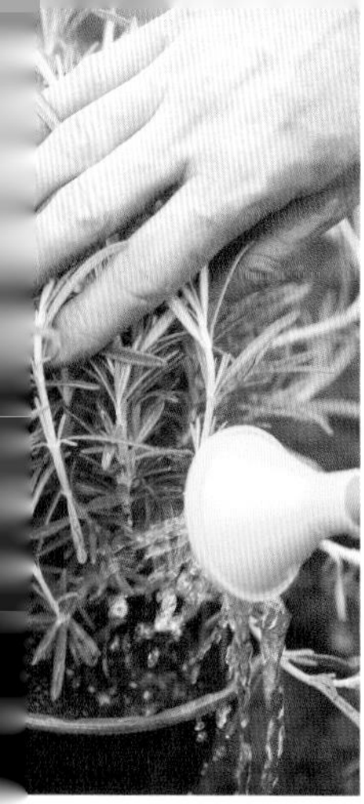

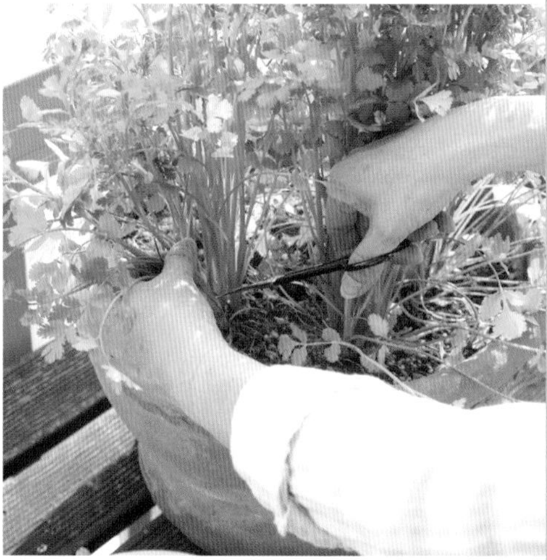

収穫

育てながらタイミングよく使う

ハーブの多くが、春から夏にかけて急速に成長します。湿度の高くなる梅雨時に、葉が繁り過ぎないように、摘み取りながら管理していくのが良いでしょう。

株の成長に必要な枝先（成長点）を残して、下の方の葉から使います。枝が分岐しやすいものは、枝先からカットして整理しながら育てます。

害虫と薬剤

害虫や病気は、株を元気に育てることが予防

ハーブには虫が嫌がる香り成分を持つものもありますが、生育が悪いと虫がついたり、病気が発生したりします。日当たり、風通しのよい場所で健全な株を育てることが予防となります。繁り過ぎた葉や枯れた葉はこまめに取り除き、根元や株の内部の風通しを心がけます。

食用や薬用として利用するため、薬剤は使いません。虫がついたり病気になった葉や株は、早めに取り除きましょう。

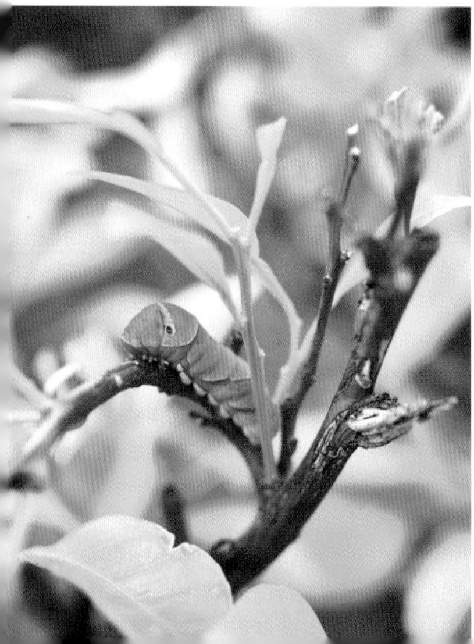

植物名索引

ア

カ

サ

ハ

ナ

マ

監修　林 真一郎

薬剤師、臨床検査技師、グリーンフラスコ代表。東邦大学薬学部客員講師、日本赤十字看護大学大学院非常勤講師、静岡県立大学大学院非常勤講師、日本アロマセラピー学会理事、日本メディカルハーブ協会理事長、日本ホリスティック医学協会理事。主な著書・監修書：『ファーマシューティカルアロマセラピー＆メディカルハーブ』『臨床で活かせるアロマ＆ハーブ療法』（南山堂）／『ベーシックアロマセラピーの事典』『メディカルハーブの事典』（東京堂出版）／『ハーブと精油の基本事典』（池田書店）／『精油の安全性ガイド第2版』（フレグランスジャーナル社）ほか、多数。

グリーンフラスコHP　https://www.greenflask.com/　グリーンフラスコ通信販売部　03-5729-1660

アロマ&ハーブ大事典

2021年４月５日　初版発行
2023年４月５日　第３刷発行

監修者　林　真一郎
発行者　富永靖弘
印刷所　公和印刷株式会社

発行所　東京都台東区台東２丁目24　株式会社　新星出版社
〒110-0016　☎03(3831)0743

ISBN978-4-405-09403-1